看護学テキスト NiCE

病態・治療論 [14]

小児疾患

編　集

真部　淳
松藤　凡
小澤　美和
小林　京子

改訂第2版

南江堂

執筆者一覧

編集

真部　　淳	北海道大学大学院医学研究院小児科学 教授
松藤　　凡	三井物産株式会社健康管理室 診療所長
小澤　美和	聖路加国際病院小児総合医療センター 部長
小林　京子	聖路加国際大学大学院看護学研究科小児看護学 教授

執筆（執筆順）

真部　　淳	北海道大学大学院医学研究院小児科学 教授
小林　京子	聖路加国際大学大学院看護学研究科小児看護学 教授
小澤　美和	聖路加国際病院小児総合医療センター 部長
中川真智子	聖路加国際病院小児総合医療センター
伊藤　純子	虎の門病院小児科
長沖　優子	聖路加国際病院小児総合医療センター
梅原　　直	聖路加国際病院小児総合医療センター
武藤　　充	鹿児島大学学術研究院医歯学域医学系小児外科学分野 客員教授
伊藤　雄伍	聖路加国際病院腎臓内科
平田　倫生	日本女子大学家政学部児童学科 教授
草川　　功	社会保険診療報酬支払基金東京審査委員会 審査調整役
鈴木　優里	聖路加国際病院小児総合医療センター
石田　悠志	岡山大学病院小児血液・腫瘍科
眞保　淳子	聖路加国際病院薬剤部
大西　秀典	岐阜大学大学院医学系研究科小児科学 教授
門脇　朋範	岐阜大学大学院医学系研究科小児科学 臨床講師
門脇　紗織	岐阜大学大学院医学系研究科小児希少難病早期診断・予防医学講座
松藤　　凡	三井物産株式会社健康管理室 診療所長
片山　正夫	前 聖路加国際病院麻酔科 臨床教授
長　　和俊	地域医療機能推進機構北海道病院 副院長
青木　　悠	聖路加国際病院救命救急センター
平田　美佳	順天堂大学大学院医療看護学研究科 教授
天野　秀基	慶應義塾大学病院看護部
松澤　明美	北海道大学大学院保健科学研究院創成看護学分野 准教授
小西　美樹	獨協医科大学看護学部小児看護学 教授
島袋　林秀	国立成育医療研究センター総合診療部総合診療科 診療部長
青木美紀子	聖路加国際大学大学院看護学研究科 准教授
窪田　　満	国立成育医療研究センター総合診療部 統括部長
代田　惇朗	カリフォルニア大学ロサンゼルス校マテル小児病院小児科小児神経部門
井上　龍也	聖路加国際病院脳神経外科 医長
辻　　荘市	聖カタリナ病院 院長
東　　飛鳥	しんとみ子どものこころのクリニック 院長
笠原　麻里	駒木野病院 副院長

山口　賢一	聖路加国際病院 Immuno-Rheumatology Center 医長
稲井　郁子	聖路加国際病院小児総合医療センター 医長
松井　俊大	国立成育医療研究センター小児内科系専門診療部感染症科
有馬慶太郎	茗荷谷キッズクリニック 院長
玉田　一敬	東京都立小児総合医療センター形成外科 部長
田中　彩	香川大学医学部附属病院小児外科 講師
下野　隆一	香川大学医学部附属病院小児外科 科長
平林　真介	北海道大学大学院医学研究院小児科学 診療講師
長谷川大輔	聖路加国際病院小児総合医療センター 医長
細谷　要介	聖路加国際病院小児総合医療センター
野崎　太希	慶應義塾大学医学部放射線科学教室 准教授
山口　秀	北海道大学医学部脳神経外科 講師
新井　達	聖路加国際病院皮膚科 部長
春日　俊光	聖路加国際病院眼科
本田　理峰	聖路加国際病院眼科
大久保優衣	聖路加国際病院眼科
中条　恭子	聖路加国際病院耳鼻咽喉科 部長

はじめに

このたび，改訂第 2 版をお届けすることになりました．おかげさまで，初版は多くの読者に受け入れられ，また，さまざまなご意見をうかがっております．ご承知のように，この 5 年間の医学の進歩は凄まじく，また医療を取り巻く環境には大きな変化がみられました．

本改訂にあたり，基本的な編集方針は変わっていませんが，小児の集中治療（PICU，NICU），子ども療養支援士，Child Life Specialist（CLS），小児専門看護師，新生児集中ケア認定看護師などの職種を取り上げ，その意義と具体的なケア内容について詳細に述べました．また新たな項目として自殺，脳腫瘍などを加えるとともに，皮膚科，眼科，耳鼻科，口腔疾患について詳述しました．さらに 2020 年の初頭に本邦を襲った COVID-19 を取り上げたことは言うまでもありません．なお現在，「奇形」「先天性・後天性」「優性遺伝」「劣性遺伝」などの用語については議論がありますが，今回の改訂では新語の全面的な採用は見送りました．

時あたかも，2018 年 12 月に「成育過程にある者及びその保護者並びに妊産婦に対し必要な成育医療等を切れ目なく提供するための施策の総合的な推進に関する法律」（成育基本法）が公布され，2019 年 12 月に施行されました．さらに 2022 年 6 月に「こども基本法」が成立し，2023 年 4 月に施行されました．同じく 2023 年 4 月 1 日に「こども家庭庁」（Children and Families Agency）が発足しました．ここに，これまで縦割りで対応してきた小児についての行政が統一されました．今後，小児を取り巻く制度の改善が期待されます．私たちはこれを好機ととらえ，小児医療の一層の発展に尽くす所存です．

皆様が本書を手に取られ，小児医療が良い方向に進んでいることを確認していただければ，幸甚に存じます．

2024 年 11 月

真部　淳
松藤　凡
小澤美和
小林京子

初版の序

　本書を上梓するにあたって，すべての原稿を読み直しました．さすがに小児科の領域は広いです．執筆者のみなさんにはお忙しい中，丁寧に対応していただき，感謝の念にたえません．

　この本は，これから看護師になる学生のみなさんに，まず前半に総論として小児疾患の病態の特徴を成人疾患との対比の中で学んでもらおうと思いました．そのため，従来の教科書とは方針を変えて，臓器別の解説というよりも，精神とこころの発達と障害，免疫の発達と障害など，まだ成長発達の途中である小児のからだに疾患が起こることの意味をまとめました．ついで，小児特有の診察方法，検査方法，薬物療法などを述べました．

　後半は各論です．小児疾患をどの程度細かく取り上げるかについては編集部と何度も議論しました．簡単にいうと，小児には成人疾患と同様の疾患がほとんどすべてみられますが，それに加えて小児期にしかみられない疾患が，まれな症候群などを含めれば無数にあるということです．結果的には各領域において，患者数が多い代表的な疾患と，患者数は多くないが小児特有の問題をもつという意味で重要な疾患に絞りました．そこには小児ならではともいえる遺伝相談，新生児疾患，虐待，事故・外傷も含まれます．

　このような多岐にわたる項目の要望に応えてくれる執筆者の選定は簡単ではありませんでした．今回の執筆者の多くは一緒に回診をしたり，症例検討会をもったりしたことのある同じ釜の飯を食った仲間たちです．彼らとこうして書籍を作り上げられたことをうれしく思うとともに，このような素敵な書籍を企画してくださった南江堂の山口慶子さん，山本奈々さんに深謝します．

　最後に，医学教育の基礎を築いたウイリアム・オスラーの言葉を示して序文を終わります．私はこの言葉を先年亡くなられた日野原重明先生に教えられました．日野原先生は"日本のオスラー"ともいうべき先生でしたが，臨床医として教えられることは多かったです．「われわれは患者とともに学びを始め，患者とともに学びを続け，患者とともに学びを終える」（講演「病院は大学である」1903 年より）．

　2019 年 2 月

真部　　淳

松藤　　凡

小林京子

| | 目次 | | |

序章 なぜ小児疾患について学ぶのか　　1

| **1** 医師の立場から | 真部　淳 | 2 |
| **2** 看護師の立場から | 小林京子 | 2 |

第Ⅰ章 小児の発達と障害　　5

1 精神の発達と障害 ……………………………………小澤美和　6

1 胎生期の精神発達と障害　6
　A．母親の生活習慣　6
　B．心理状態　7
　┃ コラム　ありのままを受容することが，育児のはじまり　7

2 乳児期の精神発達と障害　7
　A．養育者との二者関係　7
　B．愛着（アタッチメント）行動　8
　C．分離不安　8
　┃ コラム　赤ちゃん返り　8
　D．乳児期に二者関係性が獲得できない際の障害　8

3 幼児期の精神発達と障害　9
　A．自立と自律性の獲得　10
　B．言語能力の発達と障害　10
　C．想像力と遊び　10
　┃ コラム　幼児期の情報は量より質が大切　11

4 学童期の精神発達と障害　11
　A．学童期の発達課題　11
　B．学童期の社会生活　12
　C．学童期の精神発達に関する障害　12

5 青年期の精神発達と障害　12
　A．青年期の発達課題　12
　B．アイデンティティの確立　12
　C．青年期の精神発達に関する障害　13

6 メンタルヘルス　13

2 神経の発達と障害 ……………………………………中川真智子　14

1 運動神経　14
　A．運動発達の月齢ごとの評価の目安　14
　┃ コラム　いざり這い　17
　┃ コラム　発達性協調運動症（DCD）　18
　B．原始反射　18

2 感覚神経　19
　A．聴覚の発達　19
　B．視覚の発達　20
　C．触覚の発達　21

3 免疫の発達と障害 真部 淳 23

1 自然免疫と獲得免疫 23
- A．自然免疫系 23
- B．獲得免疫系 24

2 免疫系の発達 26

3 免疫系の疾患 27

4 内分泌・成長の発達と障害 伊藤純子，長沖優子 29

1 内分泌と成長 29
- A．胎児期から生後3歳まで 29
- B．生後3歳から思春期開始まで 29
- C．思春期開始以降 29

2 内分泌の作用と障害 31
- A．成長ホルモン（GH） 31
- B．甲状腺ホルモン 32
- C．副腎皮質ホルモン 33
- D．性ホルモン 33
- E．インスリンとその他糖代謝に関与するホルモン 35

5 呼吸・循環の発達と障害 梅原 直 36

1 呼吸の発達と障害 36
- A．呼吸器系の解剖学的・生理学的特徴 36
- B．呼吸器系の発達と障害 37
  - 臨床で役立つ知識 周期性呼吸と無呼吸発作の違い 38
  - コラム 小児喘息患者はCOPDになりやすい!? 39
  - もう少しくわしく 胸郭コンプライアンスとは？ 39

2 循環の発達と障害 39
- A．循環器系の解剖学的・生理学的特徴 40
- B．循環器系の発達と障害 43

6 消化器の発達と障害 武藤 充 46

1 消化器の正常解剖を把握する 46
- A．食道 46
- B．横隔膜 46
- C．胃 46
- D．十二指腸 48
- E．小腸 48
- F．大腸 49
  - 臨床で役立つ知識 腹痛を訴えていた児がぐったりして動かなくなった 49
  - コラム 排便の仕組みを考えたことはあるだろうか？ 49
- G．肝臓 49
- H．膵臓 50
- I．脾臓 50

2 食物の摂取・吸収についての理解を深める 50
- A．摂取・吸収の過程と発達 50

コラム　覚えておきたい離乳食開始の基本ポイント	51
B．糖の吸収	51
臨床で役立つ知識　ミルクにNaCl（塩化ナトリウム）を添加することがある	51
C．タンパク質の吸収	52
D．脂肪の吸収	52

3 消化器の発生過程から小児消化器疾患をおさえる 52
- A．食道の発生 53
- B．胃の発生 54
- C．十二指腸の発生 54
- D．小腸・大腸の発生 54
- E．肝臓・胆道の発生 55
- F．膵臓の発生 55

7 腎・泌尿器の発達と障害　　　　　　　　　　伊藤雄伍　56

1 腎・泌尿器の解剖・生理 56
- A．腎・泌尿器の解剖・生理 56
- B．尿管・膀胱・尿道の解剖・生理 56

2 腎・泌尿器の発生・発達 57
- A．腎・尿路の発生 57
- B．腎機能の発達 59
- C．排尿機能の発達 60

8 健診・予防接種　　　　　　　　　　　　　平田倫生　61

1 健診 62
- A．乳幼児健診 62
- B．いつ健診を行うか 62
- C．どこで健診を行うか 63
- D．健診のポイント 63
  - 臨床で役立つ知識　修正月齢とは 63

2 予防接種 65
- A．生ワクチンと不活化ワクチン 65
- B．接種間隔 66
- C．接種方法 66
- D．ワクチンの副反応 66
  - 臨床で役立つ知識　コッホ（Koch）現象 67
- E．アレルギーをもつ子どもへのワクチン接種 67
- F．定期接種と任意接種 67
- G．予防接種の種類とスケジュール 67
- H．予防接種に関する日本と諸外国との違い 67
- I．ワクチンで予防できる病気の考え方 69
  - コラム　ワクチン接種で自閉症の発症率が高まる？ 69

第Ⅱ章　小児疾患の診断・治療　　　　　　　　　　71

1 小児の外来診療におけるトリアージ・診断　　　草川　功　72

1 トリアージ	72
┃ コラム　感染症トリアージ	72
A．からだの変化の捉え方（第一印象）	72
B．バイタルサインと初期評価	74
2 トリアージ後の外来診療の実際	74
A．身体測定	76
B．問診	77
C．診察	78
3 診断	79

2 小児の診察技術　　　　　　　　　　　　　　　　　　　　　鈴木優里　80

1 実際の診察のポイント	80
A．診察前の準備	80
B．離れたところからの観察・触らない診察	80
C．泣かせない努力	80
D．診察の順序は「嫌なこと，痛いことは後回しに」	81
E．泣いたり，暴れたりしたとき	81
F．診察は繰り返し行う	81
G．子どもの「できた」を大切にする	81
H．手の清潔	81
I．その他注意点	81
2 子どもの診察の特徴	82
A．年齢により発達や認知レベルが異なる	82
B．各時期の特徴と診察のポイント	82
C．children with special health care needs	82
3 フィジカルアセスメント	83
A．バイタルサイン	83
B．身体計測	84

3 小児の検査　　　　　　　　　　　　　　　　　　　　　　　石田悠志　86

1 説明と同意	86
2 検査の実際	86
A．採血・末梢静脈路確保	86
B．病原体迅速検査	87
C．採尿	88
D．髄液検査（腰椎穿刺）	88
E．画像検査	89
3 鎮静	90
A．検査適応と鎮静リスクの説明と同意	91
B．患者の評価	91
C．緊急時のためのバックアップ体制	91
D．鎮静薬の選択	91
E．鎮静前の経口摂取の制限	91
F．検査直前～検査中の監視	91
G．検査終了以降の監視	92

4 小児の薬物療法 　　　　　　　　　　　　　　　　眞保淳子　93

1 小児の薬用量 93

2 薬剤の剤形 94
- A．注射薬 94
- B．経口薬 94
- C．坐剤，注腸剤（直腸投与） 96
- D．軟膏，クリーム，ローション，貼付剤（経皮的投与） 96

3 有害事象の見方 96
- A．小児への投与禁忌や投与注意の薬剤 96
- B．食物アレルギーと薬剤 99
- C．副作用 100

4 ステロイド薬の使用方法・注意点 　　　　大西秀典，門脇朋範，門脇紗織　100
- A．ステロイド薬の作用 100
- B．ステロイド薬を使用する小児の疾患 100
- C．薬剤の種類，力価 101
- D．副作用，使用上の注意点 101

5 小児の手術 　　　　　　　　　　　　　　　　　　　松藤　凡　104

1 小児の手術の特徴 104
- A．小児期にだけみられる疾患がある 104
- B．年齢により手術の対象となる疾患の頻度が異なる 104
- C．開腹・開胸の方法が成人と異なる 104
- D．手術方法が成人と同じとは限らない 107

2 小児外科疾患の周術期管理の特徴 108
- A．呼吸管理 108
- B．循環・体液管理 109
- C．感染管理 109
- D．栄養管理 109

6 小児の麻酔 　　　　　　　　　　　　　　　　　　　片山正夫　110

1 不安への対応 110

2 絶飲食 111

3 呼吸管理の重要性 111
- もう少しくわしく　上気道感染症と麻酔 112
- もう少しくわしく　小児の困難気道と気管確保 112

4 循環管理 113

5 吸入麻酔 113

6 全静脈麻酔（TIVA） 113
- コラム　プロポフォール注入症候群（PRIS） 114

7 術後鎮痛 114

8 麻酔薬の神経毒性 115

9 麻酔科領域の専門看護職 115

7 小児の集中治療 116

1 NICU ....長 和俊 116
  A．NICU の概要 116
  B．NICU で治療を受ける小児の特徴 117
  C．NICU の治療・管理などの特徴 117
2 PICU ....梅原 直 117
  A．PICU の概要 117
  B．PICU で治療を受ける小児の特徴 118
  C．PICU の治療・管理などの特徴 118

8 診療を受ける小児への看護 120

1 小児疾患への看護とは ....小林京子 120
  A．基本となる考え方 120
  B．子どもへの説明 120
  C．家族への支援 121
    コラム　子どもの療養を支える専門職 122
    コラム　小児看護専門看護師 122
2 外来受診する子どもへの看護 ....青木 悠 123
  A．看護師が行うトリアージ 123
  B．子どもに多い急性症状への看護 123
    コラム　小児プライマリケア認定看護師 125
3 検査・処置時の看護 ....平田美佳 125
  A．検査・処置時の苦痛緩和の意義 125
  B．苦痛緩和のための多側面からのアプローチ 126
  C．多職種チームアプローチ 127
4 入院・長期療養を要する小児への看護 ....天野秀基 128
  A．入院する小児への看護 128
  B．長期療養を要する小児への看護 ....松澤明美 129
    コラム　新生児集中ケア認定看護師 ....小西美樹 132

第Ⅲ章　小児疾患　各論　133

---

1 染色体異常による疾患 ....島袋林秀 134

1 先天異常 134
2 染色体異常 135
    もう少しくわしく　染色体の構造と種類 138
3 代表的な染色体異常 140
  3-1　ダウン（Down）症候群 140
  3-2　18 トリソミー 142
    コラム　重篤な疾患をもつ子どもへの医療 143
  3-3　ターナー（Turner）症候群 143
  3-4　クラインフェルター（Klinefelter）症候群 144
4 遺伝カウンセリング ....青木美紀子 144

2 新生児の疾患 ....長 和俊 147

1 新生児仮死		147
2 呼吸器疾患		149
2-1 呼吸窮迫症候群（RDS）		149
2-2 新生児一過性多呼吸（TTN）		152
2-3 胎便吸引症候群（MAS）		153
2-4 慢性肺疾患（CLD）		154
2-5 新生児無呼吸発作		155
2-6 新生児遷延性肺高血圧症（PPHN）		157
3 中枢神経疾患		158
3-1 頭蓋内出血		158
3-2 脳室周囲白質軟化症（PVL）		159
3-3 軟部組織の損傷		159
4 消化器疾患		161
4-1 壊死性腸炎（NEC）		161
5 感染症		162
5-1 新生児敗血症		162
5-2 TORCH（トーチ）症候群		163
5-3 新生児 TSS 様発疹症（NTED）		164
6 代謝疾患		165
6-1 新生児黄疸		165
6-2 新生児低血糖症		167

3 代謝性疾患 ……………………………………………… 窪田 満 170

先天代謝異常症

1 先天代謝異常症総論		170
2 アミノ酸代謝異常症		172
2-1 フェニルケトン尿症		172
▎コラム 新生児マススクリーニング		173
2-2 メープルシロップ尿症		174
3 有機酸代謝異常症		175
3-1 メチルマロン酸血症		175
4 脂肪酸代謝異常症		176
4-1 中鎖アシル CoA 脱水素酵素欠損症（MCAD 欠損症）		176
4-2 カルニチンパルミトイルトランスフェラーゼⅡ（CPT2）欠損症		177
5 糖質代謝異常症		178
5-1 糖原病 1 型		178
6 ライソゾーム病		178
6-1 ゴーシェ（Gaucher）病		179
6-2 ムコ多糖症		180
7 ペルオキシソーム病		181
7-1 副腎白質ジストロフィー		181
8 ミトコンドリア病		181
8-1 ミトコンドリア DNA 枯渇症候群		181

9 金属代謝異常症 ……………………………………………… 182

　9-1　ウイルソン（Wilson）病 …………………………………… 182

　9-2　メンケス（Menkes）病 ……………………………………… 183

後天的な代謝性疾患

10 低血糖症 …………………………………………………… 184

11 アセトン血性嘔吐症，ケトン血性低血糖症 ……………… 185

4 内分泌疾患 ……………………………………………… 長沖優子　187

　1 成長ホルモン分泌不全性低身長症 ……………………… 187

　　▌臨床で役立つ知識　成長曲線 first！ ……………………… 188

　　▌コラム　身長にとって重要な乳児期の栄養 ……………… 188

　2 尿崩症 ……………………………………………………… 189

　3 甲状腺機能低下症 ………………………………………… 190

　4 甲状腺機能亢進症 ………………………………………… 191

　5 副甲状腺機能低下症 ……………………………………… 192

　6 偽性副甲状腺機能低下症（PHP） ……………………… 193

　7 副甲状腺機能亢進症 ……………………………………… 193

　8 副腎機能低下症 …………………………………………… 193

　　▌臨床で役立つ知識　意外と多いビタミン D 欠乏 ………… 194

　9 副腎機能亢進症 …………………………………………… 195

　10 糖尿病 …………………………………………………… 196

　11 思春期早発症 …………………………………………… 198

　12 思春期遅発症 …………………………………………… 200

　13 性分化疾患（DSD） …………………………………… 201

5 脳神経疾患 ……………………………………………… 代田惇朗　203

　1 熱性けいれん ……………………………………………… 203

　2 てんかん …………………………………………………… 205

　　▌コラム　憤怒けいれん（泣き入りひきつけ） …………… 206

　　▌コラム　けいれん発作と混同されやすい疾患 …………… 206

　　▌コラム　代表的なてんかん性脳症 ………………………… 208

　3 脳性麻痺 …………………………………………………… 209

　　▌もう少しくわしく　重症心身障害児とは ………………… 210

　4 髄膜炎 ……………………………………………………… 211

　　▌コラム　医療的ケア児 …………………………………… 211

　5 急性脳症・急性脳炎 ……………………………………… 213

　　▌コラム　単純ヘルペス脳炎 ……………………………… 213

　　▌もう少しくわしく　けいれん重積型（二相性）急性脳症 … 214

　6 小児期水頭症 …………………………………………… 井上龍也　215

　7 もやもや病 ………………………………………………… 217

6 運動器疾患 ……………………………………………… 辻　荘市　219

　1 筋ジストロフィー …………………………………………… 219

|2| 重症筋無力症 222

|3| 発育性股関節形成不全（先天性股関節脱臼） 225

|4| 小児の骨折 227

7 精神・心理・社会的問題 .... 東　飛鳥 229

|1| 虐待 229

|2| 神経発達症 231

　2-1　自閉スペクトラム症（ASD） 232

　　┃コラム　自閉スペクトラム症の子どもの心の理論：サリーとアン 233

　　┃もう少しくわしく　自閉スペクトラム症？　広汎性発達障害？　アスペルガー？ 233

　2-2　注意欠如多動症（ADHD） 234

　2-3　限局性学習症（LD） 235

|3| 摂食障害 236

　3-1　神経性やせ症（拒食症） 236

　　┃コラム　逆転移 238

　3-2　神経性過食症（過食症） 238

|4| 不登校 239

|5| 自殺 .... 笠原麻里 241

8 アレルギー .... 山口賢一 243

|1| 気管支喘息 243

|2| 食物アレルギー 247

9 免疫疾患 .... 大西秀典 250

|1| 全身性エリテマトーデス（SLE） 250

|2| 若年性特発性関節炎（JIA） 252

|3| 免疫不全 254

|4| 自己炎症性疾患 256

　　┃コラム　AA アミロイドーシスとは 259

10 感染症 .... 稲井郁子，松井俊大 260

|1| ウイルス感染症 260

　1-1　麻疹（はしか） 260

　1-2　風疹 261

　　┃コラム　先天性風疹症候群（congenital rubella syndrome：CRS） 262

　1-3　流行性耳下腺炎 262

　1-4　突発性発疹 263

　1-5　伝染性紅斑 264

　1-6　水痘（みずぼうそう），帯状疱疹 264

　1-7　単純ヘルペスウイルス感染症 265

　1-8　伝染性単核症 266

　1-9　エンテロウイルス感染症（手足口病，ヘルパンギーナ） 267

　1-10 アデノウイルス感染症（咽頭結膜熱） 267

　1-11 ウイルス性肝炎 268

　1-12 ウイルス性胃腸炎 270

1-13	RS ウイルス感染症	270
1-14	インフルエンザ	270
1-15	新型コロナウイルス感染症	271
2	**細菌感染症**	272
2-1	百日咳	272
2-2	破傷風	274
2-3	溶連菌感染症	274
2-4	結核	276
3	**寄生虫感染症**	276
3-1	蟯虫症	276
3-2	回虫症	277
3-3	イヌ回虫，ネコ回虫	277
3-4	トキソプラズマ症	277

11 呼吸器疾患　　　　　　　　　　　　　　　　梅原　直　279

1	**急性上気道炎**	279
2	**急性咽頭・扁桃炎**	280
3	**先天性喘鳴**	281
4	**クループ症候群**	282
5	**急性気管支炎**	284
6	**急性細気管支炎（RS ウイルス感染症を含む）**	285
7	**急性肺炎**	286
8	**気胸**	288

12 循環器疾患　　　　　　　　　　　　　　　有馬慶太郎　290

1	**先天性心疾患**	290
1-1	心室中隔欠損（症）（VSD）	290
1-2	心房中隔欠損（症）（ASD）	293
1-3	動脈管開存（症）（PDA）	294
1-4	肺動脈狭窄（症）（PS）	295
1-5	大動脈縮窄（症）（CoA）	296
1-6	ファロー（Fallot）四徴（症）（TOF）	297
	コラム　家庭での無酸素発作への対応指導	299
1-7	三尖弁閉鎖（症）（TA）	299
1-8	総動脈幹遺残（症）（TAC）	301
1-9	完全大血管転位（症）（TGA）	302
1-10	総肺静脈還流異常（症）（TAPVR）	304
1-11	エプスタイン（Ebstein）奇形	305
2	**後天性心疾患**	306
2-1	感染性心内膜炎（IE）	306
2-2	心筋炎	308
	コラム　心筋炎は疑うことが重要	309
3	**そのほかの循環器疾患**	309
3-1	川崎病（KD）	309

	3-2	不整脈	311
	3-3	起立性調節障害（OD）	313

13 腎・泌尿器疾患　　　　　　　　　　　　　　　　　　伊藤雄伍　315

1 急性糸球体腎炎（AGN）　315

2 慢性糸球体腎炎（CGN）　317

2-1 IgA腎症　317

2-2 紫斑病性腎炎　318

3 ネフローゼ症候群　320

4 水腎症　322

5 先天性腎尿路異常（CAKUT）　323

6 慢性腎臓病（CKD）　326

7 尿路感染症（UTI）　328

8 尿道下裂　330

9 停留精巣　330

10 溶血性尿毒症症候群　331

14 消化器疾患　332

1 口腔疾患　　　　　　　　　　　　　　　　　　　　　玉田一敬　332

1-1 口唇口蓋裂　332

2 腹膜・腹壁疾患　　　　　　　　　　　　　　　　　　武藤　充　334

2-1 臍帯ヘルニア　334

コラム　もう1つの先天性腹壁異常の代表疾患　334

臨床で役立つ知識　名前は似て非なる病気，臍ヘルニア　334

2-2 外鼠径ヘルニア　335

臨床で役立つ知識　ヘルニア嵌頓　335

3 横隔膜疾患　336

3-1 先天性横隔膜ヘルニア　336

4 消化管感染症　338

4-1 感染性胃腸炎　338

5 上部消化管疾患　339

5-1 先天性食道閉鎖（症）　339

もう少しくわしく　VACTERL連合　340

5-2 先天性食道狭窄（症）　341

5-3 胃食道逆流症（GERD）　341

臨床で役立つ知識　溢乳　342

5-4 肥厚性幽門狭窄（症）　342

5-5 胃軸捻転　344

5-6 先天性十二指腸閉鎖（症）・狭窄（症）　345

臨床で役立つ知識　胆汁性嘔吐をみたらドキッとする感覚が重要！　346

5-7 小腸閉鎖（症）・狭窄（症）　346

6 下部消化器疾患　347

6-1 便秘　　　　　　　　　　　　　　　　　　　　　　　田中　彩　347

	臨床で役立つ知識　直腸指診，肛門鏡検査の際のポイント	348
6-2	炎症性腸疾患（潰瘍性大腸炎，クローン病）	349
6-3	メッケル（Meckel）憩室	352
6-4	腸回転異常症	353
	もう少しくわしく　短腸症候群	354
6-5	ヒルシュスプルング（Hirschsprung）病	354
	コラム　直腸肛門反射	355
	コラム　腸閉塞とイレウス	356
6-6	鎖肛 ··· 下野隆一	356
6-7	腸重積症	358
6-8	虫垂炎	358
6-9	肛門周囲膿瘍	360
7	**肝臓・胆道疾患**	**361**
7-1	胆道閉鎖（症）	361
	コラム　胆道閉鎖（症）に対する肝移植の現状	362
7-2	先天性胆道拡張症	362

15 血液疾患 ··· 平林真介 364

1	**鉄欠乏性貧血**	**364**
	コラム　赤ちゃんの貧血は悩ましい	365
	もう少しくわしく　貧血には多様な疾患が隠れている	365
2	**好中球減少症**	**366**
	もう少しくわしく　好中球数が変動する？	367
3	**特発性血小板減少性紫斑病（ITP）**	**367**
4	**血友病**	**368**
5	**ビタミン K 欠乏性出血症**	**369**
6	**白血病**	**370**
	もう少しくわしく　白血病細胞をゼロにするために	372
7	**悪性リンパ腫**	**372**

16 腫瘍疾患 ··· 374

1	**小児がん総論** ······································· 長谷川大輔	**374**
2	**神経芽腫**	**377**
3	**ウィルムス（Wilms）腫瘍（腎芽腫）** ··········· 細谷要介	**380**
4	**肝芽腫**	**381**
5	**胚細胞腫瘍** ···························· 細谷要介，長谷川大輔	**383**
6	**骨肉腫** ··· 細谷要介	**384**
7	**横紋筋肉腫**	**386**
8	**ユーイング（Ewing）肉腫**	**387**
9	**脈管性腫瘍・脈管奇形** ················ 野崎太希，長谷川大輔	**388**
9-1	脈管性腫瘍	389
9-2	脈管奇形	390
	臨床で役立つ知識　乳児血管腫とプロプラノロール	391

10 脳腫瘍 ·· 山口　秀　392

17 感覚器疾患 ·· 396

1 皮膚 ··· 新井　達　396
1-1　母斑 ·· 396
1-2　蕁麻疹 ·· 397
1-3　アトピー性皮膚炎 ·· 399

2 眼 ··· 春日俊光，本田理峰　400
2-1　斜視 ·· 400
2-2　先天色覚異常 ··· 大久保優衣，本田理峰　401
2-3　先天性鼻涙管閉塞 ··································· 春日俊光，本田理峰　402

3 耳鼻疾患 ··· 中条恭子　403
3-1　中耳炎 ·· 403
3-2　難聴 ·· 405
3-3　扁桃肥大 ·· 406

18 事故・外傷 ··· 草川　功　408

1 事故・外傷 ·· 408
┃コラム　子どもの発達と事故 ··· 412
┃コラム　電気ケトルによる熱傷の危険性 ··· 414
┃コラム　事故予防に思うこと ··· 414

索引 ·· 416

序章　なぜ小児疾患に
ついて学ぶのか

なぜ小児疾患について学ぶのか

1 医師の立場から

「子どもは大人のミニチュア版ではない」．本書では，このことが何度も述べられている．すなわち，小児は体が小さいだけでなく，解剖学的，生理学的，精神的に成人とは異なった特性をもつ．具体的には，身体各部のプロポーションと各臓器の大きさ・機能が成人と異なること，体重に比べて体表面積が広いこと，したがって体温喪失が起こりやすいことなどが挙げられる．また，「I章3節 免疫の発達と障害」でも示すが，1930年にスキャモン（Scammon RE）が唱えたように，ヒトの臓器の発育・発達は臓器ごとに大きく異なる（p.27）．すなわち，神経系の発達は早く，リンパ系の発達がそれに続き，生殖系の発達は思春期にはじまるというように，小児の発達は全体として統一がとれるようにプログラムされている．

皆さんが小児について学ぶ医学的な意義というのは，まさにこのような小児の特徴を理解することにある．看護学の教育の大半は成人疾患を理解することにあるが，そこで習ったことをそのまま小児にあてはめることはできず，実臨床ではそれは危険にもつながる．

一方で，ヒトは受精卵から発生し，胎児期を経て出生し，小児期を過ごし，成人に達して次の世代をもうけ，そして老いていくというライフサイクルを繰り返しつつ現在にいたった．小児期の医療的な特徴を学ぶことは，単なる医学的な学びだけでなく，皆さんが人生におけるそれぞれのライフステージをめぐっていくとき，きっと役に立つ知識となるであろう．

前置きが長くなりました．それでは皆さん，私たちと一緒に，楽しく刺激的な小児ワールドの旅に出ましょう．

(真部　淳)

2 看護師の立場から

日本の小児医療の水準は世界的にも高度であり，その目標はさらなる治癒率の向上だけでなく合併症を最小限にすることにも向かっている．看護においても同様に，高度な技術と確かな知識をもって子どものケアにあたることが求められる．その求められる知識の1つが疾患の病態・治療に関する知識であり，疾患の理解は医療チーム内での子どもの状態に対する共通理解の促進にもつながる．

小児看護には，急性状況においては救命，そして最低限のストレス・最短の治療時間・最小限の合併症に抑えた回復を達成するための支援が期待される．また，複雑な病態や高度な医療提供の中で，倫理的な問題に直面することもある．慢性状況

にあっては医療施設における看護に加えて，地域で疾患を抱えながら生活する子どもの症状マネジメントと生活・成長発達への影響に対する調整を行い，子どもと家族がセルフケア能力を高めてその子らしく療養することへの支援が求められている．

　体の異常がどのように生じているのかを解剖学的，生理学的に理解し，病態として統合すること，病態と治療を結び付けて理解することは，看護のアセスメントやケア方法をより科学的に，より意図的にする．治療について学び，子どもがどのような検査や治療を必要とするのか知ることで，治療に伴う子どもの生活の変化を予測することや，起こりうるストレスをアセスメントするための基盤ができる．そして，予測される子どもへの影響について一人ひとりの認知や発達に合わせた説明をしたり，プレパレーションを行って子どもの心理的準備を進めたりすることで，子どもと家族が安心して治療・処置を受け入れることを支援し，子どもと家族の主体的な取り組みを促進できる．

　また，疾患の病態や治療を学ぶことは先の見通しを立てることにつながり，急性状況では回復の見通しに合わせたタイムリーな退院支援の提供を可能にする．さらに小児看護では，小児期に発症した疾患を抱えながら成人期にいたる過程で，さまざまな発達上の課題に直面しながら自立を果たさなければならない子どもに対して，診断時から治療後までの長い期間にわたってその子と家族の生活，あるいはセルフケア能力に及ぼす影響を予測し，支援する視点が重要になる．ケア提供者として診断時から子どもと家族にかかわる看護師は，子どもの現在の状態だけではなく，将来の状態を予測するためにも，成長発達に伴う子どもの解剖学的・生理学的な変化をも知ったうえで治療の特徴を理解してほしい．

　本書には疾患の病態や治療の解説だけでなく，解剖学や生理学を含めて疾患を理解できる構成になっており，病態の重要なポイントや，なぜその検査・治療を行うのか，検査や治療においてどのような点を観察し，注意する必要があるのかについても盛り込んだ．また，看護師の観察やモニタリングにおけるポイントと，子どもと家族への説明や理解を促すためのポイントを示した．さらに，本版では看護師執筆の項目を増やし，看護についてより深く学べる内容になっている．本書が子どもの疾患に対する知識となるだけでなく，小児看護実践の根拠として活用されることを願っている．

（小林京子）

第Ⅰ章　小児の発達と障害

1 精神の発達と障害

　神経と精神の発達は切り離しては考えられない．神経反射が正常に発達することで随意運動が可能となり，同時に「～したい」という心的動機をもつこころが育つことでさらなる粗大運動（移動）から微細運動（移動に関係のない四肢と頭部の動き）へと発達が促される．精神発達は，運動が意味をもつようになることにはじまる．そして知覚認知能力，抽象化能力などの発達には言語発達のかかわりが大きい．また，心的動機となるこころの発達が言語発達と関連していることから，神経，運動，精神は複雑に影響し合って発達していくものであることがわかる．本節では，精神・こころの発達について述べる．

1 ｜ 胎生期の精神発達と障害

A　母親の生活習慣

　胎生期は，神経発達の基盤ができあがる時期である．この時期の母体の生活習慣の中には，胎児発育を阻害し，出生後の子どもの精神・こころの発達に悪影響を及ぼすリスク因子となるものがある．

1）喫煙

　たばこの煙に含まれるニコチンや一酸化炭素，酸化物質（活性酸素など）などは，胎児に悪影響を及ぼす．

　ニコチンは母体血管を収縮させ，胎盤および胎児への血流量を減少させる．これにより胎児は子宮内胎児発育不全をきたし，低出生体重児となる確率が高まる．

　一酸化炭素や酸化物質も，胎児・胎盤の低酸素状態，胎盤の老化促進・機能低下を招き，早産のリスクを高める．

　以上を踏まえると，喫煙は子どもの出生後の精神発達にもさまざまな程度で悪影響を及ぼしうる．間接的にたばこの煙を吸う副流煙の影響も忘れてはいけない．

2）飲酒

　妊娠中の母親が飲酒した場合，飲酒量や妊娠時期にかかわらず，子どもに特徴的な顔貌，低体重，脳障害が現れることがある（胎児性アルコール症候群）．明らかな身体的変化はなくとも，注意欠如多動症（attention-deficit/hyperactivity disorder：ADHD）や依存症のリスクが高いなどといった精神・こころの発達への影響がわかってきており，胎児性アルコール・スペクトラムともよばれる．

B 心理状態

妊娠中は，分娩への恐怖，育児への不安感から心理的に不安定になりやすい．不安の強い妊婦は異常分娩をきたしやすく，早産になった場合，その後の子どもの発達にも影響を及ぼすことがある．

そして，前述したような妊娠中の喫煙，飲酒などの生活習慣が改善困難である場合，なにかに依存せざるをえない母親自身の心理的課題が存在する可能性がある．出生後の子どもの精神発達には，親子間の二者関係構築が欠かせない．その基盤となる母親自身の心理的課題の解決を意識しながら，生活習慣の改善を支援する必要がある．

また，近年の生殖医療の進歩は目覚ましい．その恩恵にあずかり，長い不妊治療の末受胎し妊娠できたものの，出産にいたるまでの疲労困憊から，出産がゴールと考えてしまいがちな両親は少なくない．さらには，生まれてくる子どもの成長の青写真を思い描いていたものの，期待とは異なる子どもの受容に困難を感じたり，子育ての方針が迷走してしまう親に出会うこともある．このような親に対しては，「高度先進医療によって可能になった妊娠・出産後の子育ては，"ありのままを受け入れる"ことからはじまる」と説明し，妊娠中からこころの準備ができるように促す．

コラム ありのままを受容することが，育児のはじまり

第1子を体外受精にてようやく授かった家族．1ヵ月健診にて来院した母親は，眉間に皺を寄せ，この1ヵ月ずっと抱えていた不安を口にした．「この子の顔は，両親どちらにも似ていないんです．出産時に取り違えられたりすることはないですよね？」次の3ヵ月健診では，「こんなにおなかが出ていて太りすぎではないでしょうか？ ミルクを減らした方がよいでしょうか？ 夫婦のどちらの家系も肥満家系ではないんですが……．それに……，赤ちゃんなのに，いつも眉間に皺が寄っているんです．こんな赤ちゃん，いるでしょうか？」と，尋ねる母親の眉間には，子どもよりももっと深い皺が寄り，不安そうな表情であった．思い描くわが子の姿と現実との相違に不安になる母親の顔を鏡のように模倣できる乳児の力を説明し，母親の笑顔が増えれば，子どもはその笑顔を真似する力をもっていることを伝えた．すると，自分の眉間の皺を指で確認した母親は思わず笑顔になり，難しい顔で母親に視線を送っていた子どもが一転，笑顔になった．母親は，この変化を見て今度は吹き出すように笑い，安心して帰宅の途についた．

---

2 乳児期の精神発達と障害

乳児期とは，誕生から1歳までを指す．この時期は相手の存在を意識できるようになり，その関係性の中で精神運動発達が促される時期である．

A 養育者との二者関係

子どもの発達に最も強い影響を与えるのは，自分の世話をしてくれる養育者，多

くは母親である．つまり母子関係がこの時期の精神発達のうえでもつ意味は大きい．

　乳児は泣くことを通して自分の欲求を積極的に伝え，母親はそれに応じる．この相互関係の中で，子どもは信頼という感情を育てる．母親や外界に対する信頼（**表Ⅰ-1-1**，エリクソン［Erikson EH］）は人間関係の基本となる大切な感情であり，子どもの人格形成の基盤となる．

B　愛着（アタッチメント）行動

　ボウルビィ（Bowlby J）は，早期乳幼児期の養育者との二者関係が人格形成の発達に与える影響を愛着理論によって明らかにした．ボウルビィがいう愛着は，胎児期でいえば子宮や羊水にあたり，生後安心して安全に発育するために必須のものといえる．これは生後3年の間に養育者と子どもの間の相互作用として築かれるという．

　特定の他者との緊密な愛着関係の中にあって，自分は安全であるという感覚を絶えず得ようとする行動こそが人間という存在の本質であり，そして誰かから保護してもらえるということに対する信頼感が，人間の健康な心身発達を支える．

　乳児の愛着行動として，各感情を表す発信行動と，近接関係を維持・回復しようとする接近行動が認められる．発信行動には泣く，笑う，喃語，呼ぶ，などが，接近行動には吸う，後追いをする，しがみつく，抱きつくなどがある．養育者がこの愛着行動に養護的に応答する態度を喪失してしまうと，その後の子どもの人格形成に悪影響を及ぼすとされている．

C　分離不安

　乳児が養育者と引き離されたときに示す不安な気持ちをいう．幼児期前半まで表出されることが多い．泣き叫ぶ，追いすがる，など接近行動で表現される．愛着形成が行われるこの時期の分離経験は，近年の女性の社会進出により子どもたちのよく体験するところとなった．泣いて暴れるようなことがあっても，愛着の対象が変わらず存在し，対応してくれることを日々体験できれば，愛着形成の1つのステップとなる．しかし，退行や体重増加不良などが起きた場合は，安心・安全を感じられる環境を取り戻す必要があるといえる．

> **コラム　赤ちゃん返り**
>
> 　第1子にとって，第2子の誕生は養育者との二者関係が大きく変化する危機的な体験となる．物理的，精神的分離体験となるので，なんとかして以前と同じ関係に戻ろうと無意識にさまざまな行動をする．おもらしや母乳欲求など，第2子が生まれた際の長男・長女の赤ちゃん返りは健康な反応で，子どもが発信する愛着行動をそれまでどおり変わらず受け止める養育者の対応により，子どもは自然に育っていくのである．

D　乳児期に二者関係性が獲得できない際の障害

　養育者を取り巻く環境の問題，養育者自身の問題，そして子ども自身の問題がある場合，乳児と養育者との二者関係性が健康的に育たない可能性がある．このような背景をもつ乳児の場合，寝つきがわるい，ミルクの飲みがわるい，常に機嫌がわ

表 I-1-1　乳幼児期の心の発達

齢	一般精神運動発達	フロイド（Freud）	ピアジェ（Piaget）	エリクソン（Erikson）
0ヵ月		〈口唇期〉	〈感覚運動期〉 〈反射期〉 〈第一次分化期〉 〈再生産期〉 〈実験期〉 〈表象期〉	〈乳児期〉 基本的信頼感 ↕ 不信感
2ヵ月	追視			
6ヵ月	寝返り 坐位 指さし			
1歳	独歩 発語，始語	〈肛門期〉		〈幼児期前期〉 自律性 ↕ 疑惑・恥
1歳半				
2歳			〈前操作的思考期〉 象徴的思考 （アニミズム） 直観的思考 （自己中心的思考）	
3歳	3語文 ごっこ遊び 食行動の自立	〈エディプス期〉 異性関係 母・父・子の関係性		
4歳				〈幼児期後期〉 主導性・積極性 ↕ 罪悪感
5歳	排便の自立	〈潜伏期〉		
6歳	身辺の自立			
7歳		〈潜伏期〉	〈具体的操作期〉	〈学童期（児童期）〉 生産性・勤勉性 ↕ 劣等感
10歳				
12歳以降		〈性器期（思春期）〉	〈形式的操作期〉	〈青年期〉 同一性 ↕ 役割の混乱

るいなど，育てにくい子として理解されるだろう．まれではあるが，本人自身に関係性構築の欲求がない場合はまったく手がかからない子と感じられることもある．ただし，この時期の症状から障害としての診断を導くことは困難であり，特別な養育支援が必要な親子として意識しておくことが大切である．

　当然ながら，乳児期の課題が達成できないまま幼児期を迎えると，自立・集団行動において問題行動が顕著となる．

3 幼児期の精神発達と障害

　幼児期は1歳から就学までを指す．エリクソンの発達段階によると（**表 I-1-1**，エリクソン），2歳からはセルフコントロール，言語発達，空想力の発達，移動能力の獲得が発達課題とされている．

A 自立と自律性の獲得

　基本的生活習慣の獲得のはじまりと，トイレットトレーニングの時期である．これらを通じて自分のからだをコントロールできる喜びと，大人からほめられたことで得られる喜びから，子どもは親のしつけを自発的，能動的に受け入れられるようになり，成功と失敗をくり返しながら自立の一歩を踏み出す．そのため養育者も，忍耐と助力により子どもの失敗を受容し，一貫性をもって導き，目的を達成したときにはともに喜びほめる努力が欠かせない．

　幼児期は言語能力が発達し，自我が芽生え，自分なりのやり方で物事をしてみたいという自己主張が強まる時期でもある．

　乳児期の精神発達の課題である特定の養育者との二者関係構築ができていない場合，愛着の対象を求めて誰に対しても接近行動をとることが多くなる．まれに，基本的信頼関係をもてずに過ごしてしまうことにより奇妙に早い自立行動を身につけることがあるが，ストレス場面での退行や情緒の表出が激しい，もしくは乏しい，心身症の身体症状として表現されることなどから気づくことができる．いずれにせよ，乳児期同様，養育者を取り巻く環境の問題，養育者自身の問題，そして子ども自身の問題の存在が考えられる．

B 言語能力の発達と障害

　1歳ごろから意味のある誰でもわかる初語がいえるようになり，2歳で2語文，3歳になると文章が話せるようになる．1歳前の喃語の時期から，子どもの発声に対して周囲の者が反応し，話しかけていくといった相互のやり取りが重要である．これにより語彙数は急激に増え，子どもは，「あれなに？」「これは？」としきりに質問するようになる．

　この時期に気づく言葉の遅れは，子ども自身の問題として言語発達遅滞，精神遅滞や自閉スペクトラム症，養育環境の問題として虐待が疑われる場合もある．そのほか，就学前後の言葉の質的問題としては吃音，緘黙などがある．

　意味のある言葉は他者と自己をつなぐ道具であり，これを獲得しはじめたときが社会性獲得の入り口に立った時期といえる．意味のある言葉の獲得とは，年齢とともにその言葉のもつ意味を理解して時と場に応じて利用し理解できるよう発達することであり，同時に社会性の獲得となる．幼児期に長い文章を流れるように暗唱でき，知っている語彙が多い場合であっても，意味のある言葉ではなく音として記憶しているだけで，単語のもつ抽象的な意味の獲得が困難であったことにだいぶ後になって気づくことがある．言葉の遅れ以外の個性（感覚過敏，こだわりなど）がある場合には，各年代ごとの質的な言語能力を確認しておくと社会性獲得のための支援のタイミングを逸することがない．

　社会性を獲得する時期には情緒も分化して意識できるようになり，不快な感情は，怒り，恐怖，いらだちなどに分かれていく．

C 想像力と遊び

　子どもは想像力と言葉を使って仲間と遊ぶことで豊かな心を育み，対人関係を学

| コラム | 幼児期の情報は量より質が大切 |

昨今の生活に，なくてはならない物になってしまったスマートフォンや携帯ゲームなどの電子機器は，視覚優位に情報収集をする子どもたちをあっという間に虜にしてしまう．子どもの得る情報量が増えることに価値を見出し過信していると，とんでもない落とし穴がある．言語によるコミュニケーション力およびそれに伴う情緒の発達がまったく進まなくなるのである．電子媒体に触れる時間は，自分から言語発信する必要なく楽しめ，また自分への入力情報もきわめて単純なものである．そのため，表情や場面，声色で言葉の意味が異なることを理解するのに必要な，質的なコミュニケーション力を退化させてしまう．社会性を獲得するための言語発達の基本を身につけるために，せめて3歳までは電子媒体との接点は最小限にする努力を忘れないでほしい．

習する．ピアジェ（Piaget J）は2〜6歳を前操作的思考期とよび（**表Ⅰ-1-1**，ピアジェ），実際にその行動をした経験がなくても，またモデルがいない場面でも，幼児は想像し，象徴（シンボル）を利用できるようになるとした．そして，そのシンボリックな世界の中で自己表現する遊びは，認知能力の発達上とても大切である．

シンボルの代表は名前である．"おやつ"という食物は存在しないが，食べる時間帯や内容によって"おやつ"という意味を理解する．"ルール"もシンボルの1つである．「乗り物に順番を待って乗る」「グー チョキ パーのどれかをお互いに一緒に出して勝ち負けを決める」「カードを順番に1つずつ引き抜いていく」などである．このルールというシンボルを理解して遊びに参加できると楽しさを感じられ，再び繰り返すことで，想像力が発達していく．

遊びに仲間入りをし，小さな社会に出ていくためには，乳児期からの養育者との二者関係を基盤とし，この情緒的な対象の恒常性が確立されはじめることが必要である．それにより，3歳ごろには養育者との分離が徐々に可能になりはじめ，就学年齢までに完成する．

抽象的な想像力と遊びの発達に障害を認める場合，本人の神経発達の特徴を意識して，遊びに療育的支援を取り入れるとよい．

4 学童期の精神発達と障害

6歳ごろから12歳までの小学生の期間を学童期という．

A 学童期の発達課題

エリクソンは，学童期（児童期）の発達課題を「生産性と勤勉性」対「劣等感」としている．教室内外の授業で学び達成したことを，教師や仲間に評価される．結果，仲間の間に評価の差が生じて，比較し，劣等感を感じるようなシステムを体験しながら，自分に足りないものへの欲求や反省から生産的な努力をはじめたり，反対に大人に対して理屈をいって反抗的な態度をとるようになる．幼児期までの自己

中心的で直観的な思考から，具体的で客観的な思考ができるようになる．さらに学童期の終わりごろには，抽象的で論理的な思考が可能になっていく．

B 学童期の社会生活

乳幼児期に体験する社会は，養育者を中心とする家庭であり，完全に守られた安全基地として重要である．ここを起点に，3歳ごろには周辺の仲間（保育園・幼稚園）とのゆったりとしたつながりをもつ小さな集団生活を体験する．学童期には，学校という秩序のある生活空間で社会生活を理解し，学び，集団に適応する能力（社会性）を身につけていく．

集団でのルールや規範の中で，自分をコントロールし，自分の意志を伝え相手を理解する経験などを通して，子どもは対人関係の力を育てていく．その過程で他者と自分の違いを意識し，客観的に評価し，肯定的に自分を受け入れ信頼する能力を身につけることで，社会に居場所を確保できるようになる．

C 学童期の精神発達に関する障害

自己中心的な行動が許されなくなるこの時期に表面化する反社会的行動の問題や，集団社会におけるコミュニケーションの質的な離齬が表面化することによる対人関係の問題，また生来の知的能力の問題が学習の場面で明らかになることがある．

乳幼児期からの養育環境が慢性的な心理的虐待（DVの目撃，一貫性のない感情的な恐怖を感じる叱咤，親の偏った価値観に基づく行動の強要など）を受けていた場合は，集団生活における衝動性や自閉スペクトラム症に似た症状として表出されやすいので，生活環境の聴取は大切である．各疾患の病態・治療は各論を参照（p.229,「精神・心理・社会的問題」）．

5 | 青年期の精神発達と障害

中学生から大学生までの年齢を青年期という．

A 青年期の発達課題

青年期の情緒面の特徴は，不安を感じやすいことである．周囲からの刺激に敏感で左右されやすいために主張に一貫性がないことが多く，喜怒哀楽も激しい．そして，孤独感を抱きやすいために連帯感を求めて仲間と一緒にいることを好む．

既存の社会や価値観に批判的になり，自分自身の価値観を身につけようと試行錯誤を繰り返す．こうして，自分とはなにものなのか，自分はなんのために生きているのかということを探し求め，社会の中でのアイデンティティ（自我同一性）を確立していくことが，青年期の課題である．

B アイデンティティの確立

乳幼児期からの精神発達のさまざまな課題を達成して青年期を迎えてもなお，アイデンティティの確立には苦しむことが一般的である．エリクソンは，①自己に内在する両価性（アンビバレント：相反する感情や態度が同時にあること）を認め続

合させた一貫性，②自分の意志と生きている方向性の一貫性，③他者評価と自己評価の一貫性，④自分と社会の適応的な結びつきがあるという感覚をもつこと，この4つをアイデンティティ確立の側面として示している．

C　青年期の精神発達に関する障害

　乳幼児期の発達課題を残したまま青年期を迎えた場合に，社会適応困難な状態像を呈することは容易に想像がつく．乳幼児期は問題にはならなかった軽度の素因が原因となって，青年期にさまざまな不適応状態や精神障害が現れてくることも多い．これらは生来の生物学的な要因や後天的な環境要因が密接に絡み合って発症する．病態・治療は各論を参照（p.229,「精神・心理・社会的問題」）．

6　メンタルヘルス

　メンタルヘルスとは，心の健康のことである．健康な心＝精神疾患がない，ということではない．たとえ心身の疾患があっても，寝る・食べる・行動するといった日常の営みが可能で，喜怒哀楽を感じることができ，遊び，学び，他者との関係を築くことができる心の状態を指す．子どもが心の健康を維持できなくなっているときに母親など身近な人が気づくことができる変化として，眠れない・寝すぎる，食欲がない，だるそう，などがある．そのほか周囲が気づけることとして，遊ばない，外出しない，無口になった，などがある．このようないつもと違うサインを早期にキャッチして，子どもから話を聞く，環境を調整するなどの対応をすると回復が早い．長引く場合には，保健所，スクール・カウンセラー，教育センター，病院など専門家への相談をためらわないことも大切である．原因を特定することは困難でも，孤立させず，セルフケアに取り組むことで自然回復が可能となる．

　子どもの身体疾患を診る際に，ここに述べた発達上の問題に遭遇することがあるかもしれない．診断はつかないまでも，育児に難しさを感じている親や集団適応に苦しさを感じている子どもに出会った際には，少しの工夫で発達課題を達成できる場合も多い．その子どものもつ力を最大限に発揮できるような配慮を提案することで，子ども自身が安全にかつ主体性をもって，身体疾患の管理や治療に取り組むことができる．苦痛を伴う身体疾患の体験であっても，主体性をもって経験できると，子どもの成長の糧となりうる．小児医療は，子どもの心身の発達を常に意識して提供されるものでなければならない．

2 神経の発達と障害

　神経は，構造的には中枢神経と末梢神経に分けられるが，本節では発達を考えるにあたり，運動神経と感覚神経に分けて述べていくことにする．発達の異常に気づくためには，正常な発達がどのようなものかを知っておくことが重要である．

1 運動神経

　運動神経の発達は，大きく粗大運動発達と微細運動発達に分けて考える．粗大運動発達とは，体幹を中心とした運動において，仰臥位から腹臥位になり，坐位を獲得し，立位・歩行へといたる発達である．この運動発達は後述の原始反射の発達と密接な関係があり，原始反射が残存していると運動発達が進まないことがわかっている．一方，微細運動発達とは，手先を使った運動や，複数の部位を使うような協調運動の発達を指す．重篤あるいは広い範囲での脳損傷が生じると，粗大運動発達と微細運動発達のいずれも遅れを認めるが，軽度の脳損傷だと微細運動発達だけが障害され気づかれにくい．そのため，粗大運動とともに微細運動の発達を評価することは非常に重要である．

A 運動発達の月齢ごとの評価の目安

　異常を発見するための乳幼児健診の際に使用されることが多い，簡便な発達検査のうち2種類を示す．遠城寺式乳幼児分析的発達検査（図Ⅰ-2-1）では運動，社会性，言語の領域の発達状況を，改訂日本版デンバー式発達スクリーニング検査（図Ⅰ-2-2）では個人・社会，微細運動・適応，言語，粗大運動の4分野での発達を評価できる．月齢相当のことができなかった場合は，運動発達遅滞と判断する．

1）粗大運動発達（表Ⅰ-2-1）

　粗大運動発達は仰臥位，腹臥位，坐位，歩行それぞれの姿勢で発達の流れがあり，各姿勢を評価することが大切である．発達には個人差があり，定頸以降は発達の目安時期から2～3ヵ月遅れても問題ないことが多い．また，一見発達の遅れや異常があるようにみえても将来的には追いつき，その後なにも問題の残らないことの多い境界パターンの症状も存在する（良性筋緊張低下，いざり這いなど）．

①仰臥位の発達

　生後2ヵ月では手を口にもっていき，4ヵ月では足を浮かせて足の裏をすり合わせる．その後，骨盤が挙上していくにつれ，生後5ヵ月で手で膝を，6ヵ月で足のつま

氏名 ／ 男・女　外来番号 ／ 外来番号　　検査年月日　1. 年 月 日　3. 年 月 日 ／ 2. 年 月 日　4. 年 月 日

生年月日　年 月 日生　診断

年齢	移動運動	手の運動	基本的習慣	対人関係	発語	言語理解
4:8	スキップができる	紙飛行機を自分で折る	ひとりで着衣ができる	砂場で二人以上で協力して一つの山を作る	文章の復唱（2／3）子供が二人ブランコに乗っています。山の上に大きな月が出ました。きのうお母さんと買物に行きました。	左右がわかる
4:4	ブランコに立ちのりしてこぐ	はずむボールをつかむ	信号を見て正しく道路をわたる	ジャンケンで勝負をきめる	四数詞の復唱（2/3）5－2－4－9 / 6－8－3－5 / 7－3－2－8	数の概念がわかる（5まで）
4:0	片足で数歩とぶ	紙を直線にそって切る	入浴後、ある程度自分で体を洗う	母親にことわって友達の家に遊びに行く	両親の姓名、住所を言う	用途による物の指示(5/5)本、鉛筆、時計、いす、電話。
3:8	幅とび（両足をそろえて前にとぶ）	十字をかく	鼻をかむ	友達と順番にものを使う（ブランコなど）	文章の復唱（2／3）きれいな花がさいています。飛行機はそらを飛びます。じょうずに歌をうたいます。	数の概念がわかる（3まで）
3:4	でんぐりがえしをする	ボタンをはめる	顔をひとりで洗う	「こうしていい？」と許可を求める	同年齢の子供と会話ができる	高い、低いがわかる
3:0	片足で2～3秒立つ	はさみを使って紙を切る	上着を自分で脱ぐ	ままごとで役を演じることができる	二語文の復唱（2／3）（小さな人形、赤いふうせん、おいしいお菓子）	赤、青、黄、緑がわかる（4／4）
2:9						

（省略）

年齢	移動運動	手の運動	基本的習慣	対人関係	発語	言語理解
0:7	腹ばいで体をまわす	おもちゃを一方の手から他方に持ちかえる	コップから飲む	親しみと怒った顔がわかる	おもちゃなどに向かって声を出す	親の話し方で感情をききわける（禁止など）
0:6	寝がえりをする	手を出してものをつかむ	ビスケットなどを自分で食べる	鏡に映った自分の顔に反応する	人に向かって声を出す	
0:5	横向きに寝かせると寝がえりをする	ガラガラを振る	おもちゃを見ると動きが活発になる	人を見ると笑いかける	キャーキャー言う	母の声と他の人の声をききわける
0:4	首がすわる	おもちゃをつかんでいる	さじから飲むことができる	あやされると声を出して笑う	声を出して笑う	
0:3	あおむけにして体をおこしたとき頭を保つ	親にふれたものを取ろうとして手を動かす	顔に布をかけられて不快を示す	人の声がする方に向く	泣かずに声を出す（アー、ウァ、など）	人の声でしずまる
0:2	腹ばいで頭をちょっとあげる	手を口に持っていってしゃぶる	満腹になると乳首を舌でおし出したり顔をそむけたりする	人の顔をじいっと見つめる	いろいろな泣き声を出す	
0:1	あおむけでときどき左右に首の向きをかえる	手にふれたものをつかむ	空腹時に抱くと顔を乳の方に向けてほしがる	泣いているとき抱きあげるとしずまる	元気な声で泣く	大きな音に反応する
0:0（年:月）歴年齢	移動運動	手の運動	基本的習慣	対人関係	発語	言語理解
	運動		社会性		言語	

図 I-2-1　遠城寺式乳幼児分析的発達検査表（九大小児科改訂版）

［遠城寺宗徳：遠城寺式・乳幼児分析的発達検査法―九州大学小児科改訂新装版，慶應義塾大学出版会，2009 より許諾を得て転載］

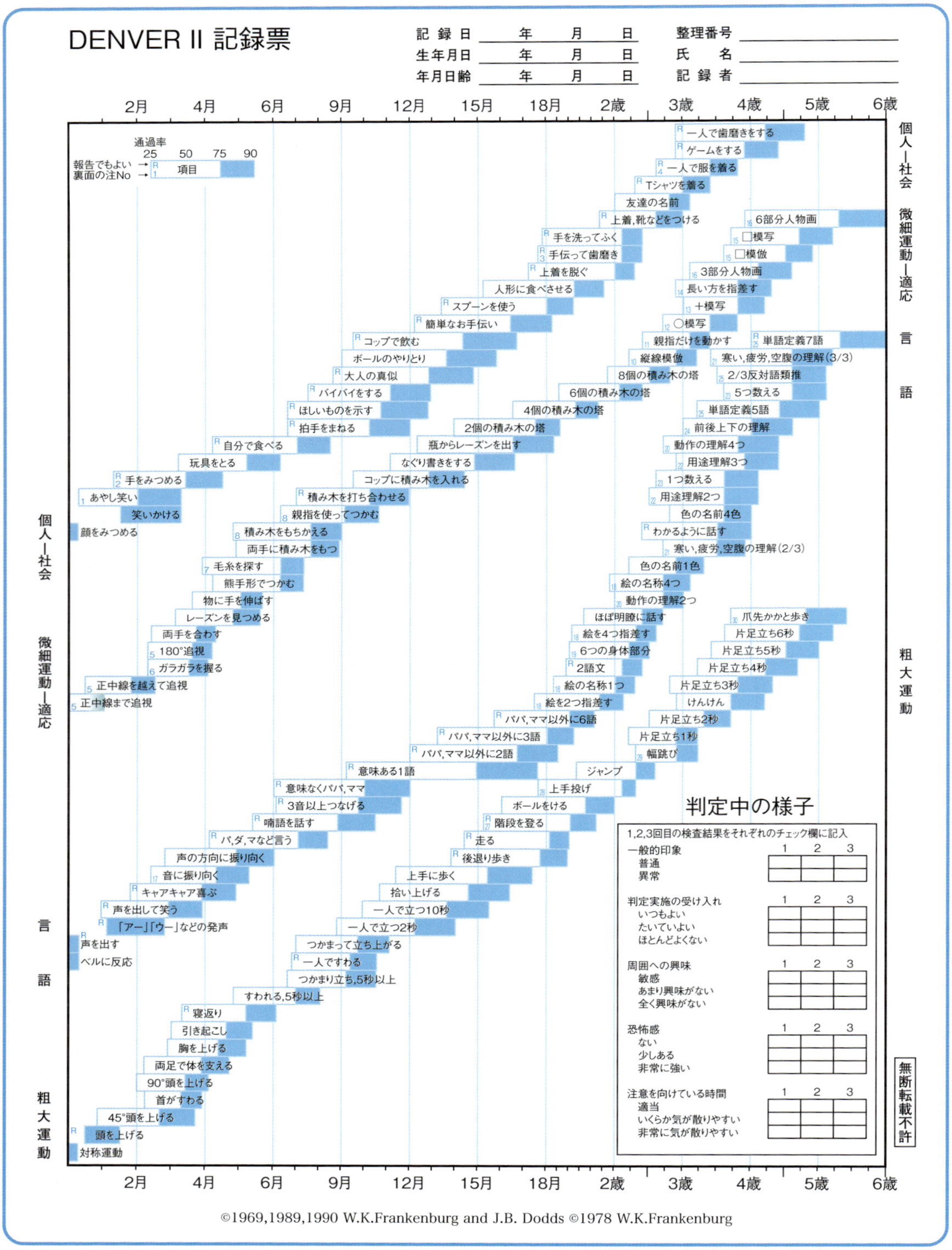

第Ⅰ章　小児の発達と障害

図Ⅰ-2-2　DENVER Ⅱ記録票

［日本小児保健協会（編）：デンバー発達判定法，日本小児医事出版社，2014 より許諾を得て転載］

2 神経の発達と障害 17

表Ⅰ-2-1　月齢・年齢別粗大運動発達のチェックポイント

粗大運動	月齢・年齢
定頸（首がすわる）	3〜4ヵ月
寝返り	5〜6ヵ月
坐位保持	7〜8ヵ月
はいはい	8〜9ヵ月
つかまり立ち	10ヵ月
伝い歩き	11ヵ月
ひとり立ち	12ヵ月
ひとり歩き	14ヵ月
階段を上る	2歳
三輪車をこぐ，片足立ち	3歳
スキップ	5歳

コラム　　**いざり這い**

シャフリングベビー（shuffling baby）ともよばれる．定頸や坐位に遅れはないが，腹臥位の際に上肢で支える機能が弱く，寝返りが苦手で，はいはいをしない状態が続く．その後，主に坐位で両足でこぐようにいざり移動をするようになる．はいはいはせずに1歳半〜2歳と遅めにひとり立ち，ひとり歩き（独歩）をはじめることが多い．筋緊張もはじめは低めの傾向にある．微細運動や知的発達は正常である．その後なにも問題はない場合がほとんどだが，言語表出の遅れや軽度発達障害を認めたり，まれではあるが筋疾患や精神遅滞を呈する疾患でも現れることがある症状なので要注意である．

先を，8ヵ月では手で股を触れるようになる．

②腹臥位の発達

生後1ヵ月未満では頭を上げられない前腕支位，1〜2ヵ月では顔を正面に向け頭を斜め45度に上げる前腕支位となり，3〜4ヵ月では肘支位，4ヵ月半では3点支位，5〜6ヵ月児では不完全掌支位となり生後6ヵ月で完全掌支位となる．個人差が大きいが，重心が胸部から腹部に下がっていく．

③坐位の発達

生後6〜7ヵ月ごろから坐位保持が可能となる．背中を丸くし上肢で支える坐位から，徐々に体幹が安定し8ヵ月ごろには上肢が自由になる．下肢の筋緊張が強すぎる児では，坐位保持ができず後方に転倒する．

④歩行の発達

歩行の開始時は，両上肢を挙上（high guard）し両下肢を広げてバランスをとる姿勢で歩行する．徐々に上下肢の交互交差運動や骨盤の回旋を伴う成熟した歩行と

表 I-2-2　月齢別微細運動発達のチェックポイント

微細運動	月齢
手の把握反射の消失	2ヵ月
小指の側から人差し指までを開いて少しの間にぎる（尺側把握）	3ヵ月
手掌全体でものをつかむ（手掌把握）	4〜5ヵ月
母指と他の4本の指全体でにぎる（橈側把握）	6ヵ月
母指と他の指を対向させてつかむ（はさみ持ち）	8〜10ヵ月
母指の先と人差し指の先でつまむ（ピンセット把握）	10〜12ヵ月

コラム　　**発達性協調運動症（DCD）**

DCDとは，近年重要性を指摘されるようになってきた疾患概念でdevelopmental coordination disorderの頭文字である．これまで，いわゆる“不器用”といわれていたもので，脳機能の中でも協調運動の発達の問題であり，有病率は5〜6%と低くない．成人になっても50〜70%で残存するといわれており，日常生活の困難をはじめ社会生活への支障は軽視できるものではない．日本では認知が遅れていた概念であるが，未就学時期の早期介入の重要性がこのところ認識されるようになってきた．

なる．

2）微細運動発達（表I-2-2）

微細運動発達は中枢神経の成熟度を反映し，その到達時期の個人差は粗大運動よりも小さい．

B　原始反射

原始反射とは，新生児・乳児に特有な反射であり，反射の中枢は脊髄と脳幹に存在する．原始反射は脳機能の成熟に伴い上位中枢からの抑制が増えることで次第に消失し，代わって中脳レベルの反応機構である立ち直り反応や皮質レベルの反応機構である平衡反応が出現してくる．

原始反射の消失時期は各反射により異なり，消失すべき時期になっても残存している，あるいは出現すべき時期に誘発されない場合などは異常反応であり，脳障害の存在を疑う．

以下に代表的な原始反射であるモロー（Moro）反射と手掌把握反射について述べる．

1）モロー反射

仰臥位にある児の体幹軸に対して頭部を軽く落下させることで，最もよく誘発される．完全な反応では，上肢の伸展・外転，手指の開扇，それに続くからだ前方での強い上肢の内転・屈曲（抱きかかえ様運動）を呈する．反射は生後8週までが最も強く，通常生後5ヵ月目に消失する．

〈モロー反射の異常〉

　生後6ヵ月より前で無反応の場合，6ヵ月を超えても消失しない場合は異常である．とくに新生児期にこの反射が誘発されない場合は脳障害の存在が強く示唆され，痙直型脳性麻痺，重篤な脳奇形，知的障害などが含まれる．ほかにも全身的な筋緊張低下，腕神経叢麻痺，鎖骨骨折，頸髄損傷などでも両側または罹患側の反応消失や減弱がみられる．反射が消失しない場合も，アテトーゼ型脳性麻痺，痙直型脳性麻痺，知的障害などがみられる．

2）手掌把握反射

　仰臥位で顔を正中に向け，上肢を半屈曲位にして手関節をつかみ，尺側から指で手掌を圧迫すると，全指が屈曲し検者の指を握りしめる．このとき手背に触れないようにする．随意的な握りが出現する3ヵ月ごろに消失し始め，遅くとも5〜6ヵ月には消失する．

〈手掌把握反射の異常〉

　脳障害，上部脊髄障害で消失する．上腕神経叢の麻痺のときには障害側のみ消失する．脳性麻痺では常に手を握った状態にしており，把握反射が遷延，亢進している．

2 ｜ 感覚神経

　感覚神経の中でも主に聴覚と視覚，触覚の発達について述べる．

A 聴覚の発達

　聴覚は形態的には出生時に成人とほぼ同じ状態になっており，音刺激に対する反応もすでに獲得している．しかし，音を認識して解釈する機能は生後獲得されていくものである．

1）胎児期の発達

　子宮内でも胎児は聴覚刺激を受けている．

2）生後の発達

　生後の聴覚については検査方法が年齢，発達段階にあわせて以下のように確立されている．これらの検査結果から，4歳でほぼ成人と同等の聴力を獲得できると考えられている．

①聴性行動反応検査（新生児〜生後4ヵ月）

　90 dB前後の強い音刺激に対するモロー反射，驚愕反射，眼瞼反射などで評価する．大脳皮質の発達につれて発現頻度が低くなり，生後4ヵ月以降では実際の聴力閾値以上の音刺激が必要になる．

②条件詮索反射聴力検査（4ヵ月〜2歳）

　音刺激の音源方向に振り向く詮索反応を利用するもので，大脳皮質の関与する反射である．1歳半〜2歳では正確な閾値が測定可能である．

③遊戯聴力検査（3〜4歳）

　子どもの遊びに検査を導入して興味をもたせ，遊びの中で聴力を測定するものである．音刺激に反応して遊ぶことができるという聴覚と運動能力の発達を利用したもので，より高次な機能検査である．

④純音聴力検査（5歳〜成人）

　5歳以上では，成人同様，純音を用いた正確な検査が可能である．

⑤他覚的聴力検査

　安静を保つため薬剤投与下で行うこともある．

　なお，新生児聴覚検査は自動 ABR（自動聴性脳幹反応）もしくは OAE（耳音響放射）のいずれかを用いてスクリーニングを行うもので，2007 年から一般財源化され，2021 年度の市区町村による公費負担率は 73.1% となっている．

B　視覚の発達

　出生時，網膜はほぼ完成しているものの，視力の発達に大きく関係する黄斑部は未発達である．黄斑部は生後 4ヵ月ごろまで活発に成長し，成人レベルに形成されるのは 4歳ごろであるといわれる．

1）胎児期の発達

　子宮の中では胎生26週で光に対する瞬目反射を認め，30週で対光反射が陽性になる．

2）生後の発達

①視力の発達

　視力とは物の形態を識別する能力のことで，2点を2点として分離して認めうる間隔の最小値（最小の視角の逆数）で表す．早期に視機能を把握することは弱視の予防および治療において非常に重要であり，視力検査の方法もさまざまなものが考案されてきた．うち preferential looking 法（PL 法）による視力の発育曲線を示す（図Ⅰ-2-3）．

　近年では，2015 年より日本で「手持ち自動判定機能付きフォトスクリーナー装置」（図Ⅰ-2-4）が販売開始となった．これは視力を測定するものではなく，弱視のリスク因子となる斜視および屈折異常（遠視・乱視・近視・不同視）をスクリーニングする機器である．乳幼児健診が行われる小児医療機関や自治体の 3歳児健診などで急速に普及してきている．

②両眼視（立体視）の発達

　立体視に影響する両眼視機能としての輻輳（両側の眼球が同時に内側を向くこと）は，視力調節能の発達する生後 2〜3ヵ月ごろから芽生えてくる．固視反射は生後 1ヵ月を過ぎてから出現しはじめ，だんだん長くなり生後 4ヵ月には確実に出現するようになる．眼球運動も 4ヵ月以降に確立する．両眼視機能の発達は生後 3〜4ヵ月ごろにはじまり 2歳ごろがピークといわれており，この時期の片眼病変などによる両眼視刺激の欠如は永続的な障害を残してしまうといわれる．

③視野の発達

　生後 2ヵ月まではほとんど視野の発達はみられないが，8ヵ月までに耳側と上方へ

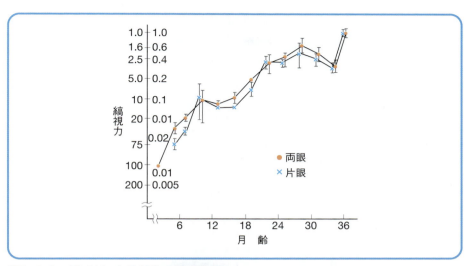

図 I-2-3　PL法による視力の発育曲線
PL法とはさまざまな縞幅の縞模様を無地の画面と同時に提示し，被験者の眼の動きから縞模様を注視できたかを評価するものである．2ヵ月ごろから可能な検査であり，比較的信頼できる方法と考えられている．乳幼児が画一な画面よりも模様のある画面を好んで選択し，注視するという生来の特性を利用した方法である．
[山本　節：視力の発達．神経眼科 **5**（3）：258-264, 1988 より引用]

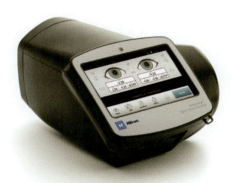

図 I-2-4　手持ち自動判定機能付きフォトスクリーナー装置
[画像提供：アールイーメディカル株式会社]

の急激な視野拡大を認める．6〜7ヵ月の乳児ではほぼ成人レベルの両眼視野が形成されているが，片眼視野については鼻側を中心に成人よりも狭い．

④視覚認知の発達

固視の発達とともに視覚認知が芽生えてくる．月齢別の視覚認知行動を示す（**表 I-2-3**）．

C　触覚の発達

触覚は生直後の新生児においても十分に発達している．触覚は皮膚感覚（触・圧

表 I-2-3　視覚認知と関係している行動

月齢・年齢	行動
2ヵ月	人の顔をジッと見つめる，あやすと笑う
4ヵ月	おもちゃを見つめる，左右，上下に追視する
6ヵ月	ボタンなど小さな物を注視する，親しみと怒った顔の区別ができる
8ヵ月	見つめていたものを隠すと探す，自分の身体を注意して見つめる
10ヵ月	引き出しなどに物が入っていることがわかる，人見知りがはじまる
12ヵ月	お菓子が入っている場所などを覚えている，櫛などを模倣的に使用する
15ヵ月	バイバイなどを模倣する
18ヵ月	手，足などの身体部位の指さしができる，絵本で動物や乗物が指さしできる
21ヵ月	簡単なみたて遊びができる，鉛筆でグルグル丸を描く
2歳	積み木を横に並べる
2歳6ヵ月	直線や丸を描く，大小，長短の区別がわかる
3歳	色がわかる，ブロック入れをして遊ぶ，顔らしいものを描く
3歳6ヵ月	パズルで遊ぶ
4歳	三角や四角がわかる
4歳6ヵ月	じゃんけんができる
5歳	平仮名が読める

［小枝達也：ヒトの視覚の発達と発達心理学．日本 ME 学会雑誌 **12**（7）：89-94, 1998 より引用］

覚，振動覚，痛覚，温度覚）と深部感覚（位置，動き，力，重さなどからなる自己受容感覚）に分類され，これらは常に相互に働き姿勢保持や運動制御に関与している．5〜6歳で成人レベルを示す子どもがあり，少なくとも9歳では成人レベルになるといわれる．

3 免疫の発達と障害

1 自然免疫と獲得免疫

　免疫とは，非自己（細菌やウイルスなど）と自己を生物学的に識別し，非自己を排除し自己を守る生体機能をいう．
　自然免疫は侵入してきた病原体から早期に生体を守る．**獲得免疫**は遅れて作用するものの高い特異性をもち，長期間にわたって生体を防御する（図Ⅰ-3-1）．

A 自然免疫系（表Ⅰ-3-1）

　貪食細胞は微生物を殺菌し，細胞や病原体の残骸を処理し，他の免疫系を制御する炎症性分子を産生することに特化した細胞である．好中球，単球，マクロファージが含まれ，とくに細菌と真菌に対する防御において重要である．微生物の貪食はC反応性タンパク（CRP），抗体，補体などのオプソニンによって強化される．
　好中球は多核白血球ともよばれる．骨髄で産生され，血中を循環している．半減期は6時間と短命で，1日に10の11乗（1,000億）個の細胞が作られる．微生物は

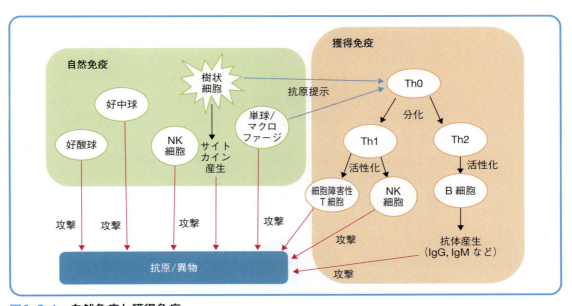

図Ⅰ-3-1　自然免疫と獲得免疫
ヘルパーT細胞はTh1細胞，Th2細胞などからなる．

表Ⅰ-3-1 自然免疫系

- 貪食細胞（好中球，単球，マクロファージ）
- 補体
- 炎症反応などの可溶性分子（サイトカインなど）
- ナチュラルキラー細胞（NK細胞）
- 樹状細胞
- 好酸球
- 物理的障壁（皮膚，粘膜）

表Ⅰ-3-2 獲得免疫系

- リンパ系器官：胸腺，脾臓，リンパ節，粘膜関連リンパ組織，リンパ管
- 液性免疫：B細胞
　　　　　　免疫グロブリン（IgG, IgA, IgM, IgE, IgD）
- 細胞性免疫：CD8陽性T細胞（細胞障害性T細胞）
　　　　　　　CD4陽性T細胞（ヘルパーT細胞）

好中球に貪食された後，酸化または非酸化殺菌を受ける．最終的には好中球は細胞死を起こし，周囲に膿が形成される．

単球は組織マクロファージの前駆細胞である．単球は骨髄で産生され血流から組織に移動し，組織マクロファージに分化し，長期間とどまる．肝臓のクッパー（Kupffer）細胞，肺の肺胞マクロファージ，腎臓のメサンギウム細胞，脳の小グリア細胞などは組織マクロファージの特殊型である．**マクロファージ**は好中球と同様に貪食作用と殺菌作用を有するが，炎症反応の拡大と制御に関しても重要な役割を担う．またマクロファージは好中球と異なり，病原体を殺したことによって自身が死ぬことはない．

サイトカインは小さな可溶性タンパクであり，化学伝達物質としてさまざまな目的で作用する．インターフェロン，TNF-α，インターロイキンなど100個以上のサイトカインが知られている．

補体系は20個以上のタンパクで構成される．凝固系カスケードにも似た厳密なカスケード（活性経路）をなし，炎症の促進や病原体の排除を行っている．

ナチュラルキラー細胞（NK細胞）は大きな顆粒球系リンパ球で，腫瘍とウイルスに対する免疫の中心的役割を果たす．NK細胞は自然免疫と獲得免疫の双方の特徴を有するともいえる．

樹状細胞は組織中にあり，周囲に侵入した微生物の抗原をその区域のリンパ節に持ち運び，B細胞の抗体産生やT細胞の反応を開始させる．

B 獲得免疫系（表Ⅰ-3-2）

獲得免疫系は自然免疫系と異なり，抗原特異性が非常に高く，無数の分子に対応できる適応性があり，また長期間にわたって免疫を記憶することができる．

1）リンパ系器官

胸腺はT細胞が成熟する場である．胎児期および新生児期に最も活動的であり，思春期後には活動が落ち着く．胸腺が未発達な場合には重篤なT細胞性免疫不全が起こる．しかしながら心疾患などの手術に際して胸腺を切除しても，重篤な免疫不

全は起こらない.

脾臓は血液を濾過し,老化した赤血球,細菌,免疫複合体やその他の残渣を貪食する場である.脾臓はまた抗体産生の場としても重要である.脾臓はカプセルを有する細菌に対する防御においてとくに重要であり,脾臓のない個体(先天性および外科手術後)では肺炎球菌やインフルエンザ桿菌による劇症型の感染を起こす危険がある.

リンパ節は外界と接触したリンパ流が最大になる部位に位置する.T細胞や樹状細胞およびマクロファージの助けを借りてB細胞が形質細胞に分化し,抗体を産生する場となる.

2)液性免疫

液性免疫はB細胞が司る.B細胞は特有の免疫グロブリン受容体を細胞表面に発現しており,可溶性抗原と結合する.免疫グロブリンには5つのクラスがあり,そのうち病原体の侵入に対して最初に反応するのはIgMである.またIgMには病原体を凝集させる働きがある.IgMの次に産生されるのがIgG,IgA,IgE,IgDである.IgMは胎盤を通過しないが,IgGは長期間存在し,また胎盤を通過して母体から胎児に移行する.IgAは粘膜表面に存在し,抗原の働きを直接的に中和する.IgEは肥満細胞,好塩基球,好酸球に結合し,アレルギー疾患および寄生虫感染に対する防御において重要である.IgDの機能は不明である.

3)細胞性免疫

細胞性免疫はT細胞が司る.T細胞はウイルス,真菌,細胞内寄生菌に対する防御を行う一方,他の免疫システムを指揮し制御する働きがある.T細胞は骨髄で生まれ,未熟なまま胸腺に移動する.胸腺ではそれぞれのT細胞は特有のT細胞受容体を発現しており,その中から自己反応性T細胞が排除される.この過程に問題が起きると自己免疫性疾患が発症する.成熟したT細胞は,胸腺を出て体中の免疫器官に移動する.それぞれのT細胞は特有のT細胞受容体を発現している.T細胞は他の細胞がHLA分子上に発現させる抗原ペプチドを認識する.HLAにはすべての細胞が有するクラスⅠ分子と樹状細胞やマクロファージ,B細胞などのいわゆる抗原提示細胞が有するクラスⅡ分子の2種類がある.

CD8陽性の細胞障害性T細胞はクラスⅠのHLAによって提示された抗原ペプチドを認識し,その細胞を攻撃する.たとえば,インフルエンザウイルスに感染した細胞はそのウイルスを分解し,その一部がペプチドとしてHLA分子の上に提示される.インフルエンザウイルスを担当するCD8陽性T細胞はこの抗原ペプチドを標的としてインフルエンザウイルスが感染した細胞を攻撃し,ウイルスの増殖を抑制する.

CD4陽性のヘルパーT細胞はクラスⅡのHLAによって提示された抗原ペプチドを認識し,免疫を調節する.このCD4陽性のヘルパーT細胞は,サイトカインを分泌することによりCD8陽性のヘルパーT細胞を増殖させたり,B細胞の抗体産生を促進させたりする.CD4陽性のヘルパーT細胞のうち,Th1細胞は主にIL-2

やIFN-γなどの刺激性のサイトカインを産生し，Th2細胞はIL-4やIL-5，IL-10などの抑制的なサイトカインを産生する．

2 免疫系の発達

「個体発生は系統発生をなぞる」といわれる．当然ながらヒトにおける免疫系の発達も系統発生をなぞると考えるべきであろう．

免疫機構の発達を系統発生的にみると，最も早期に現れるのはマクロファージである．アメーバやゾウリムシなどの原生動物は個体自身が食細胞である．次いで魚類はIgMを産生する．また無尾両生類，爬虫類，鳥類はIgG類似抗体を産生する．しかしながら完成されたIgGは哺乳類のみが産生する．なお，鳥類はIgAを産生する．一方，無顎魚類（ウナギ）にはリンパ球がみられる．魚類ではエラ近くに胸腺の原形ともみられるリンパ球集団がある．鳥類からT細胞系とB細胞系が明確に独立する．

さてヒトにおける免疫系の個体発生であるが，まずリンパ球幹細胞はAGM（大動脈・生殖隆起・中腎）領域に発生する．そして胎生4週には肝臓に，16週から骨髄に移る．未熟B細胞は9週で，成熟B細胞は12週で出現する．IgM産生細胞は11週から肝臓に，12週から脾臓と末梢血にみられる．IgG産生細胞は12週から肝臓に，18週から脾臓と末梢血にみられる．IgA産生細胞は14週から肝臓に，30週から脾臓にみられる．血中免疫グロブリンはIgMが16週，IgGが19週，IgAが27週から検出される．しかしながら，抗原刺激に応答して産生されるのは胎生期にはIgMのみである．

出生後，血清中のIgMは1歳で成人レベルに達するが，IgGは5歳で，IgAは10歳でようやく成人レベルに達する（図I-3-2）．

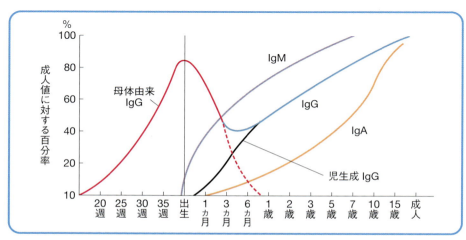

図I-3-2　血清免疫グロブリン値の年齢による変化率

母親由来のIgGは胎生6週から胎児に移行しはじめ，新生児での血中IgGは母親と同レベルである．その後，3～4週の半減期で減少し，児自身がIgGを産生するのは3～4ヵ月からである．したがって生後4ヵ月ごろに児の血中IgGは最低となる（**図Ⅰ-3-2**）．

胸腺は胎生4週に原基ができ，6週に上皮性胸腺が発生する．9週からリンパ球が侵入し，T細胞に分化する．出生時の胸腺重量は体重比で表すと生涯で最大である．出生時にはサイトカインの産生が十分でないなどの理由でT細胞の感染防御作用は弱いが，生後3～4ヵ月で改善する．胸腺はこの後思春期前に実際の重量が最大になるが，以後は脂肪組織が多くなって退縮する．その結果，高齢者ではT細胞が減少し，その機能も低下するため，感染防御能が低下する．一方，高齢者では自己反応性T細胞が排除できず，自己抗体の出現も多くなり，自己免疫性疾患をきたしやすくなる．

補体は胎生7週でC3が出現する．出生時には成人の半分のレベルであるが，生後3～4ヵ月で成人並になる．

好中球は胎生5週で出現し，出生時の好中球数は10,000/μLになる．しかし，抗体や補体が十分に働かないため，好中球の機能は生後3～4ヵ月までは弱い．

マクロファージは胎生5～6週に肝臓にみられ，20週では骨髄でさかんに生成される．

以上をまとめると，1930年にスキャモン（Scammon RE）が唱えたように，ヒトの臓器の発育・発達は臓器ごとに大きく異なるのである（**図Ⅰ-3-3**）．

3 | 免疫系の疾患

上記のような免疫系の発達を理解することにより，免疫系疾患の特徴と多様性の理解が可能になる（p.250，「免疫疾患」参照）．

新生児あるいは乳児の免疫能は成人に比して脆弱であり，新生児あるいは乳児は「生理的に」免疫不全状態にあるといえる．とくに生後3ヵ月以内は重篤な感染症をきたしやすいと考えられるが，神業とでもいおうか，この期間には母親由来のIgGが血中に潤沢にあり，実際には感染症は少ない．したがって，生後3ヵ月以内に細菌性髄膜炎や敗血症などの重症感染症をきたした場合には原発性免疫不全症候群あるいは内耳の奇形などの解剖学的な問題を考慮する必要がある．なお，グラム（Gram）陰性菌の溶菌にはIgGよりもIgMが重要であるため，乳児期早期にはグラム陰性菌感染症（尿路感染症など）がグラム陽性菌感染症に比して相対的に多い．

原発性免疫不全症候群は先天性の自然免疫あるいは獲得免疫の欠陥であり，重篤な免疫不全を引き起こす．食細胞機能不全，補体欠損，T細胞欠損，抗体産生不全などからなり，150種類以上が報告され，その多くで責任遺伝子が同定されている．

自然免疫系の制御異常により起こる疾患を自己炎症性疾患と総称する．それらに

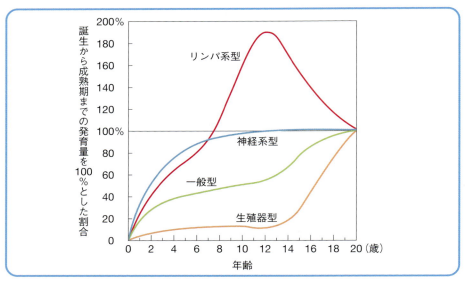

図 I-3-3　各臓器の発達シェーマ

体組織の発育の4型．図には，20歳（成熟時）の発育を100として，各年齢の値をその100分率で示してある．
- 一般型：全身の外形計測値（頭径を除く），呼吸器，消化器，腎臓，心・大動脈，脾臓，筋全体，骨全体，血液量
- 神経系型：脳，脊髄，視聴覚，頭径
- 生殖器型：精巣，卵巣，精巣上体，子宮，前立腺など
- リンパ系型：胸腺，リンパ節，間質性リンパ組織

[Scammon RE: The measurement of the body in childhood. The Measurement of Man, Harris JA, Jackson CM, Paterson DG, et al (eds). Univ. of Minnesota Press, Minneapolis, 1930 より引用]

は家族性地中海熱（familial Mediterranean fever：FMF），CINCA/NOMID（慢性乳児神経，皮膚，関節症候群／新生児発症多臓器炎症性疾患），高IgD症候群，TNF受容体関連周期性症候群（TRAPS），PFAPA（periodic fever, aphthous stomatitis, pharyngitis, and cervical adenitis：周期性発熱，アフタ性口内炎，咽頭炎，頸部リンパ節炎）などが知られるが，近年その概念が拡大し，全身型若年性特発性関節炎（juvenile idiopathic arthritis：JIA）やベーチェット（Behçet）病そして川崎病も含まれるようになってきた．

　一方，獲得免疫系の制御異常により起こる疾患は，従来からいわれる**自己免疫疾患**である．全身性エリテマトーデス（systemic lupus erythematosus：SLE）や全身性硬化症などの多臓器が侵される疾患と，橋本病，特発性血小板減少性紫斑病，関節リウマチ，皮膚筋炎などの局所臓器に限定される疾患群からなる．

　環境物質への過剰な免疫反応はアレルギー疾患を引き起こす．これは，本来無害な外因性物質に対する特異的なIgEが産生されるためである．また，アレルギー疾患の発症率は近年増加している．公衆衛生と医療の改善により人生の早い段階における感染症が激減したことでアレルギー反応が増加してきたという説があり，これは「衛生仮説」とよばれている．

4 内分泌・成長の発達と障害

1 内分泌と成長

　小児の成長において，それぞれのステージで主要な役割を果たすホルモンは変化する．ダイナミックに成長が進む小児期のどの時点で，どの程度正常範囲から逸脱しているかを評価できなければ，内分泌学的異常や成長障害の診断はできない．そのためにも，正常な成長とはなにかをよく理解することが重要である．

　小児が正常に成長するためには，基礎代謝量を超えるエネルギーと栄養素が十分に与えられ，余剰のエネルギーが筋肉や脂肪として蓄積され，種々のホルモンが適切に作用しなければならない．慢性疾患や遺伝的な欠失の存在はもちろんのこと，精神的問題や望ましくない社会的・成育的環境によっても容易に小児の成長は妨げられてしまう．

　また成人と大きく異なるのは，それぞれのホルモンの作用や役割の重要性が年齢とともに変化していくことである．ホルモンは適切なタイミングで適切に作用しなければならないため，障害を受けたときに出現する症状も年齢によって変化する．

　小児の成長パターンは以下のように大きく3期に分けられる．

A 胎児期から生後3歳まで

　この時期の成長は胎児期からの成長の延長線上にあり，成長速度は一生のうちで最も速い．胎児期後期の成長の主たる要因は，栄養である．引き続く生後早期の発育は甲状腺ホルモンや骨そのものの反応性にも大きく影響を受け，甲状腺機能低下症や骨系統疾患ではこの時期から成長率の低下がみられる．後半になるにしたがって成長ホルモンの影響が徐々に加わってくる．

B 生後3歳から思春期開始まで

　この時期の身長は直線的に伸びていくが，詳しく解析すると年間の成長速度は若年ほど大きい．成長の要因としては成長ホルモンの影響が大きくなる．Ａの時期の成長の主たる要因であった栄養，甲状腺ホルモン，骨の反応性は引き続き重要である．

C 思春期開始以降

　二次性徴がみられるとともに急激に身長が伸び，成人身長に達する時期である．上記の4要因（栄養，甲状腺ホルモン，骨の反応性，成長ホルモン）に加えて，性ホルモンによる成長のスパートが加わることになる．性ホルモンとしては女性ホル

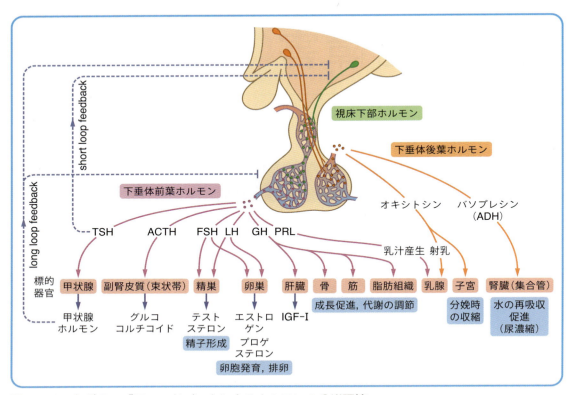

図Ⅰ-4-1　ネガティブフィードバックによるホルモンの分泌調節
TSH：甲状腺刺激ホルモン，ACTH：副腎皮質刺激ホルモン，FSH：卵胞刺激ホルモン，LH：黄体形成ホルモン，GH：成長ホルモン，PRL：プロラクチン，ADH：抗利尿ホルモン，IGF-Ⅰ：インスリン様成長因子Ⅰ
［有阪　治（編）：ビギナーのための小児内分泌診療ガイド，p.3，中山書店，2014 より引用］

モンであるエストロゲンが重要である．男性ホルモン（テストステロン）もエストロゲンに転換されることによって作用を発揮する．

〈小児の成長に関係するホルモンとその分泌調節〉

　前述のように，成長を促進するホルモンには成長ホルモン，甲状腺ホルモン，性ホルモンがある．副腎皮質ホルモンは過剰に分泌されると成長を阻害する．これらのホルモン分泌を評価するうえで注意すべきなのは，その分泌調節が視床下部-下垂体-末梢内分泌腺のネガティブフィードバックによって行われていることである（図Ⅰ-4-1）．

　視床下部-下垂体-末梢内分泌腺の階層の例として，**副腎皮質ホルモン**の分泌調節を行う視床下部-下垂体-副腎皮質系（hypothalamic-pituitary-adrenal axis：HPA axis）を挙げると，下垂体からの副腎皮質刺激ホルモン（adrenocorticotropic hormone：ACTH）の分泌刺激は，視床下部から分泌される副腎皮質刺激ホルモン放出ホルモン（corticotropin releasing hormone：CRH）によってなされ，下垂体から分泌されるACTHはコルチゾール分泌を刺激する．また過剰なコルチゾール

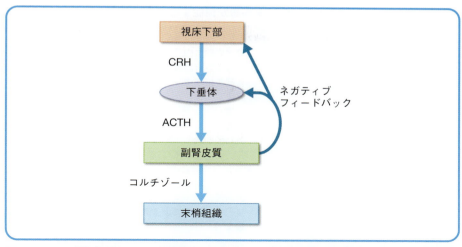

図 I-4-2　副腎皮質におけるネガティブフィードバックによる血中ホルモンの調節

は上位ホルモンである ACTH，CRH 分泌合成を抑制する（図 I-4-2）．

血中ホルモン濃度を評価する際に，一部のホルモンだけを評価しても病態はみえてこない．数段階に及ぶシグナル伝達のどこに問題が生じているのか推定するためには，この階層とフィードバックの理解が重要である．

2　内分泌の作用と障害

内分泌疾患が発症する代表的なメカニズムは，①ホルモン欠乏（分泌低下），②ホルモン抵抗性，③ホルモン過剰，④ホルモン受容体の活性化に分けられる（表 I-4-1）．

内分泌疾患の治療において，その発症メカニズムの理解は非常に重要である．発生学的な内分泌腺の欠損や自己免疫疾患による内分泌腺の炎症，外科的切除などの理由でホルモン分泌が欠乏もしくは低下している場合は，ホルモン製剤により補充することで症状が改善する場合が多いが，標的細胞の受容体側に異常がある，ホルモン抵抗性によって起こる疾患に対しては補充しても効果がない．過剰にホルモンが産生されてしまう疾患においても，血中に放出されたホルモンを減らす，もしくは除去することは困難であるため治療に難渋することが多い．

すべてのホルモンが小児期の成長，成熟にとって必須である．次に，それぞれのホルモンの作用や障害について述べる．

A　成長ホルモン（GH）

成長ホルモン（growth hormone：GH）は下垂体前葉で合成されるペプチドホルモンである．視床下部で作られる成長ホルモン放出ホルモン（growth hormone releasing hormone：GHRH）は GH 分泌を促進し，ソマトスタチンは GH 分泌を抑

表Ⅰ-4-1　内分泌疾患が発症するメカニズム

タイプ	メカニズム	疾患例
ホルモン欠乏 （分泌低下）	発生学的に内分泌腺が欠損 ホルモン合成酵素の欠損 自己免疫疾患 感染 外傷 放射線 外科的切除	甲状腺形成不全 先天性副腎皮質過形成症 自己免疫性甲状腺炎 髄膜炎菌感染による副腎皮質機能不全 頭部外傷後下垂体機能低下症 放射線照射後下垂体機能低下症 脳外科手術後下垂体機能低下症
ホルモン抵抗性	遺伝子変異	アンドロゲン不応症，偽性副甲状腺機能低下症（Ⅰa型），ラロン型小人症
ホルモン過剰	外因性 自己免疫機序による刺激 腫瘍 調節異常	アンドロゲン塗布 バセドウ病 クッシング症候群 新生児持続性高インスリン血性低血糖症
ホルモン受容体の活性化	遺伝子変異	マッキューン・オルブライト症候群 家族性男性思春期早発症（テストトキシコーシス）

インスリン抵抗性は最も頻度の高いホルモン抵抗性状態であるが，ホルモン受容体の異常だけでなく受容体以降のシグナル伝達障害が原因である場合が多いので，この表ではホルモン抵抗性に含めていない.
［Westwood M：Principles of horomone action. Brook's Clinical Pediatric Endocrinology, 6th ed, Brook C, et al(eds), p.24-39, Wiley-Blackwell, 2009/ 有阪　治（編）：ビギナーのための小児内分泌診療ガイド，p.3，中山書店，2014 を参考に作成］

制する. グレリン，甲状腺ホルモン，グルココルチコイド（糖質コルチコイド）なども GH 分泌を調節している. これらホルモン以外にも，情動，睡眠，食事，肥満，血糖変動など多彩な因子が GH 分泌に関与している.

　GH の生理作用は成長と代謝の調節である. GH は，肝臓に豊富に存在する GH 受容体を介してインスリン様成長因子（IGF-Ⅰ）産生を促す. 成長促進は GH が直接軟骨細胞に作用するほかに，肝臓と末梢組織で産生される IGF-Ⅰが担っている. また，GH は筋肉では筋量増加，肝臓などでは糖新生促進に働き，脂肪組織では脂肪分解を促進するなど，骨を長軸方向へ伸ばす役割だけでなく代謝に対しても重要な作用をもっている. そのため成長が終了した成人であっても，GH 不足は体脂肪の増加，コレステロール上昇の原因となる.

B　甲状腺ホルモン

　甲状腺ホルモンはアミノ酸であるチロシンの誘導体である. 甲状腺ホルモン受容体と結合することによって核内 DNA に結合し，RNA の転写活性を調節する. これによって細胞のエネルギー産生量を増やし，基礎代謝を維持あるいは促進する働きがある.

　甲状腺ホルモンは，血液中のヨードが甲状腺濾胞細胞に取り込まれた後いくつかの過程を経て合成され，視床下部-下垂体-甲状腺系のネガティブフィードバック機構により調節されている.

甲状腺ホルモン受容体は体内のほぼすべての細胞（脳，心臓，消化管，骨，筋肉その他）に発現しており，その作用は全身に及ぶ．そのため，甲状腺機能低下症では細胞の基礎代謝の低下が問題となり，哺乳・発育不良，低身長，低体温，粘液水腫，神経活動の低下が出現する．一方，甲状腺機能亢進症では細胞の代謝亢進が問題となり，動悸，多汗，振戦，体重減少，多動などの症状が出現する．

甲状腺ホルモンは正常な神経学的発達にも必要である．胎児期〜乳児期早期に甲状腺機能が低下しても亢進しても，神経発達障害・知的障害をきたす．

また，甲状腺ホルモンは骨や骨端軟骨の形成を促進させる働きをもっており，正常な成長には不可欠である．幼児期以降の小児の甲状腺機能低下症は低身長を契機に発見されることが多い．

C 副腎皮質ホルモン

副腎皮質で産生・分泌されるホルモンには，グルココルチコイド，ミネラルコルチコイド（電解質コルチコイド），副腎アンドロゲンの3種類がある．

1）グルココルチコイド

グルココルチコイドは，標的細胞内に存在する受容体に結合して作用を発揮する．糖質・タンパク質・脂質の代謝作用，免疫機能作用，血圧調節作用，骨・Ca代謝作用，中枢神経系への作用など多岐にわたる．主体となるのはコルチゾールである．コルチゾールは感染などのストレスから生体を防御するなど生命維持に必須のホルモンで，糖新生促進作用，タンパク異化亢進作用，脂質分解作用，脂肪酸グリセロール産生亢進作用をもち，枯渇すると致命的である．コルチゾールの分泌は，視床下部のCRH，下垂体前葉からのACTHによるフィードバック調節を受けている．子宮内でストレスなくすごしている胎児はグルココルチコイドを要さないが，出生と同時にコルチゾールサージ，カテコラミンサージをきたし，ストレスに対抗する準備がはじまる．

2）鉱質コルチコイド（ミネラルコルチコイド）

ミネラルコルチコイドとして代表的なアルドステロンは，主に腎臓に作用する．アルドステロンが腎遠位尿細管でNa^+の再吸収を促すことでK^+やH^+の排泄が促進され，その結果水分とCl^-が貯留する．調節はレニン‐アンジオテンシン系で行われている．

3）副腎アンドロゲン

副腎アンドロゲンには主にデヒドロエピアンドロステロン（DHEA）とアンドロステンジオンがあり，タンパク同化作用と弱い男性ホルモン作用を有し，男児・女児とも腋毛，陰毛の出現に関与している．下垂体ACTHによって分泌調整されている．

過剰な副腎皮質ホルモンは，成長に対して抑制的に作用する．コルチゾール過剰の状態では，体重は増加するものの身長は増加不良となる．

D 性ホルモン

小児から成人へ移行する思春期は生殖能力を獲得する時期であり，性ホルモンに

よって成熟が進む．性腺だけでなく身長スパートにおいても重要な役割を担い，成人身長を決定する因子である．思春期の開始には遺伝，栄養などの環境因子，社会経済的因子などさまざまな因子が関与している．

思春期は視床下部にある性腺刺激ホルモン放出ホルモン（gonadotropin releasing hormone：GnRH）ニューロンの活性化からはじまる．GnRH が脈動的に分泌され，下垂体前葉のゴナドトロピン産生細胞が間欠的に刺激される．思春期初期は睡眠初期から夜間にかけゴナドトロピンの分泌量が高まる．思春期が進行すると，徐々に黄体形成ホルモン（luteinizing hormone：LH），が夜間，日中も上昇し日内変動は消失していく．興味深いのは，出生 10 日ごろから 3〜6ヵ月にかけて男児では LH 優位，女児では FSH 優位の分泌増加と，それに伴うテストステロンおよび 17-β エストラジオールの増加がみられるが，1 歳以降は思春期発来まで強い抑制機構により GnRH も LH も低値を維持することである．

男性ホルモンはアンドロゲン作用をもつステロイドホルモンの総称で，主に精巣で産生される．男性では精巣のライディッヒ（Leydig）細胞から分泌されるテストステロンが主に男性ホルモンの作用を発揮する．女性であっても男性ホルモンは作られるが，副腎が産生部位となる．

男性ホルモンの作用としては精子形成やタンパク同化作用，思春期外性器の発達，骨格筋の発育と成長，視床下部 – 下垂体へのネガティブフィードバックなどが挙げられる．

女性ホルモンにはエストロゲンとプロゲステロンがあるが，思春期にまず増加するのはエストロゲンである．エストロゲンには 17-β エストラジオール（E2），エストロン（E1），エストリオール（E3）の 3 種類が存在する．中でも E2 が最も生理活性が強く，アロマターゼという酵素によりテストステロンから生合成される．

エストロゲンの主な作用は卵胞の発育，子宮の増大，子宮頸管粘液の分泌，皮下脂肪の蓄積，骨成熟の促進，骨端線の閉鎖である．

二次性徴とは，性ホルモンの分泌増加により，おのおのの性に合致して発現する身体的性成熟傾向である．女児では 9〜10 歳，男児では 11〜12 歳ごろから発現する．女児では乳房発育，陰毛発生，月経発来，男児では精巣容量の増大，陰嚢変化，陰茎発育，陰毛発生の順に発現する．これに伴い身長スパートと男女に特有な体型の変化，腋毛発生，男児では変声，髭発生が起こる．男児の精巣容積はプラダー（Prader A）の考案した精巣容積計（オーキドメーター：orchidmeter）などを用いて測定する（**図Ⅰ-4-3**）．3 mL と 4 mL で色が変えてあり，3 mL 以下は前思春期，4 mL 以上は思春期とされている．

年間身長増加率は乳児期が最大で，以後漸減し，思春期の身長スパート開始 1 年前が最低となる．その後の身長スパートは男児も女児もエストロゲンに依存する．エストロゲンは下垂体の GHRH 受容体の感受性を高め，GH 分泌を増加させる．同時にエストロゲンにより骨成熟が進行し，骨端線の閉鎖，身長発育の停止にいたる．

二次性徴が標準的には何歳ごろにはじまり，どのような順で進行するのかの理解

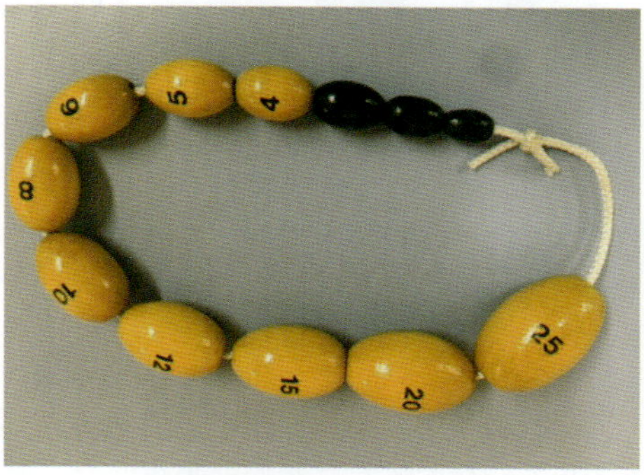

図I-4-3　オーキドメーター

を踏まえ，身長増加率，骨成熟の程度，性ホルモン分泌レベルなどを考慮して，思春期早発症や思春期遅発症，性腺機能低下症などの性成熟の異常を判定する．

　生命にかかわる疾患でなくとも，これらの性成熟の異常は心理社会的な発達や生殖能力，成人身長に影響をきたすため適切な診断と治療が重要である．

E　インスリンとその他糖代謝に関与するホルモン

　これまで HPA axis によって調節されているホルモンについて述べてきたが，インスリンは血糖値によって分泌量や作用を調節される膵臓のランゲルハンス島 β 細胞から分泌されるペプチドホルモンである．このインスリンによって筋や脂肪組織に糖が取り込まれ，血糖値は狭い範囲の正常値80〜100 mg/dL に保たれる．小児期は成人より基礎代謝量が多く，身体動作や体温維持だけでなく「成長」にもエネルギーを要する．タンパク質，脂肪，糖質代謝の小児の特性を理解しておく必要がある．とくにブドウ糖は身体のあらゆる細胞にとって重要なエネルギー源であり，不足すると脳細胞に不可逆的なダメージを与える．新生児期・乳幼児期は身体に占める脳の比重が大きく，ブドウ糖必要量は成人の 2 mg/kg/ 分を大きく上回る 6〜8 mg/kg/ 分である．血糖値を上げるホルモンはグルカゴン，カテコールアミン，グルココルチコイド，成長ホルモンなど多数あるが，血糖値を下げるホルモンはインスリンと IGF-1 のみである．持続的に胎盤からブドウ糖を供給された新生児は，生後 1 時間で最低血糖値を示した後インスリンが抑制され，グルカゴンによってグリコーゲン分解を開始し血糖を上昇させるが，低血糖が遷延する場合，インスリン分泌過剰がないか，成長ホルモンなど血糖上昇ホルモンの分泌低下などを検索する必要がある．幼児期の低血糖の原因でよくみられるのは，食事からの糖摂取が不足したときに肝臓に貯蔵されているグリコーゲン量が少なくブドウ糖への変換ができず，代わりに脂肪が分解されることで起きるケトン性低血糖症である．対照的に，高血糖を呈する小児にはインスリン分泌の低下（小児では 1 型糖尿病が多い）やグルココルチコイドの過剰分泌を疑う．

5 呼吸・循環の発達と障害

生命活動とは，適切に酸素を取り込み，**酸素を末梢組織（＝細胞）まで運搬し，エネルギーを産生**し，その結果生じた二酸化炭素を適切に排泄する一連の現象を指す．下線部は「呼吸」によって行われ，太字部は「循環」によって行われる．小児に携わる医療者は小児特有の解剖学的，生理学的特徴を理解することが重要である．

1 呼吸の発達と障害

小児患者は気道症状を主訴に医療機関を受診することが多い．一般的に「かぜ」といわれるものが主ではあるが，軽微な呼吸器症状から急激に増悪して呼吸障害・不全にいたる場合もある．とくに，小児では呼吸不全に引き続いて心停止にいたる呼吸原性の心停止が大部分を占めるため，呼吸障害を進行させないように的確な病態の把握と介入が重要となる．

A 呼吸器系の解剖学的・生理学的特徴

小児と成人の呼吸器系の大きな違いは，気道内腔が相対的に細いことである．言い換えれば，気管粘膜の浮腫や気道内分泌物によって容易に気道抵抗の増加をきたし，呼吸仕事量が増加する．気道抵抗は気道径に反比例するため，気道径の細い小児ではわずかな気管内腔の狭小化が気道抵抗を増大させる（**図Ⅰ-5-1**）．また，成長に伴う扁桃・アデノイドの生理的腫大や鼻汁による上気道の狭窄が加わると，さらなる気道抵抗の増大をきたし，呼吸仕事量の増加に拍車がかかる．気道抵抗は安静時より啼泣時で高いため，不用意に呼吸障害のある乳幼児を泣かせると急激に呼吸障害が増悪することは念頭におくべきである．

乳幼児は肋骨が水平位にあり，肋間筋の発達も未熟であるため胸郭の拡張が制限され，肝臓が相対的に大きいことから腹部膨満に陥りやすい．そのため最大の呼吸筋である横隔膜が高位に押し上げられ，呼吸運動が制限されることで換気量が抑制されやすい．

また，小児は成人に比べ，①ガス交換に寄与しない死腔が1回換気量に占める割合が大きく，機能的残気量も少ないこと，②胸郭の可動域が制限されており，呼吸努力により1回換気量を増大させることが困難であるため呼吸数が生理的に多くならざるをえないことも重要である．

小児の呼吸器系の解剖学的特徴・生理的特徴を**表Ⅰ-5-1**に示す．小児期（とくに

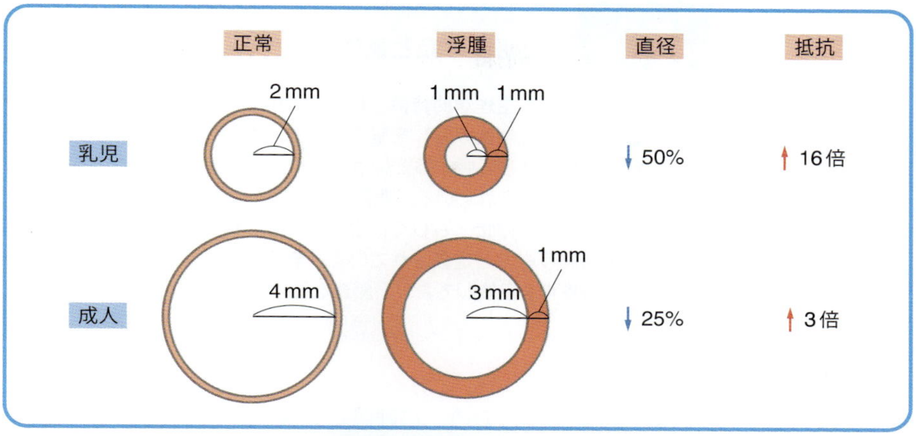

正常　　浮腫　　直径　　抵抗

乳児　　2 mm　　1 mm　1 mm　↓ 50%　↑ 16倍

成人　　4 mm　　3 mm　1 mm　↓ 25%　↑ 3倍

図 I -5-1　乳児と成人の気管と気道抵抗の関係

乳児と成人が同様に 1 mm の気道粘膜の浮腫をきたしたとすると，乳児気道半径 2 → 1 mm，成人気道半径 4 → 3 mm になる．気道抵抗は気道半径の 4 乗に反比例するので，乳児 1/(1/2)×4 で 16 倍，成人 1/(3/4)×4 で 3 倍となり，同じ浮腫でも気道抵抗は乳児で急激に高値になるため呼吸状態に影響を与えやすくなっている．

表 I -5-1　小児の呼吸器系の特徴

解剖学的特徴	生理学的特徴
●細気道径のため抵抗が容易に大きくなる ※咽喉頭部の支持組織も脆弱	●死腔が 1 回換気量に比べ相対的に大きい
●肺胞数が少なく，分化も不十分である ※約 8 歳まで肺胞数は増加する	●単位体重あたりの分時換気量が大きい
●胸郭の拡張が形態的に制限されている ※肋骨が水平位に近い	●低体温，薬剤（とくに鎮静薬）などによって 容易に呼吸中枢が抑制される
●側副換気路が発達していない	●酸素消費量が大きい
●肝臓が大きく，横隔膜が高位にある	●乳児早期は口呼吸が不得手 ※生後 6 ヵ月前後から可能

乳幼児期）は呼吸にとって不利な点が多く，成人に比べ呼吸予備力が小さいため症状が急激に増悪しやすいことに留意するべきである．

B　呼吸器系の発達と障害

1）口呼吸の確立（生後約 5 ～ 6 ヵ月）

　乳児期の呼吸の特徴として，口呼吸の確立が不十分であることが挙げられる．呼吸を止めなくても継続的に哺乳ができるように，新生児期から乳児早期までの喉頭蓋は解剖学的に軟口蓋と接する高い位置に存在している．それにより生理的に口呼吸では気道抵抗が高くなるため，この時期の主な呼吸様式は鼻呼吸となっている（**図 I -5-2**）．したがって，上気道炎をはじめとする呼吸器感染症により鼻汁や鼻閉が生じ鼻呼吸が障害されると，容易に呼吸状態が悪化する．

> **臨床で役立つ知識**
>
> **周期性呼吸と無呼吸発作の違い**
>
> 小児の呼吸の生理学的特徴として呼吸中枢の未熟性を挙げた．乳児早期は，生理的な無呼吸（＝周期性呼吸）を呈することがある．周期性呼吸とは，3秒以上の無呼吸の後，18～20秒呼吸するというサイクルを2分以上認め，徐脈やSpo$_2$低下は伴わない呼吸と定義されている．実臨床で問題となる病的な無呼吸（＝無呼吸発作）は，20秒以上の呼吸停止，もしくは20秒以内でも徐脈（心拍数100回／分以下）やSpo$_2$低下を伴うものと定義されている．無呼吸発作は頭蓋内病変やけいれん発作など呼吸中枢の異常を示唆しており，緊急を要する状態である．

　個人差はあるものの，口呼吸は生後6ヵ月前後より確立されはじめ，離乳食開始時期と一致している．「液体のみ」から「有形物」の栄養摂取が可能となる嚥下機能の発達時期と，呼吸様式の変化が同時期にみられる小児の発達は誠に興味深い．

2）肺胞の発達

　肺胞は乳児期には分化が未熟で肺胞数も成人に比べ少なく，コーン（Kohn）孔をはじめとした肺胞間の**側副換気路**も未発達である．したがって，気道感染などによる気道内分泌物により肺胞が侵されると容易に無気肺を形成し，画像上で確認できる異常陰影の範囲に比して酸素化や換気の低下が顕著に現れることがある．肺胞数や側副換気路は4～8歳までに成人と同数になるとされている．

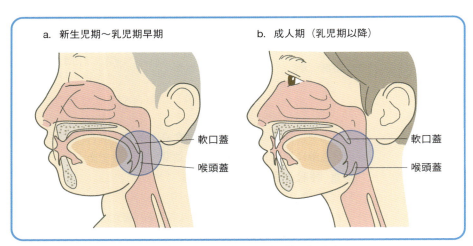

図Ⅰ-5-2　乳児期と成人期（乳児期以降）の上気道の相違点
a：新生児期～乳児期早期：軟口蓋と喉頭蓋が接している．口呼吸をする場合には，軟口蓋と喉頭蓋を分離させるための呼吸努力がより強く必要となる．したがって，鼻汁などで鼻呼吸が障害されると口呼吸を行うことになり，呼吸努力が増すため呼吸障害が増悪する．
b：成人期（乳児期以降）：軟口蓋と喉頭蓋が分離されているため気道抵抗は少なく，口呼吸が行いやすくなっている．

コラム	小児喘息患者は COPD になりやすい !?

2016 年に小児期の喘息が成人期の慢性閉塞性肺疾患（chronic obstructive pulmonary disease：COPD）のリスク因子の可能性がある[1]，という論文が発表された．ヒトは 4〜8 歳まで肺胞数の増加などがみられるため，小児期の肺障害が肺機能の成長阻害につながる可能性は以前から指摘されている．この論文では，小児期の継続する喘息発作が将来的に気流制限を起こすリスク要因であり，成人早期に COPD を発症させるかもしれないと報告されている．COPD は成人喫煙者の疾患と認識されていることが多いと思うが，小児の疾患，成人の疾患という概念ではなく，小児に携わる医療者は成人期の疾患の予防医療を担っているという認識をもつ必要があると考えさせられる研究である．

1) McGeachie MJ, Yates KP, Zhou X, et al：Patterns of Growth and Decline in Lung Function in Persistent Childhood Asthma. New England Journal of Medicine **374**（19）：1842-1852, 2016

3) 胸郭および呼吸筋の発達

　乳児の胸郭は，骨化が十分でないことや，胸壁を構築する肋間筋群が未発達であるため胸郭コンプライアンスが高くなっている．したがって，吸気努力が増加すると胸腔内陰圧の上昇に伴い胸郭が内側に引き込まれる．その結果，肺の拡張が制限されるため吸気努力に見合った 1 回換気量（とくに肺胞換気量）の増加が得られない．そのため，呼吸努力を増加させる疾患で生理的な呼吸代償の範囲を超えると，急激に呼吸状態が悪化することは少なくない．このような胸郭および呼吸筋の生理は 1〜2 歳まで大きく影響することが知られている．

もう少し くわしく	胸郭コンプライアンスとは？

コンプライアンスとは，ある一定の力が加わったときの変化量のことを指す．よって胸郭コンプライアンスが高いとは，呼吸運動によって胸郭が変化する容量変化が大きいということである．言い換えれば，胸郭が広がりやすく，縮みやすいということになる．自発呼吸は陰圧を発生させて行う呼吸であり，吸気努力の増加は胸腔内陰圧を増大させるため胸郭を内側に引き込む力が発生するが，成人は胸郭コンプライアンスが低い（＝広がりにくく縮みにくい）ので，胸郭が陥凹することはない．しかし，成人は肋間筋をはじめとした呼吸筋群が発達しており，胸郭コンプライアンスの低さを補うため呼吸努力が増加しても乳児と異なり 1 回換気量は低下しない．

2 循環の発達と障害

　小児看護に携わる医療者が日常的に経験する下痢・嘔吐や哺乳不良，感染症などは，急性循環障害をきたしうる．末梢組織の需要に見合う血液や酸素を供給できず，細胞の代謝障害と臓器の機能不全を呈する状態をショックというが，急性循環障害

表I-5-2　代償性ショックと低血圧性ショックの違い

機序	代償性ショック	低血圧性（非代償性）ショック
心拍出量低下の代償	心拍数増加	重篤な頻脈，徐脈
末梢血管収縮	大理石様皮膚紋理 四肢末梢の冷汗・蒼白 CRT*延長（＞2分）	末梢チアノーゼ 四肢末梢の湿潤・冷汗 CRT*高度延長（＞3〜5分）
血管抵抗の変化	末梢動脈触知不良 脈圧狭小化	中枢動脈触知不良 低血圧
脳血流減少	意識レベルほぼ正常	意識障害（不穏，脱力，傾眠）
腎血流減少	尿量減少	乏尿〜無尿
pH	正常	代謝性アシドーシス
治療への反応性	高い	低い

＊CRT：capillary refilling time，毛細血管再充満時間.

では血圧は維持され生理的な代償機構が働いており，これを**代償性ショック**とよ
ぶ．生理的な代償機構が破綻して血圧が低下した場合は**低血圧性ショック**（非代償
性ショック）である．したがって，小児のショックの診断に血圧低下は必須ではな
いが，ショック＝血圧低下を伴うという医療者の先入観が，小児のショックを気づ
かれにくくさせている要因の1つとなっている．ショックの早期発見が重要である
ことは間違いないが，最も重要なことはショックに陥らせないことである（**表I-5-
2**）．

A 　循環器系の解剖学的・生理学的特徴

1）胎児循環の特徴

　心臓はヒトにおいて，胎生期に機能する器官として最初に形成される．ヒトでは
受精後3週の終わりごろから4週の初めにかけて心臓が拍動を開始する．発生過程
としては，心血管系の発生，原始心筒の発生，ループの形成，中隔の完成をもって
受精後7〜8週までには肺循環を担う右心系と体循環を担う左心系が並列に配置さ
れ，二心房二心室をもつ心臓が完成し**胎児循環**が確立する．
　胎児循環の要点は下記の4点である．
①右心系と左心系の間に交通がある（静脈管，動脈管，卵円孔の開存という短絡路
　が存在する）．
②右室は左室と同様に体循環を担っている（動脈管の存在により肺動脈と大動脈が
　交通している）．
③右室から肺への血流は少量である．
④胎児の肺ではガス交換は行われておらず，その役割は胎盤が担っている．
　胎児循環において最も重要なことは，ガス交換（酸素供給と二酸化炭素排泄）が
胎盤で行われている点である．血液は胎盤血を通して，臍静脈から肝臓，肝静脈を
経由し，一部は臍静脈から直接静脈管を介して下大静脈（全血液量の65〜75%）に

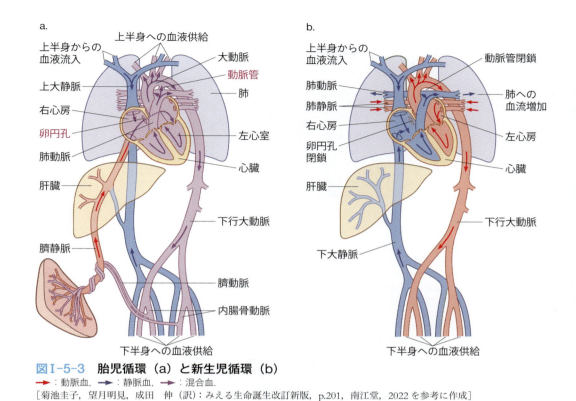

図I-5-3 胎児循環（a）と新生児循環（b）
➡：動脈血，➡：静脈血，➡：混合血．
［菊池圭子，望月明見，成田　伸（訳）：みえる生命誕生改訂新版，p.201，南江堂，2022を参考に作成］

流入する．このように，下大静脈血は胎盤を経由することにより酸素度が70％と通常の静脈血よりも高いが，上大静脈血は後述のように心臓から全身をめぐって上大静脈に戻るため酸素度は40％と低い．

下大静脈から右房に流入した血液は，その約2/3は心房中隔にある卵円孔を通じて左房に入り肺静脈血と混合される．左房に還流した血液は左室を経由して大動脈に流れ，冠動脈，上肢，脳を灌流する．冠動脈へ流れた血液は冠静脈洞から再び右房に戻るが，一部は上大静脈から右房に還流する．

上大静脈血は，下大静脈と冠静脈洞からの血液と合流して右室から肺動脈主幹部に駆出された後，少量の血液は肺を灌流するが大部分の血液は動脈管を経由し大動脈に流入して下肢，腹部臓器に流れる．そして，上大静脈血は最終的に胎盤で酸素を供給される（図I-5-3a）．

なお，出産によって胎盤から離脱し，呼吸の開始により肺でガス交換が始まることで循環系が大きな変化を生じる．つまり，静脈管，動脈管および卵円孔の閉鎖により右心系と左心系の間に交通がなくなり，肺循環と体循環が区別されることで出生後の循環は完成する（図I-5-3b）．

2）小児の循環動態の特徴

全身の臓器，組織への酸素供給量は，多くの生理学的要因が関与し維持されてい

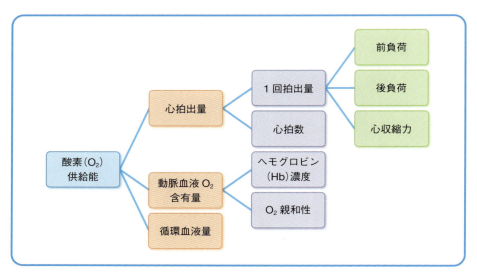

図 I-5-4　酸素供給に関与する多くの因子
心臓の機能は心拍出量との関連が大きい．

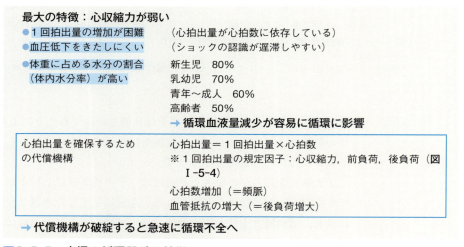

図 I-5-5　小児の循環器系の特徴

る（図 I-5-4）．循環の主体は心臓機能にある．心臓は筋肉の塊でありポンプとして血液の貯留および駆出の役割を果たしている．言い換えれば，心機能は筋肉の力（＝心収縮力）とポンプ容量（＝心室内容量）の良し悪しに左右される．

　小児の循環動態の最大の特徴に，心収縮力が成人に比べ弱いことが挙げられ，とくに乳児では生理的に血圧が低値である（図 I-5-5）．したがって，小児（とくに乳児）では心拍出量の増加が必要な状況になっても，血管収縮と心拍数の増加によって1回拍出量は比較的一定の値に保たれるため，以下のような成人と異なる生理的反応を示す．

心拍出量の増大が必要になった場合，小児は１回拍出量の増加よりも心拍数の増加に依存するため，頻脈は小児のショックの代償機構として重要である．したがって，小児期の循環障害では頻脈で循環が維持されていることが特徴であり，徐脈に陥ると心拍出量が維持できなくなるため急速に血圧低下を生じやすい．

また，ショックの初期は心拍出量が低下しても頻脈で代償される（＝代償性ショック）ため気づかれにくい．その結果，血圧低下が臨床的に顕在化しはじめたときには代償性ショックから低血圧性ショックへと進行しており，末梢組織低灌流によりいつ心停止に陥ってもおかしくない状態となっていることが多い．さらに小児は１回拍出量増加の際の予備能が低く，また代償機構が頻脈に依存しているため循環障害に対する生理的代償範囲が成人に比べ狭い．そのため，低血圧性ショックに陥ると短時間で心拍数の減少，著しい心拍出量の低下をきたし急激に状態が悪化し，多臓器不全，そして心停止にいたる．

B 循環器系の発達と障害

心収縮力は１歳ごろには増大しはじめ，10歳前後で最低血圧がほぼ成人と同値となる．しかし，心収縮力は成人レベルでも，成人と異なり，小児は循環不全にいたる前に呼吸不全や呼吸停止となることが多いのが特徴である．循環不全にまで進展させないためには，気道確保，呼吸補助が重要である．p.36の「呼吸・循環の発達と障害」で述べたように，気道が狭窄・閉塞しやすく，肺が拡張障害を生じやすいことから小児の呼吸予備力は低い．

心肺停止にいたっていない小児でも，気道閉塞が改善しなければ短時間のうちに呼吸停止から心停止へ移行する．また，すでに心肺停止状態の小児に蘇生処置を行っても，気道閉塞が改善されない限りは自己心拍再開に乏しいことがあるため，迅速な気道介入が必要となる．小児は成人以上に自転車の両輪のように呼吸と循環が密接に関連しあっているため，どちらか一方の治療介入を行っただけでは循環不全は改善しない．

以下に，小児のショックの４つの病態について述べる（図Ⅰ-5-6）．

1）循環血液量減少性ショック

小児で最も頻度が高い．循環血液量が著明に減少することにより，１回拍出量が低下し，頻脈による代償機構が破綻した状態である．出血性と非出血性に大別され，非出血性の最多原因として下痢・嘔吐などの胃腸炎を契機とした水分喪失が挙げられる．問診と脱水徴候に気をつければ診断は難しくない．患児の口渇の様子，尿量（排尿回数，オムツの交換の回数，尿臭や尿の色調など）の減少などから脱水の重症度を確認する．

脱水の症状は通常，体内の水分が5％程度失われると顕在化しはじめ，10％に及ぶと傾眠傾向などの意識障害が現れる．

しかしネフローゼ症候群や高血糖では，浸透圧利尿により，低血圧性ショックを呈するほどの循環血液量減少をきたすまで尿量が保持されていることがある．そのため，血漿浸透圧が保持されている浮腫の場合には体重評価が重要となる．

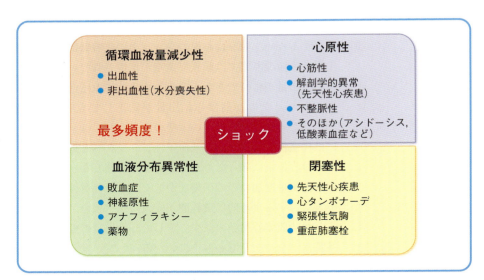

図Ⅰ-5-6 ショックの4つの分類
循環血液量減少性ショックが日常診療で最も頻繁に出遭うショックである．

2）心原性ショック

　循環血液量が維持されているにもかかわらず，心機能不全が原因となって組織灌流が低下した状態である．原因として，心収縮不全（心筋炎，心筋症など），解剖学的異常（先天性心疾患），不整脈（頻拍発作，高度徐脈など），そのほかアシドーシス，低酸素血症，低カルシウム血症などが挙げられる．

　起坐呼吸，努力呼吸や湿性副雑音など肺うっ血による呼吸器症状を呈するため，呼吸状態の把握も重要である．また，肝腫大は小児では成人に比べ比較的容易に確認できる身体所見である．そのほか心音では奔馬調律，頸静脈怒張がみられる．胸部X線上での心拡大や肺血管陰影増強などが客観的所見として有用である．

　心原性ショックは原因により治療方針が大きく異なるため，胸部X線検査，心電図，心臓超音波検査，血液検査などを行い原因の特定を行うことが重要である．

3）血液分布異常性ショック

　頻脈，頻呼吸，紅潮した皮膚，脈圧の増大が特徴的であり，心拍出量の増加と末梢血管抵抗の低下をきたす．すなわち，循環血液量の分布異常に伴う非生理的な血管拡張，血管容量の増加により他臓器の灌流異常を呈した状態である．

　原因としては敗血症，神経原性，アナフィラキシー，薬物（鎮静薬，麻薬など）の過量投与などが典型的である．血行動態は高拍出性心不全を呈する．

4）閉塞性ショック

　心拍出量が物理的な閉塞により障害を受け末梢循環不全をきたした状態である．閉塞機転により心拍出量が減少し，代償機構としての頻脈や末梢血管抵抗増大が早期に生じるが，原因を解除しない限り状態は改善しない．

　小児では先天性心疾患（心室流出路狭窄など）が原因として最多であるが，心タ

ンポナーデ，緊張性気胸，重症肺塞栓などが原因である場合には可及的速やかに心拍出の障害を物理的に解除することが必要である．

新生児期や生後 1〜2ヵ月以内の乳児がショック症状を呈している場合には，重症感染症とともに先天性心疾患を鑑別に挙げる．新生児早期には代償機構により臨床症状が軽微で，哺乳が進み体重増加してはじめて心不全症状を呈することもある．

心タンポナーデは，心嚢液貯留により心嚢内圧が上昇した結果，心臓の拡張障害をきたし心拍出量が低下している状態である．心臓超音波検査により迅速に診断される．

緊張性気胸は，ショックを呈している患児に皮下気腫や呼吸音の左右差を認めれば診断は容易である．

肺塞栓は小児では非常にまれだが，血栓，脂肪，空気，カテーテル断端などが肺血流を阻害し閉塞性ショックをきたす．重症肺塞栓では悪性腫瘍，膠原病，先天性凝固因子異常症などの可能性がある．

6 | 消化器の発達と障害

　小児消化器疾患の理解に必要なエッセンスを，解剖・生理のポイント（**図Ⅰ-6-1**），発生のポイント（**図Ⅰ-6-2**）にまとめておく．本節で小児消化器疾患の大きな枠組みを把握し，各論で後述される個々の疾患・病態生理の理解につなげていただきたい．

1 | 消化器の正常解剖を把握する

　消化管（腸管）は，口からはじまり肛門で終わる入り組んだ1本の長い管で，生きていくために必要な水分・栄養分の吸収を担っている．その内腔は体外につながっており，常にさまざまな物質が通過している．腸管はこれらに対し，全免疫系細胞の60%を占めるといわれる免疫網をはりめぐらせ，無害な非自己（生命維持に必須である食物など）には反応せずに体内へ取り込み，有害な非自己（病原体微生物など）に対しては反応し排除している．腸管は実に高度な免疫器官でもある．

A 食道
　口腔，咽頭に続く食べ物の通り道が食道である．食道は気管の背側を通り，上行大動脈の右側で心膜の背側を下降し，横隔膜の直上で下行大動脈の前を横切って横隔膜を貫き腹腔に入る*．消化管は内側から粘膜，筋層，漿膜の3層構造をしているが，他の消化管部位と異なり，食道には一番外側を覆う漿膜がないため，食道壁は薄い．

B 横隔膜
　筋組織と腱組織・結合組織からなる組織で，胸腔と腹腔を隔てている．吸気時には筋の収縮によって横隔膜が尾側へ移動し，胸腔は広がり内部の陰圧を作り出す．呼気時には筋は弛緩して横隔膜は頭側へ移動する．横隔膜には，胸腔から腹腔へ横隔膜を通過していく血管（下大静脈，下行大動脈など）や食道などのために，いくつかの開口部が存在する（p.336,「横隔膜疾患」参照）．

C 胃
　胃の役割は，摂取された食物を一時的に貯蔵し，粉砕し，消化液とともに小腸に送り出すことである．消化管の筋肉の基本構造は，内側を円周状にとりまく輪状筋，

---
*食道閉鎖根治術の際には，右胸腔側からのアプローチが一般的となる．

6 消化器の発達と障害

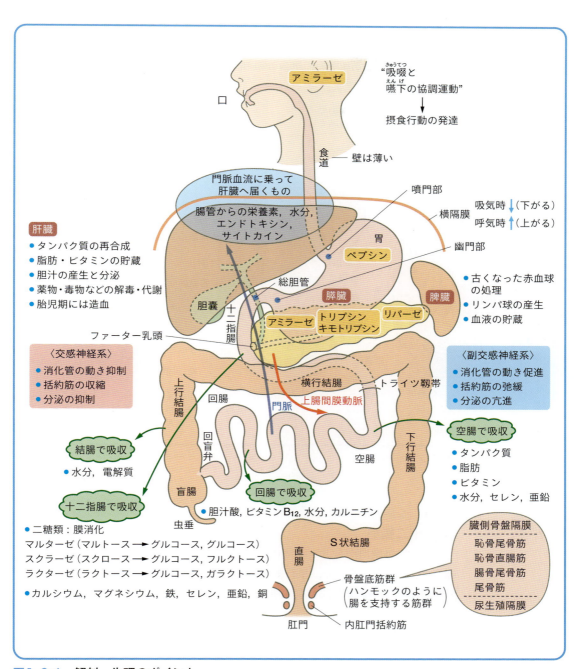

図 I-6-1 解剖・生理のポイント

外側を長軸に沿って走る縦走筋の二層構造となっている．これを「内輪外縦」と表現する．胃の筋層だけは，他の消化管と異なり「内斜中輪外縦」の三層構造となっており，内側にさらに内斜走筋があるため，いわば強力なミキサーのような複雑な運動が可能となっている．胃は，噴門部，胃底部，胃体部，前庭部に分けられる．

ポイント
- 腸管は「回転」しながらできあがる.
- 前腸の複雑な分化，中腸の伸長発達，後腸の泌尿生殖器系との相互発達に要約される.

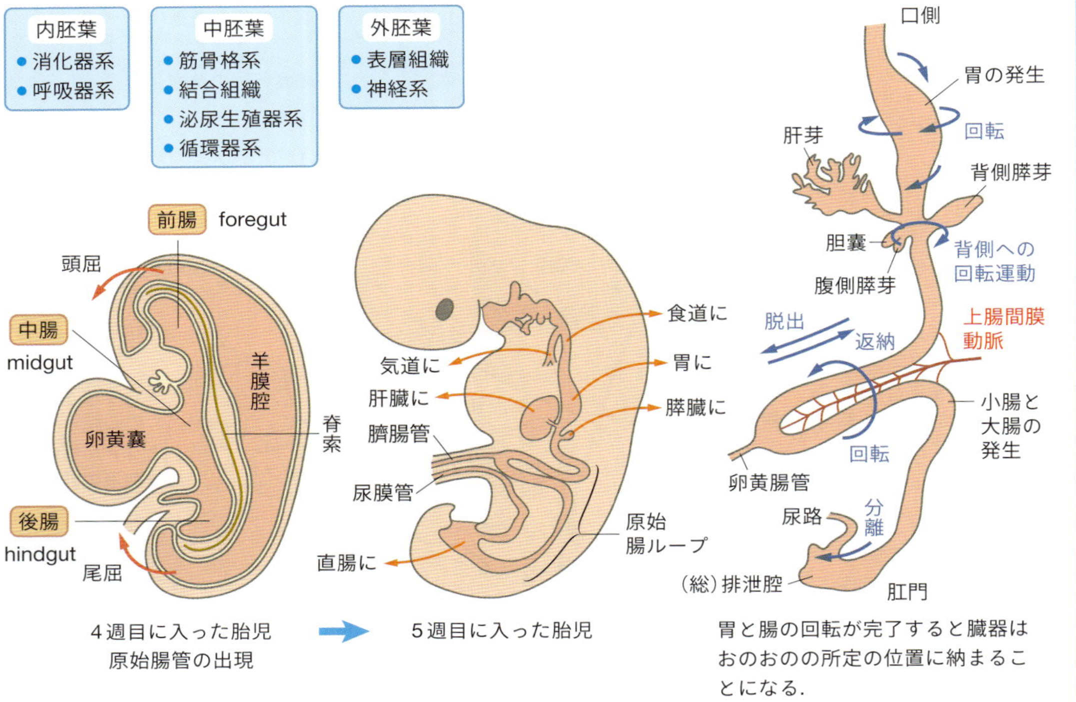

図Ⅰ-6-2 発生のポイント

胃の出口を幽門とよぶ*1, 2.

D 十二指腸

十二指腸は幽門からトライツ（Treitz）靱帯までの腸管で，球部，下行部，水平部，上行部に分けられる．横行結腸の後方に位置し後腹膜に固定されており，脊柱の右側でC字型に膵頭部を取り囲み，脊柱を越えて左上腹部で上行しトライツ靱帯にいたる*3.

E 小 腸

小腸は十二指腸から続く腸管で，空腸と回腸に分けられる．両者の明確な境界は存在しないが，上流のおよそ4割が空腸，下流の6割が回腸とされる．空腸には粘膜のひだ（輪状ひだ）が密に発達しており，回腸にはリンパ濾胞（パイエル［Peyer］板）が発達している．小腸は腸間膜で吊り下げられており，大きな可動性をもっている．小腸と大腸の境界に位置するのが回盲弁で，盲腸から回腸への内容物の逆流

*1 **胃食道逆流症**に対する噴門形成では，胃底部を噴門に巻きつけ固定する手術を行う．胃瘻は胃体中部前壁に造設される.
*2 生後に幽門筋が肥厚して内腔狭窄を起こす疾患が**肥厚性幽門狭窄症**である.
*3 上部消化管造影検査でこの走行が確認できないときには，**腸回転異常**が考えられる.

を防いでいる．ほとんどの栄養素を吸収する長い小腸であるが，その栄養血管は
たった1本の上腸間膜動脈のみであることを覚えておきたい．

> **臨床で役立つ知識**
>
> ## 腹痛を訴えていた児がぐったりして動かなくなった
>
> 小腸の絞扼によって上腸間膜動脈血流が滞り，腸管虚血が進行していくときのサイン
> の可能性がある．患児はじっとうずくまって動かず，声にならない訴えを発するよう
> になる．生命予後にかかわるきわめて緊急度の高い状況を示唆するサインであり，ぜ
> ひ覚えておきたい．

　乳児期の1年間は，一生の中で最も発育の著しい時期である．出生時に50cmほ
どであった身長は，1年でおよそ1.5倍の75cmほどとなり，3kgほどであった体
重は3〜4ヵ月でおよそ2倍の6kgほど，1年で3倍の9kgほどとなる．同様に小
腸も，正期産出生時でおよそ170cmほどであるが生後1年間で目覚ましい伸長を
遂げる．

F　大 腸

　大腸は盲腸，上行結腸，横行結腸，下行結腸，S状結腸，直腸に分けられる．盲
腸は右下腹部に位置し，回腸からの消化管内容を受ける．盲腸の末端には虫垂が起
始する*．結腸は空腸と回腸をあたかも窓枠のように囲んで位置し，上行結腸が右
側腹部に，下行結腸が左側腹部に固定されている．胃の尾側，十二指腸の前を通る
横行結腸と，左下腹部領域に位置するS状結腸は，固定されておらず自由度が高い．
　腸管通過平均時間は，生後1〜3ヵ月で8.5時間，4〜24ヵ月で16時間，3〜13歳
で26時間，思春期以降で30〜48時間とされる．

> **コラム**
>
> ## 排便の仕組みを考えたことはあるだろうか？
>
> トイレでの状況を思い出してほしい．糞便が直腸に到達すると，直腸壁が伸展された
> 刺激が仙骨神経を介して大脳皮質に伝わり，便意が生じる．われわれは，随意的にい
> きんで横隔膜と腹筋を収縮させることで腹圧を上昇させる．骨盤底筋群の弛緩と内肛
> 門括約筋の弛緩が協調されると，排便が完結する．実に高度な作業が排便なのである．

G　肝 臓

　右上腹部に位置し，胃の前方を横切って左上腹部まで伸びている体内最大の実質
臓器である．1歳児の肝重量は体重のおよそ1/40ほどで350〜400g，成人になると
体重のおよそ1/50で1,500〜1,800gとなる．固有肝動脈，門脈，総肝管が門脈三つ
組として肝門を出入りしている．中央で本幹が左右に大きく分かれ，左肝と右肝に
区分される．門脈三つ組は肝臓内で枝分かれを繰り返し，さらに8つの区域を構築
する．肝臓への血液は約20%が肝動脈（酸素を供給）から，約80%が門脈（栄養

***急性虫垂炎**による腹膜刺激症状は，一般に右下腹部圧痛として出現する．

を供給）から供給されている．肝内の血液は肝静脈から下大静脈へ流出し，心臓へ戻る．血管内ボリュームが十分であるかどうかの指標として，しばしば腹部超音波で下大静脈の径の変化を評価する．肝細胞で産生された胆汁は，肝内胆管の枝々を流れて肝門へ向かい，総肝管に合流後，総胆管を経て十二指腸へいたる．

H 膵 臓

膵臓は細長い臓器で右上腹部と左上腹部にまたがり，心窩部領域に位置している．頭部，体部，尾部に分けられる．膵頭部は十二指腸に囲まれており，膵尾部は脾臓に接している．機能の95%を外分泌機能が占め，炭水化物分解酵素であるアミラーゼ，ラクターゼ，タンパク分解酵素であるトリプシン，脂肪分解酵素であるリパーゼを産生し，十二指腸に分泌している．残り5%の働きが内分泌機能で，血糖を下げるインスリンの分泌，血糖を上げるグルカゴンの分泌，両者の分泌を調節するソマトスタチンなどの分泌が行われている．

I 脾 臓

膵尾部に接して左側腹部に位置する臓器である．健康な小児であれば腹部触診上，脾臓を触知することはない．触知する場合は脾機能亢進を伴う疾患を考えたい．脾臓は単体では最も大きなリンパ器官であり，直接血流に組み入れられている体内唯一のリンパ器官である．老朽化した赤血球の破壊，鉄の貯蔵，免疫担当が主な機能である．

2 食物の摂取・吸収についての理解を深める

A 摂取・吸収の過程と発達

ミルクを吸って（吸啜）ゴクンと飲み込む（嚥下）ことは，乳児にとって高等な作業である．修正週齢32週（32〜34週ともいわれる）ごろになって，はじめて吸啜と嚥下の協調動作ができるようになってくる（それまでは，胃管からの経管栄養を行う．協調動作がしっかり可能になれば，経口哺乳が開始される）．乳幼児期の子どもを観察すると，段階的に摂食行動が発達していくことがわかる．その特徴的な推移は，①指しゃぶり・舌の突出・おもちゃなどをなめる（準備期）→②舌の蠕動様運動と舌先の固定・下唇を丸める（嚥下機能獲得）→③口を意識的に使って運動し始める（捕食機能獲得）→④口角が左右対称に水平に動くようになる（押しつぶし機能獲得）→⑤顎の運動・頬と唇が協調して動く（すりつぶし機能獲得）→⑥歯固め遊びや手づかみ遊びが出てくる・頸部の可動が顕著となる（自食機能獲得），となっている．

食物を飲み込むと，上部食道括約筋が反射的に弛緩し，食道内に送られる．口側の筋収縮と肛門側の弛緩が順次繰り返され，食物は下降し，下部食道括約筋の弛緩とともに胃内へ送り込まれる．胃に食物が入ってくると，胃底部と胃体部が弛緩して胃の容積を増やす．周期的な蠕動により，胃内容物は粥状化され，十二指腸から

コラム	覚えておきたい離乳食開始の基本ポイント

①食べ物に興味を示すようになっている，②摂食嚥下に影響がない程度に首が安定している，③支えてあげると座れる，④給餌さじを口腔内に入れても舌で押し出して拒絶するような反応が少ない，この4点が離乳開始を試みる際のチェックポイントである．一般に離乳食開始の目安は，生後5～6ヵ月ごろといわれる．早期産児に対しては，暦年齢ではなく，子どもの実際の発達程度に応じて開始時期を判断しなければならない．

肛門まで，腸管の周期的でリズミカルな蠕動運動*によって次第に運ばれ排出される．1歳を過ぎるころには，蠕動パターンはほぼ成人レベルに達しているといわれる．

消化管の通過過程で消化酵素（唾液，胃液，膵酵素，胆汁酸など）による管腔内消化を受けた食物は，小腸上皮細胞の微絨毛表面にある種々の刷子縁膜酵素によって単量体まで分解される．これを膜消化という（二糖類は単糖類に，オリゴペプチドはアミノ酸やジペプチドあるいはトリペプチドに分解される）．そして輸送担体によって上皮細胞内に取り込まれ，細胞内での代謝を受け，門脈やリンパ管を経て，主に肝臓で代謝される．小腸から結腸に送り込まれた食物残渣は，腸内細菌により分解され，ゆっくりと肛門側に送り出される．この間に，ほとんどの水分が吸収され有形糞便が形成される．

B 糖の吸収

糖質は，唾液および膵液由来のアミラーゼにより加水分解された後，刷子縁膜酵素によってさらに膜消化を受けて単糖類となる．単糖類は糖輸送担体によって小腸上皮細胞内に取り込まれ，毛細血管へ入る．出生時には，唾液腺アミラーゼ活性は成人の1割程度であるといわれ，膵アミラーゼはほとんど活性がみられず，いずれも3歳くらいになってやっと成人レベルに達するとされる．母乳は糖質の9割以上が二糖類のラクトース（乳糖）であり，小腸粘膜微絨毛の刷子縁のラクターゼによってグルコースとガラクトースに分解されるため吸収することができる．母乳，とくに初乳中に多く含まれるアミラーゼも，出生後の糖の吸収を助けている．

臨床で役立つ知識	ミルクにNaCl（塩化ナトリウム）を添加することがある

小腸管腔側に存在するグルコースを小腸上皮細胞内へと輸送する担体を，Na^+/グルコース共役輸送担体（SGLT1）という．ここでのグルコース移動はNa^+に依存する．一方，小腸上皮細胞内から毛細血管内への移行（＝体内への移動）は，Na^+非依存性に拡散輸送するGLUT2という担体によって行われる．十分な哺乳量でも体重が増えない新生児・乳児に対して（尿中ナトリウム濃度が20 mEq/L未満のときには），ミルクにNaClを添加することで糖の吸収向上を図り，体重増加が期待できる．

---

*腸管蠕動運動：腸管壁内の神経系（**アウエルバッハ神経叢**＝筋層間神経叢，**マイスナー神経叢**＝粘膜下神経叢）と自律神経系（副交感神経による亢進作用，交感神経による抑制作用）により調節されている．

C タンパク質の吸収

　タンパク質は，胃のペプシンにより部分水解されアミノ酸が複数結合したポリペプチドと，アミノ酸の形で十二指腸へ送られる．さらに膵液中のトリプシン，キモトリプシンなどのタンパク分解酵素により管腔内消化を受け，アミノ酸が2〜10個結合したオリゴペプチドとなる．オリゴペプチドは，刷子縁膜上のオリゴペプチダーゼによって膜消化を受け，アミノ酸，アミノ酸が2個結合したジペプチドに分解され，輸送担体によって吸収され毛細血管へ入り，門脈を経て肝臓へ送られる．胃酸，ペプシンは生直後にはほとんど分泌されていないが，生後2〜3ヵ月で成人レベルに近づくといわれる．膵酵素の分泌は，生後2年ほどで成人レベルに達する．オリゴペプチダーゼ活性は，新生児においても十分な活性があるといわれている．

D 脂肪の吸収

　脂肪は胆汁酸により乳化された後，膵液中のリパーゼによりモノグリセリドと脂肪酸，グリセロールに分解される．グリセロールは水に溶けやすく，小腸粘膜から吸収される．モノグリセリドと脂肪酸は胆汁酸*により親水性ミセルとなり，小腸粘膜から吸収される．これらは細胞内で中性脂肪（トリグリセリド）に再合成されて，アポリポタンパクなどと一緒に集合してカイロミクロンとなり，絨毛内の乳び腔に送られてリンパ管から胸管へ輸送される．

　膵リパーゼ活性は新生児期には低いが，脂肪吸収率は他の年齢層に比べ高く，乳汁中脂肪の9割近くが吸収されている．これは，十二指腸内で胆汁酸と反応することで活性化される母乳中のリパーゼが主体として働いていることによる．母乳の熱量の45〜55%に相当するのは脂肪である．

---

3 ┃ 消化器の発生過程から小児消化器疾患をおさえる

　正常解剖・生理のポイントが整理できたところで，おのおのの臓器が胎児期のいつごろ，どのようにしてできあがるのかをまとめてみたい．**図 I -6-2**，**表 I -6-1**を参照しながら，発生の過程と各疾患とを結び付けて理解してほしい．

　受精卵は，有糸分裂を経て7日目には桑実胚となって子宮に着床する．桑実胚は内胚葉・中胚葉・外胚葉へと分化していく．腸管上皮や腺上皮の大部分および肝臓と膵臓は内胚葉から，消化器を覆う腹膜，筋・結合織・漿膜などは中胚葉から発生しできあがっていく．

　消化器系は，胎生4週ごろに内胚葉から分化する原始腸管から形成される．原始腸管には，上流（口側）に近いほうから**前腸**，**中腸**，**後腸**という3つの名前がついている．**腹腔動脈**を主体に栄養されていく前腸は，口咽頭から十二指腸下行部（総胆管開口部より口側までの十二指腸）までの消化管上皮と，肝臓・膵臓の腺組織，呼

---

*胆汁：とくに小児では，未熟性，絶食（経腸栄養が開始できない状況），中心静脈栄養，敗血症，消化管手術などにより胆汁うっ滞が顕著になると肝細胞障害が起こりやすい．

表 I-6-1　消化器の発生過程

在胎週数	頭殿長	胎芽・胎児の状況	参考関連疾患
1週			
2週		●胎生8日ごろ内胚葉が現れる	
3週		●このころ肝芽が前腸の下端から突出する	
4週	5 mm	●このころ口咽頭膜が開口する 　•原始腸管が形成される 　•いったん腸管の内腔は閉塞する 　•前腸が縦方向に分割され気道が分化しはじめる 　•腹側膵原基と背側膵原基から膵臓が発生する	
5週	8 mm	●このころ脾臓ができてくる	
6週	12 mm	●このころ中腸の回転がはじまる 　•生理的臍帯ヘルニアがはじまる 　•胆管の内腔形成が肝門部へ向かってはじまる	
7週	17 mm	●このころ食道が形成される 　•腹側膵が腸管を軸に背側へ90度回転して背側膵と癒合する 　•絨毛発達がはじまる	…気管食道瘻，食道閉鎖 …膵・胆管合流異常症，先天性胆道拡張症
8週	23 mm	●このころ臍腸管（卵黄腸管）が消退する 　•肛門膜の開口が起こる ●このころ腹壁が作られていく	…臍腸管遺残（メッケル憩室など） …腹壁破裂
9週	30 mm	●このころ腸管内腔が再疎通する 　•総排泄腔膜が開口し，肛門が形成される	…十二指腸閉鎖，小腸閉鎖 …直腸肛門奇形（鎖肛）
10週	40 mm	●このころ嚥下がはじまる 　•胃蠕動が起こるようになる 　•横隔膜が完成する 　•肝内胆管と肝外胆管の内腔が肝門部で疎通する	 …横隔膜ヘルニア
12週	56 mm	●このころ生理的臍帯ヘルニアが帰納完了する 　•直腸まで腸管壁内神経が下降する	…臍帯ヘルニア，腸回転異常症 …ヒルシュスプルング病
20週	160 mm	●このころ胎児の腸蠕動がはじまる 　•肝細胞による胆汁分泌がはじまる	
30週		●このころ協調した腸蠕動がみられるようになってくる	
40週	350 mm		

吸器の上皮を形成する．**上腸間膜動脈**で栄養される中腸は，十二指腸下行部から空腸，回腸，盲腸，虫垂，上行結腸，横行結腸の一部を形成する．**下腸間膜動脈**に栄養される後腸からは，残りの消化管と泌尿生殖器系（膀胱・尿道上皮）が形成される．

消化管は胎生5週ごろから，ダイナミックに回転しながらできあがっていくというイメージをもっているとよい．

A　食道の発生

胎生22～23日目ごろに現れる原始前腸が腹側と背側に分かれ，前者は気管に，後者は食道に分化していく．6～7週に気道と食道は隔壁をもって分離され*，急速に

---

*両者の分離がうまく進まずに中隔が形成不全に陥ると，食道と気道のつながった先天異常（気管食道瘻）が生じる．

長径に沿って伸びていく．健常児では，胎生28〜32週で嚥下と食道蠕動がほぼ完成しているといわれる．ちなみに，胎児は子宮内で 150 mL/kg/ 日の羊水を飲み込んでいるという．

B 胃の発生

原基は胎生4〜5週ごろに前腸の尾側部分が紡錘状に拡張して生じる．この拡張は胸部で起こり，原基は次第に腹腔内に下降する．腹側に比べて背側が早く成長することで，胃の大彎と小彎が形成される．さらに時計回りに90度回旋しながら移動して，小彎が右側，大彎が左側に位置するようになる．この胃の回転と一緒に，肝臓は次第に右側へ，十二指腸と膵臓は背側へ，脾臓は左側腹部へ移動する．9週ごろに筋層を認めるようになり，10週ごろには胃粘膜の分化がみられる．羊水の嚥下とともに胃の蠕動が起こるようになり，24週以降に発達していく．胃酸の分泌がはじまるのは胎生28週ごろである．

C 十二指腸の発生

前腸の下端部と中腸の上端部が伸びて，十二指腸になる．栄養血管を含む腸間膜が後腹壁の腹膜と癒着して，十二指腸は後腹膜に固定される．胎生5〜6週ごろの十二指腸には内腔が存在するが，その後上皮細胞が増殖して，いったん内腔は閉塞していく．この閉塞は上皮細胞の変性によって後に解除され，再び管腔構造となる[*1]．

D 小腸・大腸の発生

下降部（総胆管の開口部のすぐ肛門側）以下の十二指腸，小腸（空腸・回腸），盲腸，虫垂，上行結腸，横行結腸近位 2/3 はループ状の中腸から発生する．伸長していく中腸のループは腹腔内に納まりきらずに，上腸間膜動脈を軸にして反時計方向に90度回転しながら，いったん臍帯中へ脱出する．この生理的臍帯ヘルニアは，急速に増大する肝臓によって腹腔内スペースがなくなってくる胎生4〜6週よりはじまる．7週ごろまで卵黄嚢と中腸をつないでいる卵黄嚢管（臍腸管）は，次第に消退する[*2]．

虫垂炎（いわゆる盲腸）の原因となる虫垂は，7〜8週ごろに盲腸の端に出現する．胎生12〜13週ごろに，中腸のループは上腸間膜動脈を軸にして反時計方向にさらに180度回転して再び腹腔内へ戻ってくる．最終的に中腸のループは270度回転して通常の位置，つまり，十二指腸は後腹膜に，上行結腸は右側腹部に，下行結腸は左側腹部に落ち着き固定されるようになる．中腸の回転と固定が正常に行われない場合[*3]，中腸の捻転による突然の血液供給途絶（中腸軸捻転）が生じる危険性がある．無事正常に回転を完遂した後でも，小腸捻転，内ヘルニア，腸重積などによる胎児期の血行障害[*4]のリスクは残っている．

横行結腸の遠位 1/3，下行結腸，S 状結腸，直腸，肛門管の上 2/3 は後腸から発生する．後腸の末端は総排泄腔で，尿直腸中隔により尿生殖洞（ここから膀胱と尿

[*1] 内腔形成が正常に行われない場合には，**十二指腸閉鎖**となる．
[*2] 消失せずに残ると**メッケル憩室**や臍腸瘻，臍腸管索，臍ポリープになる．
[*3] 正常な腸回転・固定の行われない代表的疾患：**先天性横隔膜ヘルニア**，臍帯ヘルニア，腹壁破裂などでは，腸回転が進む以前にヘルニア門から腸管が脱出してしまうため，正常の腸回転・固定が行われない．
[*4] これが**先天性小腸閉鎖**の原因の1つと考えられている．

道が作られる）と直腸および上部肛門管に分けられる[*1]．肛門管の下 1/3 は外胚葉から形成される．

　腸管の神経は頭側から尾側へとできあがっていき，9 週には十二指腸で，10 週には結腸で，14 週までには直腸でみられるようになってくる[*2]．小腸の蠕動運動が出現するのは胎生 30～34 週ごろだといわれているが，32 週ごろまでの蠕動パターンは，収縮波がランダムにみられる未熟なものである．28 週ごろに腸管のパイエル板が現れ，腸管免疫の充実が図られる．

E 肝臓・胆道の発生

　肝臓は胎生 3～4 週ごろに前腸の腺上層から発生する．まず内胚葉細胞から肝細胞索と肝外胆管が作られる．この肝芽は，それまで直接心房へ灌流していた左右の静脈の途中に入り込んでゆく．5～10 週にかけて肝臓は急速に増大し，腹腔内で大きな位置を占めるようになる．このころの肝臓重量は，胎児体重のおよそ 1 割にも及ぶ．肝内胆管は肝芽細胞から発生し，肝門部で肝外胆管と結合して総胆管が形成される．門脈域の間葉系組織に接した肝芽細胞が胆管上皮へ分化し，ductal plate といわれる門脈を取り囲んだ 1 層の細胞層が形成される．この ductal plate の一部が 2 層となって拡張し，管腔を形成し，成熟して肝内胆管となっていく．胆汁は 12 週ごろから分泌されるようになる．胎生期の肝臓は主要な造血臓器であり，7 週の肝臓では造血細胞のほうが肝細胞よりも多いといわれる．

F 膵臓の発生

　膵臓は，胎生 3～4 週ごろに前腸から生ずる腹側膵原基（ふくそくすいげんき）と背側（はいそく）膵原基から発生する．胎生 6～7 週に，腹側膵が腸管を軸として胆道と一緒に十二指腸の右側から背側へ 90 度回転し，8 週ごろに背側膵と癒合し，正常な膵臓の形態[*3]ができあがる．腹側膵芽の導管（のちの膵管）は，総胆管と合流してファーター（Vater）乳頭で十二指腸に開口する[*4]．腹側膵が膵頭部となり，背側膵が膵体部および膵尾部となる．アミラーゼ，トリプシン，リパーゼは 30 週になると十二指腸へ分泌されるようになる．

[*1] 直腸肛門奇形の大部分はこの分割が完成しないために起こってくる．
[*2] この神経の下降が途中で滞ると**ヒルシュスプルング病**となる．
[*3] 特殊な癒合過程をとると，輪状膵が発生し，十二指腸狭窄 / 閉鎖の原因となる．
[*4] この合流が正常完了しないと，膵胆管合流異常が発症し，**先天性胆道拡張症**の原因となる．

7 腎・泌尿器の発達と障害

腎臓は水・電解質の調整だけでなく，血圧の調整，骨ミネラル代謝，造血などさまざまな生理的役割を担っている．胎児期にはその役割の多くを胎盤が担っているが，出生後は自力で体外環境に適応するために腎臓が迅速に対応する必要がある．本節では，腎・泌尿器の解剖・生理，発達とその障害について概説する．

1 腎・泌尿器の解剖・生理

A 腎・泌尿器の解剖・生理（図Ⅰ-7-1）

腎臓は，後腹膜に位置する左右一対の実質臓器である．重量は約120～150 gであり，右腎は肝臓の存在により左腎より約2 cm低く位置している．腎臓は中心部から腎盂，腎髄質，腎皮質に分けられる．腎皮質に存在する糸球体はボーマン（Bowman）嚢に包まれた構造をしており，糸球体，ボーマン嚢を合わせて腎小体という．腎小体とこれに続く1本の尿細管の形態的・機能的単位を**ネフロン**とよび，1つの腎臓に100万個のネフロンが存在している．糸球体の濾過障壁で血液が濾過され，原尿が生成され，原尿は尿細管での分泌・再吸収を経て，最終的に尿となる．

B 尿管・膀胱・尿道の解剖・生理

尿管は腎臓を出た後，大腰筋の前方を下内方に走行し，総腸骨/外腸骨動静脈を越えて膀胱の後上方から膀胱内に入り，尿管口で開口する．尿管開口部は膀胱を斜めに2～3 cm貫通しており，開口部の周囲の筋線維層とともに尿の逆流を防止する機構を形成している．また尿管には①腎盂尿管移行部，②尿管・総腸骨動脈交差部，③尿管膀胱移行部の3ヵ所に生理的な狭窄があり，尿路結石の好発部位となる．

膀胱は骨盤腔内で恥骨の後方にある袋状の臓器で，約400～500 mLの容量がある．膀胱壁は粘膜と平滑筋層からなり，膀胱頸部の平滑筋層は厚く内尿道括約筋を形成する．**尿道**は内尿道口から外尿道口にいたる管腔部で，男性で約20 cm，女性で約4 cmである．女性は尿道が短く，外尿道口からの上行性尿路感染症を起こしやすい．

7 腎・泌尿器の発達と障害

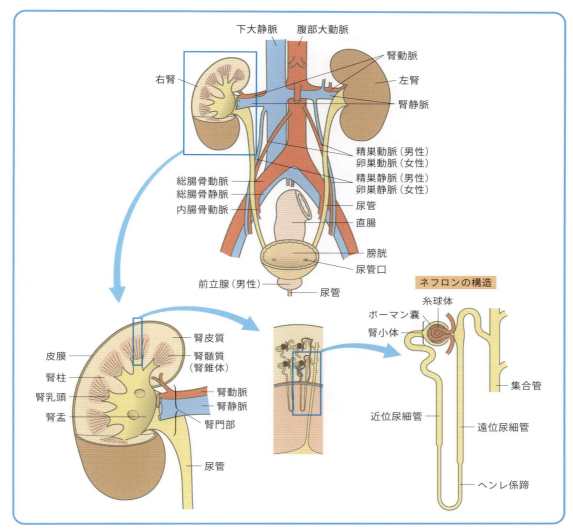

図 I-7-1　腎・泌尿器の解剖

2 腎・泌尿器の発生・発達

A 腎・尿路の発生（図 I-7-2）

　腎臓は中胚葉に由来し，前腎，中腎を経て，最終的な腎臓である**後腎**が発生する．前腎と中腎は発生過程で退化する．胎生 5 週ごろより中腎管（ウォルフ［Wolff 管］）から発生した**尿管芽**と，その背側の**後腎間葉**が互いにシグナルを放出し結合して，後腎が形成される（図 I-7-2a）．尿管芽と後腎間葉の相互作用により，糸球体，尿細管などのネフロンを構成する細胞が分化する．尿管芽は尿管，腎盂を形成する．胎児の成長に伴い腎臓は頭側に移動する．また，腹側を向いていた腎門部は 90 度内

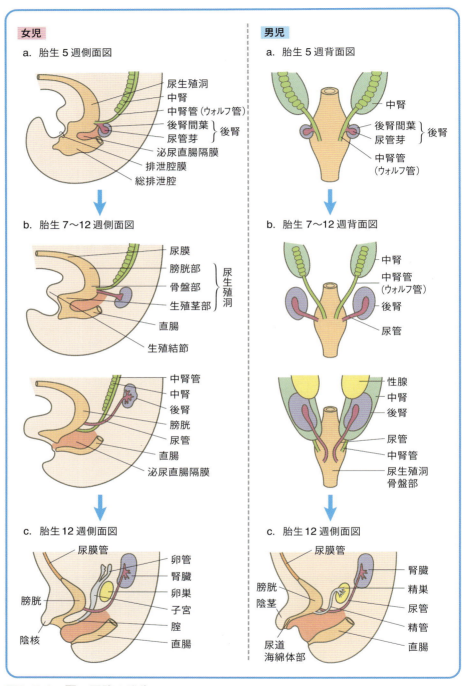

図 I-7-2　腎・尿路の発生

上から a→c の順に胎生が進行した状態を示す．b の 2 つの図は胎生 7〜12 週の変化を示す．
a：後腎は中腎管の尾側から発生する尿管芽と後腎間葉によって形成される．
b：後腎は腎組織を形成しながら回転・上昇して後腹膜の頭側に移動する．
c：総排泄腔は尿生殖洞と直腸に区分され，尿生殖洞から膀胱が形成される．中腎管および中腎傍管は，それぞれ男性，女性生殖器の大部分を形成する．

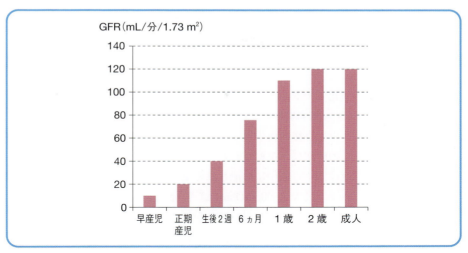

図Ⅰ-7-3　腎機能の発達

側に回転する（図Ⅰ-7-2b）．

　膀胱は総排泄腔から発生する．胎生6週ごろに頭側から発育をはじめる**泌尿直腸隔膜**により，前方の尿生殖洞と後方の直腸・肛門に二分される．前者は膀胱および尿道となる（図Ⅰ-7-2c）．

　尿管芽と後腎組織の相互作用不全と，その後の分化・発育障害により，さまざまな腎尿路形成不全が生じる．それらは**先天性腎尿路異常**（congenital anomalies of the kidney and urinary tract：**CAKUT**）とよばれ，多様な腎尿路形態異常の一群である．腎尿路の発生過程に異常を生じた時期やその原因により，低形成・異形成腎，腎無形成，renal tubular dysgenesis（RTD）などの腎形態異常を呈する．またCAKUTは日本の小児末期腎不全（end-stage kidney disease：ESKD）の原因疾患の約40％と最も高い頻度を占め，生涯にわたる包括的な管理が必要である．

B　腎機能の発達（図Ⅰ-7-3）

　尿の産生は胎生9〜12週ごろよりはじまる．胎生30週以前の早産児では糸球体濾過量（glomerular filtration rate：GFR）は10 mL/分以下であるが，正期産児のGFRは20 mL/分，生後2週で40 mL/分となる．その後は急速に増加し，**1歳半〜2歳で成人と同じGFR**（90〜120 mL/分）を獲得する．

1）ナトリウム再吸収能の発達

　胎児期から新生児期において**ナトリウム排泄率（fractional excretion of Na：FENa）**は急激に変化する．胎生28週ごろのFENaは5％前後で，34週を経過すると約1％になる．正期産児では出生時にはFENa＜1％となるが，早産児やsmall for date infant（SFD）児*では2％程度となる．ナトリウム再吸収能亢進には妊娠週数

＊SFD児：身長体重ともに10パーセンタイル未満の新生児．

とともに近位尿細管でナトリウム再吸収が増加すること，遠位尿細管でのアルドステロン感受性が増加することなどが関係している．母乳や普通ミルクに含まれるナトリウム量は少なく（5〜8 mEq/L），妊娠34週未満の早期産児，低出生体重児では尿中へのナトリウムの喪失によりナトリウムバランスが負に傾いてしまうため，強化ミルクやNaClを補充する必要が生じる．

2）尿細管機能の発達

出生直後の新生児では尿濃縮力は低く，500〜700 mOsm/L程度である．これは，この時期には摂取されるタンパクの大部分が成長に利用されるため血漿中の尿素濃度は低く，尿中に排泄される量も少ないためである．3〜6ヵ月後には成人と同じレベル（最大1,500 mOsm/L）に発達する．尿希釈力は新生児期から成人と同様（50 mOsm/L）であるが，GFRが低いため排泄可能な尿量も少ない．このため新生児は自由水の喪失，負荷のどちらにも影響されやすく，容易にナトリウム濃度の異常をきたす．

C 排尿機能の発達

出生直後の新生児の排尿機能は未熟であり，出生後に徐々に成熟していく．新生児期の排尿回数は20〜30回／日であり，膀胱容量の増大に伴い排尿回数も減少し，3歳時には2時間に1回程度となる．また，新生児期には利尿筋と括約筋の協調不全による生理的な残尿が認められるが，これも膀胱機能が成熟する2歳ごろには消失する．トイレットトレーニングは随意的な排尿コントロールが可能となる2〜3歳で確立される．この時期以降も昼間の尿失禁が持続する場合には，なんらかの異常がある可能性を考慮する．排尿と睡眠機構が成熟する5歳以降になっても持続する夜間の尿失禁を夜尿症という．基礎疾患として腎尿路疾患や内分泌疾患を認めることがあり，問診，検査で鑑別を行う．

8 健診・予防接種

　日本においては，ほかの先進諸国と同様，さまざまな感染症に対する予防接種の導入と定期接種化が進んだ結果，従来小児領域で日常的にみられた感染症の罹患数が劇的に減少した．その結果，日本の小児臨床に携わる者の感染症診療経験は事実上少なくなってきている．しかし広く世界に目を向ければ，発展途上国を中心にいまださまざまな感染症の流行は常にみられているのが現実であり，また社会構造の変化に伴い，日本でもヒト免疫不全ウイルス（human immunodeficiency virus：HIV）が引き起こす後天性免疫不全症候群（acquired immunodeficiency syndrome：AIDS），B型肝炎を代表とする性行為感染症が問題になっている．国際化が叫ばれる昨今，医療者にとって感染症に関する基礎的な知識は今なお必須ではあるが，こと日本においてはこれまで以上に**予防接種を中心とした予防医療**に対する取り組みが重要である．予防接種に関する情報は常に更新されているため，そのときどきの最新の流行情報，製剤に関する情報（製剤の変更，追加，接種間隔の変更など），行政の動向（予防接種の公費負担など）について，常にアップデートを行い患者サイドに提供する必要がある．

　日本では少子化が急速に進んでいるが，今後の日本を背負って立つのは，まさに私たちの目の前にいる子どもたちである．彼らを健やかに育んでいくために，子どもたちへの健診や予防接種はその重要性をさらに増している．

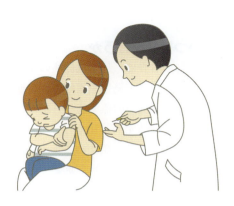

1 健診

　健診は，子どもの健やかな成長のために定期的に行われる．病気や異常の早期発見のみならず，精神運動発達をチェックすることで適切な支援を適切な時期に開始するという重要な使命がある．ここでは子どもに行われる健診について詳しく学んでいく．

A　乳幼児健診

　健診は，成人と乳幼児とでその目的がやや異なっている．成人の健診が，がんを含めた疾病の早期発見を最大の目的としているのに対し，子どもの健診は，疾病の早期発見はもちろんのことであるが，それ以上に**身体と精神の成長・発達が正常に進行しているか**を月年齢ごとにチェックしていくことが重要な目的となる．成長・発達の異常が疑われる場合は速やかに原因を検索し，治療や療育といったしかるべき対策を立案し，関係機関と連携しつつ早期に介入していくことで子どもの健全な発育を促していく．

　乳幼児健診には，その月年齢に応じた成長や発達を評価するためのさまざまなツールがある．代表的なものとして，成長については成長科学協会作成の標準成長曲線，発達については，遠城寺式乳幼児分析的発達検査や改訂日本版デンバー式発達スクリーニング検査があるが，一般的には**母子健康手帳**（母子手帳）で代用できる．母子手帳では，当該月年齢のページを開くとその時点の発達の主なチェック項目が挙げられているので，それぞれについてチェックを行い，少しでも疑わしい項目がある場合は必ずフォローアップするようにする．また，身長，体重，頭位の成長曲線も掲載されている．必ず実際のグラフ上に数値をプロットして，保護者とともに確認するようにすると問題点を整理しやすい．重要なのは，その時点での評価項目をしっかり押さえたうえで診察し，異常や遅れを疑った際はうやむやにせず，必ず時間をおいてフォローアップ診察し，必要な際は速やかに専門機関へ紹介することである．

B　いつ健診を行うか

　乳幼児健康診査は，母子保健法の規定で市町村が行うことと定められている．

　日々刻々と成長・発達を遂げる乳児期は，毎月でも健診を行うことが理想であるが，目安として健診の標準的な月齢が設定されている．発達神経学的に重要なタイミングとしては満4，7，10ヵ月であり，加えて出生後の胎外生活のスタートがよい形で切られているかを確かめる1ヵ月健診，社会的な区切りとしてタイミングのよいお誕生日健診（12ヵ月）も重要である．

　幼児期では，1歳6ヵ月，3歳，就学前の時期となる5歳での健診が基本になる．いずれも，人間として社会の中で生きていくために運動的，情緒的にも著しい発達を遂げる時期であり，自閉スペクトラム症（autism spectrum disorder：ASD），注意欠如多動症（attention-deficit/hyperactivity disorder：ADHD），限局性学習症

（specific learning disorder：SLD）などの発達障害の発見にも留意して診察を行い，疑いのある子どもについては療育など介入のタイミングを逃さないようにする。

C どこで健診を行うか

乳幼児健診の実施場所は，子どもの住んでいる地区の自治体によって決められている。保健所や公共施設に同月年齢の子どもたちを集めて集団で健診を行う方法と，健診を委託された各医療機関に子どもが直接出向いて健診を受ける方法のどちらかである場合が多い。多くの自治体では，それぞれの月年齢ごとにその両方を組み合わせて施行し，健診の漏れのないようにしている。

D 健診のポイント

1）全体を通じての注意点

乳幼児健診の場合，成人と違って身体の成長期にあることから，**身長と体重が前回の測定値よりも増加していることが原則**である。万が一減少している場合は異常であり，栄養状態や隠れた疾病の精査が必要になる。成長のスピードに関しては，前述の母子手帳の身長体重カーブにプロットしながら経時的に記録すると変化がわかりやすい。おおむね生下時から1歳までは身体的な成長は急激であり，その後は緩やかになる。また，乳児期は頭囲も併せて計測しておく。身長，体重，頭囲ともに±2SDを超える場合，全身状態や家族歴，成長カーブの状況により精査が必要になることがある。

2）1ヵ月健診

身長体重が生下時から1ヵ月健診時まで順調に増加している場合，**新生児期の哺乳がうまくいっている**ことのみならず，子どもの**全身の臓器がストレスなく良好に機能している**証拠である。たとえば，先天性心疾患などで体の一部分に持続的な負荷がかかっている状態だと，とくに体重の伸びがわるくなることが多い。また，筋トーヌスの亢進や低下，口唇口蓋裂，副耳*1，耳瘻孔*2，鼻涙管閉塞などの口，耳，鼻，眼の奇形や異常の有無，尿道下裂，停留精巣，陰嚢水腫*3などの泌尿器系の異常や鎖肛の有無などをチェックし，必要であれば速やかに専門医に紹介する。母乳哺育児の場合は時に黄疸が強く残存している場合があるが，多くは母乳性黄疸であ

> **臨床で役立つ知識**
>
> ### 修正月齢とは
>
> 新生児医学の進歩により，早産児が専門施設以外で健診を受けるケースも増えている。早産児の成長発達をみる際は修正月齢（年齢）を使用する。これは，出産予定日を40週0日としてその日から換算した月齢であり，たとえば在胎32週で生まれた子どもであれば，生後7ヵ月に来院した場合には修正で5ヵ月ということになり，成長発達を評価する場合は5ヵ月時として評価する。

---

*1 **副耳**：生まれつき耳の前や頬にみられるイボ状の突起。緊急性はないことがほとんどである。
*2 **耳瘻孔**：生まれつき耳の周囲に穴があるもの。穴が深く感染を繰り返す場合は処置が必要になる。
*3 **陰嚢水腫**：精巣周囲の陰嚢内に液体が貯留する。自然治癒することが多い。

り経過観察でよい．おおむね生後2ヵ月には消失する．

3）3ヵ月健診

児の両腕を持って引き起こすことにより，首のすわりをチェックする．通常であれば4ヵ月で完全に首がすわるが，もしそうでない場合は，神経筋疾患を含めた全身検索が必要になる．仰臥位の姿勢では，顔は正中を向き上肢は伸展，下肢は半屈曲，手は軽く握っているのが正常である．強い後弓反張は異常である．そのほか，追視をするか，眼が合うか，笑うかなどで視聴覚や精神発達をチェックする．また，股関節脱臼の有無も見逃さないようにする．診察法は，国立成育医療研究センター作成のマニュアル*が参考になる．

4）6ヵ月健診

一人で短時間お座りの体勢（坐位）がとれる．この場合の「坐位」は手をつくことは可で，長時間体勢を維持できることは求められない．仰臥位にすると上下肢ともに伸展する．顔に布（ハンカチなど）をかけるとすぐに払いのける（布かけテスト）．腕を持って引き起こすと，反り返らずに協力するように顎を引いて頭を持ち上げる．垂直に保持すると立位がとれる．

5）9ヵ月健診

はいはい，つかまり立ちなど，運動機能が急速に発達してくる時期である．積木や小さいおもちゃをつかむことができる．他覚的にはパラシュート反射（抱き上げた子どもの身体を支えて前方に落下させると，両腕を伸ばし手を開いて身体を支えるような姿勢をとる），ホッピング反応（立位にした子どもを前後左右に倒すと，下肢が一歩出る）などで発達の程度をチェックする．また，人見知りが顕著になり母親への愛着形成が増す時期であるため，たいていの子どもは医師が診察をはじめると泣き出し，診察が終了して母親に抱っこされると泣き止む．

6）1歳半健診

およそ1歳4ヵ月で，9割の子どもは独りで歩くことができるようになる．積木を2〜3個積めるようになる．意味のある言葉（パパ，ママ，だっこ，バイバイなど）をいう．鉛筆でなぐり書きができる．この時期に1人で歩けない子どもは運動発達遅滞の疑いがある．そのため精査が必要になる場合もあり，地域の保健所を通じて積極的に発達検査や療育を検討するべきである．

7）3歳健診

「人間らしい」機能が急速に発達してくる時期である．自分の名前がいえるようになり，人の話を理解し指示に従うなど，社会で生きる能力が備わってくる．運動面では自由に歩いたり走ったりできる．片足立ちができる．大人のまねをして丸を書くことができる．

視力と聴力もチェックする．ASDなどの発達の特性が顕在化してくる時期でもあり，疑わしいケースは専門機関に紹介するが，そもそもこの時期は自分の思うと

---

*詳細は乳幼児健康診査身体診察マニュアル（https://www.ncchd.go.jp/center/activity/kokoro_jigyo/shinsatsu_manual.pdf）を参照のこと．

おりに行動しながら自主的に社会性を育んでいく時期であり，親や周囲の人からの適切な促し（ある意味，忍耐ともいえる）が必要である．

8) それ以降の健診の重要性

　乳幼児の定期健診は3歳までで終了するのが標準的であるが，それ以降も小学校に入学する6歳まで誕生日ごとに健診を行うことの重要性が昨今叫ばれている．この時期になると，多くの子どもは幼稚園や保育園などの集団生活に入るが，集団の中での社会性の欠如や発達の遅れからさまざまな問題が露呈してくることがある．また，家庭の養育環境に問題があるケースも増加してきており，種々の社会資源による介入が必要になる場合もある．その側面からも，就学前まで健診で定期的に子どもを診察することは，健やかな子どもの成長を見守るという乳幼児健診の目的から大変重要である．

　また，小学校に入学する前に対象児全員に対して行われる就学時健康診断がある．これは学校保健安全法で定められたものであり，子どもの居住地の教育委員会が施行する．内容は，就学にあたっての子どもの健康状態，とくに栄養，側彎など脊柱の異常，視力，聴力，耳鼻咽喉疾患の有無，歯科口腔の異常（齲歯，不正咬合など）についてのチェックである．また，知的障害の有無を調べ特別支援教育の必要性を判断するため，知能検査も行われる．

　就学後は，学校保健安全法で定められた健康診断が毎学年6月30日までに行われる．ここでは身長，体重測定による栄養状態のチェックや，各種疾患（とくに耳鼻科疾患，心疾患，腎疾患など）が新たに発生していないかどうかのチェックが行われる．

2 予防接種

　各種ワクチン製剤の開発と予防接種の勧奨により，日本では多くの小児感染症の流行が防げるようになった．ここでは，予防接種について知識を深めていく．

A 生ワクチンと不活化ワクチン

　ワクチンには，製剤の違いから生ワクチンと不活化ワクチンの2種類がある．

　生ワクチンには弱毒化された病原菌やウイルスがそのまま含まれているため，予防接種の目的である抗体産生という意味あいからは効果の高いワクチンである．その反面，標的となる病気そのものに実際にかかってしまうリスクは残るので注意が必要であるが，弱毒化されているため発症した場合でも軽度で済む場合がほとんどである．

　不活化ワクチンは，病原菌やウイルスの一部分を使用して作られたワクチンである．そのため，生ワクチンのようにそれ自体に病気を発症する力がなく安全に接種できるのが特徴である．ただ副反応が少ない反面，抗体産生による免疫獲得能力は生ワクチンに比べ劣るため，予防接種回数が多くなる．

B 接種間隔

　生ワクチンでは，**初回接種後から次回接種までの間隔に注意しなければならな**い．接種間隔は製品の特性から，副反応や免疫効果を考慮して決められている．生ワクチン接種後は，27日を超えてから次の生ワクチンを接種しなければならない．不活化ワクチンや飲むタイプの生ワクチンは，前後のワクチンとの接種間隔に制限はない．接種間隔は，ワクチンによる副反応が現れた際に公的補償制度を利用するための必要条件でもあるため，厳守する必要がある．

C 接種方法

　各ワクチンによって接種方法が異なるので，添付文書を確認して間違いのないように接種する．国内で使用されるワクチンは主に皮下注であるが，子宮頸がんワクチンなど筋注のものもある．ちなみに，諸外国で使用されているワクチンは筋注製剤が多いので，輸入製剤を使用する際は注意が必要である．なお結核の予防接種であるBCGには，日本では独自の管針を用いた接種法が用いられるが，諸外国では皮内注で接種されている．

　また，以前は1回の接種で1種類のワクチンのみの接種しか許されていなかったが，時代を経て接種が推奨されるワクチンの種類が激増したこと，複数同時接種による副反応の危険性が低いことが明らかになった現在では，一度に複数のワクチンを接種すること（同時接種）が可能となり，予防接種スケジュールが立てやすくなった．同時接種の際は，それぞれのワクチンにつき約3cmの間隔をあけて接種する．同時接種により，接種当日の発熱や接種部位の腫脹などの軽微な副反応の頻度は増加するが，重篤な副反応の発生率には違いはない．また，接種当日の入浴も以前は禁止されていたが，現在は問題なく可能である．

　接種に関する問診票は記入漏れがないようにする．当日の体温が37.5℃以上の場合は接種を控えるようにし，2週間以内にウイルス性の疾患に罹患した場合は状況に応じて接種の可否を判断する．また，複数回接種を要するワクチンの場合は，その接種間隔は厳密に守るように気をつける．このためにも，母子手帳の予防接種記録は大変重要であり，毎回接種前にワクチンの種類と接種間隔を確認し，接種後はワクチンのロットナンバーを含めた記録をしっかり行う．これは，のちのちワクチンの製品上の問題が持ち上がったときに対象者をピックアップする際，非常に重要な情報になる．

D ワクチンの副反応

　ワクチン接種後，副反応が出ることがある．接種したワクチンの種類や個人によって程度に差があるが，多くは軽度で，時間とともに改善するものがほとんどであるため，子どもやその親が不安にならないように説明することが重要である．

　多くみられる副反応として接種部位局所の紅斑，腫脹，硬結や発熱などがあるが，そのほとんどは接種後2日までに出現し，数日で自然消失する．自然消失しない場合や経時的な悪化傾向を認める場合は，必ず医師の診察を受けるよう指示する．

> **臨床で役立つ知識**　**コッホ（Koch）現象**
>
> 結核に感染したことがある人にBCG接種を行うと，接種後3日以内に接種部位の発赤や腫脹，化膿を認めることがある．これをコッホ現象という．これを認めた場合は，接種を受けた子どもや家族に結核の罹患者や既往がないかを確認し，必ず医師に相談する．

E　アレルギーをもつ子どもへのワクチン接種

　麻疹ワクチンはニワトリ胚細胞から，インフルエンザワクチンは発育鶏卵から製造されるため，卵アレルギーをもつ子どもに接種する場合は少し注意が必要である．ただし，現在国内で使用されているいずれのワクチンも卵白アルブミン成分が混入したとしてもきわめて微量であり，実際にアレルギー反応をきたす可能性は低い．しかし，強い卵アレルギーが明らかな子どもにこれらを接種する場合は，あらかじめワクチン液による皮内反応の結果を確認のうえ，実施することが望ましい．

F　定期接種と任意接種

　法令で定められ，国や自治体の補助により無料で受けられるものが**定期接種**である．感染予防の見地から重要度の高い予防接種が指定されており，それぞれの接種が推奨される年齢に行われることが望ましい．一方，それ以外に自費で本人（保護者）の意志によって行われるものを**任意接種**という．この中には，定期接種ほどではないものの小児の感染症として重要なものや，本当は接種が望まれるが医療経済上任意にとどまっているものが含まれる．しかし，子どもを疾病から守るという観点からは，接種可能なワクチンはすべて網羅するのが望ましい．

G　予防接種の種類とスケジュール

　予防接種情報については常にアップデートされているため，現時点で接種可能なワクチンについて推奨されるスケジュールは，常に最新版を確認しておきたい．その際は，日本小児科学会や国立感染症研究所が推奨する予防接種スケジュールがわかりやすい．いずれも各ホームページで閲覧することができる（**図Ⅰ-8-1**）．

H　予防接種に関する日本と諸外国との違い

　薬事法などの法令上の薬剤の許可状況，あるいは疾病の流行状況により，日本と他の諸外国とでは，必要かつ接種可能な予防接種の状況に当然違いがある．とくに各種混合ワクチンなどは製品による違いが大きく，製造国によって混合されているワクチンの種類や数が違う．そのため，免疫獲得のための予防接種スケジュールを進行中の乳幼児が複数の国をまたいで転居するといった場合，その時点での接種内容に応じて接種計画作成に柔軟な対応が必要になることから，医療者には各種ワクチンに対する正しい知識と理解が必要不可欠である．近年，国際化が急速に進み，このようなケースに出遭うことは珍しくなくなっている．その場合の具体的なワクチン接種にはさまざまな方法があるが，前述のとおり，それぞれの国で認可されているワクチン製剤の種類も数も違うため，たとえば国籍のある国の方法に合わせよ

68　第Ⅰ章　小児の発達と障害

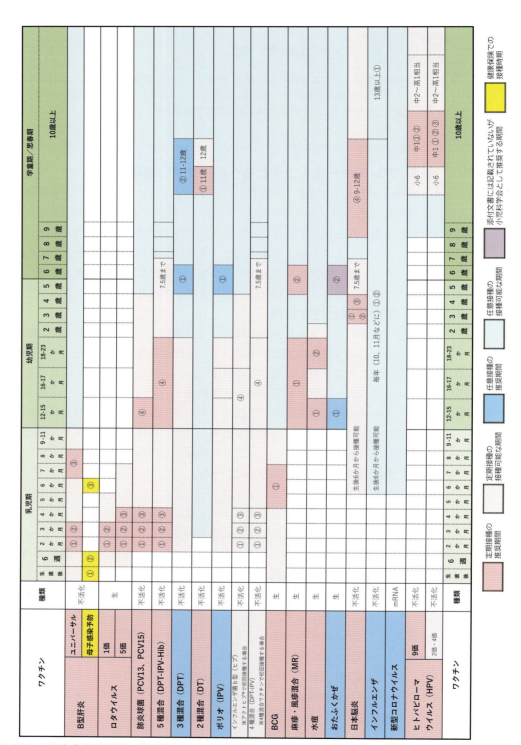

図Ⅰ-8-1　日本小児科学会が推奨する予防接種スケジュール　2024年4月1日版
〔日本小児科学会：日本小児科学会が推奨する予防接種スケジュール〔https://www.jpeds.or.jp/uploads/files/20240401_vaccine_schedule.pdf〕（最終確認：2024年10月15日）より許諾を得て改変し転載〕
詳細は日本小児科学会ホームページを参照

うとしても，接種時の滞在国でその製剤自体の入手が困難であることも多い．筆者が臨床で推奨している現実的な対応法は，その時点での滞在国のワクチンスケジュールで接種を進めていき，転居の際は転居先のスケジュールと今までの接種歴を照らし合わせて，都度計画を立て直すという方法である．

■ ワクチンで予防できる病気の考え方

ジェンナー（Jenner E）が種痘による天然痘の予防に成功して以来，感染症を予防する手段として，さまざまなワクチンが開発されてきた．そのおかげで，時を経て天然痘のように WHO より撲滅宣言が発表された疾患もある．現在では各国の医療衛生状況に応じて，それぞれのワクチン行政により感染症の予防が計画されている．

ただし，いくらワクチンで感染症を予防できるといっても，接種しないことには予防のしようがない．ワクチンはその**コミュニティの大多数が接種することで予防効果を発揮**していくものであり，接種率が上がらないと意味がないのである．最近のインターネットの普及と近代医学の急速な発展への反動からか，間違った医学知識に基づく代替医療による弊害がしばしば社会問題化するようになった．ワクチン接種に関しては，接種後の副反応に関する不正確な情報をインターネットで得た親が，子どものワクチン接種を拒否するといった事態がしばしばみられるようになっている．その影響によってワクチンの全体接種率が低下すれば，結果として各疾病の罹患率は上がり，重篤な症状を呈する子どもが出てきてしまうこととなる．そのため，われわれ医療者は，広く社会全体に対し常に正しい医学知識を伝えられるよう準備し，実践していく義務がある．

コラム　　**ワクチン接種で自閉症の発症率が高まる？**

1998 年のことであるが，英国の権威ある科学雑誌に，MMR（麻疹・おたふくかぜ・風疹）ワクチン接種によって自閉症の発症率が上昇するという内容の論文が掲載され，大論争になったことがある．後に論文のさまざまな不備や間違いが明らかになり，最終的に論文自体が取り下げられ出版社が謝罪する事態となったが，社会に与えた影響は大きく，国際的に MMR ワクチンの接種率が低下し，結果としてそれらの感染症の罹患数が上昇した．

インターネットが発達した現在，一般の人々も専門的な情報に手軽に触れられるようになった半面，こういった誤解から世界の子どもたちが感染症の脅威にさらされるような事態が容易に起きてしまうようになったともいえる．私たち医療者は，常に正確かつ最新の情報を一般に伝えるべく努力し続ける必要がある．

第Ⅱ章 小児疾患の診断・治療

第Ⅱ章　小児疾患の診断・治療

1 | 小児の外来診療における トリアージ・診断

　小児外来診療は，結果としてただちになんらかの対応を必要とする場合（緊急度が高い場合）と，じっくりと診察する時間的余裕のある場合（緊急度が低い場合）に分けられる．これらはそれぞれ，治療が目的の受診と，病因解明など診断が目的の受診とも言い換えることができる．そこで，ここではまず外来受診者の緊急度を判定するトリアージについて述べ，その後に診断への対応について述べる．

1 | トリアージ

　外来を受診する小児のほとんどは軽症だが，少ない人数ではあるものの，中には重症患者も含まれる．外来でのトリアージとは，このような多くの軽症患者の中に紛れてしまっている，生命にかかわる状態，緊急な対応が必要な状態の患者を選別することをいう．このトリアージの目的は，重症度を選別することにより，子どもを適切なタイミングで適切な治療に結び付けることである．

　小児は体調の変化を言葉で伝えることができず，代わりにからだ全体で表現することが多い．保護者からの訴えに惑わされることなく，小児のからだの変化をしっかりと捉えることがトリアージの第一歩である．

> **コラム　感染症トリアージ**
>
> 　丁寧な問診により特定の感染症が疑われる場合は，待合室を個別に設置するなどの対応により，他の患者，医療スタッフなどへの感染を防ぐことができる．重篤となる感染症が流行している場合には，重症度のトリアージだけでなく，こういった感染症トリアージも重要となる．

A　からだの変化の捉え方（第一印象）

　小児を一見して，状態の良し悪しを判断するための項目を以下に示す．これらはトリアージの基本であり，いわゆる PAT（pediatric assessment triangle）の 3 項目である見た目（appearance），呼吸努力（work of breathing），皮膚への循環（circulation to skin）を構成する（図Ⅱ-1-1）．

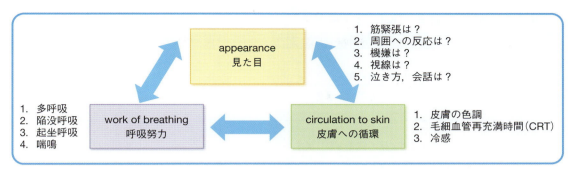

図Ⅱ-1-1　子どもの第一印象―PAT

1）顔つき・目つき・表情

まず子どもの顔を観察し，その表情を読み取る．意欲的な顔貌，意志のある目つきは安心だが，無欲様の顔貌，ボーッとした目つきは中枢神経性疾患や精神疾患を，苦悶様顔貌，怯えるような，あるいは訴えるような目つきは呼吸障害やからだの痛みの存在を予測させる．

2）意識レベル

声を掛けた際にこちらに視線を向け視線が合うか，刺激に対して反応するかにより意識レベルを判定する．保護者（とくに母親）の呼び掛けに対する反応の有無は，より信頼性が高いかもしれない．

3）声

なんらかの声を発している，あるいは泣き声を発している場合は，その強さで全身状態の良し悪しを推察できる．弱々しい発声や泣き声では全身状態のわるさを，うめくような発声，泣き声では呼吸障害やからだの痛みを，甲高い泣き声では中枢神経性疾患を考える．

4）姿勢

小児が姿勢を維持できているかどうかをみることで，全身状態を把握する．ぐったりとした虚脱状態ではショック，脱水などを，除脳硬直[*1]・除皮質硬直[*2]などでは脳障害を，起坐呼吸では呼吸障害を，おなかを抱えた丸まった姿勢では腹痛などの腹部疾患を考える．

5）呼吸状態

起坐呼吸のように呼吸障害を示唆する姿勢に加え，呻吟[*3]や喘鳴[*4]，陥没呼吸や鼻翼呼吸などの有無を観察し呼吸状態の評価を行う．

[*1] 除脳硬直：中枢神経の障害により認める特徴的な肢位のことで，延髄よりも中枢側の中脳や橋の損傷により生じる．両上肢は肘で伸展，前腕は回内，手関節は軽度屈曲する．両下肢は股関節で内転，膝関節で伸展し，足関節は底屈する．体幹は弓なり反張を呈する．
[*2] 除皮質硬直：中枢神経の障害により認める特徴的な肢位のことで，大脳皮質と白質が障害されたときに生じる．除脳硬直よりも障害は軽度とされる．上肢は肘，手首で屈曲，下肢は伸展し，足首は底屈した体位となる．
[*3] 呻吟：新生児で呼吸不全の際にみられる呼気性の「うめき」または「うなり声」のこと．
[*4] 喘鳴：呼気時に「ゼェー」「ヒュー」という高音性連続音が聴診器なしで離れて聞かれる場合をいう．

表Ⅱ-1-1　外観の評価法—TICLS と PALS

	TICLS		PALS
Tone （筋緊張）	動いているか？ ぐったりしていないか？	Play	遊んでいるか？ 周囲に興味を示すか？
Interactiveness （周囲への反応）	周囲に興味を示しているか？ おもちゃで遊ぶか？	Activity	手足の動きは？ ぐったりしていないか？
Consolability （精神的安定）	機嫌は？ あやすことで落ち着きを取り戻すか？	Look	目線は合うか？ こちらへ視線を向けるか？
Look/Gaze （視線／注視）	視線が合うか？ ぼんやりしていないか？	Speech/Smile	声が変ではないか？ 笑顔はみられるか？ あやすと笑うか？
Speech/Cry （会話／啼泣）	こもった，かすれた声をしていないか？ 強く泣いているか？		

6）皮　膚

　皮膚の色調としてまだら（大理石）様，蒼白，チアノーゼなどの有無により呼吸循環状態を，四肢冷感，毛細血管再充満時間（capillary refilling time：CRT）により末梢循環状態を評価する．

　これらの小児の外観の評価法としては，TICLS あるいは PALS などの語呂合わせが用いられている（**表Ⅱ-1-1**）．なお，この時点で生命にかかわる状況と判断されれば，ただちに心肺蘇生処置へと進まなくてはならない．

B　バイタルサインと初期評価

　第一印象で生命にかかわる状態ではないと判断できれば，次は初期評価に進む．初期評価では，まずバイタルサインを正確に測定し（p.83 参照），続いて ABCDE の 5 項目を評価することになる（**表Ⅱ-1-2**）．

　バイタルサインとしては体温，呼吸数，脈拍数，血圧の４項目を正確に測定するが，小児の特徴として，年齢によってこれらの正常値は違ってくる．そこで，外来には**図Ⅱ-1-2**のような小児の年齢別バイタルサインの正常値表などを準備しておく．

　以上のように，トリアージは第一印象からはじまり，バイタルサイン測定，ABCDE の初期評価と進む．第一印象にて蘇生を必要とする場合や，ABCDE の初期評価にて気道確保や酸素投与，補液などの循環管理を必要とする場合など，トリアージによって子どもの緊急度の判定がなされた後も，経時的な評価を繰り返すことにより，急な病態の変化にも遅れることなく対応できる．実際のトリアージを行うときには，この評価の反復も忘れてはならない．

2　トリアージ後の外来診療の実際

　トリアージを終え，緊急性がないと判断された場合には，子どもの病態ならびに

表Ⅱ-1-2　初期評価

	評価項目	評価内容
A	Airway	気道確保されているか？
B	Breathing	有効な換気が行われているか？
C	Circulation	脈は触れるか？　循環状態はどうか？
D	Disability	意識障害はあるか？
E	Exposure	皮疹や外傷痕はないか？　体温はどうか？

A（Airway）：気道の評価を行い，気道開通がない場合には気道確保の姿勢（頭部後屈顎先挙上/下顎突き出し）をとり，開通に問題がなければ胸郭の動き，呼吸パターンを観察する．
B（Breathing）：呼吸数の評価（正常と比較），呼吸障害（吸気性/呼気性など）の評価，呼吸音（喘鳴，呻吟，肺雑音）の評価を行う．なお，呼吸音の減弱あるいは消失を伴う呼吸努力は気道閉塞を疑う所見である．
C（Circulation）：脈拍数の評価（正常と比較），心音の減弱，不整脈の有無，そして血圧の評価に加え，末梢循環の指標であるCRT（正常は2秒以内）の測定と評価を行う．循環不全で問題となる低血圧の基準は，乳児は収縮期血圧70 mmHg未満，1～10歳は収縮期血圧（年齢×2）＋70 mmHg未満，11歳以上の小児は90 mmHg未満である．年齢別，男女別の正常血圧は表Ⅱ-1-3に示す．
D（Disability）：意識障害の有無とそのレベルを評価するが，その際よく用いられるのがグラスゴー・コーマ・スケール（Glasgow Coma Scale：GCS）（表Ⅱ-1-4），ジャパン・コーマ・スケール（Japan Coma Scale：JCS）（表Ⅱ-1-5），あるいは乳幼児用JCS（表Ⅱ-1-6）である．意識障害は経過も重要となることから，必要ならば経時的に評価を繰り返す．
E（Exposure）：皮疹や外傷痕の有無，体温評価（とくに低体温）を行うが，観察のためには衣服を脱がし，全身を注意深く観察する．

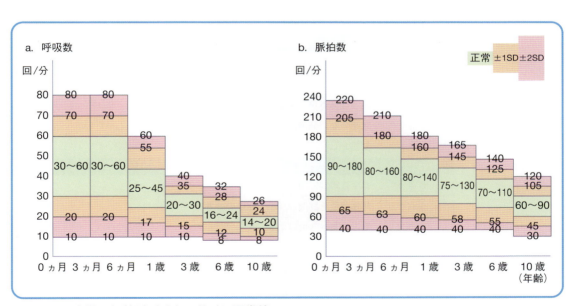

図Ⅱ-1-2　小児の年齢別バイタルサイン正常値

　病因の解明，すなわち診断のための診療に移行する．まず最初に行うのが，子どもの身体的成長をみるうえで最も簡易かつ客観的な指標となる身長，体重，頭囲の測定である．そして，診断の第一段階である問診へと進む．

表Ⅱ-1-3　年齢別，男女別の正常血圧

年齢	収縮期血圧（mmHg）		拡張期血圧（mmHg）	
	男児	女児	男児	女児
新生児（出生4日）	67～83	68～84	37～53	35～53
1ヵ月	73～91	74～94	36～56	37～55
3ヵ月	78～100	81～103	44～64	45～65
6ヵ月	82～102	87～105	46～66	48～68
1歳	68～104	67～103	22～60	20～58
2歳	71～105	70～106	27～65	25～63
7歳	79～113	79～115	39～77	38～78
思春期以降	93～127	95～131	47～85	45～85

表Ⅱ-1-4　グラスゴー・コーマ・スケール（GCS）

E：eye opening（開眼）	
4点	自発的に，または普通の呼び掛けで開眼
3点	強い呼び掛けにより開眼
2点	痛み刺激により開眼
1点	痛み刺激でも開眼しない
V：best verbal response（最良言語機能）	
5点	見当識が保たれている
4点	見当識が混乱した会話
3点	発語はあるが会話は不成立
2点	意味のない発声のみ
1点	発語なし
M：best motor response（最良運動反応）	
6点	命令に応じて四肢を動かす
5点	疼痛部位を認識し，手で払いのける
4点	痛み刺激から逃避する
3点	痛み刺激に対して屈曲運動を示す
2点	痛み刺激に対して伸展運動を示す
1点	痛み刺激に対して反応なし

A　身体測定

　乳幼児期は身体発育が著しく，その進み具合は，子どもを取り巻く身体的，精神的，社会的状況の反映として非常に多くの情報を与えてくれる．できれば，来院時だけではなく，母子手帳などの情報も含めた子どもの出生時からの成長の記録を作

表Ⅱ-1-5　ジャパン・コーマ・スケール（JCS）

【0】	0	意識清明である
【Ⅰ桁】 刺激しないでも覚醒している状態	Ⅰ-1	だいたい清明であるが，今ひとつはっきりしない
	Ⅰ-2	見当識障害がある
	Ⅰ-3	自分の名前，生年月日がいえない
【Ⅱ桁】 刺激すると覚醒する状態（刺激をやめると眠り込む）	Ⅱ-10	普通の呼び掛けで容易に開眼する
	Ⅱ-20	大きな声または身体を揺さぶることにより開眼する
	Ⅱ-30	痛み刺激を加えつつ呼び掛けを繰り返すことにより開眼する
【Ⅲ桁】 刺激をしても覚醒しない状態	Ⅲ-100	痛み刺激に対し，払いのける動作をする
	Ⅲ-200	痛み刺激に対し，少し手足を動かしたり，顔をしかめたりする
	Ⅲ-300	痛み刺激に反応しない

不穏：R　失禁：I　自発性喪失：Aを付記する．
例：不穏があり，痛み刺激に対し払いのける動作をする場合は「100-R」と表記される．

表Ⅱ-1-6　乳幼児用 JCS

Ⅰ：刺激しないでも覚醒している状態（1桁で表現）	
0	正常
Ⅰ-1	あやすと笑う，ただし不十分で声を出して笑わない
Ⅰ-2	あやしても笑わないが視線は合う
Ⅰ-3	母親と視線が合わない
Ⅱ：刺激で覚醒する状態（刺激をやめると眠り込む）（2桁で表現）	
Ⅱ-10	飲み物をみせると飲もうとする，あるいは，乳首をみせればほしがって吸う
Ⅱ-20	呼び掛けると開眼して目を向ける
Ⅱ-30	呼び掛けを繰り返すと，かろうじて開眼する
Ⅲ：刺激しても覚醒しない状態（3桁で表現）	
Ⅲ-100	痛み刺激に対し，払いのけるような動作をする
Ⅲ-200	痛み刺激に対し，少し手足を動かしたり，顔をしかめたりする
Ⅲ-300	痛み刺激に反応しない

成し，成長曲線にプロットすることが望ましい．

B　問　診

　小児の外来診療においては，子どもの身体情報だけでなく子どもを取り巻く種々の情報を得ることが重要であり，しっかりとした問診を行うことで診断の方向性が定まると考えてよい．しかしながら，小児の問診は本人ではなく主に保護者に対して行うことから，得られる情報には限りがあり，保護者の育児能力，すなわちどの程度子どものことをみているのか，知っているのかに大きく依存する．

　以下に，診察室に入ってきた保護者と子どもに対する問診の流れを示す．

①診察室に入ってくる保護者と患児の関係性をみる.

②主訴についてではなく,まず普段の子どもの生活状況を保護者に聞くことで,保護者が日頃,子どもについてどの程度きちんと把握しているのかを判断する.

③主訴に関係することを客観的な事実として聞き取る.たとえば主訴が「下痢」だった場合には,下痢の回数,便性はもちろんのこと,まずは普段の便回数,便性の確認にはじまり,食欲の変化,悪心・嘔吐,発熱,腹痛といったほかの症状の有無などを聞き取る.また,病因検索の1つとして食事内容の確認も忘れてはならない.

④乳幼児の場合は子どもが自らについて述べることは難しいため,保護者からの聴取が主体となるが,年長者の場合には本人と保護者の両者から聴取を行う.なお,親子関係に疑問がある場合や,主訴の内容を子どもが親には知られたくない場合などは,子どもと保護者を別々に聴取することも考慮する.

⑤問診で主訴に関係なく必ず聞いておくべき内容を表Ⅱ-1-7に示す.

C 診察(表Ⅱ-1-8)

　小児の身体所見をとるための診察は,子どもの協力が得られないことも多く難しいケースが多いが,看護師,家族の協力を得ながら,また子どもが嫌がると思われる診察を後回しにするなどの工夫をしながら漏れのないように行う.また,ややコミュニケーションに問題のある子ども,恐怖心が強い子どもに対しては,実際に子どもに触れる前に「これから胸を触るよ」「この次は背中だよ」などと,前もって次の診察行為を伝えてから診察を行うことが恐怖を軽減する工夫の1つとなる.また,子どもが慣れてきた場合には「次はなにかな」と子どもに診察の順をいわせることも,子どもの協力を得やすくする1つの方法である(p.80「小児の診察技術」参照).

1)皮膚

　可能な限り衣服を(乳幼児の場合はオムツも)脱がし,全身を観察する.この際も見逃しのないように,自分なりの観察順序を決めて観察する.観察では皮疹の有無,虫刺されなどの急性炎症の有無,外傷(内出血,切創,発赤,腫脹など)の有無,いわゆるあざ(母斑,血管腫など)の有無,欠損や陥凹(皮膚洞など),余剰組織(副耳,甲状舌管遺残,スキンタグ,副乳など)の有無を丁寧に確認する.

表Ⅱ-1-7　問診で必ず聞いておくべき内容

●医学的情報:周産期情報(妊娠経過,分娩経過),出生時情報(在胎週数,出生時体重,スクリーニング検査結果),健診でのなんらかの指摘の有無,成長記録(成長曲線),予防接種記録,既往歴(とくにけいれん,外傷など),アレルギーの有無(アナフィラキシー既往の有無),家族歴(アレルギー疾患,けいれん性疾患,代謝性疾患など),家族内の喫煙者の有無など

●社会的情報:家族構成(年齢,同居の有無,可能なら職業),保育園,幼稚園,学校などへの通園・通学の有無(可能なら園,学校の名前),家族・兄弟の健康状態,居住環境(戸建,マンション,ペット飼育の有無など

●生活情報:普段の生活における,起床時間,(保育時間),食事時間,昼寝・就寝時間,睡眠中の様子(夜泣きの有無,排尿の有無など)など

1 | 小児の外来診療におけるトリアージ・診断 79

表Ⅱ-1-8　診察の手順

- 頭部：大泉門の大きさ，骨縫合線の性状（開離，隆起の有無など）などを観察する
- 眼：眼の動き，視線に異常はないか，眼脂の有無，充血の有無，涙眼の有無などを観察する
- 耳：耳介の発赤・腫脹の有無，耳漏の有無，鼓膜の発赤・腫脹の有無，耳介後部のリンパ節腫脹の有無（風疹罹患時），耳前リンパ節腫脹の有無（流行性角結膜炎罹患時）などを観察する
- 鼻：鼻水の性状，鼻閉の有無，鼻出血の有無などを観察する
- 口・咽頭：口唇の発赤・腫脹，歯肉・口腔粘膜の発赤，アフタなどの有無，歯の萌出具合，咽頭の発赤，扁桃肥大の有無，扁桃の発赤・腫脹・白苔の有無などを観察する
- 頸部：頸部リンパ節腫脹の有無，甲状腺腫大の有無，鰓弓遺残物*の有無などを観察する
- 胸部：聴診により，呼吸音（喘鳴，小水疱音，狭窄音，捻髪音など），心音（心雑音，リズム不整など）を観察する．また，漏斗胸，鳩胸など胸郭の形態も確認する
- 腹部：腹部膨満の有無，局所の圧痛，腫瘤の有無，筋性防御反応の有無，肝脾腫の有無などを観察する
- 陰部・鼠径部：（男児の場合）陰嚢内の精巣を確認，亀頭包皮癒着の有無，亀頭包皮の発赤腫脹の有無，精巣の発赤腫脹・痛みの有無，陰毛の有無，精巣の大きさなどを観察する．（女児の場合）陰唇の発赤・腫脹の有無，分泌物（オリモノ）の有無，陰唇癒着の有無，尿道の位置異常の有無，陰毛の有無などを観察する．男児・女児ともに，肛門開口部の確認，鼠径部の腫脹（ヘルニア）の有無などを観察する
- 四肢：四肢の動きの異常（違和感）の有無，関節の運動制限，発赤・腫脹・疼痛の有無などを観察する
- 神経学的所見：神経反射など，症状に関係する神経診断を行う

＊鰓弓遺残物：胎児期に顔面や頸部のさまざまな器官（とくに骨と筋肉）に分化するはずの鰓弓になんらかの異常が発生し，ここから作られる骨や軟部組織に発育障害が起こる結果，主に下顎や耳，口などに形態異常を生じ，遺残物となる先天性疾患のこと．

2）頭頸部

外観以外の頭頸部としては，眼，耳，鼻，そして咽頭所見が重要となる．しかし，子どもはこれらの診察を嫌がる場合が多く，診察順としては最後に行うほうがよい．

3 | 診 断

問診，診察によりほぼ診断を得ることができることもあるが，診断の裏付けとして，そして最終診断のためには，種々の検査が必要となる場合も多い．血液・尿検査，生理学的検査（脳波，超音波，心電図，呼吸機能など），画像検査（単純X線，CT，MRI，核医学など）を，診断のために必要最低限行う．とりあえず検査をするというのではなく，診断に必要な検査をしっかりと選択することが重要である．また，診断には時間経過を必要とするものも少なくない．1回の診察所見，検査所見だけで診断をすることは難しく，経時的な変化をみることが診断の助けとなるのである．

小児が外来を受診した際の，トリアージから診断にいたるまでの流れを述べてきた．生命にかかわる状態かどうかの判断にはじまり，身体計測，バイタルサインの客観的評価，詳細な問診，そして詳細な診察へと進み，最後に診断にいたる．子どもの状況により，時間のかけ方，対応内容の優先順位は変わるが，常にこの流れを意識しながら診療にあたることが，重症患者および疾患の見逃しをなくし，正しい診断へ導いてくれることを忘れてはならない．

2 | 小児の診察技術

　子どもは大人と違って症状などを訴えることができず，また泣く・暴れるなど診察に非協力的であるため扱いが難しいと感じる医療者は多いかもしれない．しかし子どもは非常に正直で，元気なときは全力で遊び，具合がわるいときには全身でその痛みやつらさを訴える．診察においては泣かせない診療も医療者の技術ではあるが，泣いてしまってもなんとかなるという余裕をもって，診察を繰り返し行うことが大切である．家族と協力し，ほかの医療者とも連携し安全に正確な診察を行う．そのためには子どもに誠意をもって接することが最も大事である．

1 | 実際の診察のポイント

A 診察前の準備
　診察前にはコートやセーターを脱ぐ，ロンパースやカバーオールなどのボタンを外しておくよう家族に頼むとスムーズに診察が開始できる．

B 離れたところからの観察・触らない診察
　たとえば外来の待合室での様子をみるなど，離れたところから子どもを観察する．子どもが医療者に気づいていない自然なときにどんな様子かをみることは，診療に役立つ．家族と話している間も子どもに目を向け，全身状態（活気・機嫌），動作（周囲への関心，手足や目の動き），呼吸状態（肩呼吸，鼻翼呼吸），皮膚色（蒼白・黄染），眼球結膜（充血，黄染）などをみる．

C 泣かせない努力
- できるだけ家族と離さないようにする．
- 適度な距離を保ちながら，穏やかに子どもと同じ目線で接する．急な接近や身体接触をしない．一生懸命になればなるほど診察の際に真顔でじっとみつめて，顔の距離を近づけてしまいがちである．
- 声掛けをする．嘘をつかない．

　子どもはなにをされるのか予測ができず不安になっていたり，痛いことをされると思い怖がっていることがある．これから行われることを，子どもが理解できる言葉・方法で説明する．たとえば，聴診の前には聴診器をみせながら「もしもしするね」，終わるときには「おしまい」と伝える．また「痛いことしない？」と聞いてくる子どもに対して，わからないのに安易に「しないよ」と嘘はいわない．「痛いこと

が嫌なんだね」「のどをみられるのが嫌なんだね」など子どもの話をよく聴き，子どもの使う言葉を用いて会話する．

● 診察中に気をそらす．

　子どもは成人のように自らの判断で関心を切り替えることが難しいため，乳幼児では年齢に合ったおもちゃやキャラクターに関心を引きつけながら診察する．

D　診察の順序は「嫌なこと，痛いことは後回しに」

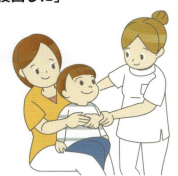

　聴診はなるべく泣いていないときに行う．腹部の診察のため横にさせようとすると泣いてしまうことも多いので，その場合は必ず家族が視野に入るように心がける．咽頭や鼓膜など首から上の診察は，子どもに大きな恐怖を与えるので最後に行う．咽頭は舌圧子を使わなくても，泣いているときなど口を大きく開けているときにみえる場合もある．また泣いて嫌がってしまう場合などは，家族やほかの医療者と協力してしっかり押さえ，短時間で終わらせるようにする．

E　泣いたり，暴れたりしたとき

　どうやっても泣いたり暴れたりしてしまうことはあるが，そのようなときでも，できることをきちんと行う．聴診では吸気と心音に耳を澄ませる．また泣いていてもところどころ泣き止むこともあるため，チャンスを逃さないようにする．「泣かせちゃってごめんね」といった声が掛けられるよう，心の余裕をもつことが大切である．

F　診察は繰り返し行う

　ぐずったり嫌がってしまい所見がとれなかった場合には，時間をおいて再度診察する．うまくとれなかった所見に関してはそのことを記載し，ほかの医療者とも共有する．また経時的な変化が大切なので繰り返し診察する．

G　子どもの「できた」を大切にする

　たくさん子どもをほめる．「ありがとう」を伝える．がんばったことを認めて，子どもの自信につなげる．

H　手の清潔

　小児の疾患の多くが感染症である．ほかの子どもにうつさないように，また医療従事者自らの感染を予防するためにも診察前後は手指消毒を行う．即効性手指消毒剤か，液体石鹸と流水で手を洗う．ウイルス性胃腸炎などアルコール（即効性手指消毒剤の多くがアルコール）が効果のない場合もあることに留意する必要がある．

I　その他注意点

　診察台には柵がないため，子どもが転落しないように気をつける．

2 │ 子どもの診察の特徴

A 年齢により発達や認知レベルが異なる

　子どもといっても小児科が扱う年齢は新生児から思春期・青年期と幅広いため，それぞれの一般的な発達や認知レベルを理解する必要がある．同じ月齢・年齢であっても診察の受け止め方には個人差がある．また，同じ子どもでもとくに体調不良時は機嫌がわるく，より協力を得にくい．

B 各時期の特徴と診察のポイント

1）新生児期～3ヵ月

　吸啜反射やモロー反射といった原始反射がみられる．音に反応する．生後2～3ヵ月まではあやすと泣き止むことも多い．基本的に仰臥位で診察する．

2）乳児期（3～6ヵ月）

　3ヵ月を過ぎると定頸し追視をする．基本的には仰臥位で診察できることが多いが，家族が抱っこした状態でもよい．

3）乳児期～幼児期（6ヵ月～2歳ごろ）

　生後6ヵ月からは見知らぬ人を識別するようになり，8ヵ月ごろから見慣れない人に対しては人見知りするようになる．家族に抱っこしてもらいながら診察する．9～10ヵ月ごろから言葉を理解しはじめ，自身も意味のある言葉を発するようになる．

4）幼児期（2歳ごろ～就学前）

　自我が芽生え，自己中心的となる（自分自身の立場から物事をみる）時期である．遊びを通して気持ちを表現する．3歳前後からはごっこ遊びをするようになる．診察では1人で座ることができるようになり，子ども自身がさまざまなことを教えてくれる．口腔内の所見も，自ら口を開けてくれる場合は舌圧子なしでも診察ができる．子どもの「できた」という成功体験を積み重ねていくことが重要である．

5）学童期・思春期・青年期（就学後以降）

　言語的・非言語的コミュニケーション力が発達し，理解力・洞察力ともに高くなる．アイデンティティ確立の時期である．正確な情報を伝える必要がある．性成長がみられる時期でもあり，とくに異性への診察の場合は配慮が必要である．診察室がオープンにならないようカーテンを閉める配慮はしたほうがよいが，異性の患者とは2人きりにならないようにする（家族も同席する，ほかの医療者も立ち会うなど）．

C children with special health care needs

　children with special health care needs とは「慢性的に身体，発達，行動，感情の問題のリスクが高く，一般的な小児よりもより多くの健康およびそれに関連するサービスを必要とする小児」と定義されている（1998年，米国 National Consensus Group）．例としては脳性麻痺や先天性心疾患などの基礎疾患がある場合や，気管切開・人工呼吸器や経管栄養などの医療的ケアを必要とする小児が挙げられる．ま

た，一般小児とバイタルサインの基準値が異なる，訴えや全身状態が評価しづらい，その子ども特有の注意事項があるなどの特徴がある．家族は医療の専門家でなくとも，患児については一番詳しいことが多く，より協力して診察を行う必要がある．

3 フィジカルアセスメント

A バイタルサイン

小児のバイタルサインは成人と異なる特徴をもち，発達とともに変化する．小児の年齢によるバイタルサインの基準値を**表Ⅱ-2-1**に示す．運動・食事・入浴・啼泣直後の測定は避ける．

1) 体温測定

小児の正常体温は成人と比較して高く，6～10歳で成人と同等になる．ほぼ7歳以降から生理的日内変動として，午後から夕方にかけて0.5～1℃上昇する．体温は測定部位により異なり，直腸温は腋窩温より0.5℃高い．腋窩で測定する場合，汗を拭き取り，体温計の先端が腋窩中央より少し前方の最深部に密着するように当てる．麻痺がある場合，健側で測定する．直腸検温は新生児・低体温児，熱中症，るいそうが著明な子どもで適応になる．

2) 脈拍測定

測定部位は，橈骨動脈・頸動脈・足背動脈・大腿動脈などが用いられ，示指・中指・薬指など2～3本使って（母指の使用は避ける）動脈に軽く当てて測定する．脈拍数・リズムや性状，左右差を観察する．

3) 呼吸測定

胸腹部の上下運動を視診や触診で確認し，呼吸数・型・深さ・リズムを観察・測定する．また聴診器で呼吸音を確認する（異常呼吸音を**表Ⅱ-2-2**に示す）．呼吸数を測定するときは，背部から行う・気をそらせて行うなど極力子どもに気づかれないように行う．

表Ⅱ-2-1　バイタルサインの月齢・年齢ごとの基準値

月齢・年齢	脈拍（回/分）	収縮期血圧（mmHg）	呼吸数（回/分）
0～3ヵ月	110～160	65～85	35～55
3～6ヵ月	110～160	70～90	30～45
6～12ヵ月	90～160	80～100	22～38
1～3歳	80～150	90～105	22～30
3～6歳	70～120	95～110	20～24
6～12歳	60～110	100～120	16～22
>12歳	60～110	110～135	12～20

表Ⅱ-2-2 異常呼吸音

吸気性喘鳴（stridor）	吸気に聴取する上気道の閉塞や狭窄
うがい様音	上気道に液体や半固形物が貯留し発生する音
いびき音（rhonchi）	低調性の連続副雑音．太い気管支の狭窄
呼気性喘鳴（wheeze）	高調性の連続副雑音．狭い気管支の狭窄
呻吟	呼気終末のうなり声
水泡音・捻髪音（crackle）	吸気終末に聴取する断続性副雑音

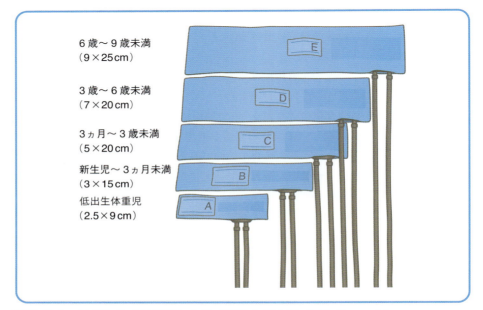

図Ⅱ-2-1 子どもの成長に適したサイズの血圧カフ（マンシェット）

4）血圧測定

　子どもの血圧測定に用いる血圧カフ（マンシェット）は，基本的に年齢に合わせた適切なサイズを選択する（**図Ⅱ-2-1**）．上腕の2/3を覆うマンシェットを選択するとよい．幅が広すぎると実際の血圧値より低く，狭すぎると高く測定される．マンシェットは，指が1〜2本入る程度のきつさに巻く．測定は聴診法または触診法で行う．

B 身体計測

　小児期，とくに乳幼児期は成長・発達が著しい時期であり，身体計測を行い発育状態や栄養状態の評価，疾病の早期発見に役立てる．また体重は薬剤の投与量の算出に用いられる．体重は生後3〜4ヵ月で出生時の約2倍，1歳で約3倍，4〜5歳で5〜6倍になる．標準値を参考にするとともに，出生時から個人差があるため前回の

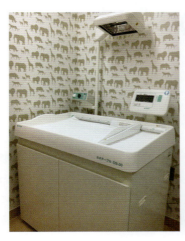

図Ⅱ-2-2　乳幼児用身長体重計
[国立国際医療研究センター病院　小児科外来より提供]

測定値の増加などトレンドでアセスメントすることが重要である．乳幼児期は乳幼児用身長体重計（**図Ⅱ-2-2**）などで測定する．身長の測定などは看護師2名で行い，体重測定中は児から目を離さず手を添えるなど転落の防止と安全に留意する．

3 | 小児の検査

　小児を対象としたさまざまな検査は，正常から逸脱している要素を発見するために用いられる．具体的な検査の種類については成人と大きな変わりはないが，対象者が小児となることで検査の選択も異なり，また検査を行う際に特別な配慮が必要となる．本項ではそのような小児特有の配慮を中心に解説を加える．

1 | 説明と同意

　いかなる検査も種々の程度において患児に負担を強いることになる．そのため，まずは丁寧な病歴聴取，正しいバイタルサインの測定，適切な身体診察を行うことで鑑別疾患をできる限り絞り込み，必要最低限の検査のみを行うよう心掛けるべきである．患児に最も近い医療者である看護師もその意思決定過程を理解し，なぜその検査が行われるかを把握することが非常に重要である．

　また，このような検査の必要性については医療者のみならず，患児代諾者にも理解してもらわなければならない．多くの検査はメリットがデメリットを上回るために施行されるが，医療者はこのデメリット面についても説明する必要がある．患児本人にどの程度詳しく説明するかはその子どもの発達段階により一概にはいえないが，説明の過程で「嘘をつかない」ことは信頼関係の維持のためにも非常に大切である．

2 | 検査の実際

　小児医療において頻度の高い検査について，その概要を記す．

A 採血・末梢静脈路確保

　採血は最も頻繁に行われる処置の1つである．そのため安全かつ迅速に行えるよう，小児医療に携わる者は必ず採血法を熟知しておく必要がある．年長児の採血では成人と同様肘窩など比較的太い静脈を穿刺することが多いが，新生児では足底，乳児以降では手背より採血する機会も多い．採血とともに末梢静脈路を確保する際には体表から観察しやすい手背静脈が比較的アクセスしやすく，また固定しやすいため好まれる．動脈からの採血は成人ではしばしば施行されるが，疼痛が強くまた

止血に要する時間も長いため，安静を保つのが難しい小児では施行される頻度が低い傾向にある．

これらの処置は看護師が行うことも医師が行うこともあるが，小学校中学年以降の聞きわけのよい患児でない限り医療者 1 人で行うことは困難であり，穿刺対象の四肢を固定する者と穿刺する者の最低 2 人が必要であることが多い．穿刺の際に患児の四肢・体幹をそれぞれ適切に固定する技術，静脈路確保の際には挿入された静脈路をテープなどで適切に固定する技術は，穿刺する技術と同程度に重要である．とくに入院中の患児で末梢静脈路を一定の期間使用する際には，固定後も一定の間隔をおいて定期的に観察する必要がある．

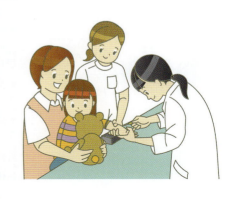

なお，末梢静脈路確保など疼痛を伴う処置では鎮痛効果を期待し，穿刺部位にあらかじめキシロカイン入りのゼリーやクリームあるいはテープ剤を塗布・貼布することがあり，患児の協力を得る一助となる．

悪性腫瘍など長期入院が必要な患児の一部では中心静脈カテーテルが挿入され，それにより患児に苦痛なく採血を行うことができる．その一方で，こういったカテーテルは長期間の留置が必要となるため特別な固定方法が必要であり，体内異物であることから感染源となりやすく，その取り扱いについて習熟する必要がある．

なお，小児における血液検査の「基準値」は時に成人の基準値と大きく異なり，月齢・年齢に応じてダイナミックに変動するものがある．また同じ年齢においても非常に個人差が大きいことがある点に注意が必要である．成人期と比較し，小児期の基準値がとくに異なり注意を要する検査値について表Ⅱ-3-1 に列挙した．

B 病原体迅速検査

小児は発熱を主訴に救急外来を受診することが非常に多いが，この原因の多くが感染症である．また，感染症の中でも細菌性よりも**ウイルス性感染**の頻度が高い．一般的に感染症診療においては病歴聴取，身体所見，時に画像検査から感染病原体を絞り込み，最終的にいくつかの候補の中から病原体を特定するために迅速検査などが行われる．近年の新型コロナウイルス感染症（COVID-19）の流行を受けて，新型コロナウイルス（SARS-CoV-2）に対する鼻腔ぬぐい液を対象とした抗原検査や，唾液や鼻腔ぬぐい液を対象としたPCR検査が広く行われるようになっている．このほかにも，鼻腔ぬぐい液や咽頭検体を対象としたインフルエンザウイルス，RSウイルス，アデノウイルス，A 群 β 溶連菌抗原検出キットがあり，また肺炎球菌，レジオネラについては尿中抗原検出キットがある．また糞便検体を対象としたノロウイルス，ロタウイルス迅速検査が存在する．検体採取の手技については各検査キットの添付文書に従う必要があるが，とくに咽頭から安全に検体を採取するため

表II-3-1 小児と検査基準値

タイプ	検査項目	解説
小児のほうが高い	ALP	●骨代謝を反映し小児期には成人の3～6倍 ●臓器由来の異なるアイソザイムが存在する
	AST, ALT, LD	●乳児期に最も高く, 徐々に低下する ●思春期ごろに成人値
	リン	●新生児期に最も高く, 徐々に低下する ●17歳ごろに成人値
小児のほうが低い	TP, Alb	●新生児期はやや低値で, 徐々に上昇 ●TPは成人より新生児期に−1.5 g/dL, 学童期に−0.5 g/dL程度
	TC	●乳児期にはやや低く徐々に増加. ＊HDL-Cは成人の値と変わらない
	IgG	●母体からの移行抗体があり出生後から徐々に低下し, 生後4ヵ月ごろに最低値. その後徐々に上昇し, 10歳ごろにほぼ成人値
	クレアチニン	●筋肉量を反映するため, 新生児期は低値で徐々に上昇する
	アミラーゼ	●唾液腺アミラーゼは新生児期に最も低く, 5歳ごろ成人値に達する ●膵アミラーゼは生後3ヵ月まではほぼ認められず, 思春期に成人値に達する
そのほか	白血球分画	●年齢により分画が大きく変化する ●生後すぐは好中球の割合が多いが, 生後2週ごろからリンパ球優位, その後5～6歳ごろから好中球優位となる
	ヘモグロビン	●生直後は高値であるが徐々に低下し, 生後12ヵ月ごろにかけて最低値をとり, その後徐々に上昇する
	尿比重, 浸透圧	●成人値と変わりないが, 乳児期までは尿濃縮力が低い

ALP：アルカリホスファターゼ, AST：アスパラギン酸アミノトランスフェラーゼ, ALT：アラニンアミノトランスフェラーゼ, LD：乳酸デヒドロゲナーゼ, TP：総タンパク, Alb：アルブミン, TC：総コレステロール, HDL：high-density lipoprotein, IgG：免疫グロブリンG

に患児の身体固定が重要である.

C 採尿

　乳幼児期の重要な感染症の1つとして上部尿路細菌感染症がある. この診断と適切な治療選択のためには尿定性検査とともに尿培養検査が必要不可欠であり, 清潔な採尿手技が求められる. 成人においては「中間尿」を患者自らに採取してもらうことが可能であるが, 基本的に小児では困難である. そのため尿道カテーテルを用いて導尿を行うことが多い. この際に細菌の混入があると検査結果が不正確になり誤った治療を行ってしまうことになる. これを防ぐために清潔操作を徹底することが必要であり, 主に看護師が行う患児の身体固定も非常に重要になる.

　尿定性検査のみを行う場合などは陰部を清拭した後に採尿パックを貼付することがあるが, 汚染されやすく結果の解釈には注意を要する.

D 髄液検査（腰椎穿刺）

　肺炎球菌・Hibワクチンの定期接種化に伴い細菌性髄膜炎の頻度は減ったが, 依

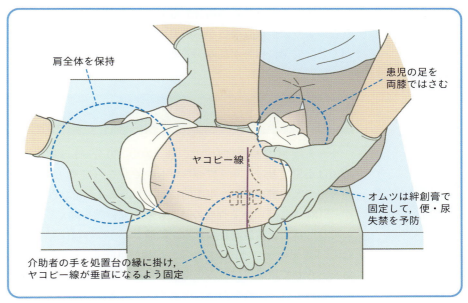

図Ⅱ-3-1　体位の固定

然として生後3ヵ月未満の児の発熱を中心に緊急の腰椎穿刺がしばしば行われる．この場合は採取した髄液中の白血球数が上昇しているかどうかを確認するとともに，採取した髄液を培養検査に提出することで起炎菌を同定することが可能であり，清潔操作が要求される．また，細菌性髄膜炎が疑われる患児においては検査・治療が緊急を要すること，意識レベルの継続的な観察が必要であることから鎮静を行わずに腰椎穿刺を行うことが多い．そのため，穿刺する技術以上に患児の姿勢を適切に固定する技術が重要である（**図Ⅱ-3-1**）．看護師はこの姿勢保持を担当することが多いため，緊急時に備えて日ごろから訓練しておく必要がある．

また血液腫瘍性疾患でも，腰椎穿刺を行い髄液検査とともに髄腔内の化学療法薬投与が行われることが多いが，この場合は入院でかつ鎮静下に行われることが多い．患児の姿勢保持がきわめて重要な点は p.88「採尿」と同様である．

E　画像検査

　小児においても単純X線検査，CT，MRI，超音波検査などさまざまな画像検査が施行される．それぞれの検査は得意とする臓器・疾患が異なる．

　小児看護においてとくに知っておくべき点は検査に要する時間と，検査において放射線被曝が生じるかどうかである．単純X線検査は短時間で撮影でき，また放射線被曝もごく小さなレベルである．CTは比較的短時間で終了するが，ある程度の放射線被曝が生じる．MRI，超音波検査は放射線被曝を生じないが，一方で検査に時間がかかる．MRIは非常に大きな騒音の中で行われる検査であるため，とくに低年齢児に対しては鎮静を行ったうえで検査することが多い．超音波検査はある程度時間はかかるが多少の体動ならば検査を行うことができるので，小児科においては

救急外来・入院どちらの場合でも非常によく行われる．検査中に患児が恐怖から暴れないように，検査手技から患児の意識をそらすようなおもちゃや動画を準備しておくと，安全に検査が進み，子どもにとっての苦痛も短くできる．

3 | 鎮 静

　たとえばMRI検査において，騒音の中，30分〜1時間程度体動なく姿勢を維持するのは小児にとって非常につらいものである．CTなど短時間で施行可能なものは，検査室で医療者が患児を用手的に固定したまま覚醒状態で検査施行することがあるが，MRIのようにある程度の時間にわたり体動を抑える必要がある場合，小児においてはしばしば鎮静が行われる．鎮静を行う際の最優先事項は「検査の完遂」ではなく，「患児の安全確保」である．病棟で鎮静下に検査を行う際など，検査の遂行に気をとられて鎮静下にある患児の安全確認を怠ることがないよう，検査を行う医療者と鎮静を行う医師を別々に用意すべきである．

　小児鎮静についてのガイドラインは米国小児科学会（American Academy of Pediatrics：AAP）から1985年以降数年おきに改訂されており，2019年版が最新である．日本でも「MRI検査時の鎮静に関する共同提言」が日本小児科学会，日本小児麻酔学会，日本小児放射線学会から共同で出されているので，これらはぜひ読んでおきたい．

　鎮静薬は検査の内容や患児の状況に応じて経口，経肛門的，経静脈的投与が選択されるが（**表Ⅱ-3-2**），これにより気道閉塞，呼吸停止，徐脈，心停止などの重篤な合併症が生じうる．前述の共同提言の中で，日本小児科学会が専門医研修施設を

表Ⅱ-3-2　小児に用いられる鎮静・鎮痛薬とその注意点

薬剤名	主な投与経路	作用時間	鎮痛効果	付記
トリクロホスナトリウム	経口	半減期 約8時間	なし	●生体内でトリクロロエタノールとなるので抱水クロラールとの併用には注意が必要
抱水クロラール	経肛門	半減期 約8時間	なし	●生体内でトリクロロエタノールとなるのでトリクロホスナトリウムとの併用には注意が必要
ヒドロキシジン	経静脈	半減期 約20時間	なし	●第一世代抗ヒスタミン薬
ペンタゾシン	経静脈	効果持続 2〜3時間	あり	●鎮静効果は弱い
ミダゾラム	経静脈	効果持続 1〜2時間	なし	●半減期は新生児で長く，幼児期以降では成人と同程度か短い
チオペンタール	経静脈	効果持続 20〜30分	なし	●肝代謝
ケタミン	経静脈	効果持続 2〜3時間	あり	●麻薬として取り扱いには注意が必要．十分な鎮静下でも体動が残る．けいれん誘発がありうるので既往がある場合は注意

対象として行ったアンケートで，回答を寄せた施設の 35% においてこれらの鎮静合併症を経験していることが示されている．すなわち小児に対する鎮静を行う際には，合併症を防ぐよう工夫するのはもちろん，合併症が一定の確率で起きるものとして事前に十分な対策をとる必要がある．以下に鎮静について重要な点を概説する．

A 検査適応と鎮静リスクの説明と同意

検査の必要性と検査に伴うリスク・鎮静に伴うリスクを天秤にかけ，医学的に必要性がリスクを上回る場合のみ検査を行う．とくに鎮静に関するリスクについては書面を用いて十分な説明を行い，代諾者から同意を得る必要がある．

B 患者の評価

鎮静を行う前に個々の患者の基礎疾患，呼吸状態，循環動態を評価し，鎮静に伴う呼吸・循環抑制のリスクがどの程度あるか適切に評価する必要がある．気管支喘息発作や急性期気道感染により呼吸状態のよくない場合には，とくに緊急を要さない検査であれば延期すべきであろう．基礎疾患があり緊急時の気道確保困難が予想される場合には，小児患者に対応できる麻酔科医，集中治療医らに事前に相談し，場合によっては検査時の鎮静を依頼することも必要である．

C 緊急時のためのバックアップ体制

上述のように十分な準備を行っていたとしても，鎮静合併症は一定の確率で生じる．そのため，鎮静を行う場合には適切な蘇生用の機器・薬剤をすぐに使用できるような状態で事前に準備して臨む必要がある．また，緊急時には医療者がすぐに駆けつけられるようなバックアップ体制を確立しておく．

D 鎮静薬の選択

その検査の所要時間はどれくらいか，またその検査に痛みが伴うか，といった点にとくに注意を払い薬剤が選択される．たとえば MRI 検査においては 30 分〜1 時間程度の鎮静が必要だが，痛みは伴わないので鎮痛効果のある薬剤は必要ない．一方で，骨髄穿刺は MRI よりも短時間で終了するが，痛みを伴うためとくに年少児では鎮痛効果のある薬が使用されることが多い．日本でよく用いられる薬剤について表Ⅱ-3-2 にまとめた．これら薬剤の効果は，患児の年齢や状態により変化することを肝に銘じる必要がある．

E 鎮静前の経口摂取の制限

鎮静薬の投与により気道の反射が抑制されるため，鎮静状態の患児が嘔吐した際には誤嚥をきたすリスクが非常に高い．そのため，全身麻酔に準じて「2-4-6 ルール」が適応されることが多い．すなわち，清澄水は鎮静処置の 2 時間前まで，母乳は 4 時間前まで，軽食・人工乳は 6 時間前までに摂取を終了する必要がある．

なお，ここまで A〜E で挙げた項目をきちんと満たしているか，鎮静開始前に確認するチェックリストがあるのが望ましい．

F 検査直前〜検査中の監視

鎮静薬投与前から，患児の呼吸・循環の状態を把握するためのパルスオキシメータなどを装着する．このとき，検査を施行する医師とは別に患者の状態を継続的に

観察することができる医師・看護師を配置する必要がある．それらの医師・看護師は必要に応じて患児に対し適切な蘇生処置を行うことができる者である必要がある．

G 検査終了以降の監視

　検査自体が終了した後も，患児の鎮静状態は継続している．そのため，鎮静から完全に覚醒するまで p.91 の「検査直前〜検査中の監視」に示した状況に準じて患児の観察を継続する必要がある．バイタルサインが安定し，意識状態が普段どおりに戻り，呼吸状態に問題なく，自発的に飲水でき嘔吐がないことを確認するなど，いくつかの観察ポイントを定めてそれらをすべて満たした場合に監視レベルを順次下げていくことになる．鎮静に用いた薬剤の種類や投与量を把握し，検査終了後，どの程度の時間にわたり鎮静状態が持続すると予測されるかを確認したうえで対応する必要がある．

　以上，検査のために鎮静を行う際の注意点について述べたが，これらのリスクを回避するための最も確実な方法は鎮静を行わないことである．常に検査の適応を再考することが重要であり，また検査がどうしても必要な場合でもプレパレーション（p.126 参照）を十分に行うことで鎮静を要さず遂行することが可能な場合がある．患児の性格特性や発達段階に合わせた対応が必要である．

4 小児の薬物療法

1 小児の薬用量

　薬物療法では通常，各薬剤の添付文書に記載されている用法および用量に従って薬剤を使用し，治療を行っていく．小児への使用が承認されている薬剤の場合，添付文書に記載された小児に対する用法および用量（以下，小児薬用量）に従い処方がなされる．しかし添付文書の多くは，成人量のみで小児薬用量の記載がなかったり，小児に対する安全性は確立されていないまたは使用経験がないといった記載になっていることがある．小児薬用量の記載がない場合には成人量をそのまま小児に使用せず，成人量を基準に，年齢，体重，体表面積などから小児薬用量を算出する．また小児科関連の学会による診療ガイドラインに記載の薬用量や，市販されている小児の医薬品用量集といった書籍，海外のガイドラインなども参考とする．

　小児薬用量を算出する計算式は，年齢を基準とするもの，体重を基準とするもの，体表面積を基準とするものに大別される．添付文書では，通常診療で頻用される解熱鎮痛薬や去痰薬などは体重 1 kg あたりの用量で記載されている（**表Ⅱ-4-1**）．体表面積は生理機能との相関が強く，薬物代謝にかかわる肝臓重量の発達度に依存しているものと推定されている．抗がん薬などは通常，体表面積から薬用量を算出する．

　小児の医薬品用量集などでは，Augsberger の式 - Ⅱ を利用して記載されることが多い．Augsberger の式 - Ⅱ は小児と成人の体表面積比に近く，年齢から体表面積に相当する薬用量の算出が可能とされ広く用いられる．von Harnack の換算表は，Augsberger の式 - Ⅱ から換算した薬用量を計算しやすい近似値としており，

表Ⅱ-4-1　添付文書の記載例

●アセトアミノフェン細粒（カロナール® 細粒）
【用法および用量】
通常，乳児，幼児および小児にはアセトアミノフェンとして，体重 1 kg あたり 1 回 10～15 mg を経口投与し，投与間隔は 4～6 時間以上とする．なお，年齢，症状により適宜増減するが，1 日総量として 60 mg/kg を限度とする．ただし，成人の用量を超えない．また，空腹時の投与は避けさせることが望ましい

※たとえば体重 10 kg の子どもでは，1 回あたりに 100～150 mg となる

［カロナール細粒 細粒20%・50% 添付文書より引用］

表Ⅱ-4-2　Augsberger の式 - Ⅱ と von Harnack の換算表

● Augsberger の式 - Ⅱ

小児薬用量＝（年齢× 4）＋ 20/100 ×成人薬用量

● von Harnack の換算表

年齢	新生児	3ヵ月	6ヵ月	1 歳	3 歳	7 歳 6ヵ月	12 歳	成人
薬用量	1/20 〜1/10	1/6	1/5	1/4	1/3	1/2	2/3	1

［岡　明，木津純子：新小児薬用量　改訂第 9 版，診断と治療社，2021 より引用］

汎用されている（**表Ⅱ-4-2**）.

2 薬剤の剤形

　薬剤の投与方法や経路には注射，経口，直腸，経皮的，吸入，局所などがある．薬剤はそれぞれの投与方法や経路に最適な剤形に加工されている.

A 注射薬

　注射薬は，静脈内，皮下，皮内，筋肉内，脊髄腔内，動脈内，脳室内，腹腔内など投与経路が多い．液体はそのまま，あるいは注射用水や生理食塩液，5% ブドウ糖液などに希釈し，粉体・固形は上記の注射用水などで溶解・希釈して使用する.

　注射薬は，製品自体にほかの剤形がないときや早く薬効を得たいときはもちろん，小児では経口で薬剤が服用できない場合にも選択される.

　注射薬の中で最も種類の多いのは静脈内投与の薬剤だが，小児で頻用されるワクチン類は主に皮下投与である．投与経路を静脈内のみと定めている薬剤を皮下投与すると，皮膚の壊死を起こすことがあるので投与前によく確認する．小児では体動を制限することが難しいため，とくに持続静脈（点滴）投与中は，薬剤が**血管外に漏れて（血管外漏出）**いないか定期的な観察が必要になる.

B 経口薬

　経口薬の剤形には固形，粉体，液体があり（**表Ⅱ-4-3**），年齢や個々の嗜好に合わせた選択が必要となる.

1）液剤，シロップ剤

　新生児期より服薬可能である．スポイトや経口用注入器，哺乳瓶の乳首を用いて服用させる.

　新生児期〜乳児期では味覚が十分に発達しておらず，味で服薬を嫌がる例は少ないとされている．授乳後（食後）ではおなかがいっぱいで服用ができないことがあるため，授乳前（食前）の空腹時のほうがよい．服用時間を守らなければならない薬剤を除き，1 日 3 回の用法では，投与間隔を 5 時間前後あけ，起きているときや授乳のタイミングに合わせ服用させるようにする．寝ているのを無理に起こして服

表Ⅱ-4-3　経口薬の主な剤形

	剤形	種類	詳細
液体	液剤	—	液状の薬剤
	シロップ剤	—	液剤に糖分や甘味料を加えた製剤
	エリキシル	—	甘味のあるエタノールを加えた製剤
粉体	散剤	—	粉末状の薬剤
	顆粒剤	—	粒状に形を整えた薬剤
	ドライシロップ	—	使用時そのままあるいは水に溶かして服用する，甘味のついた散・顆粒剤
固形	錠剤	裸錠	薬の成分を乳糖やデンプンと合わせ形を整えた錠剤
		糖衣錠	裸錠のまわりを糖分でコーティングした錠剤
		フィルムコーティング錠	裸錠のまわりを高分子の膜でコーティングした錠剤
		口腔内崩壊錠（OD錠）	水なしで服用できる，唾液により錠剤が崩れるようにした錠剤
		チュアブル錠	噛み砕いて服用する錠剤
		舌下錠	舌の下で溶かし吸収させることでより早く効果が出る錠剤
	カプセル剤	硬カプセル	ゼラチンなどで作られたカプセルに粉体を入れた製剤
		軟カプセル	カプセルに弾力性を加え軟らかくし，液体を入れた製剤

薬させるよりは，目覚めたときの服薬でよい場合が多い．

2）散剤，顆粒剤，ドライシロップ

　新生児期より服薬可能である．新生児期〜乳児期では，少量の水で溶いて液剤と同様にスポイトなどで服用させるか，数滴の水でペースト状にして清潔な指で頬の裏側か上顎にこすりつけ，その後白湯を飲ませる．口の中にいつまでも薬剤が残っていると異物感を感じ，以降の服薬を嫌がることがあるので，白湯などで速やかに飲み込ませる．

　幼児期では味覚が発達し，本人の意思も出てくるため，剤形や味に好みも出て服薬に工夫が必要となる．散剤やドライシロップは少量の水に溶き，スプーンや小さなカップで飲ませる．その直後，口直しに水や麦茶，ジュースなどを飲ませる．薬剤は多めの水に溶いてしまうと全部飲んでくれなかったり，飲んでいる途中で苦味が出てくることもあるので，少量の水に溶くとよい．

3）錠剤

　服薬できる年齢は5歳ごろからとされているが個人差があり，5歳未満でも服薬できる子どももいれば，10歳でもできない子どももいる．はじめて服薬させる場合には，小さな錠剤や，分割が可能な錠剤で半分ずつに切って試してみる．通常，分割が可能な錠剤には割線が入っている．ただし，長時間効果が続く徐放性のものは分割できない．フィルムコーティング錠は逆に，噛むと苦味が出たり，効果が落ちてしまうことがあるので，薬剤を噛んで飲む習慣のある子どもには用いない．口腔

内崩壊錠（OD錠）は，唾液や少量の水ですぐに口の中で溶けるので，散剤やドライシロップでは量が多くなってしまう薬剤のときに選択される．チュアブル錠は口の中で噛んで飲み込むタイプの錠剤で，小児向け薬剤にもある剤形である．

4）カプセル剤

服薬できる年齢は錠剤同様5歳ごろとされているが，実際はもう少し上な印象である．錠剤は飲めてもカプセル剤は未経験といった子どももいるので，その場合はもう少し待つか，小さなカプセルから試してみる．年齢が高くなって，散剤の味や感触が苦手な子どもに散剤の剤形しかない薬剤を投与する場合は，散剤をカプセルに詰めて服用させることもある．

C 坐剤，注腸剤（直腸投与）

直腸投与の薬剤には，坐剤と注腸剤がある．小児で使用する坐剤には，主に発熱や痛みに使用する解熱鎮痛薬，熱性けいれんなどに使用する抗けいれん薬，吐き気や嘔吐などに使用する制吐薬，便秘や腸疾患に使用する下剤がある．

冷蔵庫に保存している坐剤は使用の少し前に取り出して室温に戻すか，手で温めてから使用する．坐剤の表面に水やワセリンを塗っておくと挿入しやすくなる．

2種類の坐剤を使用する場合には，優先順位を確認する．基本的に医師の指示に従い使用するが，たとえば抗けいれん薬と解熱鎮痛薬の2種類では，抗けいれん薬を先に，解熱鎮痛薬は30分以上経過してから挿入する．

通常，材質の違いから水溶性基剤タイプの坐剤を先に，油脂性基剤タイプの坐剤を後から挿入することになっている．

注腸剤では，便秘時などの排便目的に使用するグリセリン液がある．

D 軟膏，クリーム，ローション，貼付剤（経皮的投与）

経皮的投与の薬剤には，軟膏やクリーム，ローション，貼付剤などがある．

軟膏やクリーム，ローションは，主に局所作用を目的として使用される．薬効別では，保湿剤や，湿疹やオムツかぶれ時に使用する消炎・保護剤，アトピー性の皮膚疾患時などに使用するステロイド，注射針・静脈留置針穿刺時などの疼痛緩和に使用する局所麻酔薬などがある．小児の皮膚は成人に比べ薄く，薬剤の浸透性がよいため注意して使用する．

貼付剤には全身作用目的と局所作用目的の2タイプがあり，前者には気管支喘息や気管支炎に使用する気管支拡張薬が，後者には静脈留置針穿刺時などの疼痛緩和に使用する局所麻酔剤がある．

3 有害事象の見方

A 小児への投与禁忌や投与注意の薬剤

薬剤の中には，小児への投与は禁忌あるいは注意となっているものがある（表Ⅱ-4-4）．たとえば解熱鎮痛薬のジクロフェナクナトリウムは，インフルエンザ脳

| もう少し
くわしく | **服薬の工夫** |

服薬を嫌がる場合には，ジュースや牛乳，ヨーグルト，プリン，アイスクリームといった子どもが好む飲食物と一緒に服用させることがある．苦味の強い薬剤では，味の濃いもの（ジャム，練乳，チョコレート）や冷たいものに混ぜると味がマスキングされる（はちみつは乳児ボツリヌス症の発症の危険性があるため，1歳未満には使用しない）．
一部の薬剤ではそれによりかえって味がわるくなったり，相互作用が出る場合があるため注意する（表1）．
「おくすりゼリー」といった服薬補助ゼリーが各社より市販されているので，使用してみるのもよい．
ミルクに溶かすとミルクの味が変わりミルク嫌いになるため，基本的には混ぜないが，ミルクしか飲まない子どもには少量のミルクに薬を混ぜて飲ませ，直後にさらにミルクで飲み込ませることもある．その際に注意を要する薬剤を表2に示す．

表1 酸性飲料・食品との混合に注意する薬剤
　　　（酸性でコーティングがはがれるため，苦味が出たり，含量が低下するなど）

	成分名	商品名	注意内容
マクロライド系抗菌薬	クラリスロマイシン	クラリスドライシロップ	酸性飲料と混ぜると苦味が出現する
	アジスロマイシン水和物	ジスロマック細粒小児用	酸性飲料と混ぜると苦味が出現する
	エリスロマイシンエチルコハク酸エステル	エリスロシンドライシロップW	酸性飲料と混ぜると苦味が出現する
セフェム系抗菌薬	セフカペン ピボキシル塩酸塩水和物	フロモックス小児用細粒	本剤は主薬の苦味を防ぐ製剤になっているので，細粒をつぶしたり，溶かしたりすることなく水で速やかに服用すること
ペニシリン系抗菌薬	スルタミシリントシル酸塩水和物	ユナシン細粒小児用	酸性飲料と混ぜると苦味が出現する
	アンピシリン	ビクシリンドライシロップ	酸性下で不安定なため，力価低下
抗アレルギー薬	ペミロラストカリウム	アレギサールドライシロップ	pHの低い飲料では主成分が析出（白濁）する可能性あり

＊酸性飲料：オレンジなどの柑橘系ジュース，スポーツドリンク，乳酸菌飲料，ヨーグルトなど．
［国立成育医療センター薬剤部（編）：小児科領域の薬剤業務ハンドブック，じほう，p.182，2012 および佐川賢一：小児のくすりQ&A—安全・適正な小児の薬物治療に向けて—，じほう，2006 を参考に作成］

表2 粉ミルク，牛乳，乳製品との混合に注意する薬剤
　　　（牛乳に含まれるカルシウムとキレートを形成して吸収がわるくなるなど）

	成分名	商品名	注意内容
テトラサイクリン系抗菌薬	ミノサイクリン塩酸塩	ミノマイシン顆粒	カルシウムイオンとキレート形成し，吸収率低下
ニューキノロン系抗菌薬	ノルフロキサシン	バクシダール錠	カルシウムイオンとキレート形成し，吸収率低下
セフェム系抗菌薬	セフジニル	セフゾン細粒小児用	粉ミルク，鉄配合牛乳などと混合すると鉄イオンと錯体を形成する．また，併用で便が赤色調を呈することがあるが，臨床上問題ないと考えられている
	セファクロル	ケフラール細粒小児用	牛乳，ジュースなどに懸濁したまま放置しないように注意すること
	セファレキシン	L-ケフレックス小児用顆粒	牛乳，ジュースなどに懸濁したまま放置しないように注意すること

［DI実例No.17，2003.3，クラヤ三星堂より］
［国立成育医療センター薬剤部（編）：小児科領域の薬剤業務ハンドブック，じほう，p.182，2012 および佐川賢一：小児のくすりQ&A—安全・適正な小児の薬物治療に向けて—，じほう，2006 を参考に作成］

第Ⅱ章 小児疾患の診断・治療

表Ⅱ-4-4 小児への投与禁忌・投与注意の薬剤

成分名	記載欄	対象患児と対応	理由	その他
ジクロフェナクナトリウム	禁忌	インフルエンザの臨床経過中の脳炎・脳症の患児に禁忌	インフルエンザの臨床経過中に脳炎・脳症を発症した患者（主として小児）のうち，本剤を投与された例で予後不良例が多いとする報告がある．インフルエンザ脳炎・脳症例の病理学的検討において脳血管の損傷が認められるとの報告があり，また，本剤は血管内皮修復に関与するシクロオキシゲナーゼ活性の抑制作用が強いとの報告がある	警告：幼小児では過度の体温下降・血圧低下によるショック症状があらわれやすい
	注意	ウイルス性疾患（水痘，インフルエンザなど）の患児に投与しないことを原則とするが，投与する場合には慎重に投与し，投与後の患者の状態を十分に観察すること	本剤を投与後にライ症候群を発症したとの報告があり，また，同効類薬（サリチル酸系医薬品）とライ症候群との関連性を示す海外の疫学調査報告がある	―
クロラムフェニコール	禁忌	低出生体重児，新生児に禁忌	クロラムフェニコール過量投与によりグレイ症候群が発症し，その予後が重篤である	―
シプロフロキサシン	禁忌	小児に禁忌	動物実験（幼若イヌ，幼若ラット）で関節異常が認められている	―
スルファメトキサゾール・トリメトプリム	禁忌	低出生体重児，新生児に禁忌	高ビリルビン血症を起こすことがある	―
ロペラミド塩酸塩	禁忌	低出生体重児，新生児および6ヵ月未満の乳児	外国で過量投与により，呼吸抑制，全身性けいれん，昏睡などの重篤な副作用の報告がある	―
	原則禁忌	6ヵ月以上2歳未満の乳幼児	外国で過量投与により，中枢神経系障害，呼吸抑制，腸管壊死にいたる麻痺性イレウスを起こしたとの報告がある	―
アスピリン	注意	15歳未満の水痘，インフルエンザの患者に投与しないことを原則とする注意	サリチル酸系製剤の使用実態は日本と異なるものの，米国においてサリチル酸系製剤とライ症候群との関連性を示す疫学調査報告がある	―
メフェナム酸	注意	小児のインフルエンザに伴う発熱に対しては，原則として本剤を投与しないこと	（添付文書以外からの参考）平成13年薬事・食品衛生審議会医薬品等安全対策部会で「小児のインフルエンザに伴う発熱に対して，メフェナム酸製剤の投与は基本的に行わないことが適当である」との合意があった	注意：新生児には極度の体温上昇などやむを得ない場合にのみ投与すること（新生児は一般に体温調節機構が不完全なため，本剤の投与により過度の体温低下を起こすおそれがある）

［次頁に続く］

表Ⅱ-4-4　小児への投与禁忌・投与注意の薬剤（続き）

成分名	記載欄	対象患児と対応	理由	その他
プレドニゾロン	注意	低出生体重児，新生児，乳児，幼児または小児で発育抑制について，観察を十分に行うこと	低出生体重児，新生児，乳児，幼児または小児の発育抑制があらわれることがある	注意：小児で頭蓋内圧亢進症状や高血圧性脳症があらわれることがある
ミノサイクリン塩酸塩	注意	小児（とくに歯牙形成期にある8歳未満の小児）にはほかの薬剤が使用できないか，無効の場合にのみ適用を考慮すること	小児（とくに歯牙形成期にある8歳未満の小児）に投与した場合，歯牙の着色・エナメル質形成不全，また，一過性の骨発育不全を起こすことがある	—

［国立成育医療センター薬剤部（編）：小児科領域の薬剤業務ハンドブック，じほう，p.69，2012 を参考に作成］

表Ⅱ-4-5　食物アレルギーと薬剤

アレルギーの原因食物	注意すべき成分	薬剤（商品名）	理由
卵（卵白）	リゾチーム塩酸塩	ムコゾール点眼液 リフラップシート，軟膏	卵白由来のタンパクのため
牛乳	カゼイン	水酸化マグネシウム	添加物としてカゼイン含有
		各種経管栄養剤	乳性カゼイン含有
		タンニン酸アルブミン	乳性カゼイン含有
	脱脂粉乳	ラックビーR 散	製造工程で脱脂粉乳を使用
ゼラチン	ゼラチン	各種カプセル製剤	ゼラチン含有
		抱水クロラール坐剤	ゼラチン含有
鶏卵 鶏肉	鶏卵由来タンパク	インフルエンザワクチン	製造工程で孵化鶏卵を使用
食品添加物	安息香酸ナトリウム パラベンなど	各種シロップ製剤	添加物含有

［佐川賢一：小児のくすり Q&A―安全・適正な小児の薬物治療に向けて―，じほう，p.43-44，2006 を参考に作成］

炎・脳症の重症化との関連性が指摘されているため，同症の患者に対しては禁忌である．一方で，川崎病で使用するアスピリン（水痘やインフルエンザの罹患時には休薬することもある）や，ほかの抗菌薬を使用できないあるいは効果が出ない感染症の場合に使用するミノサイクリン（小児では歯牙に影響あり）など，疾患や病態に応じて使用する薬剤もある．リスクとベネフィットを考え，注意して使用していく．

B　食物アレルギーと薬剤

食物アレルギーのある子どもに薬剤を投与する場合，その薬剤に食物アレルギーの原因成分が含まれているかどうか確認する必要がある（表Ⅱ-4-5）．食物アレルギーの子どもがアレルギー原因物質の含まれる薬剤を投与されれば，アレルギー症

状を誘発し，場合によりアナフィラキシーショックを起こす．薬剤の中には薬効を
もつ主成分だけではなく，製品として成型するための賦形剤や甘味剤，安定化剤と
いった添加物も含まれている．また，薬剤の製造工程でアレルギー原因物質が使用
されていることがあるので注意が必要となる．

C 副作用

副作用とは，本来治療に期待される主作用以外の望ましくない作用のことである．
薬剤投与後は，バイタルサインの変化はもちろん，悪心・嘔吐，発熱，アレルギー
反応（発疹や発赤など）を継続的に観察していく．とくに低年齢児では，からだの
変化などを自分で伝えることができないため，活気や機嫌などの変化にも注意する．
副作用は，投与直後に発現するものから，時間が経過した後に発現するものまで
さまざまである．そのため，薬剤の副作用の好発時期も確認しておくことが必要と
なる．

4 ステロイド薬の使用方法・注意点

ステロイドホルモンは，副腎皮質，生殖腺（精巣，卵巣，胎盤）などにおいてコ
レステロールより合成される．このうち副腎皮質から分泌される糖質コルチコイド
は，糖・タンパク代謝に関与するとともに抗炎症作用，免疫抑制作用を有している．
ステロイド薬はこの糖質コルチコイドを人工的に合成したものであり，炎症性疾患
やアレルギー疾患などに幅広く使用されている．本項ではステロイドの作用，使用
する疾患，剤形を含めた種類，注意すべき副作用について解説する．

A ステロイド薬の作用

プレドニゾロンなどは糖質コルチコイドの作用を有しているが，一部の薬剤は鉱
質コルチコイドの作用も備えている．

糖質コルチコイドは，プロスタグランジンやロイコトリエンなどの炎症性メディ
エーターの産生や，nuclear factor（NF）-κB 経路の活性化を抑制することによる抗
炎症作用および免疫応答抑制作用を有する[1]．

一方，鉱質コルチコイドの代表であるアルドステロンは，腎臓の集合管に作用し
てナトリウムイオンの再吸収とカリウムイオンの排泄を促進する．ナトリウムイオ
ンの再吸収によって水の再吸収が増加することにより，体液量の調節も行っている．

B ステロイド薬を使用する小児の疾患

ステロイド薬を使用する目的として，①炎症を抑える，②免疫を抑える，③アレ
ルギー反応を抑える，④体内での合成が足りないため補充する，⑤致死的な浮腫を
取り除くなどが挙げられる．それぞれの状態に関連する疾患を下記に示す．

● 炎症，免疫を抑える：膠原病（全身性エリテマトーデス［SLE］，若年性特発性関
節炎［JIA］，皮膚筋炎など），腎臓疾患（ネフローゼ症候群，IgA 腎症，紫斑病
性腎炎など），炎症性腸疾患（クローン［Crohn］病，潰瘍性大腸炎），血液腫瘍

性疾患（特発性血小板減少性紫斑病，自己免疫性溶血性貧血，悪性腫瘍など），神経・筋疾患（ギラン・バレー［Guillain-Barré］症候群，脳炎など），自己炎症性疾患（TNF 受容体関連周期性症候群など）．

- **アレルギー反応を抑える**：アナフィラキシー，気管支喘息，アトピー性皮膚炎，薬剤性アレルギーなど．
- **生体での合成が足りないため補充する**：急性副腎不全，慢性副腎不全（アジソン［Addison］病），先天性副腎皮質過形成．
- **致死的な浮腫を取り除く**：転移性脳腫瘍などによる脳浮腫，抜管後などに生じる喉頭浮腫など．

C 薬剤の種類，力価

ステロイド薬は作用時間により①短時間型，②中間型，③長時間型に分けられる．また，各薬剤において糖質コルチコイドの作用，鉱質コルチコイドの作用の強さ（力価）が異なっている[2]．糖質コルチコイドの作用の力価は抗炎症作用の強さの指標となるが，副作用の出やすさのパラメーターにもなる．鉱質コルチコイド作用の力価はナトリウム貯留，カリウム排泄の強さを示す．鉱質コルチコイドの作用は副腎皮質ステロイドの補充として投与する場合は必要だが，抗炎症作用を期待して使用する場合は電解質異常の副作用が問題となる．代表的な薬剤を下記に示す．力価や特徴については**表Ⅱ-4-6**[2] に示す．

D 副作用，使用上の注意点

薬投与量にもよるが，長期間投与することでステロイド薬の副作用はほぼ必発となる．副作用の種類，発症時期について**表Ⅱ-4-7**[3] に示す．易感染性については細菌感染症のほか，結核，真菌感染，サイトメガロウイルス感染／再活性化などに注意が必要である．またこれらの副作用に加え，思春期前の小児では成長障害をきたすことも重要である[4]．

点滴製剤の添加物の副作用もある．例としてアスピリン喘息の患者では，コハク酸エステル型ステロイド（ソル・コーテフ®，ソル・メドロール®，水溶性プレドニン®）により喘息発作を誘発する可能性があるため使用できない．この場合は内服薬にするか，リン酸エステル型ステロイド（コートン®，リンデロン®，デカドロン®）で代用する必要がある．また，ソル・メドロール®40 mg 製剤は乳糖を含むため，一部の牛乳アレルギー患者の使用で注意が必要である．

ステロイド薬の使用方法，注意点について概説した．ステロイド長期使用時には副作用が必発となるため，できる限り早期の減量を心掛け，副作用に早期に対応することが重要である．

表Ⅱ-4-6　ステロイド薬の力価と特徴

分類 (生物学的 半減期)	一般名	糖質コルチコイド作用		鉱質コルチコイド作用	血中消失半減期(時間)	特徴
		力価	対応量(mg)			
短時間型 (8〜12時間)	ヒドロコルチゾン (内服:コートリル®, 点滴:ソル・コーテフ®)	1	20	1	1.5	副腎皮質から分泌されるステロイドに最も近いステロイド薬.速効性があり半減期が短いため,副腎抑制を生じにくい.鉱質コルチコイド作用を備えているため,強い抗炎症作用を期待して投与するよりも,足りないステロイドを補充する際(アジソン病,副腎不全など)に有用である.高用量を長期間使用する場合,電解質異常を生じやすいため長期投与には不適
	コルチゾン (内服:コートン®)	0.8	25	0.8	1.5	
中間型 (12〜36時間)	プレドニゾロン (内服,点滴:プレドニン®)	4	5	0.8	2.75	作用時間が短すぎず長すぎないので用量調節しやすく,電解質代謝への影響が弱いので,第一選択薬として用いられることが多い. メチルプレドニゾロンの点滴製剤は大量療法(パルス療法)に用いられる
	メチルプレドニゾロン(点滴:ソル・メドロール®)	5	4	0.5	3	
	トリアムシノロンアセトニド (局所注射製剤:ケナコルト®)	5	4	0	4.2	
長時間型 (36〜54時間)	パラメタゾン (内服:パラメゾン®)	10	2	0	5	最も強力な糖質コルチコイド作用を有し,強い炎症抑制を行う際に有用.鉱質コルチコイド作用は全くもっていない.半減期が長く用量調整が難しいこと,副作用(とくに下垂体・副腎皮質系の機能抑制)が強いことに注意が必要
	デキサメタゾン (内服,点滴:デカドロン®)	25〜30	0.75	0	5	
	ベタメタゾン (内服,点滴:リンデロン®)	25〜30	0.75	0	5	

[旭満里子, 古瀬　裕, 市村藤雄:ステロイド剤の概要と使用患者への情報提供. 薬局 **49**（3）:627-637, 1998 より許諾を得て改変し転載]

表Ⅱ-4-7　ステロイド薬の主な副作用と発症時期

発症時期	副作用
早期 (2週間以内)	食欲亢進, 高血圧, 高血糖, 消化性潰瘍, 精神変調・うつ状態, 感染症(一般細菌), 眼圧上昇(高用量の場合), 凝固異常, 電解質異常
中期 (2週間〜1ヵ月)	感染症(一般細菌), ミオパチー, 緑内障, 白内障, 満月様顔貌(ムーンフェイス), 脂質異常症
後期 (数ヵ月後)	感染症(日和見感染), 無菌性骨頭壊死, 骨粗鬆症, 続発性副腎不全

[井門敬子, 末丸克矢, 荒木博陽:ステロイド剤の服薬指導. 臨牀と研究 **81**（5）:819-825, 2004 より作成]

●引用文献

1）野島美久：副腎皮質ステロイド薬と免疫抑制薬（特集 腎疾患─診断と治療の進歩；治療法の実際）．日本内科学会雑誌 **97**（5）：1008-1015, 2008
2）旭満里子，古瀬　裕，市村藤雄：ステロイド剤の概要と使用患者への情報提供．薬局 **49**（3）：627-637, 1998
3）井門敬子，末丸克矢，荒木博陽：ステロイド剤の服薬指導．臨牀と研究 **81**（5）：819-825, 2004
4）門田亜紀：薬理学入門 ステロイド剤（1）．日本小児臨床アレルギー学会誌 **17**（3）：361-366, 2019

5 小児の手術

小児の手術は，小児外科，脳神経外科，心臓血管外科，整形外科，眼科，耳鼻咽喉科などの診療科で行われている．小児外科は，小児に特化した外科診療を行い，診療の範囲は成人の一般外科に相当する．主な領域は，体表，顔面・頸部，呼吸器，消化器，小児がんなどである．境界領域である泌尿器，女性生殖器，形成外科などは施設により小児外科医やそれぞれの科で診療される．どの科で診療されるにしろ，小児の特性を理解することが重要である．

1 小児の手術の特徴

A 小児期にだけみられる疾患がある

小児期に最も特徴的な疾患は，食道閉鎖や鎖肛，心形成異常などの先天性疾患である．近年，周産期医療の進歩により 1,000 g 未満の超低出生体重児の死亡率が低下してきた．このような症例の中から壊死性腸炎，限局性（特発性）腸穿孔，胎便関連腸閉塞，動脈管開存などの手術症例が増加してきた．

胆道閉鎖や神経芽腫，腎芽腫，肝芽腫などの小児固形腫瘍も小児期に特有な疾患である．卵巣捻転や精巣捻転は，胎児期，新生児期と思春期に多い．この時期にはホルモンの影響で性腺が急速に大きくなるが，まだ支持組織への固定が不十分であることが原因とされる．

停留精巣，膀胱尿管逆流症，膀胱尿管移行部狭窄や腎盂尿管移行部狭窄に伴う水腎水尿管症などの泌尿器疾患も小児期にみられる．軽度のものは成長とともに治癒するが，一部は病状が進行し手術が必要になる．

B 年齢により手術の対象となる疾患の頻度が異なる

先天性疾患のほとんどは胎児期や新生児期に診断される．胆道閉鎖は新生児期から乳児期に発症し，腸重積は幼児期に最も多い（**表Ⅱ-5-1**）．神経芽腫，腎芽腫，肝芽腫などの悪性腫瘍も乳幼児期に多くみられる．総胆管囊腫・胆道拡張症は，新生児期から思春期まで幅広い年齢層にみられる．

C 開腹・開胸の方法が成人と異なる

学童期より前の小児は，成人と体型，皮膚・筋の伸展性や骨の柔らかさが異なるため，開胸や開腹法も年齢と疾患に適したアプローチが必要である．

表Ⅱ-5-1　小児外科疾患の主な手術時期

時期	疾患名
新生児期	胆道閉鎖，食道閉鎖，腸閉鎖，腸回転異常，囊胞性肺疾患，総胆管嚢腫・胆道拡張症，壊死性腸炎，消化管穿孔，胎便関連性イレウス，胃破裂，先天性横隔膜ヘルニア，臍帯ヘルニア，精巣捻転，卵巣捻転，肛門周囲膿瘍，リンパ管腫
乳児・幼児期	鼠径ヘルニア，停留精巣，腸重積，直腸肛門奇形，ヒルシュスプルング病，肥厚性幽門狭窄症，胆道閉鎖，総胆管嚢腫・胆道拡張症，囊胞性肺疾患，腫瘍，水腎症，膀胱尿管逆流症，尿道下裂，精巣垂捻転，正中頸嚢胞，先天性食道狭窄，若年性ポリープ，肛門周囲膿瘍，リンパ管腫，メッケル憩室，神経芽腫，腎芽腫，肝芽腫
学童期	鼠径ヘルニア，虫垂炎，総胆管嚢腫・胆道拡張症，腫瘍，炎症性腸疾患，リンパ管腫，メッケル憩室，水腎症
思春期	虫垂炎，精巣捻転，卵巣捻転，腫瘍，気胸，漏斗胸，鼠径ヘルニア，炎症性腸疾患，リンパ管腫，総胆管嚢腫・胆道拡張症

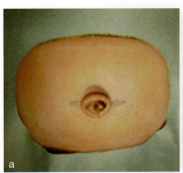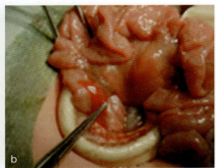

図Ⅱ-5-1　臍を用いた切開
臍輪皺を用いた切開法で施行した先天性十二指腸閉鎖根治術：臍輪切開に加えて左右に1cmほどの補助切開を加える（a）．リング状開創器を用いることで創を伸展でき，腹部手術が可能になる（b）．

1) 開腹法

①**正中縦切開法**：成人外科の開腹手術では広く用いられる．左右の腹直筋の間にある1枚の腱膜（白線）を切開して開腹する方法である．筋肉を切開しないので，簡便で侵襲が少なく，必要なときには創を上下に延長することができる．閉腹は，白線の1層縫合である．

②**横切開法**：小児，とくに新生児や乳幼児では腱膜（白線）が脆弱であるので正中縦切開では術後に創哆開の危険性があり，横切開が用いられる．横切開では腹直筋，腹斜筋を切開するので何層にも筋肉を縫合して閉腹することができ，創哆開や術後のヘルニアになりにくい．また，新生児，乳幼児体型では横切開で多くの腹腔内の手術が可能である．術後の整容性にも優れている．筋を切開するので正中縦切開に比して侵襲は大きい．

③**臍を用いた切開**（図Ⅱ-5-1）：新生児に用いられる開腹法に，臍を用いたものが

ある．成人に比して臍輪が大きいこと，皮膚や筋，筋膜などが柔らかく伸縮性に富むことから用いられる．また，臍輪は成長とともに体格に比して小さくなるので切開創も目立たなくなる．

2）開胸法

小児で開胸が必要な疾患には，食道閉鎖，囊胞性肺疾患，腫瘍などがある．それぞれの手術操作の及ぶ範囲によりアプローチ法も異なる．

①後側方開胸：皮膚切開創も大きく，広背筋や前鋸筋の一部を切開する方法で，広い視野が得られるため多くの術式に用いられているが，その反面，侵襲も大きい．小児の肋骨は柔らかく伸展性に富むので，成人のように肋骨を切除せずに，肋間開胸が用いられることが多い．

②腋窩皺を用いた開胸方法：腋窩の皺に沿って皮膚を切開する（図Ⅱ-5-2）．広背筋，前鋸筋を切らずに分けて開胸する方法で，長胸神経も温存可能である．術後の皮膚切開創は腋窩の皺と重なるため，整容性にも優れている．食道閉鎖に用いられることが多いが，術野の確保などに制限があり熟練が必要である．

3）鏡視下手術

腹腔鏡下・胸腔鏡下手術では，小児の体腔内容積は小さいためワーキングスペース（体腔内に挿入したカメラ，鉗子，切開装置などを用いて作業を行う空間）の確保が難しい．このために小児ならではの工夫が必要であり，ポート*の位置も成人とは異なる．

近年3D，4K，8K 精密高細画像装置が開発され，立体画像や詳細画像を見ながら繊細な手術が行えるようになった（図Ⅱ-5-3）．

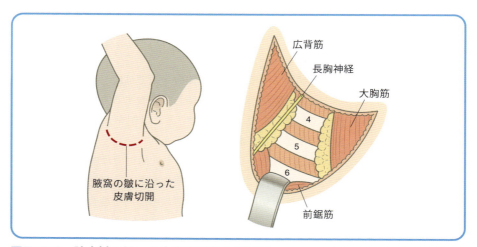

図Ⅱ-5-2　腋窩皺に沿った皮膚切開による開胸

＊**ポート**：小さな切開創から体腔内に挿入する筒状の器材．これを用いてカメラ，鉗子，切開器具などを出し入れする．

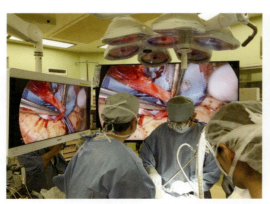

図Ⅱ-5-3　4K（左），8K（右）精密高細画像モニターによる鮮明な拡大画像

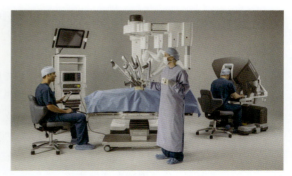

図Ⅱ-5-4　手術支援ロボット（ダビンチ Xi サージカルシステム）
©2024 Intuitive Surgical

4）ロボット支援手術

鏡視下手術にロボット機能を付加した遠隔手術装置である（図Ⅱ-5-4）．内視鏡カメラとアームを挿入し，術者が 3D モニターを見ながら遠隔操作で装置を動かすと，術者の手の動きがロボットに伝わり手術器具が連動する．従来は不可能だった角度からの視野が確保でき，鉗子も自在かつ細密な動きが可能になった．小児用器械は現在開発中である．

D　手術方法が成人と同じとは限らない

1）鼠径ヘルニア

小児から成人を通じ，最も外科的治療の頻度の高い疾患の1つである．成人鼠径ヘルニアの原因は加齢に伴う結合組織の脆弱化であるが，小児の鼠径ヘルニアでは腹膜鞘状突起の開存とされている．このため手術方法も異なる．成人では鼠径管後壁補強や人工膜などを用いた鼠径部の補強が行われるのに対して，小児ではヘルニア嚢（腹膜鞘状突起）の高位結紮だけが行われている（Potts 法）．腹腔鏡で観察しながら特殊な手術用具を用いて腹膜鞘状突起の閉鎖を行う腹腔鏡下経皮的腹膜外閉鎖術は，日本で開発され広く行われるようになった．反対側の観察も可能であり，腹膜鞘状突起が開存していれば同時に処置できる．

2）腸重積

年長児・成人の腸重積のほとんどは，腫瘍やポリープ，メッケル（Meckel）憩室などの器質的な病変を伴うため，これらの疾患に対する治療が主体となるが，幼児期の腸重積は先進部に器質的な病変を伴うことはまれなことから，注腸整復が治療の中心である．

3）小児悪性固形腫瘍

神経芽腫，腎芽腫，肝芽腫などの小児固形腫瘍は診断時に局所進展や遠隔転移をきたしていることも少なくない．抗がん薬や放射線に感受性が高い（効きやすい）腫瘍もあり，正確な病理診断を行い手術，抗がん薬，放射線治療をうまく組み合わせ

ることで，このような進行症例の治療成績も向上してきた．それぞれの治療法の利点と欠点を考慮して，効果が大きく障害の少ない治療法を症例ごとに検討する．

4）小児の外傷

小児の腹壁や胸郭は未発達で脆弱なため，外力は内臓に直達しやすく，また臓器が近接しているので多臓器損傷をきたしやすい．意識障害，呼吸障害，全身状態のわるいもの，歩行中の交通事故，高所（乳幼児では1m，年長児で3,4m以上）からの転落は，高次救急施設への搬送を指示する．

保護者から聴取した受傷機転と，外傷の程度や部位が一致せず，特徴的である場合は虐待も考慮する．

人対自動車事故では，バンパーで膝を，ボンネットで胸腹部を，飛ばされることで頭部を打撲しやすい．シートベルト損傷では上腹部や腰椎損傷，自転車ハンドル外傷では膵・十二指腸損傷が多い．

そのほかの外傷では，脾，肝，腎，消化管，膵の順に頻度が高く，実質臓器損傷では出血が病態の主体であり循環動態の維持が重要である．血圧が維持できないときは，手術やIVR（インターベンショナルラジオロジー）による止血が必要である．腸管損傷は，後腹膜に固定されている十二指腸やトライツ（Treitz）靱帯に近い空腸損傷が多く，壁内血腫や穿孔をきたす．腸管穿孔では感染，腹膜炎が進行するため，緊急手術の適応である．十二指腸壁内血腫は通過障害の症状を呈するが，多くは保存的に軽快する．

小児の肋骨は弾力性に富み，軟骨部が大きいので，骨折していても単純X線で診断できないことがある．また，外力は容易に胸腔内に到達するため，肋骨骨折がなくとも肺損傷などをきたしていることがある．逆に，肋骨骨折があれば臓器損傷を伴っていることを念頭において診療する必要がある．

2　小児外科疾患の周術期管理の特徴

A　呼吸管理

肺は新生児期から思春期まで発育し，肺胞数も増加するので，肺の発育を念頭において手術の適応や手術時期を決定する．

出生時は，体外で生きていくために呼吸，循環が劇的に変化する．出生時の啼泣（産声）により肺胞が開き呼吸が開始される．同時に肺の血管床が開き肺血管抵抗が低下することで，これまでは肺に流れていなかった血液が心臓から肺に送られるようになりガス交換が可能となる．先天性横隔膜ヘルニア，心疾患では，肺高血圧が持続し有効なガス交換が行われず新生児遷延性肺高血圧症に陥ることがある．一酸化窒素（NO）吸入，最重症の呼吸不全に対しては膜型人工肺（extracorporeal membrane oxygenation：ECMO）などが用いられることがある．

出生時の肺胞数，細気管支数は成人の10分の1程度であり，ガス交換の面積も成

人の20分の1程度にすぎない．気管，気管支，細気管支も細く，気管軟骨も脆弱なため容易に気道閉塞をきたす．気道分泌物を頻回に吸引除去することも必要である．新生児・乳児は横隔膜呼吸が主体であり，胃や消化管の拡張は呼吸障害をきたすので，胃内容物の吸引は呼吸管理にも重要である．

　肺胞も脆弱なため，愛護的な呼吸管理が必要である．気道内圧，吸入酸素濃度を必要最低限に保つこと，持続的陽圧呼吸（continuous positive airway pressure：CPAP），高頻度振動換気（high frequency oscillation：HFO）などを用いて肺を保護し慢性肺疾患の予防に努める．肺胞数，気道数が増加し，胸郭や呼吸筋が発達し成人のような胸式呼吸が完成するのは8歳ごろである．

B　循環・体液管理

　腹膜炎，腸閉塞などの症例では，来院時体液の喪失から，脱水，循環血液量の減少をきたしていることがほとんどで，術前に脱水，電解質の急速補正を行って手術に臨む．肥厚性幽門狭窄症では，慢性の脱水，低クロール性アルカローシスに陥っていることが多く，1，2日かけて補正する必要がある．

C　感染管理

　小児期，とくに新生児期には，獲得免疫は確立されておらず自然免疫のみが機能している．皮膚や消化管，呼吸器などの外界への防御機構も未発達で，容易に重症感染症に陥る．周術期の感染予防，感染症対策には細心の注意が不可欠である．

　乳幼児期でもいまだ獲得免疫は未熟であり，感染歴，予防接種歴の情報を得ることはきわめて重要である．待機手術が可能な場合は必要な予防接種を行った後，手術を行うこともある．

D　栄養管理

　消化器手術後は長期に経腸栄養が行えないことがある．年齢ごとに必要なカロリー数，栄養素は異なる．また消化器の状態により，静脈栄養，経腸栄養を選択する必要がある．たとえば胆道閉鎖では，胆汁の腸管への排泄が不十分で脂肪や脂溶性ビタミンの吸収障害が生じる．時にビタミンKの不足により頭蓋内出血をきたすことがある．長期に栄養管理が必要な症例では，病態により微量元素，ビタミンの補充も重要である．

6 小児の麻酔

　小児の麻酔は，麻酔の四要素である鎮痛，鎮静，筋弛緩，有害反射抑制という基本に関して，成人と変わるところがない．しかし，小児麻酔には周麻酔期（周術期）の随所で成人と異なる見方やアプローチが必要とされる．

1 不安への対応

　小学校低学年以下の小児は，一般に手術や麻酔の意義や必要性を理解することが難しい．また，親からの**分離不安**が強いため，麻酔導入に取り掛かる前に特別な工夫が必要とされる．不安を軽減する目的で前投薬（ミダゾラムなどの鎮静薬）が投与されるが，効果にばらつきがあり，また術後覚醒遅延の要因になるなどの短所もある．一般的に薬の全例使用は避け，むしろ以下に述べる麻酔前の準備（プレパレーション）を取り入れる施設もある．

　前投薬以外に不安を取り除く方法はいろいろ考えられるが，どれにも共通する目標は，不安要因（手術室環境，医療者，麻酔マスクなど）から注意を巧みにほかに向けさせること（ディストラクション）である．落ち着いた低いトーンで絶え間なく話し掛ける方法，アニメなどのビデオ動画を見せる方法，また TV ゲームを本人に操作させる方法（あるいは深呼吸するとポイントが入る遊びなど）が提案されている．モニター類の装着を怖がる患児には，まず親が装着し（服の上からでよい），親の笑顔を見せることで喜んで装着させてくれる場合が多い．

　麻酔導入に際して親を同伴させる方法（parent presence during induction of anesthesia：PPIA）は，不安軽減や静穏な導入のための 1 つの選択肢である．親と子の間には言葉を介さないコミュニケーション（non-verbal communication）があり，子は親の精神状態を敏感に感じ取る．このため親と子の不安を一緒に取り除きリラックスさせる取り組みが看護のポイントの 1 つになる．親の不安を和らげる工夫として，オリエンテーションのほか，麻酔導入の事前説明（導入時にいびき，随意・不随意運動，眼球上転などが起こる可能性）が役立つ．

　子どもも親も不安が極度に強い場合は，手術室のツアーが不安を軽減させる可能性がある．また自閉スペクトラム症や注意欠如多動症（attention-deficit/hyperactivity disorder：ADHD）の患児では本人の納得がポイントになるため，ツアーが役立つと考えられる．チャイルド・ライフ・スペシャリスト（Child Life

Specialist：CLS）やホスピタル・プレイ・スペシャリスト（Hospital Play Specialist：HPS）（p.122 参照）が関与すればいっそうきめ細かいケアが期待できる．

周麻酔期の流れでは麻酔科医が主導的な役割を果たすため，看護の方針・工夫を麻酔科医と事前に共有することが重要である．

2 | 絶飲食

一般的に，定時手術の麻酔前の絶飲食時間は以下のとおりである（離乳後の小児は成人と同じ扱いとなる）．

- 清澄水：麻酔導入 2 時間前まで
- 母乳：麻酔導入 4 時間前まで
- 人工乳・固形物：麻酔導入 6 時間前まで

緊急手術では胃内容物が存在する可能性が高く，逆流・誤嚥防止のため「迅速導入」（輪状軟骨圧迫などを組み込み，導入から挿管までを最短にする方法）を行う場合がある．最近は胃の超音波検査で胃内容物の性状と量を観察し，その結果により導入方法を選択する手法も行われる．

3 | 呼吸管理の重要性

成人麻酔における全身管理の中心は循環管理といえるのに対し，小児麻酔では呼吸管理といえる．以下に述べるように，小児麻酔における呼吸の評価法として，換気モニターや呼気二酸化炭素モニターなど電子機器がしばしば不正確なため，むしろ胸郭の上りの目視とともに片耳胸壁聴診器による呼吸音の聴取を推奨する意見もある．小児の心停止は低酸素が原因であることが多く，それだけに麻酔導入後の迅速・確実な気道確保とマスク換気が重要となる．

マスク換気における用手的な上気道確保の重要ポイントは，成人と同様に頭部後屈と下顎挙上だが，気道確保に難渋すれば年少児ほど容易に低酸素状態に陥るため，遅滞なく経口エアウェイ（oropharyngeal airway：OPA）を挿入する必要がある．

小児の気道の特殊性として，気道の絶対的な径が小さいため気道抵抗が高いことが挙げられる（p.37，**図 I -5-1** 参照）．太すぎる気管チューブが気道を強く圧迫して起きる粘膜浮腫は，成人より気道抵抗の増加率に大きく寄与するため，チューブサイズの適正化が重要である．浮腫を予防するためには $30\ cmH_2O$ 以下の気道内圧でリークが認められなければならない．さらに，カフ付き気管チューブを用いる場合にはカフ圧を $20\ cmH_2O$ 以下に保たなければならない（カフ圧を自動制御するタイプのカフ圧計を用いればいっそう安全といえよう）．

カフなし気管チューブは適正サイズ（チューブ内径の計算式 mm：年齢 /4 ＋ 4）に加え，上下 2 サイズを用意する．近年，小児用に開発されたポリウレタン製のカフ付きチューブのマイクロカフチューブが国内でも使用できるようになった．カフ付きチューブの適正サイズとしては，内径がカフなしより 0.5 mm 細いものを選択する．超音波で気道径を計測し，最適サイズを決める手法もある（この場合は外径となる）．口角－下顎角間距離の OPA，気管内吸引カテーテルも数サイズ用意する．看護のポイントは，モニター監視と器具のタイムリーな供給，および手技の介助である．

もう少しくわしく　上気道感染症と麻酔

小児は保育園や小学校などで上気道感染症にかかる確率が高い．上気道感染症により気道過敏性が亢進すると，麻酔導入時に喉頭けいれんなどの合併症を起こす可能性があるため，上気道感染後の麻酔は熱，膿性鼻汁，湿性咳嗽を認めなくなってからが安全とされる．

もう少しくわしく　小児の困難気道と気管確保

小児は肺が小さいのに代謝率が高いため，無呼吸に際し低酸素にいたるまでの時間が短い．麻酔導入により換気が小さくなり，その後，無呼吸になる．マスクによる陽圧換気が難しい場合，上気道を開存させるための OPA が必要となる．最適サイズは口角－下顎角間距離なので，年齢に対応した各種サイズを揃えておくことが重要となる．
挿管困難の場合はビデオ喉頭鏡（エアウェイスコープ，マックグラス喉頭鏡など）が使用されるが，はじめからビデオ喉頭鏡を使う施設も増えている．ビデオ喉頭鏡でも声門が見えにくく挿管できない場合には，まずガムエラスティックブジー（gum elastic bougie：GEB）*を挿入し，ブジーをガイドにして挿管チューブを進める方法が行われる．それでも難しければ，ファイバースコープ挿管を行う．
マスク換気も挿管も困難な場合を CVCI（cannot ventilate, cannot intubate）といい，一刻の猶予もない．この場合には声門上器具（ラリンゲアルマスクや i-gel®など）を挿入すれば換気できることが多い．換気が確立された後，声門上器具の内腔を通じて挿管チューブを通すことができる．
以上をすべて行っても換気できない場合には，輪状甲状膜切開を行う（小児専用キットもある）．
必要な器具類をカートに集め，「DAM（difficult airway management）カート」または「困難気道カート」などの名前をつけて常備しておくことが勧められる．

---

*　**ガムエラスティックブジー（GEB）**：経口挿管困難症例で用いられる細く軟らかい器具である．

4 | 循環管理

血圧カフ（マンシェット）の幅はおよそ上腕長の 2/3 程度とする（p.84, **図Ⅱ-2-1** 参照）．カフの幅が狭いと高めに，広いと低めの測定値となる．重症感染症や免疫抑制患者ではディスポーザブルタイプを用いる．手術室ではほとんどの場合，自動測定（non-invasive blood pressure：NIBP）だが，モニター機器設定はデフォルトで成人設定になっている．成人設定のままだと測定値が得られないか，得られても不正確になるため，あらかじめ小児用・新生児用に設定し直す必要がある．

動脈ラインの挿入に，超音波ガイドをはじめから用いると成功率が高い．挿入後の確実なシーネ固定は，看護の重要なポイントである．

胸壁聴診器を使用する最も重要な目的は呼吸音のモニターだが，胸骨左縁と乳頭の間に貼付すれば，心音から心拍数やリズムを知ることができる．また心音の急な減弱から著しい血圧低下にいち早く気づける場合がある．

体重が軽いほど循環血液量が少ないため，出血による低血圧をきたしやすい．看護師は出血量を小まめに計測し，麻酔科医に報告することで，遅滞ない輸液・輸血に貢献することになる．

5 | 吸入麻酔

セボフルランは小児の麻酔の導入と維持に多く用いられる麻酔薬である．静脈路の確保されていない小児では，マスクから笑気ガス・酸素とともにセボフルランを高濃度で吸入させる（緩徐導入）．デスフルランは気道刺激が強く喉頭けいれんが起きやすいため緩徐導入には適さないが，気管挿管後に用いるのは問題ない．挿管前は酸素とセボフルランのみにし，挿管後に笑気ガスを再開してよい．脳波モニター（BIS など）を用いる場合には，笑気ガスの影響を除くため酸素・空気・セボフルランに静注麻薬（レミフェンタニルなど）を組み合わせる場合が多い．静脈ラインが確保されている場合にはプロポフォールやチオペンタールで静脈導入（急速導入，迅速導入）し，セボフルランとレミフェンタニルなどで維持することもある．

6 | 全静脈麻酔（TIVA）

成人において多く行われる全静脈麻酔（total intravenous anesthesia：TIVA）は，そのままの形では小児で実施することが難しいため，吸入麻酔薬で導入し静脈確保をしてから TIVA に切り替える手法をとる．

プロポフォールの投与に TCI（target controlled infusion，目標濃度調節注入）ポ

ンプを用いる場合，内蔵されているアルゴリズム（ソフト）の関係で，TCIモード
を使えるのは16歳以上となる．年少児ではmg/kg/時のモードを用いる．

　術中鎮痛に用いるレミフェンタニルは成人よりも必要量が若干多くなるが，半減
期は成人と同様のため，作用が遷延する心配はない．フェンタニルは成人と同様，
むしろ術後鎮痛を目指し術中から少量頻回投与を行う．鎮痛に適切かつ呼吸抑制が
みられない程度の効果部位濃度（1.0 ng/mL）を麻酔終了時の目標とする．

　プロポフォールを長時間高用量で投与すると，プロポフォール注入症候群
（propofol infusion syndrome：PRIS）を発症する場合がある．

コラム プロポフォール注入症候群（PRIS）

プロポフォールを長時間高用量で投与するとPRISを発症する場合があり，集中治療
室における長時間鎮静（48時間以上）で注意が必要とされる．PRISは横紋筋融解を
病態とし，不整脈や代謝性アシドーシス，またCK上昇などの症状を呈し，難治性で
しばしば致死的となる．このため，超長時間麻酔では心電図変化などに細心の注意を
払い，軽症のうちに投与を中止しなければならない．小児において，集中治療におけ
るプロポフォールによる鎮静は禁忌とされている．

---

7 術後鎮痛

　全身麻酔にできれば区域麻酔（局所麻酔薬を用いる麻酔の総称）を併用し，それ
にアセトアミノフェンの定時投与を併用する方法がよいといわれる．

　形成外科など体表手術の場合は，術野局所麻酔浸潤だけで十分な場合が多い．鼠
径ヘルニア根治術なら腸骨鼠径神経ブロックを追加するとよい．超音波ガイド下で
麻酔科医が行う場合が多いが，小児外科医が直視下に行うこともある．精巣固定術
ではさらに仙骨ブロックを加えるとよいが，術後の尿閉や下肢筋力低下に注意する
必要があり，当日退院の症例では適応を考慮する．包茎手術に陰茎ブロックを用い
る施設もある．

　開腹術や開胸術では5歳以上なら全身麻酔導入後に硬膜外カテーテルを留置す
る．穿刺針は年長児に18ゲージ，年少児に19ゲージ（カテーテルも細い）を用い
る．最近は小児でも超音波ガイド下神経ブロックが好まれる．骨折手術などに対す
る腕神経叢ブロック，大腿神経・坐骨神経ブロックなどが行われる．また，臍ヘル
ニア手術や腹腔鏡手術では腹横筋膜面ブロック・腹直筋鞘ブロックなどが行われる
ほか，腰方形筋ブロックも有効とされる．局所麻酔薬中毒の緊急治療には脂肪製剤
を静注する．

8 麻酔薬の神経毒性

　内外の動物実験データによると，全身麻酔薬や鎮静薬のほとんどは発達期の脳組織に不可逆的な変化を与える結果，学習障害や行動異常が観察される．これを踏まえて，小児を対象とした複数の大規模多施設共同研究が施行されたが，ヒトにおける麻酔薬による脳発達への悪影響は証明されていない．短時間で，単回の麻酔ならほぼ問題ないが，複数回では害を及ぼす可能性がある，というのが現在の見解である．米国食品医薬品局（Food and Drug Administration：FDA）の声明では，3歳未満の小児の麻酔薬への長時間曝露が脳の発達に悪影響を及ぼす可能性について言及されており，そのことが米国で流通する全身麻酔薬や鎮静薬のラベルにも明示してある．小児外科・整形外科をはじめほとんどの症例は手術を遅らせることができないし，遅らせるべきではない．もし3歳未満の患児に全身麻酔を行う場合は，麻酔薬・麻薬の投与量・投与時間を最小限に抑える工夫が必要となり，神経ブロックなどの区域麻酔との併用も1つの方法である．

9 麻酔科領域の専門看護職

　近年，麻酔科領域の専門看護職として周麻酔期看護師（perianesthesia nurse：PAN），診療看護師（Japanese nurse practitioner：JNP），日本麻酔科学会の周術期管理チーム認定を受けた看護師などが，教育・訓練レベルに応じて外来や手術室などで活動している．

　（本稿は国立成育医療研究センター麻酔科の鈴木康之先生にご校閲いただいた）

7 | 小児の集中治療

1 | NICU

A NICU の概要

　1947 年に制定された児童福祉法を根拠として，周産期医療体制の整備が急速に進行した．その結果，1950 年に全体の 95% 程度であった自宅分娩は，1960 年には約50%，1970 年には 5% 未満となり，1980 年以降は 1% 未満で推移している[1]．分娩の場が自宅から施設へ移行し，分娩が医学的に管理されるようになったことで，新生児死亡率（出生千対）は 1950 年の 20 人台から 2000 年以降の 2 人未満へ低下し，妊産婦死亡率（出産 10 万対）も同期間に 160 人余から 10 人未満に減少した．

　分娩の場が自宅から病院，医院，助産院などの施設に移行したことにより，新生児がはじめて医療の対象となった．1970 年代には，一部の先進的な施設で新生児の集中治療に特化したユニットが開設された．これが新生児集中治療室（neonatal intensive care unit：NICU）のはじまりである[2]．NICU の成り立ちには 2 つの流れがある．1 つは小児病院あるいは小児科病棟にある「重症児室」が基となって NICU が独立し，後から産科医療と結び付いた流れである．もう 1 つは，分娩施設あるいは産婦人科病棟の「新生児室」で次第に重症児を診療するようになり，重症児の加療室を NICU として独立させた流れである．いずれにしても，黎明期の NICU の多くが医師・看護師などの医療者の献身的努力と過酷な労働の下に維持されていた．1986 年の診療報酬改定で新生児特定集中治療室管理料（いわゆる NICU 加算）が新設され，はじめて手厚い看護体制と高額な診療報酬が結び付いた．常時 3 対 1 以上の看護体制を診療報酬の絶対条件とする一方，診療報酬を原資として看護師を雇用することを可能としたのである．その後，1994 年の母子保健法改正を受けて 1996 年に厚生労働省局長通知の形で発令された「周産期医療システム整備指針」に基づき，全国に総合周産期母子医療センターとそれを支える地域周産期母子医療センターが整備された．しかし，NICU に入院する新生児の重症化や NICU 長期入院児の蓄積などのために NICU 病床の慢性的な不足が問題となり，2010 年に厚生労働省から周産期医療体制整備指針が発出され，NICU 病床数は出生数 1 万に対して 25〜30 床必要であるとされた．この指針は，その後も繰り返し改定されている[3]．

　現在，日本全国で総合周産期母子医療センターが 112ヵ所，地域周産期母子医療

センターが296ヵ所整備されている[4]．NICU病床はおよそ3,000床配置されているため，出生数から想定される必要数は充足していることになる．現在は，少子化の流れを受けて周産期医療施設の集約化と重点化が課題となっている．

周産期母子医療センターにおける新生児部門には，NICUのほかにNICUの後方病床である新生児回復期治療室（growing care unit：**GCU**），およびNICUでもGCUでもない「新生児室」が含まれる．

B NICUで治療を受ける小児の特徴

NICUには高度な観察と治療を必要とする**ハイリスク新生児**が入院する．ハイリスク新生児には，出生体重2,500g未満の低出生体重児，在胎期間37週未満の早産児，新生児期に治療介入を必要とする外科疾患や内科疾患をもつ児，妊娠週数が不明で出生した児などが含まれる[5]．しかし，低出生体重児や早産児がすべてNICUあるいはGCUに入院するわけではなく，施設ごとのNICU・GCU入室基準が決められていることが多い．帝王切開で出生して全身状態が安定している児や，黄疸に対する光線療法を必要とする正期産児をどこで管理するかも同様である．また，その施設の外科や脳神経外科が新生児疾患に対応しているか，NICUが新生児低体温療法や体外循環装置を用いた治療に対応しているか，手術治療を必要とする先天性心疾患のある児をNICUで管理するか循環器センターで管理するか，などでNICUに入院する児の範囲が変化する．GCUには，常時監視や家族への指導が必要だがNICUにおける集中管理は不要となった児，あるいはNICU入室する児よりは重症度の低い児を収容する．

C NICUの治療・管理などの特徴

NICUが成人の集中治療室（intensive care unit：**ICU**）と最も異なる点は，NICUが治療の場であると同時に**育児の場**でもあることである．成人では，ICUに入院した患者が疾病や外傷の発生前の健康を取り戻せば，治療は成功したといえる．一方，NICUに入院中の児は，その期間に胎児あるいは新生児として遂げていたはずの発達を獲得する必要がある．また家族も，思いがけない妊娠の中断や児の疾病に起因する喪失感・罪悪感から立ち直り成長する必要がある．NICUに入院した児の発達を支援するためのケアが**ディベロップメンタルケア**（developmental care）[6]であり，家族が児の治療における主人公であることを意識したケアが**チャイルドアンドファミリーセンタードケア**（child-and family centered care）[7]である．

2 PICU

A PICUの概要

PICU（pediatric intensive care unit）とは小児集中治療室のことであるが，明確な定義はない．『小児集中治療部 設置のための指針（2007）』によると，PICUとは「一時的に生命が危険な状態にある，またはそのような状態が切迫している小

児患者に対して，その原因，病態，基礎疾患を問わず，病院の総力を挙げて治療する場である」[8]と定義されている．

　一般には，人工呼吸管理や循環作動薬が必要な患児，密なモニタリングが必要であり急変時に迅速な対応が必要な患児が入院する場所がPICUと認識されている．日本では，保険診療で集中治療加算を取得するためには，患児2名に対し看護師を常時最低1名配置する必要がある．

　日本集中治療医学会に登録されているPICUは35施設にのぼる（**図Ⅱ-7-1**）．しかし，日本のPICU病床数は1.8床／小児人口10万人であるのに対し，米国では8.0床／小児人口10万人と日本の約4倍である．日本においてPICU病床数が不足していることに異論はないが，病床数のみが充足しても子どもたちがその恩恵を享受できるわけではない．地域によってはPICUまで長時間の搬送を要することがあるため，搬送方法の確立に加え，PICUで働く医療スタッフ（医師，看護師，理学療法士，管理栄養士，薬剤師など）の専門性の特化や医療体制の整備が肝要であり，ソフトとハード両面での進展が望まれる．

B PICUで治療を受ける小児の特徴

　治療対象となる年齢は新生児〜15歳ごろまでではあるが，20歳を超えても成人科への移行が難しい患者が重篤化した場合には，PICUで治療を行うことがある．また基礎疾患，とくに先天性疾患を有する患者が多いことが特徴である．

　PICU入室患者の5〜6割が周術期管理目的で，そのうちの多くが小児心臓血管外科術前・術後の患者であり，次に呼吸不全，循環不全，モニタリング目的の評価入室で大部分を占める．

C PICUの治療・管理などの特徴

　人工呼吸管理，血液浄化療法，低体温療法，体外式膜型人工肺（ECMO）などの高度医療を行う．また新生児，乳児，幼児では精神・運動発達段階，臓器の成熟度が異なり，同じ病態であっても生体の代償性範囲も異なることから，各年齢に応じたケアが必要となる．

　入室患者が多い先天性心疾患の術前・術後管理においては，疾患ごとの血行動態の把握，内科的治療，外科的治療（姑息術，根治術）について習熟しておく必要がある．

　さらに，残念ながら助けることが難しい子どもに対する緩和医療の提供，入院中の患者家族，とくにきょうだいへの心理的ケアも含む包括的な診療を行う．

●引用文献

1) 厚生労働省：分娩場所別の分娩割合および周産期・新生児・妊産婦死亡率の推移．〔https://www.mhlw.go.jp/shingi/2005/09/s0905-7f.html〕（最終確認：2024年10月15日）
2) 大木　茂：周産期医療体制　新生児科．周産期医学 **51**（13）：1279-1282, 2021
3) 厚生労働省：周産期医療の体制構築に係る指針（令和5年3月31日付通知〔令和5年6月29日一部改正〕）．〔https://www.mhlw.go.jp/content/10800000/001118039.pdf〕（最終確認：2024年10月15日）
4) 厚生労働省：周産期母子医療センター一覧（令和5年7月14日現在）．〔https://www.mhlw.go.jp/

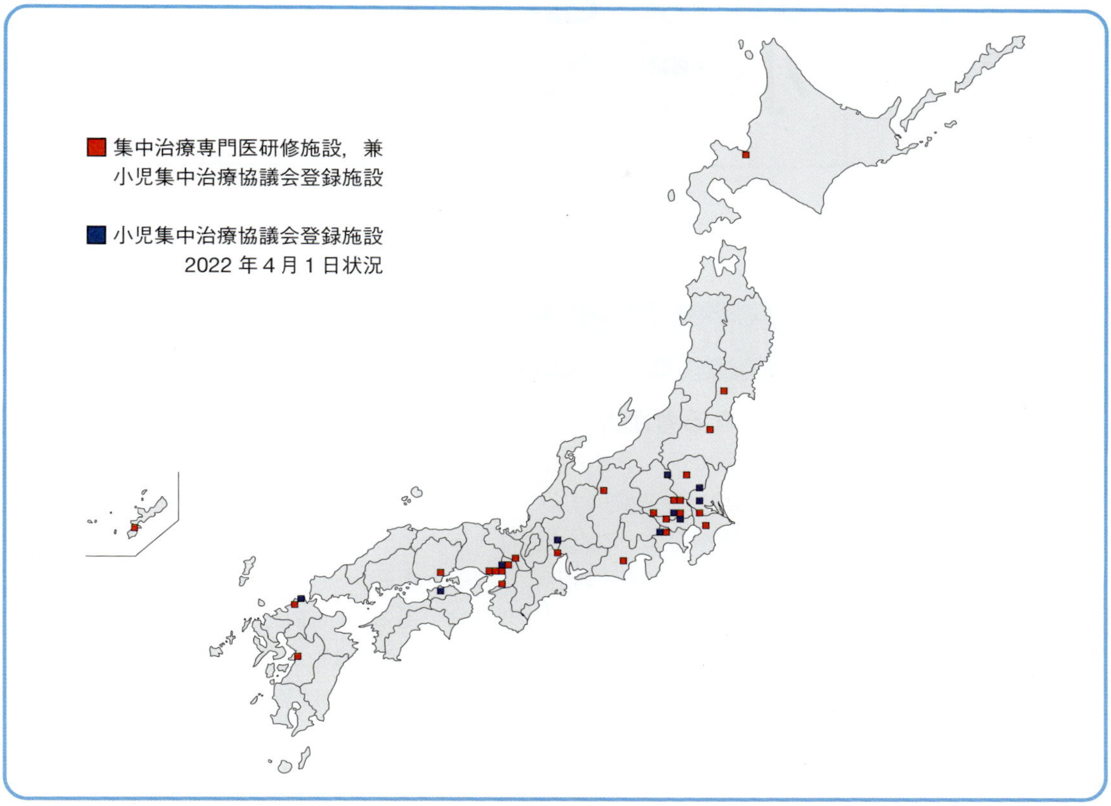

7 小児の集中治療

■ 集中治療専門医研修施設，兼
小児集中治療協議会登録施設

■ 小児集中治療協議会登録施設
2022 年 4 月 1 日状況

図II-7-1　PICU の病床数
（日本集中治療医学会：小児集中治療室［Pediatric Intensive Care Unit］〔https://www.jsicm.org/provider/picu.html〕（最終確認：
2024 年 10 月 15 日）を参考に作成）

content/10800000/0011238157.pdf〕（最終確認：2024 年 10 月 15 日）
5）市場博幸：ハイリスク新生児の一般的管理．周産期医学 **51**（13）：518-519, 2021
6）岩田欧介：Developmental care を支えるエビデンスと目を背けてはならない課題．周産期医学 **47**
（1）：83-89, 2017
7）横尾京子：周産期におけるファミリーセンタードケアとは．周産期医学 **47**（1）：13-16, 2017
8）日本集中治療医学会ホームページ：小児集中治療部 設置のための指針, 2007 年 3 月〔https://www.
jsicm.org/publication/kaikoku_picu_secchikijun.html〕（最終確認：2024 年 10 月 15 日）

8 診療を受ける小児への看護

1 小児疾患への看護とは

A 基本となる考え方

　小児への看護では，子どもと家族中心のケア（Child- and Family-Centered Care：C&FCC）を基盤にする．C&FCC とは，個別的で尊重と思いやりのあるケアと，相互理解を促進するためのコミュニケーション，子ども・家族に対し真に協力的な方法でケアに従事するというパートナーシップによって，すべてのケアの中心が子どもと家族になるようにするケアである．C&FCC は，最適な健康状態，患者の安全，健康の公平性（ケアが一律という意ではない），患者・家族の前向きな体験をもたらすとされる．近年は，子どもの入院・通院施設で，C&FCC に基づいて子どもの生活に合致した設備の整備がなされるなどが進んでいる．一方で，C&FCC は，看護師が日々の一つひとつのケアの中でそれを意識することで実現可能である．たとえば子どもに処置を行う際に，医療者側が行うことやしてほしいことだけでなく，子どもの体験をケアの中心に置き，これから処置で子どもが体験することを子どもの反応を見ながら説明するといったことである．このように，看護師が C&FCC を理解し，意識することがその実現には重要である．

　また，看護師は症状マネジメントや点滴・服薬の管理，清潔ケアなどさまざまな役割を担うが，その際は，疾患やその治療を知ったうえで，一人ひとりの子ども・一つひとつの家族の生活と治療を結び付け，その子らしい生活が送れるように支援することが求められる．すなわち，看護師は子どもと家族が疾患や治療を上手に生活に組み込み，その子・その家族らしい毎日を送れるように支援する役割をもつ．さらに，子どもの生活は成長発達段階とも関係するため，子どもの成長発達を理解することも大切である．多くの疾患には転機があり，経過やパターンがある．また，経過の長いものもあれば短いものもある．それらを理解して，その子の成長発達と強み・弱みとをつなげ，生活支援をすることが重要である．

B 子どもへの説明

　ケアや治療について説明し了解を得ることは，子どもとのパートナーシップを築くために重要なことである．子どもへの説明は，何をいつ，どのように説明するのか判断し，その子に合った形で行う．成人一般の治療方針決定などで行われる説明と同意（インフォームド・コンセント）の「同意」は子どもでは困難であり，これ

に代わるものとして**説明と了承(インフォームド・アセント)**という考え方がある．インフォームド・アセントとは，医療者が子どもの理解度に応じてわかりやすく臨床試験などについて説明し，子ども自身が発達に応じた理解をもって了承（合意）することであり，対象は7〜14歳の子どもとされる．臨床試験への説明と了承といったフォーマルなものだけでなく，入院中であれば入浴や食事など子どもの療養生活のあらゆるケアについて，子どもに説明し，可能なときには子どもの意見を取り入れて実施することは，子どもの権利を守り，子どもを尊重することにつながる．

C 家族への支援

1）看護の対象としての家族

　小児看護の対象には，患児だけでなくその家族も含まれる．親や患児のきょうだいは，患児の病気や療養によるさまざまな影響を受ける．親は患児の看病のために身体的に疲労したり，心配を抱えたり，仕事の調整をするなどで身体・心理社会的に影響を受け，それらに対する調整が必要になる．きょうだいも，親が病院に行って不在となり1人で過ごす時間が増えたり，患児を心配する一方で自分も寂しい思いを抱くなど，複雑な感情とさまざまな生活変化にさらされる．看護師は家族の生活を思いやり，コミュニケーションをとりながら家族の心身のケアを行う．

2）代理意思決定者としての家族

　子どもは，入院や手術を受けるなどの治療方針に関する意思決定を単独で行うことができない場合がほとんどである．そのため，親が代理意思決定者として子どもの治療や療養に関する意思決定をする．看護師は家族の意思決定を支えるためにも，疾患の病態，治療，症状をよく知り，子どもが治療でどのような体験をするのか，療養生活によって生活がどのように影響を受けるのかを家族に伝えながら意思決定を支えることが大切である．

3）ケア提供のパートナーとしての家族

　前述のように，親やきょうだいはケアの対象者である一方，患児へのケアのパートナーでもある．看護師は親と患児にとっての最善が何かを共に考え，共にケアを提供する．パートナーシップはC&FCCの重要な要素であり，家族との十分なコミュニケーションを図ることで築かれるものである．これにより個別性のある，患児とその家族の力が最大限に発揮されるケアを提供できる．たとえば子どもへの処置について，看護師から親にいつ，どのような処置が子どもに行われるのかの情報提供をし，親と相談して，共に子どもに処置の説明をしたり実施に参加してもらうことは，パートナーシップに基づいたC&FCCである．

| コラム | 子どもの療養を支える専門職 |

●チャイルド・ライフ・スペシャリスト（Child Life Specialist：CLS）

医療環境にある子どもや家族に心理社会的支援を提供することで，子どもや家族が抱えうる精神的負担を軽減し，主体的に医療体験に臨めるようサポートする専門職である．具体的には，子どもに治療・検査についてわかりやすく説明し支援する．時には手術室やMRI室のツアーも行う．また，きょうだいへの支援，成人がん患者の子どもへの支援，親の子どもへの支援方法の教授，コンサルテーションなども役割として挙げられる．プレパレーション（p.126参照）やディストラクション（p.127参照），遊びなどをツールとして用いる．1950年代から主に北米で発展してきた．教育課程は大学院修士課程で行われ，子どもの成長発達，心理，解剖学なども学ぶ．米国に本部を置くChild Life Councilが資格認定を行っている．

●ホスピタル・プレイ・スペシャリスト（Hospital Play Specialist：HPS）

ホスピタル・プレイを用いて，医療環境が子どもにとって親しみやすいものになるようにしながら，病気や障害，医療とのかかわりの経験がその子にとって肯定的な経験になることを支援する．HPSは，治療を受ける子どもたちに遊びを提供し，日常生活を支援したり，子どもが受ける治療を理解できるようプレパレーションを実施したり，処置中の子どもが怖い思いをせず，痛みが軽減されるよう，ディストラクションを提供する．また，きょうだいや親を視野に入れた遊びのプログラムを計画したり，個別支援を提供する．発祥は英国で，現在はニュージーランド，オーストラリア，香港，日本（静岡県立大学短期大学部）で各国の文化や状況に合った養成が行われている．資格取得には30日程度の研修と試験合格が必要である．

●子ども療養支援士

医療を受ける子どもたちの不安に寄り添い，気持ちの緩和やストレスの軽減など心理的ケアを行うスペシャリスト．ディストラクションやプレパレーション，遊びを通じた成長発達支援，子どもと家族へのグリーフケア，療養環境づくりなどの活動をする．CLS，HPSとは異なり日本独自の資格であり，「子ども療養支援協会」により170時間の講義と700時間以上の実習が行われ，それらの活動の総合による評価で同協会により資格認定される．講義や実習の講演者・指導者は子ども療養支援士，CLS，HPS，保育士，看護師などである．

| コラム | 小児看護専門看護師 |

小児看護の上級実践の資格である．さまざまな状況にある子どもと家族へのケアを展開し，複雑な課題をもつ子どもと家族への実践，コンサルテーション，教育，倫理調整，コーディネーション，研究の6つの役割を担う．小児看護専門看護師は，子どもの発達をよく理解し，その子への最善のケアを提供することを促進する．直接子どもと家族へのケアを提供するだけではなく，チームの小児看護の水準を高める働きももつ．小児看護専門看護師の活躍の場は広く，病院だけでなく地域や施設などさまざまである．大学院修士課程での教育となり，38単位を取得し，日本看護協会の認定試験に合格することで認定される．

2 | 外来受診する子どもへの看護

A 看護師が行うトリアージ

1）小児救急医療の現場におけるトリアージ

子どものトリアージレベルの決定は，初期評価（PAT），バイタルサイン，焦点を絞った身体診察および病歴聴取に基づいて数分で行われる（p.72「小児の外来診療におけるトリアージ・診断」を参照）．

短時間の中でも，身体診察と病歴聴取は医療の本質である．年齢，主訴，現病歴，アレルギー，内服薬，基礎疾患の有無，外傷であれば受傷起点を問診しながら焦点を絞った身体診察を行い，緊急度の高い病態を想起しながら，病態の安定化に向けた迅速な対応が求められる．

2）トリアージを行う看護師に求められるスキル

トリアージを行う看護師には，豊富な知識・経験，優れたアセスメント力や批判的思考などのテクニカルスキル（専門的技術）だけでなく，状況認識やコミュニケーションなどのノンテクニカルスキル（非専門的技術）も求められる．たとえば，子どもは大人のように症状をうまく言葉で訴えられないため，バイタルサインや身体診察などを活用しながら緊急度を判断する．また，予定外受診でなにかしらの不安を抱えている家族に共感を示しつつ，緊急度が高いと判断した場合は迅速な治療開始につなげるために，医療チームを動かせる高いコミュニケーション能力が必要となる．

3）トリアージの大原則

トリアージでは，緊急度の高い子どもをいかに優先的に治療できるかが重要であり，重症かどうかよりも，急ぐかどうか，という視点をもちながら重症化を回避する必要がある．混雑した救急外来では看護師にかかるストレスが強く，判断の困難さから，緊急度を実際より高く評価（オーバートリアージ）することがある．逆に，実際の緊急度よりも過小評価することをアンダートリアージという．アンダートリアージをすると，待合室で病態は悪化し，子どもの生命予後に影響し不利益が生じる．そのため，少しでも判断に悩む場合はオーバートリアージを許容するのがトリアージの大原則である．

B 子どもに多い急性症状への看護

1）発　熱

救急外来を受診する子どもの主訴で最も多いのが「発熱」であるが，発熱の原因は多岐にわたり，中には見逃してはならない病気も含まれている．たとえば発熱以外の症状がない場合でも，尿路感染症，菌血症，中耳炎などの感染症の可能性がないか病歴と身体診察を行う．小児特有の感染症に罹患した患者とのシックコンタクト（症状のある患者の近くで接すること）も有用な情報となる．

熱の高さだけに着目するのではなく，年齢，全身状態（PAT［p.72 参照］や

ABCDE［p.74 参照］），バイタルサインの変化に注意しながらアセスメントを行う．とくに生後3ヵ月未満や免疫不全の場合は，重症感染症のリスクが高い．敗血症が疑われる場合には，小児SIRS（systemic inflammatory response syndrome：全身性炎症反応症候群）による指標を評価しながら，原因検索と早期治療を開始する．

発熱は子どもにとって肉体的・精神的負担となるため，必要に応じて解熱薬を使用することは，子どもだけでなく家族の負担を軽減することにもつながる．クーリング（衣服の調節，室温の調整，冷罨法など）は子どもにとって安楽となるようであれば行い，経口補水液などで水分と電解質が摂取できるようにする．経口摂取が難しい場合には，医師の指示の下輸液療法を行う．

2）けいれん

救急外来では子どものけいれんもよくあるため，普段からけいれんへの対応について医療チームで準備しておくことが望ましい．小児では予後良好である熱性けいれんの割合が高いが，髄膜炎などの中枢神経感染症やその他の重大疾患を見逃さないようにする．そのため身体診察と病歴を確認しながら，診断に必要な血液，髄液，CT，脳波などの検査を医師の指示で行う．

目の前で子どもがけいれんしはじめたら，まず人を集めて，ABCDEを確認しながら酸素，モニター，吸引を準備する．けいれんが継続する場合には，分泌物・吐物や舌根沈下による気道閉塞に注意しながら気道確保を行い，抗けいれん薬が使用できるよう静脈路を確保する．けいれん時には転倒や転落のリスクがあるため，ベッド周囲の環境を整える．

子どものけいれんを経験した家族は再発に対する不安が強いため，帰宅する際には家族の気持ちに共感しながら発作時の初期対応を具体的に説明する．

3）頭部打撲

子どもは体全体に占める頭部の割合が高く，運動機能も発達途上のため転倒して頭部打撲を起こしやすい．そのため，子どもが頭部外傷で救急外来を受診する頻度は高い．まずPATによる初期評価，ABCDEアプローチによる評価を行い，主訴や受傷機転から頚髄損傷が疑われたらネックカラーによる頚椎保護を行う．その場合，気道確保は頚椎を保護しながら下顎挙上法で行う．脳損傷により脳の呼吸調節中枢（延髄や橋）が障害されると呼吸パターンの異常が生じるため，チアノーゼがあれば酸素投与を開始する．ショック徴候にも注意しながら，神経学的所見（AVPU*・JCS・GCSなどを用いた意識レベル，四肢の麻痺，瞳孔，対光反射など）や外傷所見（出血，挫創，皮下血腫，骨折など）の有無を評価する．

小児では被曝の問題があるため，頭部CTの適応を慎重に判断するために意識変容（興奮，傾眠，反応が鈍いなど）や頭蓋底骨折の徴候（耳たぶの後ろの皮下出血［バトル〈Battle〉徴候］や眼の周りの皮下出血［パンダの目徴候］，髄液鼻漏）の有無を確認する．また，一見意識障害がなくても病歴聴取を行い，意識消失，嘔吐，

＊**AVPUスケール**：小児を中心に利用される，以下の4つをもとに意識レベルを評価する方法．Alert（意識清明），Voice（声に反応），Pain（痛みに反応），Unresponsive（反応なし）．

激しい頭痛，高リスク受傷機転があれば頭蓋内病変の可能性を考慮して頭部 CT や経過観察を行う．子どもの場合，頭痛を言葉でうまく表現できないこともあるので，不機嫌や不穏などにも注意する．

　縫合など痛みを伴う処置が必要な子どもに対しては，鎮痛薬・鎮静薬による薬理学的アプローチだけでなく，プレパレーションなどの心理社会的アプローチにより，痛みや不安の軽減に努めることも大切な看護の視点である．つまり，発達段階に応じた説明を行い，質問や感情の表出を促し，子どもと短時間で信頼関係を構築することがプレパレーションの原則となる．子どもは保護者との分離不安が強いため，処置中に保護者の同席も考慮する．

コラム ## 小児プライマリケア認定看護師

2006 年から小児救急におけるトリアージ，子どもの事故予防・虐待予防，心肺蘇生の普及啓発，病気の予防とホームケアなどを目的に「小児救急看護認定看護師」が活動している．
近年，医療的ケア児だけでなく，複雑な病態や家族背景をもつ子どもが増加している．2021 年には「医療的ケア児及びその家族に対する支援に関する法律（医療的ケア児支援法）」が可決され，医療的ケア児への支援体制の拡充が求められている．そういった背景もあり，小児救急看護認定看護師の教育課程は，救急の現場だけでなく外来や在宅看護などのプライマリケアの場面まで含む活動範囲の拡大を見据えて，2020 年度より特定行為研修を盛り込んだ新たなものとなり，名称も「小児プライマリケア認定看護師」に変更されている．
多様化・複雑化する健康問題に幅広く対応するために，専門看護師や多職種と協働しながら，病院だけでなく地域社会で子どもとその家族を支える子どものプライマリケアの専門家としての活躍が期待されている．

---

３ 検査・処置時の看護

　小児医療における検査・処置は，正確な診断，適切な治療のために必要不可欠である．一方，検査・処置を受ける当事者である子どもにとっては，痛みを伴う，動きの制限や絶飲食を求められる，何をされるかわからず不安である，見知らぬ環境や人に取り囲まれることによる恐怖と緊張，泣いてしまったら恥ずかしいなど，身体的のみならず心理社会的な苦痛を伴う経験となる．検査・処置時の看護としては，安全な検査・処置の実施とともに，子どもの視点に立った多面的な苦痛緩和も重要である．本項では，これらの苦痛緩和のための看護について概説する．

A 検査・処置時の苦痛緩和の意義

　検査・処置は，体格の小さい子どもの場合は，医療者が押さえて行えばすぐに終わらせることができてしまう．しかし，たった 1 回の検査・処置でも子どもにとってネガティブな体験となってしまうと，トラウマとなりその後の医療体験に大きな影響を与える．幼少期に体験した苦痛の大きい検査・処置は，病院嫌いや注射嫌い

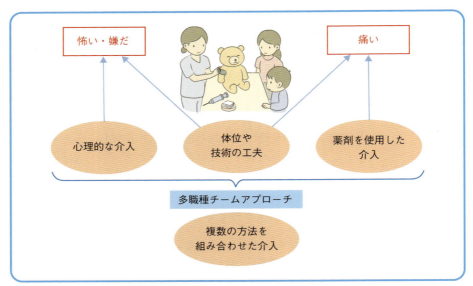

図Ⅱ-8-1 検査・処置の苦痛緩和のための多側面からのアプローチ

を生じさせたり，鎮痛薬が効きにくくなったり，成人後も健診や予防注射を避けるといった長期的な影響を引き起こす．

B 苦痛緩和のための多側面からのアプローチ

幼少期の子どもは，「怖い」「嫌だ」「痛い」という言葉で検査・処置の苦痛を表現する．これらの苦痛に対しては，以下のような多側面からのアプローチ（multimodal approach）（図Ⅱ-8-1）が推奨されている．

1）体位や技術の工夫

検査・処置時は動かないよう求められることが多いが，介助者の不用意な抑制は子どもにとって大きな苦痛となる．子どもの了解を得ずにシーツで子どもをくるむ，検査台から落ちないように急にベルトで締めることなどは避け，安全のためにどのような対応が必要かを子どもや保護者と一緒に検討するべきである．静脈穿刺に関していえば，検査台に寝かせた体位よりも，親が抱っこした状態や膝の上に座っての処置のほうが子どもの痛みへの反応は弱まるという報告もある．どのような体位で実施するか，動かないようにするためにどうするかを子どもと保護者とともに話し合い考えていくことが必要である．また，保護者の同席は子どもの心理的安定につながるため，検査室や処置室から保護者を遠ざけるべきではなく，逆に保護者にも子どもの苦痛緩和に向けた役割を担ってもらえるように支援するとよい．

2）心理的な介入

①プレパレーション（preparation）

プレパレーションとは，子どもに正しい情報を"わかるように"伝える，子どもに情緒表現の機会を与える，子どもと医療者との間に信頼関係を築くことを目的と

し，子どもが「嫌なことでもなんとかやってみよう，やらなければならない」と納得でき，かつ楽にできる方法を一緒に考えるプロセスのことである．具体的には，写真や人形，実際の医療器具を使用しながら，検査・処置体験のイメージ化を助けるとともに，子どもの疑問に1つずつ答えていく．検査の手順や必要性の説明・説得のみでアプローチするのではなく，子どもの声を聴き，子どもの意思を尊重することが大切である．

②ディストラクション（distraction）

　ディストラクションとは，検査・処置中におもちゃなどを活用し，子どもの意識を「嫌な検査・処置」から興味ある「ものごと」にそらし集中させることである．子どもの不安や恐怖を軽減し，痛みの閾値を上げる（痛みを感じにくくする）効果があるとされる．見た目がどんどん変わったり音が出たりするおもちゃ，深呼吸を促し呼吸を整える効果のあるシャボン玉，また最近ではスマートフォンやタブレットを使った能動的なゲームなどを活用するとよい．そのようなツールがなくても，しりとりやなぞなぞをしたり，子どもの興味ある話をしたりすることなども有効なディストラクションとなる．

③処置後のケア（post-procedural care）

　検査・処置が終わると医療者は安心してしまいがちだが，終わった後のケアも大切である．たとえ大泣きして暴れてしまったとしても，検査処置を終えられたことを称賛する，ごほうびにシールやカードを渡すなど，がんばったことを形にして子どもの自己効力感を高め，次の検査・処置に向けての自信につなげていく．

3）薬剤を使用した介入

　2015年に針穿刺時の苦痛緩和に使用できる外用局所麻酔クリームが保険収載された．このクリームを処置の1時間前に穿刺部位に塗ることで，劇的な疼痛緩和が得られる．針恐怖症や感覚過敏な発達障害の子どもはもちろんのこと，子どもの希望に応じて，前述の心理的介入や体位の工夫とこの薬物療法を併用すると，苦痛緩和の相乗効果が得られる．

C　多職種チームアプローチ

　先に述べた多側面からのケアを実現するためには，看護師のみでなく子どもにかかわる多職種でのチームアプローチが欠かせない．多職種で子どもの特性，過去の検査・処置経験，子どもの準備状態や希望する方法の情報を共有し，切れ目のないケアを継続して提供していく．近年，多くの小児医療現場で活躍している心理社会的支援の専門家であるチャイルド・ライフ・スペシャリスト，ホスピタル・プレイ・スペシャリスト，子ども療養支援士や臨床心理士などと協働するとよい．

4 入院・長期療養を要する小児への看護

A 入院する小児への看護

　子どもはふだん，幼稚園や保育園，学校や家庭といった環境で生活している．子どもにとって病院は馴染みのない場所であるため，子どもは入院にあたり，いつもと異なる環境に適応することを強いられる．したがって，入院する子どもへの看護の目的は，子どもがその子らしく環境に適応することを促し，入院という特殊な環境にあってもその子らしさを発揮できるよう支援することであるといえる．看護における環境には，病室の広さやトイレの清潔さのような物質的な要素だけでなく，医療者の態度や価値観などの社会・文化的な要素があり，これには看護師自身のかかわり方も含まれる．以下では，看護師としてどのような環境調整やかかわりを行うことができるかを考えていく．

1）入院環境の調整

　入院する子どもは，入院による療養が必要な健康課題を抱えている．そのうえで，子どもは慣れない入院環境に適応するという課題に挑戦している．そのため，子どものもつ力が十分に発揮されるように，子どもにとって安全で，安心を感じられる環境となるよう調整することが求められる．清潔なリネン類や清掃された床を維持することは，感染から子どもを守り，体液や血液などから想起される必要以上の不安や恐怖から子どもを守る．子どもの力で開閉できるカーテンや押しやすいナースコールを設置することは，子どもが必要なときに自分自身を守るための手段を提供する．1人で外泊することがはじめての子どもも少なくないため，病棟保育士とそういった情報共有を行うことも，子どもの安心につながる看護師の環境調整の1つとして考えることができる．看護師には，「入院している子どもは健康課題に加え，慣れない環境に対しても不安や寂しさを抱えながら適応しようとしている」という認識をもちながら，子どもを取り巻く環境について考えることが求められる．

2）入院する小児とのコミュニケーション

　入院する子どもは，それぞれ抱えている健康課題や発達段階，得意や苦手などの認知特性が異なるため，一人ひとりがユニークな存在である．そのため，入院という環境へ適応していく過程も個別的であり，これを理解することから支援をはじめる必要がある．入院する子どもは，事前に医師や家族から入院する理由や目的を説明されている．不安そうな顔をしながらも病棟の入り口をくぐることができ，患者識別バンドを巻くために腕を出すことができるのは，事前の説明によって，入院という環境への適応がはじまっているからだといえる．看護師は，子どもがすでにはじめている環境への適応過程を具体的に知るために，子どもやその家族に，健康課題や入院の目的をどう理解しているか，これまでの経緯や行われてきた説明について質問し，耳を傾ける．子どもの話をよく聴くことは，安全で安心できる環境を調整することにもつながる．看護師には，子どもの適応をさらに促すために，発達段

階や認知特性に基づき，個別的なその子らしさを積極的に捉えるためのかかわりやアセスメント能力が求められる．

　医師や家族からの事前説明は健康課題や入院する目的が焦点であるため，看護師は検査や手術を含む治療の具体的な説明やタイムスケジュールの共有を行うことが多い．子どもの環境への適応を促すために，どのようなコミュニケーションが行われるとよいだろうか．子どもは自分なりに環境へ適応しようとしていると捉えると，子どもにはそのための力があると考えることができる．この子どもの力を引き出し，うまく発揮できるよう促したい．そのためには，子どもが自分で考え，自分で決めることができるような主体的な参加を導く必要がある．医療者が計画している検査や治療に従うことを期待して行う説明には，子どもが自分の力を発揮する余地がない．そのため看護師には，検査や治療の目的や方法を示したうえで，どうすれば子どもがより理解できるか，苦痛を感じることなくがんばれるかを，選択肢を示しながら子どもと家族と共に考え，共に意思決定していくような対話的なコミュニケーション能力が求められる．冒頭で述べたように，看護師のかかわりも環境の一部である．画一的な説明ではなく，子どもに合わせて看護師自身のかかわりを変えていくことが，環境を調整する看護ケアとなっていく．

　医療技術の進歩により，いまや病気や障害をもつ子どもの療養環境は，自宅や学校など多岐にわたるようになった．一方で，手術や専門的な介入と観察が継続的に必要な子どものそばには，医療者や医療機器が存在している必要があるため，入院という環境は今後も看護を考えるうえでの焦点でありつづける．入院という環境が子どもに与える影響や，子どもの適応過程を理解しようと努め，適応を促すために環境との調整を行っていくことが，入院する子どもへの看護である．

B　長期療養を要する小児への看護

1）長期療養を要する子どもの特徴

　近年，医療の著しい進歩に伴い，これまで生存や治癒・回復の難しかった病気の子どもの多くが，治療や管理をしながら長期的に生活している．小児がんのうち急性白血病では約8〜9割の子どもが長期生存を望めるようになり，また複雑な外科的治療を要する先天性心疾患の子どもが成人期を迎えられるようになった．また近年，人工呼吸器や胃瘻などを要する医療的ケア児も増えている．このように，日本では従来の慢性疾患や障害を抱えた子どもに加え，医療依存度の高い子どもも長期療養している．

　小児期の長期療養は，発達に特有の影響を与える可能性がある．乳幼児では，身体活動および発達相応の集団への参加などが制限されることにより認知能力が，受療行為が優先され自分の意思の表現が抑圧されることにより社会性や自立性が発達の影響を受けることがある．また，この時期に重要な基本的生活習慣および必要な療養行動の獲得が難しくなる可能性もある．学童期では，今までできたことができないという無力さ，自己イメージの崩れ，今後の不安などから，集団生活からの孤立，葛藤を抱えることがある．そのため家族に依存的になったり，病気を受け入れ

られなかったり，家庭生活から学校生活，社会生活への適応が困難になったりする子どももいる．さらに思春期以降では，長期療養の影響は自分の身体についてもつイメージ（ボディイメージ），アイデンティティ，社会生活（とくに進路や進学，職業選択など），その後の生活や生き方にまで及ぶ可能性がある．

2）長期療養を要する子どもの家族の特徴

家族は相互に影響し合う存在であり，子どもが長期療養を要することは子ども自身のみならず，親，きょうだい，祖父母など家族全体に影響を与える．中でも病気がわが子の生命を脅かす場合，長期入院や入退院を繰り返す場合，日常生活行動に見守りとケアを要する場合などは，家族への影響はより大きくなる．

親はわが子の病気への自責の念や不安を抱えながら，ケアに伴う子育ての負担と仕事，療養の役割・分担，きょうだいの世話など，生活全般について調整が必要となる．脳性麻痺や神経難病などの重症心身障害児や医療的ケア児では，親は子どもの生命を守るという重大な責任と24時間のケアの役割を担うことで，心身の緊張や疲労，睡眠などの基本的ニーズの未充足，経済的影響，就労への制限などを経験する．また1型糖尿病や先天性心疾患などの慢性疾患児では，成長・発達に応じた日常生活行動と療養行動の双方を獲得する必要があるが，親が不安により過保護になることもあり，子どもの自立に影響する場合がある．

長期的に続く病児の療養生活のために，きょうだいは成長発達の各段階でさまざまな影響を受ける[1]．親は病児に目が向きがちになるうえ，きょうだいには病児の病気や治療の説明が十分なされていないことも多く，疎外感や寂しさ，ストレス，時には怒りなどさまざまな感情をもつ．親はきょうだいの気持ちを理解していても病児を優先せざるをえない状況に置かれ，きょうだいとの十分な時間をもつことや，家族での外出が難しく，きょうだいへ申し訳なさや罪悪感をもつことがある．

3）長期療養を要する子どもへの看護

治療や療養を要しながらも子どもの成長・発達と自立への影響が最小限となるよう，日常生活の中で子どもらしい時間や体験ができるよう支えることが重要である．同時に療養行動を継続して要する場合，子ども自身が病気や心身の状態を発達段階に応じて理解し受け止め，発達段階相応のセルフケア能力を高め，主体的にセルフケア行動を身につけられるよう支援することが基本である．

子どものセルフケア支援では，発達段階に合わせた目標設定が重要である．幼児期では病気による制限の中でも基本的生活習慣を獲得すること，学童期では子ども自身が疾患を理解し，周囲の協力を求めながらも症状の変化に自ら気づき対応し，学校生活が送れ，病気をもちながらの生活を主体的に再構成すること，思春期では疾患を理解し，生活を調整し，病気を受容し，病気の自分を受け入れてくれる場所を探すことが目標である[2]．

このように，各発達段階に応じて子どもが病気を受け止め，先の見通しや希望をもち，自分の健康状態の維持・管理を子ども自身が生活の中で行えるよう，子どものもつ力を最大限に生かした自立支援が必要である．そのためには，学校をはじめ

とする地域の関係機関との連携が重要である．また近年，小児期に疾患を発症した子どもがシームレスに成人期医療へ移行するための**移行支援**の必要性が高まっている．健康管理の主体が適切な時期に子どもに移行し，成人期医療のスタッフと適切なコミュニケーションをとれるように，子ども自身が自らのケアにかかわる意思決定に参加するなどの移行準備が重要である．

4）長期療養を要する子どもの家族への看護

子どもの長期療養による各家族員への影響と，母・父・夫婦・きょうだいの各家族間の関係性を把握し，家族がもつ力を引き出せるよう，**家族全体へのアプローチ**が必要である．そして，親がわが子の心身の状態を把握し，新たな生活をマネジメントし，主体的に子育てできるよう家族全体の特徴，家族員の立場や価値観を注視し，**家族の意思決定**を支える必要がある．

親への支援では親の心理社会面の影響に注目し，親が健康を維持し，子育てと自身の仕事や生きがいなどの社会生活を両立できるよう支える必要がある．そのためには，公的サービスやピアサポートなどの社会資源についての情報提供と，利用への支援が必要である．またきょうだいへの支援では，きょうだいの思いに周囲の大人が気づき，ニーズを把握し，親ときょうだいが一緒に時間を過ごせる配慮，発達段階に応じた病気の説明や情報提供，ピアサポートの視点も重要である．加えて家族全体への支援では，家族が本来もつ強さや問題解決能力を発揮できるようにするための支援が重要であり，危機的状況を通して家族が家族として回復する可塑性である**家族レジリエンス**の視点が有用である[3]．子どもの長期療養では，子どもの年齢や発達段階ごとに健康や生活上の困難が生じることがあるため，家族がレジリエンスを発揮し，家族として成長できるよう支えることが望まれる．

●引用文献

1) 古溝陽子：長期療養が必要な病児をきょうだいにもつ子どもへの支援に関する文献検討．福島県立医科大学看護学部紀要 **14**：23-34, 2012
2) 林　亮，西田みゆき，及川郁子：和文献の検討による慢性疾患児の自立支援の目標と課題．小児保健研究 **75**（3）：413-419, 2016
3) Walsh F：Strengthening Family Resilience, 3rd ed, Guilford Press, 2016

コラム	新生児集中ケア認定看護師

新生児集中ケア認定看護師は，認定看護分野（全19分野）の中で2001年に11番目に認められ，これまでに広島県看護協会，広島大学，北里大学，獨協医科大学で養成が行われてきた．2024年現在は，獨協医科大学1校のみでの開講となっている．

認定看護師教育課程への入学には，5年以上の看護経験，うち3年以上は認定看護分野での実務経験が必要である．これらに加えて新生児集中ケア分野では，ハイリスク新生児の生後1週間以内の看護を5例以上担当した実績が要件となる．また，NICU，PICU，産科などのハイリスク新生児のケアを行う部門で勤務し，新生児の蘇生に関する基礎的な知識・技術を有することが望ましいとされる．ここでいう「ハイリスク新生児」とは，極低出生体重児*から後期早産児にある新生児，および疾患・障害をもつ新生児と定義され，新生児集中ケア認定看護師の活動は，超早産児の急性期ケアに限らず，より広い範囲が対象となっている．

新生児集中ケア認定看護師に期待される能力は，ハイリスク新生児の急性期において病態の急激な変化を予測し，全身管理を主体的に行うことである．そして，障害なき成育のために神経学的発達を阻害しない個別化された看護，すなわちディベロップメンタルケアの概念をよく理解した看護実践ができることである．また，ハイリスク新生児と親の家族関係の形成，退院後の生活を視野に入れた看護ケアの調整，権利擁護と自己決定権を尊重した看護など，児と家族を取り巻く環境にも配慮することが求められている．さらに，多職種と協働し，チーム医療のキーパーソンとしての役割を果たし，地域社会と連携して不適切な養育や虐待の予防活動にも能力を発揮することが望まれている．

2019年の認定資格制度改正では，認定看護師教育課程に特定行為研修を組み込むことが定められ，新生児集中ケア分野では「栄養及び水分管理に係る薬剤投与関連」と「呼吸器（長期呼吸療法に係るもの）関連」の2区分3行為の履修が必要となった．これにより，医師が不在の状況でも，あらかじめ手順書に定められた病状にある新生児に対して高カロリー輸液の投与量の調整，脱水症状に対する輸液による補正，気管カニューレの交換を看護師の判断でタイムリーに行えるようになり，より高いレベルでの新生児医療・看護への貢献が期待されている．

***極低出生体重児**：出生体重が1,500g未満で出生した児．なお，1,000g未満で出生した場合は超低出生体重児，2,500g未満の場合は低出生体重児とよぶ．

第Ⅲ章 小児疾患 各論

染色体異常による疾患

1

遺伝医療の発展とともに，看護の現場でも遺伝医学に関する知識や臨床能力が求められる時代となっている．ここでは先天異常について概説した後，代表的な染色体異常，遺伝カウンセリングについて説明する．

1 | 先天異常[1~3]

先天異常とは出生時にみられる器官や組織の発生異常であり，さまざまな原因で生じる．ここでは，先天異常について概説する．

A 子どもの死亡原因と先天異常

2022年人口動態統計月報年計によれば，先天異常は4歳までの乳幼児死亡原因の第1位，5～9歳では悪性腫瘍に次いで第2位である．医学の進歩とともに劇的に治癒率が改善してきた感染症とは異なり，先天異常は現在も小児の死亡原因の上位を占めている．

B 先天異常の原因（図Ⅲ-1-1）

先天異常は，**染色体異常**，**単一遺伝子異常**，**多因子遺伝**，**催奇形因子**，さらに**コピー数バリアント**とさまざまな原因で生じる．染色体異常にはダウン（Down）症候群（21トリソミーともいう），18トリソミー，13トリソミー，ターナー（Turner）症候群などが含まれる．単一遺伝子異常には筋ジストロフィーのような特定の遺伝子異常によって生じる疾患が，多因子遺伝には生活習慣病が，催奇形因子にはサリドマイド（サリドマイド薬害事件*）などが含まれる．先天異常の多くは多因子遺伝であり，ダウン症候群に代表される染色体異常は先天異常全体の約25%にしか過ぎず，催奇形因子で生じる先天異常は5%程度である．最近では，染色体検査の進歩（たとえば網羅的にゲノム検査するアレイCGH）により，従来の検査ではわからなかった微細な欠失や重複を生じている先天異常（コピー数バリアント）が10%程度を占めることがわかってきた．

先天異常は出生前検査ですべて診断できるわけではなく，ダウン症候群などの一部の染色体異常や遺伝子疾患に限られることを医療者は理解しておく必要がある．

***サリドマイド薬害事件**：1960年前後に世界中で販売された鎮静・催眠薬であるサリドマイドの妊娠初期の服用により，胎児に手・足・耳・内臓の奇形が生じた事件．日本も含め世界中にサリドマイド奇形をもった子どもが生まれた．

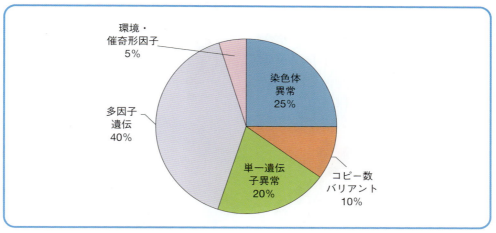

図Ⅲ-1-1 先天異常の原因
[Nussbaum RL, McInnes RR, Willard HF：Thompson & Thompson Genetics in Medicine, 8th ed, p.285, Elsevier, 2015 より翻訳して引用]

2 染色体異常[1~3]

A 細胞，染色体，遺伝子とDNAの関係（図Ⅲ-1-2）

ヒトのからだは，**37兆2000億個**（かつては60兆個とされた）の細胞から構成されている．細胞は核を有し（**有核細胞**），その中に染色体が含まれている．ヒトの染色体は**46本**（常染色体22対と性染色体1対）である．男性の性染色体はX染色体とY染色体の1本ずつで構成され，女性の性染色体はX染色体2本で構成されている．この違いが性差の基本を生みだしている．

B 染色体異常とは

染色体は，父親と母親からそれぞれ1本ずつ受け継がれ，2本の対になる**相同染色体**（アレルともいう）を形成する（図Ⅲ-1-3）．その過程で，**数的異常**や**構造異常**を生じることがある（図Ⅲ-1-4）．これが染色体異常である．

数的異常は，染色体不分離によって生じる染色体数の異常である．数的異常の代表的疾患は，21番染色体が3本となるダウン症候群（21トリソミー），18番染色体が3本となる18トリソミー，13番染色体が3本となる13トリソミー，性染色体Xが1本しかないターナー症候群，男性の性染色体にX染色体が1つ以上多くなっているクラインフェルター（Klinefelter）症候群などがある．

一方構造異常は，染色体に切断が生じ，切断点が再結合するときに生じる．構造異常の形態により転座，欠失，挿入，逆位，重複，環状染色体，同腕染色体に分かれる．とくに，構造異常があっても遺伝子に過不足がない状態は**均衡型構造異常**，遺伝子に過不足が生じる状態は**不均衡型構造異常**といわれる．

さらに転座には，**相互転座**と**ロバートソン（Robertson）転座**の2つのタイプが

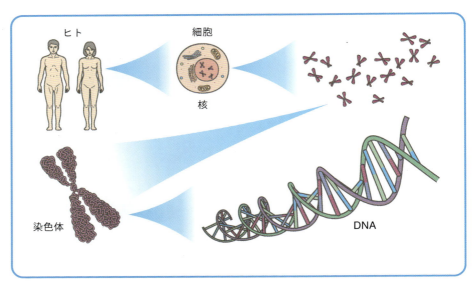

図Ⅲ-1-2　細胞，染色体，遺伝子とDNAの関係

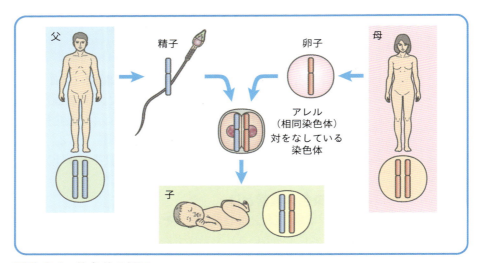

図Ⅲ-1-3　染色体の継承

ある（**図Ⅲ-1-5**）．相互転座とは染色体間の一部が入れ替わる転座で，ロバートソン転座は端部着糸型染色体間（13番，14番，15番，21番，22番染色体）で短腕が失われ，長腕同士が結合する転座である．ロバートソン転座型のダウン症候群では，両親のどちらかが転座の保因者（突然変異もある）である可能性があり，この場合，次子もダウン症候群となる確率は，高齢出産によるそれよりも高くなる．

C　染色体異常の自然歴

　一般に染色体異常をもつ受精卵の多くは，着床にいたらないか，着床しても流産や死産となる．出生児の染色体異常の中でダウン症候群やターナー症候群と遭遇す

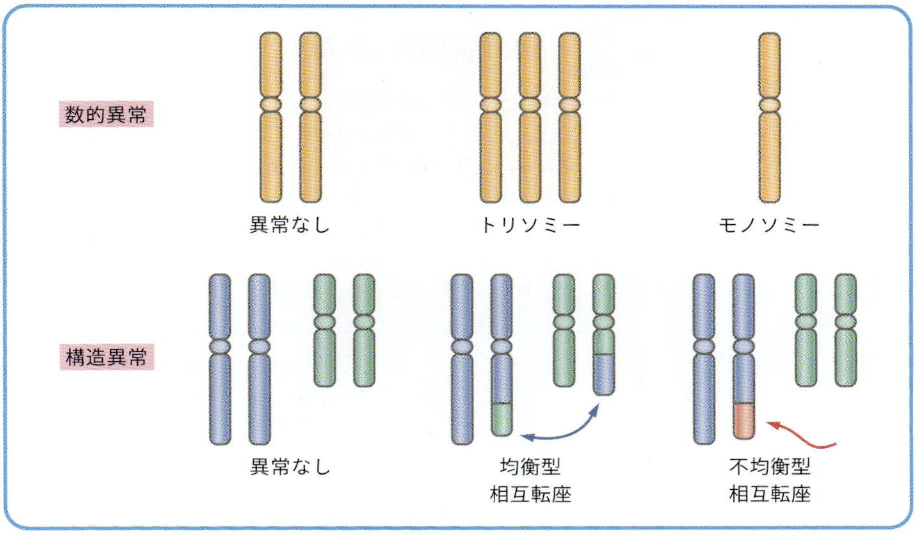

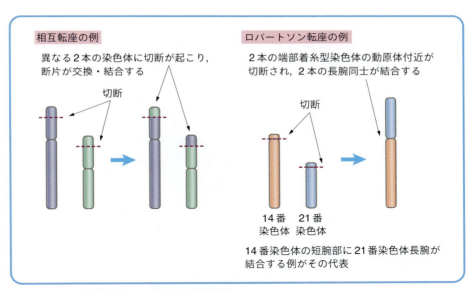

図Ⅲ-1-4　染色体の数的異常と構造異常の違い

図Ⅲ-1-5　相互転座とロバートソン転座

るのは，それだけ生命力を秘めた疾患であることを示している．われわれは，強い生命力をもった染色体異常を，氷山の一角として目にしているにすぎない（**図Ⅲ-1-6**）．

D　モザイクによる染色体異常

　正常細胞あるいは変異細胞が，分化の途中に変異あるいは正常細胞に変化した場合，組織では正常細胞と変異細胞が混在することになる．ダウン症候群の約95％は標準型ダウン症候群であり，すべての細胞の21番染色体が3本（トリソミー）であ

> **もう少しくわしく**
>
> ### 染色体の構造と種類
>
> 染色体の構造は，染色体の中央にあるセントロメア（動原体）をはさんで長腕（q）と短腕（p）に分かれる．長腕・短腕の末端部はテロメアとよばれる（図1）．さらに染色体はセントロメア（動原体）の位置関係で3形態に分類される．セントロメアがほぼ中央にある中部着糸型，長腕と短腕が不均等な長さになる次中部着糸型，短腕構造がほとんどない端部着糸型がある（図2）．とくに，端部着糸型の染色体同士で転座を起こしやすい．ロバートソン転座型のダウン症候群では端部着糸型の13番，14番，21番，22番染色体に転座することが多い．
>
>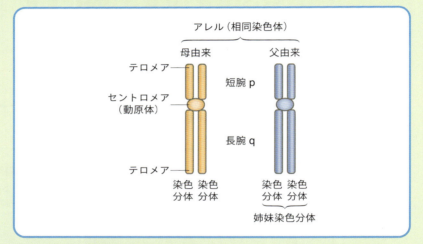
>
> 図1　染色体の構造
>
>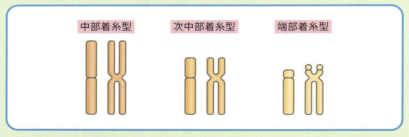
>
> 図2　染色体の種類

るが，数%は**モザイク型**である．モザイク型ダウン症候群では，正常細胞（21番染色体が2本）と変異細胞（21番染色体が3本）が混在している．一般にモザイク型は標準型に比べ軽症である傾向だが，各臓器の組織によりモザイクの比率は異なるため，必ずしもモザイク細胞の比率と重症度は一致しない．

E 染色体検査

1）染色体検査の意義と種類

染色体検査は，単に染色体異常が疑われるときだけでなく，さまざまな理由で行

1 染色体異常による疾患　139

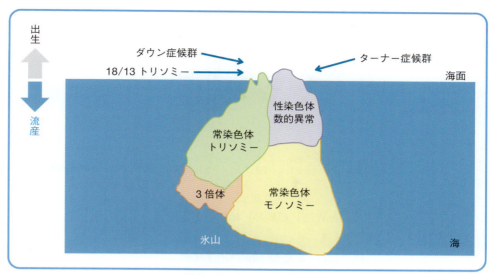

図Ⅲ-1-6　染色体異常の氷山の一角
[Gardner RJM：Chromosome Abnormalities and Genetic Counseling, 4th ed, 2011 を参考に作成]

表Ⅲ-1-1　染色体検査を行う理由

- 染色体異常が疑われる
- 複数の先天性奇形／発達遅滞がある
- 性機能障害のある症例
- 診断未確定の精神遅滞
- ある種のがん
- 不妊あるいは流産を繰り返す
- 死産あるいは原因不明の新生児死亡

[Dorian J：Pritchard: Medical Genetics at a Glance, 3rd ed, John Wiley & Sons, 2013 を参考に作成]

われる（**表Ⅲ-1-1**）．また，染色体異常の確定診断は染色体検査であるが，検査の前に身体所見を丁寧に観察し，3世代以上の家族歴をよく聴取し，必要な染色体検査を選ぶことが重要である．さらに染色体異常に限らず，遺伝学的検査では十分な遺伝カウンセリング（p.144 参照）が必要である．

染色体検査の種類は一般に G-Band 法，FISH 法，マイクロアレイ法の3つである．

①G-Band 法

G-Band 法はギムザ（Giemsa）分染法ともいわれ，組織（多くは白血球）から培養抽出した染色体をギムザ染色し，大きい順*に並べたものである（**図Ⅲ-1-7**）．この方法では，染色体全体が俯瞰できるために，染色体の数的異常だけでなく，一部の構造異常もみつけることができる．しかし，細胞培養を要することなどから，検査結果まで数週間を有し，さらには微細構造異常（たとえばプラダー-ウィリー

*厳密には，22番染色体よりも21番染色体のほうが構造上小さいとされ，21番染色体に含まれる遺伝子情報がほかの染色体より少ない．このため21番染色体の異常であるダウン症候群は，ほかのトリソミーに比べ，生命力が強いともいわれている．

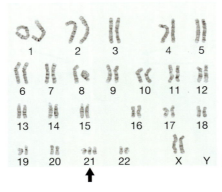

図Ⅲ-1-7　ダウン症候群標準型の女児の場合のG-Band法（47,XX,+21）

［Prader-Willi］症候群）は検出できない．

②FISH法

　FISH法は蛍光 in situ ハイブリダイゼーションともいわれ，標識（蛍光）したプローベDNAを染色体のDNAと結合（ハイブリダイゼーション）させる技術である．既知の微細構造異常の検出にも有効で，数日で結果を知ることができる一方，すべての染色体の全体像は不明である．

③マイクロアレイ法

　マイクロアレイ法は，染色体の微細構造異常の検出に優れ，知的障害や自閉症，多発奇形症候群の原因検索として海外では推奨されている．日本でも2021年10月から保険適用となったため，今後急速に普及していくと考えられる．臨床症状との関連が不明な変異も検出されることがあり，その解釈が困難なこともある．

3　代表的な染色体異常

　表Ⅲ-1-2に，遺伝形式と代表的な疾患をまとめた．ここでは，とくに遭遇することが多い4つの染色体異常疾患について概説する．

Down syndrome

3-1　ダウン（Down）症候群[4]

A　病態

ダウン症候群とは

　21番の染色体の全長あるいは一部重複により，21番染色体が3本（トリソミー）となることで起こる疾患である．標準型が95％程度を占め，数％がモザイク型と転座型である．

疫学

　最も頻度が高い染色体異常の1つであり，一般的な頻度は1/600～1/800とされるが母体の年齢の影響を受けやすい（**母加齢効果**）．

症状

　筋緊張低下，緩やかな運動・精神発達と多彩な合併症を生じる．身体的特徴は，関節弛緩，後頭部扁平，大泉門開大，丸顔，内眼角贅皮，眼瞼裂斜上，短い鼻，舌

1 染色体異常による疾患

表Ⅲ-1-2 遺伝形式と代表疾患例

分類	遺伝形式	代表疾患例
染色体異常症	数的異常	**ダウン症候群**, **18 トリソミー**, 13 トリソミー, **ターナー症候群**, クラインフェルター症候群
	構造的異常 （微細欠失含む）	22q11.2 欠失症候群, ウィリアムズ症候群
単一遺伝子病	常染色体優性遺伝	**マルファン症候群**, 家族性大腸ポリポーシス, 軟骨無形成症, **ハンチントン病**, 筋強直性ジストロフィーなど
	常染色体劣性遺伝	**先天性代謝性疾患**（大部分が含まれる）, 鎌状赤血球症, ファンコニ貧血など
	X連鎖優性遺伝	色素性失調症, アルポート症候群など
	X連鎖劣性遺伝	**血友病**, 色覚特性, **デュシェンヌ型筋ジストロフィー**など
多因子遺伝病		**口唇口蓋裂**, **先天性心疾患**, **多指症**
ミトコンドリア病	母系遺伝	赤色ぼろ線維を伴うミオクローヌスてんかん症候群（myoclonus epilepsy associated with ragged-red fiber：MERRF, マーフ）, ミトコンドリア脳筋症・乳酸アシドーシス・脳卒中様症候群（mitochondrial encephalomyopathy；lactic acidosis and stroke-like attack）

太字の疾患は覚えておくとよいもの.

表Ⅲ-1-3 ダウン症候群の合併症

部位	症状
循環器系	**房室中隔欠損**や**心室中隔欠損症**など
消化器系	**十二指腸閉鎖**や**鎖肛**など
血液・免疫系	**一過性骨髄増殖症**, 白血病など
内分泌系	**甲状腺機能異常症**, 性腺機能不全症など
筋骨格系	環軸椎（亜）脱臼
脳神経系	けいれん発作, 退行様症状
耳鼻科系	中耳炎, 難聴, 閉塞性無呼吸など
眼科系	屈折異常, 白内障, 斜視など
そのほか	歯科的問題, 排尿機能障害

すべての症状が出生時に出現するわけではない. **太字**の症状は出生時から認められやすいものを示す.

挺出, 小さい耳, 後頸部皮膚のたるみ, 単一手掌屈曲線, Ⅴ指短小および内彎, ⅠⅡ趾間解離, 脛側弓状紋. そのほか多彩な合併症（**表Ⅲ-1-3**）を認める. さらに合併症は年齢により発現時期が異なり, 長期にわたる診療・支援が必要である.

B 診 断

診断の進め方・確定診断の方法

　上記の身体的特徴で診断しやすいとされるが, 確定診断は染色体検査（G-Band法）である（**図Ⅲ-1-7**）. 顔貌は特徴的とされる（特徴的顔貌）がそれだけで判断せず, 全身の身体所見から総合的に診断すべきである. 予後はさまざまである.

C 治療・養育支援

主な治療法

多彩な合併症（**表Ⅲ-1-3**）により，出生時の子どもへの治療は症例により大きく異なる．出生直後から手術が必要な症例もあれば，治療を必要とする合併症もなく母親と同時に退院可能な症例もある．また，合併症は成長とともに変化するため，長期かつ柔軟に支援していく必要がある．たとえば，白血病，視力異常，環軸椎亜脱臼は出生時に認められなくても3歳ぐらいで発症・診断されることがある．

予後は染色体異常の中では比較的良好とされるが，胎児期に流産・死産となるものから成人期を迎えるものまである．最近では60歳以上の壮年期を迎える患者も増えている．

療育支援

病院のみならず多職種による総合的な療育支援が必要である．ダウン症候群の家族会もあり，家族のニーズに応じて適宜紹介する．また，緩やかな運動・精神発達のため，医療だけでなく療育施設や福祉制度などの社会的支援を活用し，十分な養育ができるように医師や関係者との共働が必要である．さらに年齢とともに，就学・就職，成人期の生活支援などの社会的課題も生じてくる．生涯にわたり生物・心理・社会（bio-psycho-social）の視点で支援が必要である．

trisomy 18

3-2 | 18 トリソミー[5,6]

A 病 態

18 トリソミーとは

ダウン症候群と並んで代表的な染色体異常で，18番の染色体の全長あるいは一部重複により18番染色体が3本（トリソミー）となることで起こる先天異常症候群である．報告者である英国小児科医のEdwards医師にちなんでエドワーズ症候群ともいわれる．ダウン症候群よりも予後不良な疾患であるが，近年，合併症に対して手術などの積極的な治療も選択されるようになった．

疫 学

国内出生3,500～8,500人に対して1人の頻度で発生し，女児に多い（男：女＝1：3）．

症 状

表Ⅲ-1-4のように多彩な全身症状を認める．

B 診 断

診断の進め方・確定診断の方法

上記の身体的特徴に加えて，確定診断は染色体検査（G-Band法）で行う．

C 治療・療育支援[6]

主な治療法

標準的な集中治療，心臓手術，食道閉鎖手術などの手厚い医療により生命予後が改善するとするエビデンスが蓄積され，ゆっくりながらも発達をすることが明らかになった．かつて生後1ヵ月までに半数，生後1歳までに9割が亡くなるとされていたが，積極的な治療群では1年生存率が3割程度まで上がっている．ダウン症候群同様に医療的支援のほか，多職種による療育支援が必要である．医療だけでなく社会的支援を活用する．また，18トリソミーの家族会もあり，家族のニーズに応じて適宜紹介していく．家族とともに子どもの予後について考え，子どもにとっての最善の利益を目指して，病状に合わせたきめ細かな医療的支援，療育支援，家族へ

1 染色体異常による疾患 143

表Ⅲ-1-4　18トリソミーの主症状

部位	疾患・症状
循環器系	心室中隔欠損，心房中隔欠損，複雑心奇形（大動脈狭窄，両大血管右室起始など），肺高血圧．約90％に心奇形を有する
消化器系	食道閉鎖，鎖肛，胃食道逆流など
呼吸器系	横隔膜弛緩症，上気道閉塞，無呼吸発作など
泌尿器系	馬蹄腎，水腎症，鼠径ヘルニアなど
筋骨格系	胎児期からの成長障害，多指症，合指症，橈側欠損，関節拘縮，小骨盤，側彎症，手指の重なり（オーバーラップ），短い胸骨，揺り椅子状の足
そのほか	難聴，悪性腫瘍（ウィルムス腫瘍，肝芽腫）

の心理社会的支援を行っていくことが肝要である．また急性期の治療選択だけでなく，退院可能な症例においても医療的ケア（酸素療法，経管栄養，吸引など）を要し，在宅医療へ丁寧な準備・支援が必要である．ダウン症候群同様，bio-psycho-social の視点で支援が必要である．

コラム　重篤な疾患をもつ子どもへの医療

日本小児科学会の倫理委員会が2012年「重篤な疾患を持つ子どもの医療をめぐる話し合いのガイドライン」[1] を作成している．その基本方針は，治療の差し控えや中止の基準の明示は，きわめて個別性と倫理性が高い事項なので治療指針的なガイドラインではないとしながら，家族と医療スタッフの利益よりも子どもの利益を最優先させることが出発点であるとしている．

1) 日本小児科学会：「重篤な疾患を持つ子どもの医療をめぐる話し合いのガイドライン」〔https://www.jpeds.or.jp/uploads/files/saisin_120808.pdf〕（最終確認：2024年10月15日）

Turner syndrome

3-3　ターナー（Turner）症候群[7]

A　病態

ターナー症候群とは

X染色体が1本のみのX染色体モノソミー（45，XO）で，性染色体の数的異常の代表疾患である．モノソミー以外に構造異常や種々のモザイクなどもあるため，症状も多彩で診断が難しいこともある．

疫学

国内出生女児の約1,000人に対し1人の頻度で発症する．

症状

低身長（ほぼ必発），性腺異形成（卵胞形成不全が原因による無月経．ただし妊娠・分娩した報告あり），特徴的な身体徴候（外反肘，第4中手骨短縮，翼状頸やリンパ浮腫，大動脈縮窄や馬蹄腎など）や高度の流産率がある．そのほか，まれに知的障害，認知能力低下，自己免疫関連疾患などの発症率の増加がある．

B 診 断

診断の進め方

上記の身体症状から，とくに低身長や無月経の原因検索で気づかれることが多い．確定診断は染色体検査（G-Band 法）となる．複雑な構造異常が考えられる場合では高精度分染法を行う．出生前検査で羊水検査が施行されない限り，常染色体の数的異常のように出生時に身体所見から染色体異常を疑われることは少なく，成長とともに低身長，無月経，流産などの症状で疑われ染色体検査で診断にいたることが多い．

C 治 療

主な治療法

予後は良好である．低身長に関しては成長ホルモン療法を行う．性腺異形成には思春期年齢でホルモン剤により二次性徴を誘発し，子宮が発達した後に月経誘導のホルモン療法を行う．

Klinefelter
syndrome

3-4 クラインフェルター（Klinefelter）症候群[9]

A 病 態

クラインフェルター症候群とは

クラインフェルター症候群は，男性の性染色体に X 染色体が 1 つ以上多いことで生じる疾患の総称である．X 染色体の数的・構造的異常が原因とされるが，発症メカニズムについては不明な部分が多い．

疫 学

男児のみに発生し，国内で約 6 万 2,000 人の患者が存在する．

症 状

四肢細長，思春期発来遅延，精巣萎縮，無精子症，女性化乳房．合併症として悪性腫瘍，骨粗鬆症，自己免疫疾患，糖尿病，軽度の知的障害などがある．

B 診 断

診断の進め方・確定診断の方法

上記の身体症状から，染色体検査（G-Band 法）を行い診断される．悪性疾患や不妊治療の際に染色体検査を行い，偶然発見されることもある．

C 治 療

主な治療法

クラインフェルター症候群による二次性徴不全症例に対して，テストステロン補充療法が一般に行われるが，不妊に対する根本的治療法は存在しない．

4 遺伝カウンセリング

本人や家族に染色体異常について話をするときに「遺伝カウンセリング」が活用される．

遺伝学的検査*の実施は，（一部の疾患については）疾患の治療法や予防法の適切な選択を可能にし，患者・家族の健康管理に有効に活用できることがある．しかし，疾患によっては現時点では有用な治療法や予防法がないこともあれば，家系内の遺

***遺伝学的検査**：日本臨床検査標準協議会では，「遺伝子検査」を病原体遺伝子検査，体細胞遺伝子検査，遺伝学的検査の 3 つに分類することを提言している．分子遺伝学的検査（DNA/RNA 検査）や染色体検査は遺伝学的検査に含まれる．

伝的リスクが明らかになることへの心理的負担や葛藤を招くこともある．したがって遺伝学的検査・診断に際しては，適切な時期に遺伝カウンセリングを実施することが望ましい．

日本医学会による「医療における遺伝学的検査・診断に関するガイドライン」（2011年2月，2022年3月改定）において遺伝カウンセリングは以下のように明示されている[9]．

> 遺伝カウンセリングは，疾患の遺伝学的関与について，その医学的影響，心理学的影響および家族への影響を人々が理解し，それに適応していくことを助けるプロセスである．このプロセスには，①疾患の発生および再発の可能性を評価するための家族歴および病歴の解釈，②遺伝現象，検査，マネージメント，予防，資源および研究についての教育，③インフォームド・チョイス（十分な情報を得た上での自律的選択），およびリスクや状況への適応を促進するためのカウンセリング，などが含まれる．

小児領域の遺伝カウンセリングが行われる理由としては，子ども本人の先天異常に関連した遺伝学的問題を知りたい場合，家系内の遺伝学的問題の子どもへの影響を懸念した場合など多様である（**表Ⅲ-1-5，図Ⅲ-1-8**）．

遺伝カウンセリングは情報提供だけでなく，本人や家族の自律的選択が可能となるような心理社会的支援が重要であることから，当該疾患の診療経験が豊富な医療者と遺伝カウンセリングに習熟した者が協働し，チーム医療として実施することが望ましい．現在，日本には遺伝カウンセリング担当者を養成するものとして医師を

表Ⅲ-1-5　小児遺伝診療部門で対応することの多い事例

- 先天異常の原因・考え方について，詳しく知りたいと思っている家族
- 発達遅滞，成長障害，形態異常を認めるも，種々の検査では原因を特定できず診断に苦慮している症例
- 前児の先天性疾患や家系内の遺伝性疾患などが，自分や自分の子どもに影響する可能性はないのか心配している来談者
- すでに診断が確定している子どもについて，定期的な健康管理を希望している家族
- 特定の疾患が疑われているが，複数の視点からの評価を希望して，診断を検討してほしいと考えている家族（セカンド・オピニオン）
- 染色体検査，遺伝子検査などで得られた解析結果に対する詳しい説明とこれからの子どもの見通しについて知りたいと思っている家族
- 保因者診断，発症前診断と関連する遺伝学的検査をすべきか悩んでいる家族
- 結婚を予定している相手の家族に遺伝性疾患をもつ方が存在し，その影響を心配している来談者
- 高齢妊娠，妊娠中の服薬，X線検査などの胎児への影響を心配している家族

［吉橋博史：小児科診療における臨床遺伝医療と遺伝カウンセリングの位置づけ．小児科診療 **76**（7）：1037，2013より引用］

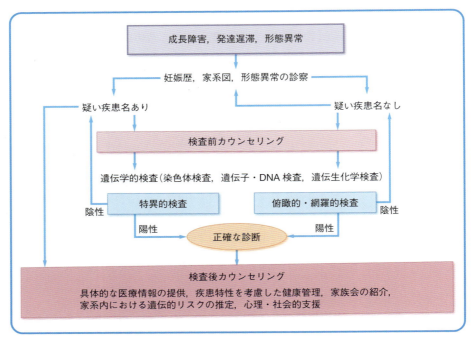

図Ⅲ-1-8　小児遺伝医療における遺伝カウンセリングの位置づけ
［吉橋博史：小児科診療における臨床遺伝医療と遺伝カウンセリングの位置づけ．小児科診療 76（7）：1036，2013 より引用］

対象とした「臨床遺伝専門医制度」と医師以外を対象とした「認定遺伝カウンセラー制度」がある．また遺伝医療に関連する制度として，日本看護協会によって認定されている「遺伝看護専門看護師」などがあり，これらの資格を有しているものと協働して遺伝カウンセリングを実施している医療機関もある．

●引用文献
1) 新川詔夫，阿部京子：遺伝医学への招待，改訂第5版，南江堂，2015
2) 福島義光（監訳）：トンプソン＆トンプソン遺伝医学，第2版，メディカル・サイエンス・インターナショナル，2017
3) 渡邉　淳：診療・研究にダイレクトにつながる遺伝医学，羊土社，2017
4) 小児慢性特定疾病情報センター：ダウン症候群〔https://www.shouman.jp/disease/details/13_01_014/〕（最終確認：2024年10月15日）
5) 小児慢性特定疾病情報センター：18トリソミー症候群〔https://www.shouman.jp/disease/details/13_01_012/〕（最終確認：2024年10月15日）
6) 櫻井浩子，橋本洋子，古庄知己（編著）：18トリソミー　子どもへのよりよい医療と家族支援を目指して，メディカ出版，2014
7) 難病情報センター：ターナー症候群〔http://www.nanbyou.or.jp/entry/652〕（最終確認：2024年10月15日）
8) 難病情報センター：クラインフェルター症候群〔http://www.nanbyou.or.jp/entry/639〕（最終確認：2024年10月15日）
9) 日本医学会：遺伝学的検査・診断に関するガイドライン〔https://jams.med.or.jp/guideline/genetics-diagnosis_2022.pdf〕（最終確認：2024年10月15日）

2 | 新生児の疾患

neonatal asphyxia

1 | 新生児仮死

A 病態

新生児仮死とは

　胎児期の胎盤呼吸・胎児循環から新生児期の肺呼吸・移行期循環への呼吸循環適応が障害された結果として，出生時に全身の臓器が低酸素・虚血に陥った状態を新生児仮死という．原因と重症度はさまざまだが，いずれの場合も速やかな評価に基づく処置が新生児の予後を左右するため，新生児の出生時処置を担当する者は**新生児心肺蘇生法**（neonatal cardio-pulmonary resuscitation：NCPR）を習得すべきである．

疫学

　全出生児のうち約85％は特段の処置を受けることなく呼吸を開始するが，約10％の児は皮膚乾燥と刺激により呼吸を開始し，約5％の児が気管挿管を含めた腸圧換気を必要とする[1]．

発症機序

　新生児仮死の原因は，①母体因子，②胎盤・臍帯因子，③胎児・新生児因子に分けられる．①母体因子としては母体の低血圧や妊娠高血圧，薬剤投与による母体の呼吸抑制や子宮動脈血流減少など，②胎盤・臍帯因子としては常位胎盤早期剝離，臍帯脱出，臍帯巻絡，胎盤・臍帯からの出血など，③胎児・新生児因子としては早産，胎児発育不全，先天異常などがある．しかし，実際には母体の妊娠高血圧に胎児発育不全や早産期の常位胎盤早期剝離が続発するなど，複数の因子が相互に関連していることが多い．胎児期のアシドーシスや出生時の呼吸循環適応障害は，出生後の呼吸開始を抑制する．呼吸が開始しないと**低酸素血症**と**アシドーシス**が進行し，心拍数が低下する．新生児の脳血流は血圧に依存し，血圧は心拍数に依存するため，心拍数の低下は脳血流を減少させ，呼吸中枢を抑制する悪循環が成立する（**図Ⅲ-2-1**）．低酸素血症とアシドーシスは多臓器障害の原因となる．

症状

　全身臓器の低酸素・虚血によるさまざまな程度の症状・病態および合併症を呈する（**表Ⅲ-2-1**）．

B 診断

どのような症状から疑われるか

　母体の妊娠・分娩経過と胎児心拍モニターなどの所見から新生児仮死の発生を予測する．早産，常位胎盤早期剝離，臍帯脱出，胎児の遅発一過性徐脈や遷延性徐脈，胎便による羊水混濁は新生児仮死を強く示唆する所見である．

診断の進め方・確定診断の方法

　新生児仮死に対する評価は出生直後から開始し，治療を行いながら診断を行う．

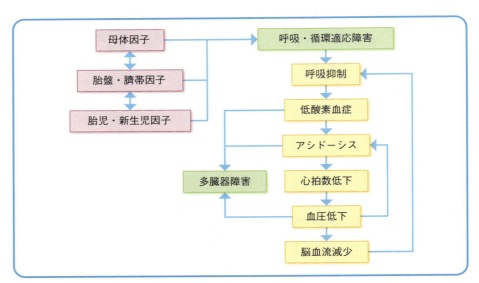

図Ⅲ-2-1　新生児仮死の病態

表Ⅲ-2-1　新生児仮死の症状・病態および合併症

中枢神経	HIE（意識障害，筋緊張低下，吸啜低下，瞳孔異常，けいれん），頭蓋内出血
呼吸器	無呼吸，肺出血，MAS，空気漏出症候群（気胸，気縦隔など）
循環器	徐脈，低血圧，心筋虚血，心不全，PPHN
消化器	腹部膨満，嘔吐，血便，壊死性腸炎
腎臓	乏尿，尿細管壊死
代謝	高血糖，低血糖，アシドーシス，低カルシウム血症，低ナトリウム血症，高カリウム血症
血液	血小板減少，播種性血管内凝固

HIE：低酸素性虚血性脳症，MAS：胎便吸引症候群，PPHN：新生児遷延性肺高血圧症

出生時に呼吸が停止している場合は皮膚刺激により**一次性無呼吸**（刺激に反応して呼吸が回復する状態）であるか**二次性無呼吸**（もはや刺激に反応できない状態）であるかの鑑別を行う．臍帯血あるいは生後60分以内の新生児血におけるアシドーシスや乳酸高値が診断の補助となる．重症の新生児仮死ではAST，ALT，LDH，CPKなどの逸脱酵素が上昇するが，生後24〜72時間経過して最高値に達することが多い．

重症度判定

通常は，出生5分後のアプガー（Apgar）スコア（表Ⅲ-2-2）7点以下を新生児仮死，3点以下を重症仮死と判定する．早産児や母体麻酔の影響で呼吸が抑制されている場合は，新生児仮死の重症度よりもアプガースコアが低値になる．低酸素性虚血性脳症（hypoxic ischemic encephalopathy：HIE）の重症度評価には，脳MRI検査と振幅統合脳波（amplitude integral EEG：aEEG）を用いる．

2　新生児の疾患

表III-2-2　アプガースコア

項目	0点	1点	2点
皮膚色	チアノーゼ，蒼白	末梢性チアノーゼ	全身ピンク
脈拍	なし	＜100回/分	≧100回/分
刺激に対する反射	なし	顔をしかめる	咳，くしゃみ
筋緊張	四肢弛緩	弱い屈曲	活発に動かす
呼吸	なし	弱い，不規則	強く泣く

7点以下を新生児仮死，3点以下を重症仮死と判定する.

C　治　療

主な治療法

　新生児仮死に対するNCPRは，5年ごとに改定されるアルゴリズムに従って行う[2]．皮膚刺激を行っても自発呼吸がない，あるいは心拍数が100/分未満である場合には速やかに人工呼吸を開始する．30秒間有効な人工呼吸を行っても心拍数が60/分未満の場合は，人工呼吸に胸骨圧迫を加える．呼吸・循環の補助と並行して，正常な体温を維持し，アシドーシスや血糖，電解質異常の補正を行う.

合併症と治療法

　新生児仮死は全身の疾患であるため，低酸素血症とアシドーシスに曝露された各臓器の回復を補助する必要がある．特異的な合併症には，HIE，胎便吸引症候群（meconium aspiration syndrome：MAS）および新生児遷延性肺高血圧症（persistent pulmonary hypertension of the newborn：PPHN）がある．蘇生後に中等度以上のHIEを認める児には新生児低体温療法の適応を考慮する.

治療経過・予後

　皮膚刺激から人工呼吸までの処置で新生児仮死の約90%が蘇生可能であり，気管挿管と胸骨圧迫を加えると約99%が蘇生可能である．問題はHIEを中心とした合併症の治療である．新生児低体温療法は，中等度以上のHIEを合併した児の死亡あるいは神経学的後遺症の発生率を低下することが証明されている[3]．

退院支援・患者教育

　退院時に無症状であっても外来で発達のフォローアップを行う．重症のHIEのために経管栄養，気管切開，人工呼吸などが必要な状態で退院する場合は，親の受容への支援，医療的ケアに関する教育的支援，家族の生活の調整，多職種チームによる連携・調整などによる総合的な支援を行う.

2 | 呼吸器疾患

respiratory distress syndrome（RDS）

2-1 | 呼吸窮迫症候群（RDS）

A　病　態

呼吸窮迫症候群とは

　肺胞が**表面張力**（面積を小さくする力）により虚脱しないためには，II型肺胞上皮細胞から分泌される**肺サーファクタント**による表面活性（面積を大きくする力）

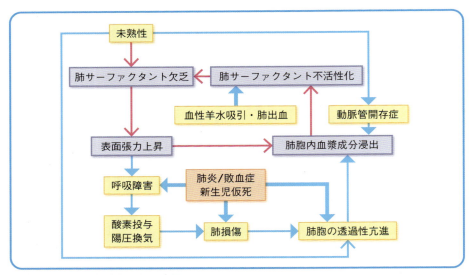

図Ⅲ-2-2　呼吸窮迫症候群の病態

が必要である．早産による出生などにより肺サーファクタントが欠乏すると，肺胞が表面張力により虚脱してRDSを発症する[4]．

疫学

通常の胎児では，妊娠34週以降に肺サーファクタントの分泌が成熟する．しかし，34週未満で出生した児の多くは子宮内炎症，切迫早産，前期破水などに曝露された結果として肺サーファクタントの成熟が促進するため，必ずしもRDSを発症しない．

発症機序

未熟性に起因する肺サーファクタントの欠乏があると，表面張力に吸引されて肺胞内に血漿成分が滲出する．血漿成分が肺サーファクタントを不活性化するために，肺サーファクタントの欠乏と**不活性化**の悪循環が成立する（図Ⅲ-2-2）．これがRDSの本質である．表面張力により肺胞が虚脱して呼吸障害を呈し，この呼吸障害に対して行う酸素投与や陽圧換気は肺損傷を起こし肺胞の透過性を亢進する．また未熟性そのものや，未熟性に起因する動脈管開存症も肺胞の透過性を亢進し，さらに合併する肺炎／敗血症や血液成分の吸引などが肺サーファクタントの不活性化を促進する．

症状

以下の4つの症状を呼吸窮迫症状といい，これらはRDSの主症状である．

①**多呼吸**：1回換気量が低下するため，時間あたりの換気量を維持しようとして呼吸数が増加する．
②**呻吟**：肺胞の虚脱を防ごうとして呼気時に声門が狭くなるときのうめき声．
③**陥没呼吸**：肺のコンプライアンス（柔らかさ）が低下するため，肺を膨らませるために胸腔内の強い陰圧を必要とする．この陰圧のために胸骨上窩，肋間，胸骨などが吸気時に陥没する．
④**チアノーゼ**：肺胞が虚脱するために血液を酸素化する効率が低下してチアノーゼ

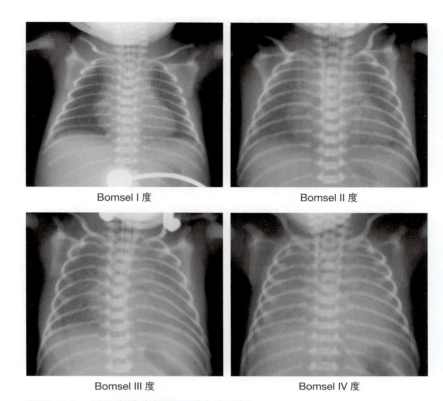

図Ⅲ-2-3 呼吸窮迫症候群の重症度分類
胸部X線で肺野にびまん性の網状顆粒状陰影を認めればBomselⅠ度，気管支透亮像が加わるとBomselⅡ度，心陰影が不鮮明になるとBomselⅢ度，心陰影が認められなくなるとBomselⅣ度と評価する．

を呈する．

B 診断

診断の進め方・確定診断の方法

早産，男児，母体糖尿病などのRDSと親和性が高い背景因子，母体ステロイド投与，陣痛などのRDSと親和性が低い背景因子を評価し，呼吸窮迫症状，胸部X線，血液ガスなどから総合的に診断を行う．羊水あるいは出生時に採取した胃液を用いた**ステイブル・マイクロバブル・テスト**（stable microbubble test：SMT）で肺サーファクタントの欠乏が証明されれば，高い確率でRDSの発症を予知できる[5]．

重症度判定

RDSの重症度は血液ガスによる酸素化・換気障害の評価と胸部X線により行う．胸部X線ではボンゼル（Bomsel）分類を用いる．肺胞の虚脱の程度により，肺野にびまん性の**網状顆粒状陰影**を認めればⅠ度，これに**気管支透亮像**（air bronchogram）が加わるとⅡ度，心陰影が不鮮明になるとⅢ度，心陰影が認められなくなるとⅣ度と評価する（図Ⅲ-2-3）．

C 治療

主な治療法

また，ベタメタゾン（リンデロン®）などの胎盤を通過するステロイドを母体に

投与することで，胎児の肺成熟を促進してRDSの発症率を低下させることができる[6]．酸素化障害に対して酸素投与，肺胞の虚脱に対して経鼻持続気道陽圧（nasal continuous positive airway pressure：nCPAP）あるいは気管挿管による陽圧換気を行う．しかし，RDSの本質は肺サーファクタント欠乏であるため，**サーファクタント補充療法**が最も合理的な治療法である．日本では人工肺サーファクタントとしてベラクタント（サーファクテン®）が発売されている．

合併症と治療法　RDSの代表的な合併症は，空気漏出症候群，頭蓋内出血，動脈管開存症，**慢性肺疾患**などである．RDSに対してより早期に十分な量のサーファクタント補充療法を行うことにより，これらの合併症の発症および重症化を抑制することができる．

治療経過・予後　RDS自体は内因性の肺サーファクタントが分泌されるようになる生後48〜72時間に治癒する疾患であり，合併症の有無と重症度が予後を左右する．

退院支援・患者教育　RDSを発症した児には，早産児として成長・発達のフォローアップを行うとともに，適応に応じてパリビズマブ（シナジス®）やニルセビマブ（ベイフォータス®）を投与してRSウイルス感染による下気道疾患の重症化を抑制する．

transient tachypnea of the newborn（TTN）

2-2 新生児一過性多呼吸（TTN）

A 病態

新生児一過性多呼吸とは　胎児の肺は肺胞の中に向かって**肺水**を分泌しており，肺胞内は陽圧に保たれている（肺が水で満たされている）．分娩が近づくと肺水分泌は停止して，逆に肺胞内の水分を肺胞の外へ汲み出す流れが生じる．産道通過による出生時の胸郭圧迫により肺水の3分の1程度が口から排出され，残りの肺水は肺胞から吸収されて脈管に流入する．この肺液の排出が遅れると，TTNを発症する[7]．

疫学　妊娠34週以降の新生児の0.5〜4%に発症する．母体糖尿病，早産，男児，帝王切開による出生，新生児仮死などがリスク因子である．

発症機序　早産などによる肺水吸収の未熟性が原因と考えられている．帝王切開分娩に多く発症するが，胸郭の圧迫による肺水の排出が少ないことよりも，陣痛に曝露されていないことの影響が大きい．肺胞に残った肺水により1回換気量が減少し，肺のコンプライアンス（柔らかさ）が低下する．

症状　生後2時間ごろまでに**多呼吸**，**呻吟**，**陥没呼吸**などの呼吸窮迫症状を認めるようになり，多くは治療を必要とせずに生後24時間までに自然消退する．しかし，40%以上の吸入酸素濃度を必要としたり，生後72時間まで症状が遷延したりする重症例も存在する．胸部X線では，肺容量の低下は認めず，肺門部中心の透過性低下や放射状の線状陰影を認めることが多い（**図Ⅲ-2-4**）．

B 診断

診断の進め方　TTNの診断を確定する所見は存在しない．RDS，感染症，先天性心疾患などの既知の疾患を除外し，最終的に軽快することから診断する．

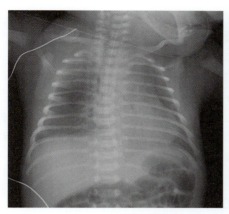

図Ⅲ-2-4 新生児一過性多呼吸の胸部X線
軽度のX線透過性低下と，肺門部を中心に両肺野に広がる線状陰影を認める．

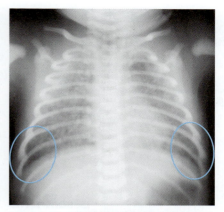

図Ⅲ-2-5 胎便吸引症候群の胸部X線
両肺野に綿を広げたようなびまん性の線状陰影を認める一方，末梢の肺野には透過性亢進（丸囲み部分）を認める．

C 治療

主な治療法
呼吸窮迫症状が強い症例では酸素投与，nCPAPやハイフロー・ネーザル・カニューラを使用する．重症例は気管挿管による人工換気を要する場合がある．

治療経過・予後
TTNは原則として予後良好な疾患であるが，新生児期にTTNに罹患した児は気管支喘息のリスクが軽度上昇することが指摘されている[8]．

2-3 胎便吸引症候群（MAS）

meconium aspiration syndrome（MAS）

A 病態

胎便吸引症候群とは
胎児がアシドーシスのために胎便を排出し，あえぎ呼吸により胎便で混濁した羊水（meconium stained amniotic fluid：MSAF）を深く吸引した結果としてMASを発症する[9]．

疫学
MSAFは全出生の約10％にみられ，そのうち約2〜10％がMASを発症する．

発症機序
気道内に吸引された胎便成分による不均一な気道閉塞，化学性肺炎，肺サーファクタントの不活性化により呼吸障害が発生する．

症状
爪，臍帯，卵膜，胎脂の黄染を認める．さまざまな程度の鼻翼呼吸，陥没呼吸，呻吟を認める．胎便によるチェックバルブ（肺に空気が入るが出ない）が発生すると，前後径が大きい樽状の胸郭になる．

B 診断

診断の進め方・確定診断の方法
MSAFと進行性の呼吸障害を認め，胸部X線で典型的な所見を認めれば診断可能である．胸部X線では，過膨張部分と無気肺部分が混在した斑状の陰影を認める（図Ⅲ-2-5）．

C 治 療

主な治療法

呼吸障害の程度により，酸素投与，nCPAP，気道吸引，人工換気，サーファクタント補充療法を行う．最重症例では膜型人工肺（extracorporeal membrane oxygenation：ECMO）による治療が必要となる．

合併症と治療法

基礎に胎児期のアシドーシスがあるため，新生児仮死，PPHN を合併することが多い．また，チェックバルブのため空気漏出症候群を合併しやすい．合併症に対しては，それぞれの重症度に応じた治療を行う．生命予後は合併症の重症度に依存する．サーファクタント補充療法は ECMO 導入の確率を低下させる．

chronic lung disease（CLD）

2-4 | 慢性肺疾患（CLD）

A 病 態

慢性肺疾患とは

早産で出生した児に，日齢28を超えて酸素投与を必要とする呼吸障害が持続する状態を CLD という[10]．

疫 学

周産期母子医療センターネットワークデータベースの報告によれば，2020 年に出生し生後 28 日以降まで生存した 3,490 人の極低出生体重児の 40％に CLD が認められ，10 年以前に比べて減少していなかった[11]．

発症機序

未熟肺が子宮内炎症，呼吸管理に伴う酸素毒性，圧損傷，容量損傷，気道虚脱による損傷，さらに細菌の定着や感染症による生物学的損傷を受けて成立する（図III-2-6）．

症 状

多呼吸，陥没呼吸などの努力呼吸と酸素依存性，胸部 X 線により診断する．未熟肺の成長・発達および損傷・治癒の程度，体重増加に伴う酸素必要量のバランスにより症状が左右される．

B 診 断

診断の進め方・確定診断の方法

胸部 X 線に異常陰影を認め，日齢 28 を超えて酸素投与あるいは呼吸補助を必要とする場合に診断する．

重症度判定

修正 36 週あるいは分娩予定日になっても酸素投与を必要とすることが重症度の指標となる．一般的に死亡あるいは在宅酸素療法（home oxygen therapy：HOT）を必要とした場合を重症 CLD と判断する．

C 治 療

主な治療法

CLD 自体は成長に伴い回復していく疾患であるため，発症の抑制と増悪因子の排除および積極的な栄養管理による発育の補助が必要である[12]．

治療経過・予後

HOT を必要とした児の多くが 1 年以内に HOT から離脱する．CLD は，成長・発達の遅れ，突然死，小児期の呼吸器疾患や入院のリスク因子となる．

退院支援・患者教育

HOT で退院する児に対しては，地域と連携した支援体制を整備する．RS ウイルス流行開始時点において生後 24 ヵ月以内であり，過去 6 ヵ月間に治療を行った慢性肺疾患児にはパリビズマブ（シナジス®）およびニルセビマブ（ベイフォータス®）投与の適応がある．

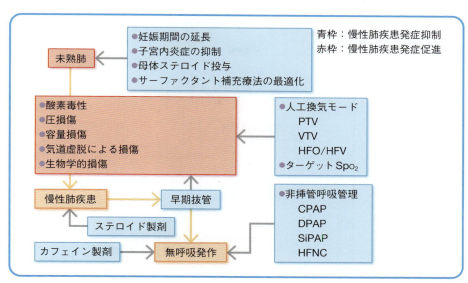

図Ⅲ-2-6 慢性肺疾患の管理
酸素毒性などによる肺損傷の抑制を念頭に人工換気モードを選択し，ターゲットSpO_2による管理（SpO_2が目的の範囲になるように吸入酸素濃度を調節する）を行う．早期抜管を行うと無呼吸発作が増えるので，非挿管呼吸管理や無水カフェイン（レスピア®）による管理を行う．

apnea in the newborn

2-5 新生児無呼吸発作

A 病態

新生児無呼吸発作とは

新生児にみられる 20 秒以上の呼吸停止，あるいは 20 秒未満であっても徐脈や酸素飽和度低下を伴う呼吸停止を新生児無呼吸発作という[13]．

発症機序

呼吸運動が停止するものを**中枢性無呼吸**，呼吸運動をしていても気道が閉塞しているために気流が流れないものを**閉塞性無呼吸**とよぶ．新生児無呼吸発作は，中枢性無呼吸と閉塞性無呼吸が混在した**混合性無呼吸**であることが多い（図Ⅲ-2-7）．感染症などの症状としての無呼吸発作を**続発性無呼吸**とよぶのに対し，未熟性以外に原因が特定されない無呼吸発作を**原発性無呼吸**とよぶ．原発性無呼吸の本質は低酸素に対する反応性の低下である．呼吸停止により動脈血酸素飽和度が低下しても低酸素に反応した呼吸の再開が起きず，呼吸が刺激されるレベルまで二酸化炭素が蓄積した時点では，もはや低酸素により呼吸中枢が抑制されていて呼吸が再開しない．

症状

中枢性無呼吸では呼吸が次第に浅くなり停止する場合と，啼泣が終了すると同時に呼吸が停止する場合がある．閉塞性無呼吸では吸気性喘鳴や努力呼吸が先行する場合がある．呼吸停止が続くと酸素飽和度が低下し，続いて心拍数が低下することが多い（図Ⅲ-2-8）．しかし，酸素飽和度の低下よりも徐脈が先行することもある．

B 診断

診断の進め方・確定診断の方法

正期産児に無呼吸発作を認めた場合や，早産児の管理中に無呼吸発作の増加を認めた場合は，続発性無呼吸を想定して感染症や頭蓋内病変を中心に原因の検索を行う．

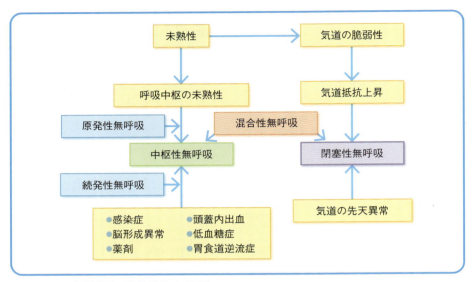

図Ⅲ-2-7　新生児無呼吸発作の分類

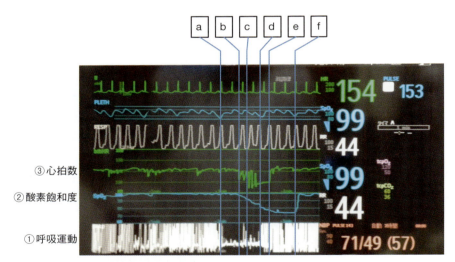

図Ⅲ-2-8　新生児無呼吸発作のモニター
a：呼吸運動（①）が停止，b：酸素飽和度（②）の低下が開始，c：心拍数（③）の低下が開始，d：呼吸運動の再開，e：心拍数の回復が開始，f：酸素飽和度の回復が開始．

C　治療

主な治療法

　1回ごとの無呼吸発作は自然にあるいは皮膚刺激に反応して回復することが多い．刺激に反応しない場合は人工呼吸を行う．無呼吸発作を繰り返す場合は，nCPAPやハイフロー・ネーザル・カニューラを使用して気道に陽圧を与える．少量の酸素投与，無水カフェイン（レスピア®）やドキサプラム（ドプラム®）による呼吸中枢の賦活を行い，治療抵抗性の場合は気管挿管による呼吸管理を行う．

2　新生児の疾患

治療経過・予後

　無呼吸発作に伴う徐脈や低酸素状態に繰り返し曝露されることは，早産児の脳の発達に悪影響を及ぼす可能性がある一方で，無水カフェイン（レスピア®）の投与が脳に悪影響を及ぼすことも懸念される．ランダム化比較試験の結果では，無水カフェインを投与して無呼吸を抑制したほうが1歳半時点の神経学的予後は良好であった[14]．

persistent
pulmonary
hypertension of
the newborn
（PPHN）

2-6 　新生児遷延性肺高血圧症（PPHN）

A　病　態

新生児遷延性肺高血圧症とは

　正常な循環適応では，肺呼吸開始とともに肺血管抵抗が低下し肺血流が増加して肺でのガス交換が開始する．なんらかの理由で出生後も肺血管抵抗が低下せずに酸素化が障害された状態をPPHNという[15]．

疫　学

　出生1,000人に対して0.43〜6人がPPHNを発症する[16]．

発症機序

　肺血管抵抗が高いために肺動脈圧の絶対値が高い場合と，体血圧が低いために相対的に肺動脈圧が高い場合がある．肺血管抵抗が上昇する理由としては，**肺低形成**や**横隔膜ヘルニア**などにより肺血管床自体が減少している場合と，感染症，**新生児仮死**，**胎便吸引症候群**などにより肺血管が機能的に収縮している場合がある．肺血管抵抗上昇の原因が特定できない場合は特発性と考える．

症　状

　酸素化障害を伴うさまざまな程度の呼吸障害を呈する．動脈管を介する右左シャント（右→左向きシャント）を反映して，右上肢に比べて下肢の酸素飽和度が低くなる．気管吸引などの刺激に反応して肺血管抵抗が上昇する**フリップ・フロップ現象**を認める．

B　診　断

どのような症状から疑われるか

　強い酸素化障害を認め，100%酸素投与によりチアノーゼが消失しない場合はPPHNを疑い速やかに検査を開始する．

診断の進め方・確定診断の方法

　心臓超音波検査により先天性心疾患が否定され，明らかな三尖弁逆流を認めれば確定診断できる．卵円孔と動脈管を介する右左シャントを評価する．胸部X線で気胸の有無を評価する．

C　治　療

主な治療法

　感染症や胎便吸引症候群などの基礎疾患の治療と同時に，肺血管抵抗を下げつつ体血圧を維持する循環管理を行う．疼痛や寒冷などの刺激は肺血管抵抗を上昇させるため，十分な鎮静を行うのみでなく，最低限の処置を効率よく行う**ミニマルハンドリング**を徹底する．肺血管抵抗を上昇させるアシドーシス，高二酸化炭素血症を補正し，肺血管抵抗を下げる酸素，一酸化窒素，エポプロステノール（フローラン®）などの血管拡張薬を投与する．

治療経過・予後

　強力な肺血管拡張治療に反応しない場合は膜型人工肺（ECMO）の導入が考慮されるが，回復困難と判断される場合は使用が制限される．

第Ⅲ章　小児疾患　各論

3 ｜ 中枢神経疾患

intracranial
hemorrhage

3-1 ｜ 頭蓋内出血

A 病 態

頭蓋内出血とは

　新生児期は産道通過の際に頭蓋が変形すること，呼吸・循環が急激な変化を経て適応することから頭蓋内出血のリスクが非常に高い時期である．ここに脳室上衣下胚層の存在や血圧変動などの未熟性に起因する因子，新生児仮死，さらに血小板減少などの出血性素因が関与して頭蓋内出血を発症する．新生児の頭蓋内出血は発症機序により好発部位が異なり，早産児には脳室内出血（intraventricular hemorrhage：IVH）が，正期産児には硬膜下出血やくも膜下出血が多く，小脳出血は両方にみられる[17]．本項では IVH について解説する．

疫 学

　周産期母子医療センターネットワークデータベースの報告によれば，2020 年に出生した 3,862 人の極低出生体重児の 11% に IVH が認められた[11]．

発症機序

　発症機序として，側脳室周囲に妊娠 34 週未満にのみ存在する脳室上衣下胚層は，血流変化の影響を受けやすい構造であり，組織が脆弱であるため出血しやすいことが挙げられる．

症 状

　特異的な症状はないが，徐脈・頻脈・血圧変動などのバイタルサインの変化，筋緊張の低下，けいれん様の動き，貧血の進行などを認めることがある．

B 診 断

診断の進め方・
確定診断の方法

　IVH のほとんどが生後 72 時間以内に発症するので，生後 72 時間までは経時的に脳超音波検査で出血の有無，動静脈の血流パターンの評価を行う．急性の血腫は持続性の高エコー輝度の領域として観察されるが，出血の量が多い場合には内部の輝度が低下することがある．

重症度判定

　パピル（Papile）の分類が用いられることが多い．出血が脳室上衣下に留まる Grade Ⅰ，脳室内にまで穿破するも脳室拡大のない Grade Ⅱ，脳室拡大を伴う Grade Ⅲ，脳実質内出血を伴う Grade Ⅳに分類する．

C 治 療

主な治療法

　IVH には保存的治療以外の治療法がないため，予防が肝要である．母体ステロイド投与，RDS に対する早期サーファクタント補充療法は IVH のリスクを軽減する．動脈管開存症に対するインドメタシンの少量予防投与は IVH のリスクを軽減する可能性がある．妊娠 26 週未満での出生，重症仮死合併など IVH のリスクが高い早産児に対しては，とくに生後 72 時間までの間は血圧の変動を誘発しないケアが必要である．

合併症と治療法

　Grade Ⅱ以上の IVH を発症した早産児の約 25% に進行性の脳室拡大を認め，うち約 40% は急速に進行する出血後水頭症に移行する．反復腰椎穿刺は出血後水頭症の発症を予防しないが，発症した出血後水頭症の待機的治療として腰椎穿刺が行われ

ることがある．

Grade Ⅲ以上の IVH は生命予後および長期予後不良の原因となる．

3-2 | 脳室周囲白質軟化症（PVL）

A 病態

在胎32週未満早産児の脳室周囲白質に発生する．周囲に星状膠細胞（せいじょうこうさいぼう）の増生を伴う限局性の凝固壊死である[18]．

周産期母子医療センターネットワークデータベースの報告によれば，2020年に出生した3,862人の極低出生体重児の3%に PVL が認められた[11]．

発達途上の早産児脳では，脳表面から脳室に向かう穿通（せんつう）動脈が灌流（かんりゅう）する領域と，脳室周囲から深部白質にいたる前・中・後大脳動脈が灌流する領域がいまだ重なり合っておらず，それらの境界領域が虚血に陥りやすい．子宮内炎症，低血圧，低二酸化炭素血症への曝露は PVL 発症のリスク因子である．

修正月齢5〜6ヵ月ごろから，下肢優位の痙性麻痺を認めるようになる．

B 診断

低血圧などの誘因を認めることが多いが，明らかな原因が認められないこともある．PVL 症例の多くで，日齢3までに脳室周囲エコー高輝度（periventricular echogenicity：PVE）を認める．

脳超音波検査で経過観察を行い，脳 MRI 検査で診断を行う．生後6ヵ月以前では脳室周囲白質の囊胞（のうほう），脳室拡大と壁の不整を認める（図Ⅲ-2-9）．遠隔期には，白質容量の減少，脳室拡大，側脳室外壁の不整，T2強調画像での高信号領域を認める．

C 治療

PVL 自体に対する有効な治療法はいまだ存在しないため，リスク因子を排除する全身管理に努める．母体ステロイド投与は PVL の発症リスクを軽減する．

両側の囊胞性 PVL はほぼ100% 脳性麻痺を発症する．

両親に脳性麻痺発症のリスクとリハビリテーションの効果について説明し，早期療育を開始する．

3-3 | 軟部組織の損傷

A 病態

分娩時に児がこうむった物理的損傷を分娩損傷（外傷）と総称する．分娩損傷には，産瘤（さんりゅう），頭血腫（ずけっしゅ），帽状腱膜下血腫（ぼうじょうけんまくかけっしゅ），結膜出血，表皮剝離などの軟部組織損傷のほかに，神経損傷（分娩麻痺），骨損傷（分娩骨折），内臓損傷が含まれる．

産瘤は児頭が産道を通過する際に，周囲からの圧迫により先進部の皮膚に浮腫や出血が生じて瘤状（りゅうじょう）に隆起したもので，粘土状の弾力がある（図Ⅲ-2-10）．出生時が

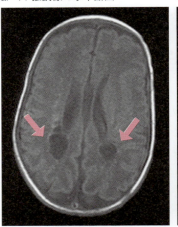
a. T1強調像の水平断面

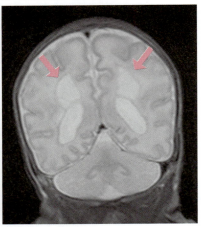
b. T2強調像の前額断面

図Ⅲ-2-9　脳室周囲白質軟化症のMRI画像
在胎30週0日，出生体重1,588gで出生し出生時に重度の呼吸障害を合併した児にみられた囊胞性PVL．
aのT1強調像の水平断面では両側脳室の外側（➡），bのT2強調像の前額断面では両側脳室の上側（➡）に髄液と同等の信号強度の囊胞状病変を認める．

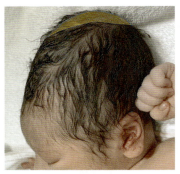

図Ⅲ-2-10　産瘤
児頭の先進部位が産道による圧迫を受けて産瘤を形成する．

最も顕著で，多くは翌日までに消失する．産瘤が消退した後で頭血腫が明らかになることがある．

頭血腫　　頭血腫は全分娩の1.5〜2.5％にみられる[19]．頭部が産道を通過する際に頭皮が牽引され，頭蓋骨から骨膜が剝離して骨膜下にできた血腫である．骨縫合を越えないことが特徴であり，波動を触れる．閉鎖性出血であるため黄疸の原因となる．周囲から骨化して吸収されるが，大きなものでは消失に6ヵ月ほど要することがある．

帽状腱膜下血腫　　帽状腱膜下血腫は頭皮と骨膜の間の血管が破綻して生じる血腫である．生後12〜24時間かけて徐々に拡大し，眼瞼に及ぶ巨大な血腫となり，輸血を必要とすること

がある．穿刺は禁忌である．

4 消化器疾患

necrotizing enterocolitis（NEC）

4-1 壊死性腸炎（NEC）

A 病態

壊死性腸炎とは

壊死性腸炎は，早産児や体血流減少型の先天性心疾患児にみられる腸炎で，炎症が腸管全層に及ぶと**腸管壊死**や**腸管穿孔**が発生する[20]．

疫学

周産期母子医療センターネットワークデータベースの報告によれば，2020年に出生した3,862人の極低出生体重児の3％に特発性の腸管穿孔を含むNECが認められた[11]．NECの発生率は国や時代によって異なる．未熟児網膜症や慢性肺疾患の発生を抑制するために低い酸素飽和度を目標に管理すると，NECの発生率が高くなる．

発症機序

NECは未熟な腸管粘膜に虚血・低酸素，感染，経腸栄養負荷が加わって発生する．

症状

症状は活気の低下，バイタルサインの変動，腹部膨満，血便，嘔吐，胃内残渣の増加など非特異的である．

B 診断

診断の進め方・確定診断の方法

血液の炎症所見を参考に，画像所見から診断する．初期には腸管拡張や固定ループが認められる．進行すると**腸管壁内ガス**（図Ⅲ-2-11）や門脈内ガスを認めるようになり，消化管穿孔にいたると腹腔内の遊離ガスを認める．

重症度判定

重症度判定には**ベル（Bell）の重症度分類**が用いられる．StageⅠは「疑い」で，腸管拡張などの非特異的所見の段階である．血便がなければⅠA，血便を認めればⅠBとする．StageⅡは「確定」で，壁内ガスを認めればⅡA，さらに代謝性アシ

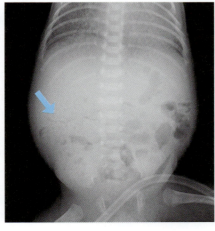

図Ⅲ-2-11 壊死性腸炎の腹部X線画像
左心低形成症候群に合併した壊死性腸炎（Bell StageⅡA）．腸管壁内ガス（➡）を認める．

ドーシスや腹水を認めればⅡBとする．Stage Ⅲは「進行」で，低血圧や腹壁にいたる炎症を認めればⅢA，腹腔内遊離ガスを認めればⅢBと評価する．

C 治　療

主な治療法

絶食，胃内減圧により腸管の安静を保ち，抗菌薬と抗真菌薬を投与する．Stage Ⅲにいたった例には外科手術が必要である．

合併症と治療法

広範な腸管壊死の場合は短腸症候群となり，長期の中心静脈栄養を必要とする．プロバイオティクスや早期授乳のNEC発症抑制効果が検討されている．

治療経過・予後

日本小児外科学会の2018年全国調査における死亡率は12.5%（教育関連施設）～22.9%（認定施設）であった[21]．

5 感染症

neonatal sepsis

5-1 新生児敗血症

A 病　態

新生児敗血症とは

細菌感染が局所に留まらず全身に及んだ状態を敗血症という．新生児は免疫能が未熟であるため，肺炎，尿路感染症，髄膜炎などは敗血症の病型をとることが多い[22]．

疫　学

米国の国立小児保健発育研究所（National Institute of Child Health and Human Development：NICHD）による報告によれば，早発型敗血症の頻度は出生1,000人に対して0.98人であり，出生体重が小さいほど発生率が高かった[23]．

発症機序

子宮内ですでに感染症が成立している場合や出生時の保菌がそのまま敗血症に進行したものが早発型敗血症であり，多くは生後72時間以内に発症する．早発型敗血症の主な原因菌はB群溶連菌（group B *Streptococcus*：GBS），大腸菌，腸球菌，リステリアなどである．一方，出生時から一定期間の保菌期間を経て発症あるいは生後の水平感染により成立した敗血症が遅発型敗血症である．遅発型敗血症の70～80%はコアグラーゼ陰性ブドウ球菌（coagulase-negative *Staphylococci*：CNS），黄色ブドウ球菌，GBSなどのグラム陽性球菌であり，残りがエンテロバクター，大腸菌，緑膿菌などのグラム陰性桿菌およびカンジダ属である．

症　状

早発型は呼吸障害や循環不全の病態を呈することが多いが，初期には無呼吸や低体温などの非特異的な症状しか認めないこともある．遅発型は，not doing wellとしかいいようのないなんとなく活気がない状態，哺乳不良，無呼吸発作，腹部膨満などの非特異的な症状で発症することが多い．皮膚の色がくすんでみえることが多く，皮膚のリフィリング（皮膚を指で圧迫した後の血色の戻り）の遅れがみられる．

B 診　断

診断の進め方・確定診断の方法

敗血症に特異的な検査所見は血液からの病原体検出であるが，母体に対して抗菌薬が投与されていることが多く，十分な検体量の採取が困難であることなどから，

血液培養の陽性率は高くない．白血球数減少，白血球の左方移動，血小板数の減少，血中のCRPやプロカルシトニンなどの急性期反応物質，エンドトキシン濃度など複数の情報を統合して早期診断を行う．血液培養陽性例については，Film Array® による核酸増幅により原因菌の特定が短時間で可能となった[24]．

重症度判定

新生児敗血症は進行が速く，検査結果と臨床症状が必ずしも並行しないことから，一般の重症敗血症や敗血症性ショックなどの重症度分類はあてはまらない．

C 治療

主な治療法

新生児敗血症は進行が速いため，敗血症を疑ったらすぐに血液培養を採取して抗菌薬の投与を開始する．治療を開始した後に感染症ではなかったと判断された場合は，早期に抗菌薬の投与を中止する．ただし，経母体的に抗菌薬が投与されており，児の血液培養は陰性だが症状と検査結果の推移から敗血症が否定できない場合は，抗菌薬の投与を延長して経過を観察する[22]．早発型の敗血症を疑った場合は，起炎菌が判明するまではアンピシリンに加えてゲンタマイシンあるいはセフォタキシムを投与する．遅発型の敗血症を疑った場合は，児に定着している細菌，施設で多く検出される細菌とその感受性を参考に抗菌薬を選択する．

治療経過・予後

NICHDの報告では，2006〜2009年における早発型敗血症の死亡率は16%であった[23]．

5-2 TORCH（トーチ）症候群

A 病態

TORCH症候群とは

異なる病原体の胎児感染が原因であるが，類似した症状の組み合わせを呈することから，代表的な病原体の頭文字を並べて作成した呼称．Tはトキソプラズマ（toxoplasma），Oは梅毒などの「そのほか」（others），Rは風疹（rubella），Cはサイトメガロウイルス（cytomegalovirus：CMV），Hは単純ヘルペスウイルス（herpes simplex virus：HSV）を意味する．古典的には胎児感染が原因で発生した先天異常を指すが，血小板減少などの感染症自体の症状も含めることが多い．

疫学

不顕性感染を含めて症状の程度に大きな幅があるため，正確な発生頻度を知ることは困難である．日本における先天性CMV感染症の頻度は1,000出生に1程度と考えられている[25]．近年，妊娠可能年齢女性のCMV既感染率の低下が問題になっている．

症状

病原体により偏りはあるが，胎児発育遅延，小頭症，水頭症，脳内石灰化，肝脾腫，紫斑，黄疸，精神運動発達遅滞，脳性麻痺，てんかんなどが共通する．

B 診断

どのような症状から疑われるか

妊娠初期に母体がTORCHに感染したことが判明している場合を除き，胎児発育遅延，胎児小頭症などの原因検索の一部として母体の検査が行われる．

診断の進め方・確定診断の方法

病変の分布から病原体を特定することができないため，TORCH症候群を疑ったら，原因となる病原体のスクリーニング検査を行う．母体の各病原体に対するIgG

およびIgM抗体値を測定する．確定診断方法は病原体により異なるが，胎児・新生児からの病原体あるいは特異的IgM抗体の検出が原則である．

C 治療

主な治療法

TORCH症候群に対する特異的な治療法は存在しない．顕性の先天性CMV感染症に対しては，出生後のガンシクロビル投与が症状の進展を抑制する可能性がある[26]．妊娠初期の母体にトキソプラズマ感染が疑われた場合は，母体にスピラマイシンを投与する．

治療経過・予後

不顕性から胎児診断例まで症状の幅が広い．小頭症などの脳の形成障害は発達の遅れや発作の原因となる．多くの症状は出生時に固定しているが，難聴や視力障害は遅発性に発症することがある．

退院支援・患者教育

一定の条件を満たした先天性感染症は小児慢性特定疾病の対象疾患となっている．先天性CMV感染症と先天性トキソプラズマ感染症を対象として家族会（トーチの会）がある．

5-3 新生児TSS様発疹症（NTED）

neonatal TSS-like exanthematous disease（NTED）

A 病態

新生児TSS様発疹症とは

MRSA（methicillin-resistant *Staphylococcus aureus*：メチシリン耐性黄色ブドウ球菌）を代表とする黄色ブドウ球菌が産生する外毒素の1つであるtoxic shock syndrome toxin-1（**TSST-1**）に反応して，リンパ球の一部が一過性に活性化して発症する炎症性疾患である．特徴的な発疹を呈することから**NTED**（エヌテッド）とよばれる．

疫学

各施設におけるMRSAのコントロール状況により多発することがある一方で，何年も遭遇しないことも多い．

症状

全身に広がるびまん性の紅斑を認める（**図Ⅲ-2-12**）．発疹は直径2〜3 mmの細かい紅斑からはじまり，速やかに癒合して発症2日目には全身が紅皮様になる．発症3日目には紅斑が急速に消退し，落屑を伴わずに消失する．

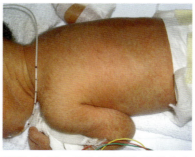

図Ⅲ-2-12 新生児TSS様発疹症
発症当日の皮膚所見．

B 診断

診断の進め方・確定診断の方法

発疹に加えて，血小板減少（15万/mm³以下），CRP弱陽性（1〜5 mg/dL），発熱（直腸温38℃以上）の少なくとも1つを満たすことから診断する．末梢血のVβ2陽性リンパ球の増殖を証明することで確定診断が可能である．

C 治療

主な治療法

原則的には無治療で軽快するが，早産児などで血小板減少が著しい場合は血小板輸血を考慮する．

治療経過・予後

一般的に予後良好な疾患であるが，早産児では重症化することがある．

退院支援・患者教育

MRSAの保菌が判明した場合は，院内のルールに従いMRSAの拡散防止に努めるとともに，家族に丁寧に説明を行ったうえで協力を依頼する．

6 代謝疾患

neonatal jaundice

6-1 新生児黄疸

A 病態

新生児黄疸とは

血中のビリルビン濃度が上昇して，眼球結膜や皮膚が黄色を呈する状態を黄疸という．新生児には生理的に黄疸を認めることが多い．

発症機序

1）生理的黄疸

脳組織内毛細血管の内皮細胞が血管周囲のペリサイトや星状膠細胞などの細胞と共働して，血液中の化学物質の脳組織への移行を選択的に制御する機能を血液脳関門（blood brain barrier：BBB）という．BBBは物理的な壁ではなく，エネルギーを用いて維持される機能を概念的に壁と表現したものである．胎児・新生児はBBBが未熟であり，低血糖や低酸素状態はエネルギー供給の低下からさまざまな物質のBBB通過を助長する．一般的に，分子量が小さい物質や脂溶性の高い物質はBBBを通過しやすい．

血液中のヘモグロビンが代謝を受けて最終的に間接ビリルビンが産生されるが（図Ⅲ-2-13），間接ビリルビンは脂溶性でBBBを通過しやすく，脳に対する毒性をもっている．しかしながら間接ビリルビンの大部分は血液中でアルブミンに結合し，BBBを通過しにくい状態にある．一方，アルブミンと結合していないフリーのビリルビンをアンバウンドビリルビンという．間接ビリルビンは肝臓でグルクロン酸抱合を受けて水溶性の直接ビリルビンとなり，胆嚢で濃縮された後に腸管内に分泌されて便の色の元となる．直接ビリルビンの一部は腸管から吸収されて腸肝循環が成立する．新生児は赤血球寿命が成人の半分程度と短く，ビリルビンの産生量が多い．肝臓での代謝が未熟であるため血中の間接ビリルビン濃度が上昇し，腸肝循環の亢進がこれを助長する．生理的黄疸は生後2〜3日から観察されるようになり，生後2週までに消失する[28]．

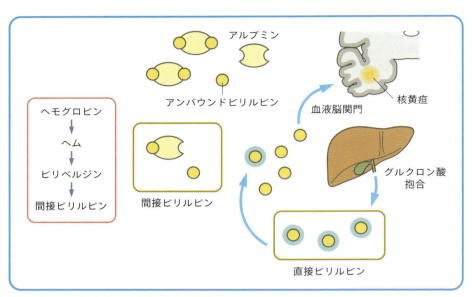

図Ⅲ-2-13　新生児のビリルビン代謝

2) 非生理的黄疸

なんらかの原因により生理的黄疸の範囲を逸脱したものを**非生理的（病的）黄疸**という．生後24時間以内に顕在化した**早発黄疸**には必ず原因が存在する．急速に進行した結果として血清ビリルビン値が異常高値となる．生後2週以上続く黄疸を**遷延黄疸**という．遷延黄疸の最も一般的な原因は**母乳性黄疸**である．総ビリルビンの半分以上を直接ビリルビンが占める**直接型高ビリルビン血症**も非生理的黄疸である．

症状

新生児黄疸自体の症状は血清ビリルビンの高値である．黄疸に伴う神経症状を**ビリルビン脳症**という．初期には活気の低下や筋緊張の低下を認め（1期），適切な治療を行わないと発症3日〜1週間後から発熱，筋緊張亢進，落陽現象，甲高い泣き声，けいれん，後弓反張などの症状を呈する（2期）．症状はいったん消失するが（3期），生後1年以降に**アテトーゼ***などの錐体外路症状と難聴を認めるようになる（4期）．

B　診断

診断の進め方・確定診断の方法

眼球結膜や皮膚色の肉眼的観察に加えて**経皮黄疸計**を用いることにより，非侵襲的に黄疸を客観評価することができる．

重症度判定

BBBは出生体重が小さいほど未熟であり，日齢とともに成熟するため，ビリルビン脳症の相対的リスクは出生体重および日齢により異なる．早産，低血糖，仮死，呼吸窮迫などはBBBの機能を低下させるため，ビリルビン脳症のリスク因子となる．

***アテトーゼ**：不随意運動の1つで，自分の意思に反して手や足の指，顔面，舌などがゆっくりとねじれるように動く．

2 新生児の疾患　167

C 治療

主な治療法

　ビリルビン脳症を回避する目的で光線療法を行う[29]．光エネルギーにより間接ビリルビンが構造異性体や立体異性体に変化して親水性が高くなることで排泄されやすくなる．血液型不適合のため急速に溶血・黄疸が進行する場合には交換輸血を行う[30]．

治療経過・予後

　ビリルビン脳症が2期以降にまで進行した場合には，核黄疸として後遺症を残す可能性が高くなるため，1期までに十分な治療を行う必要がある．

退院支援・患者教育

　光線療法は予防的治療であることを説明する．母乳性黄疸と診断できる場合に母乳を休んで人工栄養にする必要はない．便色カードを参考に，便の色が薄くなってきた場合には1ヵ月健診まで待たずに相談するよう指導する．

neonatal
hypoglycemia

6-2 | 新生児低血糖症

A 病態

新生児低血糖症とは

　血糖値60 mg/dL未満を低血糖と考える．無症候性のことが多く頻度が高いため成人より低い基準が示されることがあるが，新生児が成人より低血糖に耐性があるという証拠はない[31]．

疫学

　母体糖尿病，早産，妊娠期間に比して小さい体重，巨大児，新生児仮死，多血症などが新生児低血糖症のリスク因子である．

発症機序

　出生により胎盤からのグルコース供給が途絶えるため血糖が低下し，生後30～90分で最低値となる．この血糖低下に反応してインスリンの分泌減少とグルカゴンの分泌増加が生じて，グリコーゲンからグルコースが放出される．グリコーゲンが枯渇するとカテコラミン，コルチゾール，甲状腺ホルモンなどの分泌が亢進してタンパク質から糖新生を行い，脂質からケトン体が産生されてエネルギー源になる．これらの適応過程のいずれかが障害されると新生児低血糖症が発生する．

症状

　易刺激性，振戦（しんせん），けいれん，無呼吸，低体温，低緊張，なんとなく活気がないなどの非特異的な症状が多い．

B 診断

どのような症状から疑われるか

　低血糖を疑う症状がある場合に血糖を測定する．無症候性のことが多いため，リスク因子がある場合は経時的に血糖測定を行う．

C 治療

主な治療法

　無症候性で経口哺乳可能な場合は早期授乳を考慮する．症候性あるいは著しい低血糖に対しては，20%グルコース2 mL/kgを静注し，グルコース投与速度（glucose infusion rate：GIR）2～3 mg/kg/分の点滴を開始する．血糖が安定するまでは30～60分ごとに血糖測定を行い，血糖が低ければGIRを2～3 mg/kg/分ずつ増やす．GIRが10 mg/kg/分を超えても血糖が正常化しない場合は，原因の検索を行うと同時にステロイド投与を考慮する[32]．治療抵抗性の低血糖症を認めた場合には高インスリン血性低血糖症を疑って検査を行う．高インスリン血性低血糖症に対してはジ

アゾキシドの投与（5〜15 mg/kg/ 日，分 3）を考慮する．ジアゾキシド投与に際しては，多毛，浮腫，うっ血性心不全，消化器症状などの副作用に注意する．

治療経過・予後

常時 50 mg/dL 以上の血糖を維持するようにコントロールする．高度の低血糖に長時間曝露されると，脳に皮質萎縮や髄鞘化障害などの不可逆的変化をもたらし，精神発達遅滞や症候性てんかんなどの後遺症を残す．

退院支援・患者教育

血糖管理が必要な状態の新生児が退院することは非常にまれである．糖原病などの代謝疾患や高インスリン血性低血糖症などで在宅での血糖管理を行う場合は，家族に血糖測定の意義と手技，低血糖時の対応について十分習得してもらう必要があるため，パンフレットや血糖管理手帳を使用して理解を促す．

●引用文献

1) 細野茂春：新生児蘇生法（Neonatal Cardio-pulmonary Resuscitation；NCPR）普及プロジェクト．新生児蘇生法テキスト，第 4 版，細野茂春（監），p.16-22，メジカルビュー社，2021
2) 新生児蘇生法普及事業：2020 年版 NCPR アルゴリズム〔https://www.ncpr.jp/guideline_update/pdf/ncpr_algorithm2020.pdf〕（最終確認：2024 年 10 月 15 日）
3) 柴崎 淳：蘇生後のケア．新生児蘇生法テキスト，第 4 版，細野茂春（監），p.114-121，メジカルビュー社，2021
4) 長 和俊：呼吸窮迫症候群．周産期医学 **51**（増刊）：589-591，2021
5) 長 和俊：SMT が strong なら RDS になりませんか？ステップアップ新生児呼吸管理，長 和俊（編著），メディカ出版，p.33-36，2017
6) 長 和俊：早産児の呼吸器疾患に対するステロイド療法．新版 新生児内分泌ハンドブック，新生児内分泌研究会（編著），メディカ出版，p.244-252，2020
7) 遠藤真美子：新生児一過性多呼吸．周産期医学 **51**（増刊）：592-593，2021
8) Gundogdu Z：Effect of sibship asthma on newborns with transient tachypnea of the newborn（TTN）. The Clinical Respiratory Journal **15**（2）：232-236, 2021
9) 石田宗司：胎便吸引症候群．周産期医学 **51**（増刊）：594-597，2021
10) 小児慢性特定疾病情報センター：慢性肺疾患〔https://www.shouman.jp/details/03_09_011.html〕（最終確認：2024 年 10 月 15 日）
11) 周産期母子医療センター：周産期母子医療センターネットワークデータベース解析報告〔http://plaza.umin.ac.jp/nrndata/syukei.htm〕（最終確認：2024 年 10 月 15 日）
12) 長 和俊，岡嶋 覚，内田雅也，ほか：慢性肺障害児の栄養管理．周産期医学 **35**：571-574，2005
13) 木村有希：無呼吸発作．周産期医学 **51**（増刊）：607-610，2021
14) Schmidt B, Roberts RS, Davis P, et al：Long-term effects of caffeine therapy for apnea of prematurity. New England Journal of Medicine **357**（19）：1893-1902, 2007
15) 増本健一：新生児遷延性肺高血圧症．周産期医学 **46**（増刊）：602-605，2016
16) Kelly LE, Ohlsson A, Shah PS：Sildenafil for pulmonary hypertension in neonates. Cochrane Database of Systematic Reviews（8），CD005494, 2017
17) 長 和俊：頭蓋内出血．新生児医療（小児科臨床ピクシス 16），五十嵐 隆（総編），渡辺とよ子（専編），中山書店，p.239-241，2010
18) 側島久典：脳室周囲白質軟化症（PVL）．新生児医療（小児科臨床ピクシス 16），五十嵐 隆（総編），渡辺とよ子（専編），中山書店，p.236-238，2010
19) 高橋恒夫：新生児の管理と治療．日本産婦人科学会雑誌 **60**（7）：154-156，2008
20) 望月響子：新生児壊死性腸炎，限局性腸管穿孔．周産期医学 **51**（13）：802-805，2021
21) 日本小児外科学会学術・先進医療検討委員会：わが国の新生児外科の現状―2018 年新生児外科全国集計―．日本小児外科学会誌 **56**（7）：1167-1182，2020
22) Glaser MA, Hughes LM, Jnah A, et al：Neonatal Sepsis：A Review of Pathophysiology and Current Management Strategies. Advances Neonatal Care **21**（1）：49-60, 2021
23) Stoll BJ, Hansen NI, Sánchez PJ, et al：Early onset neonatal sepsis：the burden of group B Streptococcal and E. coli disease continues. Pediatrics **127**（5）：817-826, 2011
24) Kanda N, Hashimoto H, Suzuki T, et al：Performance of the new FilmArray Blood Culture Identification 2 panel and its potential impact on clinical use in patients with Gram-negative bacteremia. Journal of infection and chemotherapy **28**（7）：1037-1040, 2022
25) 小児慢性特定疾病情報センター：先天性サイトメガロウイルス感染症〔https://www.shouman.jp/

disease/details/11_32_090/〕（最終確認：2024 年 10 月 15 日）

26) Kimberlin DW, Lin CY, Sánchez PJ, et al：Effect of ganciclovir therapy on hearing in symptomatic congenital cytomegalovirus disease involving the central nervous system：a randomized, controlled trial. Journal of Pediatrics **143**（1）：16-25, 2003

27) Takahashi N：Neonatal toxic shock syndrome like exanthematous disease（NTED）. Pediatric International **45**（2）：233-237, 2003

28) 小谷野耕佑：ビリルビン代謝と新生児黄疸．周産期医学 **51**（13）：529-531, 2021

29) 細野茂春：光線療法．新生児の疾患・治療・ケア，楠田　聡（監），メディカ出版，p.254-258, 2016

30) 細野茂春：交換輸血．新生児の疾患・治療・ケア，楠田　聡（監），メディカ出版，p.260-263, 2016

31) 河井昌彦：新生児の低血糖症．新版　新生児内分泌ハンドブック，新生児内分泌研究会（編著），メディカ出版，p.109-118, 2021

32) 美馬　文：血糖値の異常．周産期医学 **51**（13）：579-581, 2021

3 代謝性疾患

先天代謝異常症

1 先天代謝異常症総論

A 病態

先天代謝異常症とは

生体内で生じる一連の化学反応のことを「**代謝**」とよぶ．図Ⅲ-3-1a に示すように，物質 a が酵素 A によって物質 b になり，次々に代謝が進んでいくのが正常な状態である．一方で，代謝異常のある場合を図Ⅲ-3-1b に示す．この場合，酵素 B に異常があって働きが弱いため，物質 c が作られず，手前の物質 b が余って蓄積してしまう．物質 b が不要物である場合，それが蓄積することで障害が生じ，物質 c が有用な物質であった場合，それが足りないことで障害が生じる．

図Ⅲ-3-1 のような異常が先天的に生じている場合を「**先天代謝異常症**」とよぶ．酵素 B に異常が生じる原因の多くは，遺伝子異常による酵素タンパク質の異常である．

先天代謝異常症の分類

先天代謝異常症の分類には，代謝が障害され蓄積または不足している物質の種類による分類，障害されている代謝経路が存在する細胞内小器官による分類などがある（表Ⅲ-3-1）．

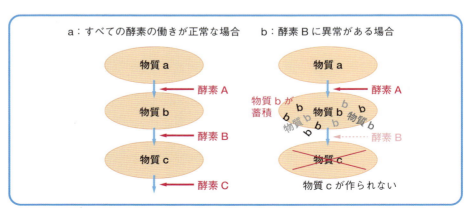

図Ⅲ-3-1 代謝とその異常

表Ⅲ-3-1　先天代謝異常症の分類

〈代謝が障害されている物質による分類〉
- アミノ酸代謝異常症
- 有機酸代謝異常症
- 糖質代謝異常症
- 脂質代謝異常症
- 核酸代謝異常症
- 金属代謝異常症
- 色素代謝異常症
- ビタミン代謝異常

〈障害されている代謝経路が存在する細胞内小器官による分類〉
- ライソゾーム病
- ペルオキシソーム病
- ミトコンドリア病

〈その他〉
- 神経伝達物質異常症
- 結合組織異常症

表Ⅲ-3-2　先天代謝異常症を疑うべき症状・状況

- けいれん，筋緊張低下，意識障害，not doing well（なんとなく元気がない）
- 感染症や絶食後の急激な全身状態の悪化
- 特異的顔貌・皮膚所見・体臭・尿臭
- 代謝性アシドーシスに伴う多呼吸，呼吸障害
- 肝脾腫（脾腫のない肝腫大，門脈圧亢進のない脾腫）
- 関連性の乏しい多臓器にまたがる症状
- 特異な画像所見，眼科的所見
- 先天代謝異常症の家族歴
- 死因不明の突然死

B　診　断

診断の進め方・確定診断の方法

　原因不明のけいれんなど，先天代謝異常症を疑うべき症状を**表Ⅲ-3-2**に示す．ただ，いずれも非特異的な症状であり，まずは「先天代謝異常症を疑う」ことが何よりも必要である．

　次に検査であるが，少しでも先天代謝異常症を疑った場合に，「まず」行う検査で診断の方向性を決め，「次に」行う検査で確定診断する．

1）「まず」行う検査—first line

　救急外来でも病棟でも，先天代謝異常症を疑う症状があった場合は first line の検査として，「血糖，血液ガス分析，アンモニア，乳酸，ケトン体」を測定する．血液ガス分析が可能ならば検査項目中に乳酸が入っているし，尿検査が可能ならば定性ではあるがケトン体がわかる．血糖は残検体でも測定できる．一番難しいのは「アンモニア」であろう．アンモニアだけは，特別な検体容器で提出しなければならないため，別個に検査する必要がある．

　また，検査を実施しなくてもよいので，急性期の検体を適切な方法で保存しておくこと（critical sample）は診断にとって有用である．残血清，尿，専用の濾紙に湿らせた血液を−20℃以下で凍結保存しておくことで，以下の second line の検査につなげることができる．

2）「次に」行う検査—second line

　前述の first line の検査で異常があった場合は，血中・尿中アミノ酸分析，尿中有

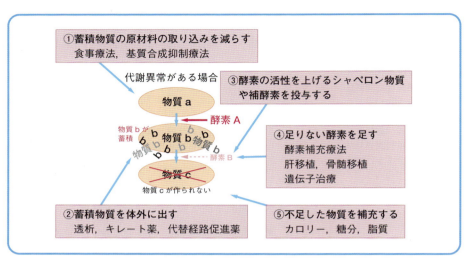

図Ⅲ-3-2　先天代謝異常症の治療

機酸分析，濾紙あるいは血清タンデムマス分析＊，カルニチン分画などを行う．また，その結果が揃う前でも，なるべく早く専門医にコンサルトすることが患者のためにも重要である．

C 治　療

先天代謝異常症の治療戦略は図Ⅲ-3-2 に示すとおりである．

2 アミノ酸代謝異常症

phenylketonuria（PKU）

2-1 フェニルケトン尿症

A 病　態

フェニルケトン尿症とは

フェニルアラニンをチロシンに変換するフェニルアラニン水酸化酵素の異常によってフェニルアラニンが蓄積し，尿中にフェニルアラニンの代謝産物であるフェニルピルビン酸が大量に排泄されることから「フェニルケトン尿症」とよばれている．

症　状

無治療の場合，新生児・乳児期では脳構築障害による精神発達遅滞，色白で頭髪が赤いなどの臨床症状を引き起こすが，成人においてもさまざまな精神症状を引き起こすことが知られている．酵素そのものの異常が原因の場合を古典的フェニルケトン尿症，補酵素であるテトラヒドロビオプテリン（BH4）の合成障害により生じる場合をBH4欠損症とよぶ．

＊**タンデムマス分析**：質量分析計を2つ並べた分析機器を「タンデム質量分析計（タンデムマス）」とよぶ．非常に感度の高い測定機器で，濾紙血や血清を用いて有機酸代謝異常症，脂肪酸代謝異常症，アミノ酸代謝異常症などの検査を1回で同時にできる．

3　代謝性疾患

疫　学

　日本での発症頻度は，古典的フェニルケトン尿症では出生約 9 万人に 1 人，BH4 欠乏症では出生約 170 万人に 1 人とされている．

B　診　断

診断の進め方・
確定診断の方法

　新生児マススクリーニングで診断される．

コラム　　**新生児マススクリーニング**

「疑って検査をする」通常の医療とは別に，新生児マススクリーニングを契機に発見される先天代謝異常症も多い．
ここで重要なのは，新生児マススクリーニングは単なる「検査事業」ではなく，国策による「子どもの成育段階で起こる障害発生の予防事業」であることである．つまり乳幼児健診や予防接種と同じく，公衆衛生事業の 1 つであるといえる．新生児マススクリーニングは 1977 年 10 月に 5 疾患から全国的に開始され現在にいたっているが，その対象疾患は大きく変わってきた．2011 年に全国的にタンデムマス法が導入され，現在は以下の 20 疾患が対象疾患となっている．なお，先天代謝異常症ではないが，脊髄性筋萎縮症や重症複合型免疫不全症に対する新生児マススクリーニングが 2024 年から実証事業としてはじまった．

アミノ酸代謝異常症	フェニルケトン尿症，ホモシスチン尿症，メープルシロップ尿症，アルギニノコハク酸尿症，シトルリン血症 1 型
有機酸代謝異常症	プロピオン酸血症，メチルマロン酸血症，複合カルボキシラーゼ欠損症，イソ吉草酸血症，ヒドロキシメチルグルタル酸血症，メチルクロトニルグリシン尿症，グルタル酸血症 1 型
脂肪酸代謝異常症	中鎖アシル CoA 脱水素酵素（MCAD）欠損症，極長鎖アシル CoA 脱水素酵素（VLCAD）欠損症，三頭酵素（TFP）/長鎖 3-ヒドロキシアシル CoA 脱水素酵素（LCHAD）欠損症，カルニチンパルミトイルトランスフェラーゼ 1（CPT1）欠損症，カルニチンパルミトイルトランスフェラーゼ 2（CPT2）欠損症
糖代謝異常症	ガラクトース血症
内分泌代謝異常症	先天性副腎過形成症，先天性甲状腺機能低下症

C　治　療

主な治療法

　治療法としては低フェニルアラニン食による食事療法が主体である．前出の BH4 が有効な BH4 反応型高フェニルアラニン血症に対しては BH4 を投与する．最近，フェニルアラニンを分解するペグバリアーゼという皮下注酵素製剤が開発され，保険適用となった．
　フェニルケトン尿症の患者が妊娠した際，血中フェニルアラニン値が高値であると胎児に小頭症や先天性心疾患が発生することが知られており，マターナルフェニルケトン尿症とよばれている．妊娠中に血中フェニルアラニン値 2〜6 mg/dL を目

標に治療管理することが必要である.

治療経過・予後

新生児マススクリーニングで発見された古典的フェニルケトン尿症の場合, 適切な治療を受けていれば知的な予後は良好である. しかしながら, 治療中断などのアドヒアランス不良があると, 知的障害や精神障害などの合併症が出現する.

maple syrup urine disease

2-2 メープルシロップ尿症

A 病態

メープルシロップ尿症とは

患者の尿がメープルシロップのにおいがすることで命名された疾患である. 分枝鎖アミノ酸（バリン, ロイシン, イソロイシン）由来の分枝鎖ケト酸を分解する分枝鎖ケト酸脱水素酵素の障害に基づく先天代謝異常症である.

症状

分岐鎖アミノ酸と分岐鎖ケト酸により, 中枢神経障害や代謝性アシドーシス, 低血糖などが生じる. 新生児期発症の急性期では元気がない, 哺乳力低下, 不機嫌, 嘔吐などで発症する. 進行すると意識障害, けいれん, 呼吸困難, 筋緊張低下, 後弓反張などが出現し, 治療が遅れると死亡するか重篤な神経後遺症を残す. 慢性症状としては発達障害, 精神運動発達遅滞, 失調症, けいれんなどがみられる.

疫学

日本における発症頻度は出生約50万人に1人とされている.

B 診断

診断の進め方・確定診断の方法

新生児マススクリーニングで診断される.

C 治療

主な治療法

急性期に代謝性アシドーシスが強い場合には血液透析を要する. 慢性期の治療法としては, 低タンパク食や低分岐鎖アミノ酸の治療用ミルクが主体である. 中枢神経障害はロイシンの濃度に相関することが知られており, 血中ロイシンを目安に食事療法を行うが, その結果バリンなどが下がりすぎることがあり, バリンを投与することも多い. 肝移植は有効な治療法である. 切除した肝臓を, ほかの疾患で肝移植を必要としている患者にさらに移植するドミノ移植が日本でも行われた. メープルシロップ尿症の患者の肝臓は分岐鎖アミノ酸を代謝できないが, それ以外の機能は正常であること, 分岐鎖アミノ酸の代謝は肝臓以外でも行われることから, この肝臓を移植することで長期生存可能な患者が存在する. 小児に対する移植肝が不足している現在, 有意義な治療法と考えられる.

治療経過・予後

早期に診断, 治療することにより, 新生児期の初回急性増悪を抑えることができれば良好な経過が期待される. さらに肝移植により良好な経過が得られている.

3 | 有機酸代謝異常症

methylmalonic
acidemia

3-1 | メチルマロン酸血症

A 病態

メチルマロン酸血症とは

メチルマロニルCoAムターゼの活性低下によって，**メチルマロン酸**をはじめとする有機酸が蓄積し，代謝性アシドーシスに伴う各種の症状を呈する疾患である．メチルマロニルCoAの代謝に障害をきたす原因としては，酵素そのものの異常（**古典的メチルマロン酸血症**）と，補酵素であるビタミンB_{12}の障害（**コバラミン代謝異常症**）が知られている．

疫学

古典的メチルマロン酸血症の国内での発症頻度は出生約12万人に1人である．

症状

典型的な症例は，新生児期に授乳開始とともに代謝性アシドーシスと高アンモニア血症を発症して急性脳症にいたるが，成長発達遅延や反復性嘔吐などで発見される遅発例もある．初発時以降も同様の急性増悪を繰り返しやすく，とくに感染症罹患などが契機となることが多い．コントロール困難例では経口摂取不良が続き，身体発育が遅延する．呼吸障害，意識障害・けいれん，食思不振・嘔吐，中枢神経障害，腎障害などが主な症状として認められる．

B 診断

診断の進め方・確定診断の方法

タンデムマスを用いた新生児マススクリーニングで診断されるが，急性発症が新生児マススクリーニングの採血（生後4〜6日に行われる）の前であることも多い．尿中有機酸分析におけるメチルマロン酸・3-ヒドロキシプロピオン酸・メチルクエン酸の排泄増加が特徴的で，化学診断が可能である．遺伝子検査で確定診断となる．

C 治療

主な治療法

食事療法としては，前駆アミノ酸の負荷を軽減するため，母乳や一般育児用粉乳にバリン・イソロイシン・メチオニン・スレオニン・グリシン除去ミルクやタンパク除去粉乳を併用したタンパク摂取制限食が一般的である．自然タンパク摂取量0.5 g/kg/日から開始し，1.0〜1.5 g/kg/日まで漸増する．厳格な食事療法によって必要エネルギーの不足，必須アミノ酸欠乏（とくにイソロイシン濃度の低下）をきたしやすく，経腸栄養が必要なこともある．嘔吐などを伴い経口摂取不良が続く場合は，胃瘻造設も考慮する．

薬物療法としては，まずビタミンB_{12}の投与を行う．内服治療はビタミンB_{12}反応性メチルマロン酸血症には有効であるが，コバラミン代謝異常症の場合，ビタミンB_{12}の腸管吸収に限界があることから筋注が必要である．L-カルニチンも投与し，遊離カルニチン濃度を50 μmol/L以上に保つ．腸内細菌によるプロピオン酸産生の抑制のため，メトロニダゾールなどの抗菌薬やラクツロースなどの下剤を用いる．

早期発症の重症例を中心に生体肝移植実施例が増えている．

176 第Ⅲ章 小児疾患 各論

治療経過・予後

　肝移植の有無にかかわらず，ある程度の中枢神経障害は残る．肝移植により食事療法の緩和や緊急入院の減少の効果がみられることがあるが，肝移植後の急性代謝不全や中枢神経病変進行などの報告例もある．腎機能低下は長期生存例における最も重大な問題の1つで，肝移植によって全般的な代謝コントロールが改善しても腎組織障害は進行し，末期腎不全にいたり，腎移植が必要になる例もある．

4 脂肪酸代謝異常症

4-1 中鎖アシル CoA 脱水素酵素欠損症（MCAD 欠損症）

medium-chain
acyl-CoA
dehydrogenase
（MCAD）
deficiency

A 病 態

**中鎖アシル CoA
脱水素酵素欠損
症（MCAD 欠
損症）とは**

　細胞内に取り込まれた長鎖脂肪酸は，アシル CoA となり，ミトコンドリア内で脂肪酸の炭素長に応じた各脱水素酵素で順次代謝され，1ステップごとに炭素鎖が2個ずつ短くなって炭素2個のアセチル CoA にいたり，エネルギー産生に寄与する．この経路に障害があると，エネルギー産生不足が生じ，細胞内のエネルギーが枯渇するためすべての生化学的反応が停止し細胞死にいたる．MCAD 欠損症はアシル CoA の中でも中鎖（炭素数4～10）の直鎖の脂肪酸を代謝する MCAD の欠損である．

疫 学

　欧米白人では頻度が高い（出生約1万人に1人）が，日本での頻度は出生約13万人に1人と推定されている．

症 状

　3～4歳以下の，急性発症まではなんら特徴的所見や既往をもたない小児が，感染や飢餓を契機に急性脳症様 / ライ症候群様の症状を呈する．いったん発症すると死亡率が高く，乳児突然死の原因となる．

B 診 断

**診断の進め方・
確定診断の方法**

　タンデムマスを用いた新生児マススクリーニングで診断される．確定診断には，血清を用いたタンデムマス分析と遺伝子検査が有用である．

C 治 療

主な治療法

　急性期の治療としては，血糖値をモニターしながら十分量のブドウ糖を供給し，早期に異化亢進の状態を脱することが重要である．

　慢性期の治療法としては低脂肪食が米国などで行われているが，日本食はもともと低脂肪食であり，ファストフードの過食に注意する程度でよい．発熱を伴う感染症や消化器症状（嘔吐・口内炎など）の際は，糖分を十分にとるように指導し，経口摂取ができないときには医療機関に救急受診し，急性期のブドウ糖輸液を行う．夜間低血糖を繰り返す場合，非加熱コーンスターチを1～2 g/kg/ 回程度内服させることがある．栄養状態などによってはカルニチンが低下する場合があるため，遊離カルニチン，アシルカルニチン値をモニターし，L-カルニチンの投与を行うことがある．

飢餓状態を避ける食事指導により，ほぼ完全に発症予防ができる．一番大切なのは，風邪などをひいて体調が不良のときに早期に医療機関を受診し，点滴などをすぐに受けられるように環境を整えることである．

治療経過・予後

新生児マススクリーニングで早期に診断がなされ，飢餓状態を避ける食事指導で急性脳症様／ライ様症候群様の発作を予防できれば予後がよい．乳幼児期に急性発症した場合，その程度によって神経学的予後は左右される．

carnitine palmito-
yltransferase II
deficiency（CPT2）

4-2 カルニチンパルミトイルトランスフェラーゼⅡ（CPT2）欠損症

A 病態

カルニチンパルミトイルトランスフェラーゼⅡ（CPT2）欠損症とは

カルニチン回路異常症の1つで，この酵素の異常によって長鎖脂肪酸のミトコンドリア内への転送が障害され，脂肪酸代謝が十分行われずにエネルギー産生低下を引き起こす．新生児期発症型はけいれん，意識障害，呼吸障害などで急性発症し，著しい低血糖や高アンモニア血症，肝逸脱酵素の上昇などをきたす．乳児期以降は飢餓時や発熱時に，ライ様症候群として発症する．急性発症が死亡につながる症例もあり，突然死をきたした症例は全国で少なくとも年間20例近く報告されている．軽症型は年長児以降に筋痛，筋力低下，横紋筋融解症などで発症する．

疫学

日本での発症頻度は出生約26万人に1人とされている．

B 診断

診断の進め方・確定診断の方法

タンデムマスを用いた新生児マススクリーニングで診断される．確定診断には，血清を用いたタンデムマス分析と遺伝子検査が有用である．

C 治療

主な治療法

急性期は長鎖脂肪酸の利用障害によるエネルギー不足とミトコンドリアの二次的機能障害を改善させるために，ブドウ糖の輸液，各種ビタミン剤・カルニチンの投与が必要である．慢性期には，すべての脂肪酸代謝異常症に共通する治療であるが飢餓を避ける食事指導が重要である．年齢に応じた空腹許容時間の厳守が必要である．中鎖脂肪酸のミトコンドリア内への輸送は障害されないため，中鎖トリグリセリド（MCT）オイル，MCTパウダーやMCT強化乳の摂取が推奨される．風邪などをひいて体調不良のときに，早期に医療機関を受診し，点滴などをすぐに受けられるように環境を整えることも大切である．長鎖アシルカルニチンによる心筋毒性が報告されており，L-カルニチンの投与は遊離カルニチン，アシルカルニチン値をモニターしながら過量投与に注意して行う．奇数鎖の脂肪製剤であるトリヘプタノインが新しい治療法として期待されている．

治療経過・予後

新生児発症型は予後不良である．新生児マススクリーニング発見例，乳児期発症でも早期に診断がなされ，適切な医療的介入と治療が行われた例は予後良好であることが多い．ただし，急性期に速やかな治療が行われなければ死にいたることもある．遅発型においては，筋症状の重症度・頻度はさまざまである．

第Ⅲ章　小児疾患　各論

5 | 糖質代謝異常症

glycogen storage
disease type I

5-1 | 糖原病1型

A 病態

糖原病1型とは

グリコーゲンの分解で生じたグルコース-6-リン酸をグルコースに変換する，グルコース-6-ホスファターゼの異常により起きる．空腹時にグリコーゲンからグルコースができないため，低血糖が生じる．グリコーゲンからの解糖系はさらに亢進するが，グルコース-6-リン酸はグルコースにならず，ピルビン酸そして乳酸の産生につながる．肝臓，腎臓，腸管に多量のグリコーゲンが蓄積するため，肝腫大を生じる．脂質異常症，高尿酸血症なども呈する．長期的な合併症としては，肝腫瘍，腎障害，肺高血圧症，骨粗鬆症などが知られている．

B 診断

診断の進め方・
確定診断の方法

乳児期に肝腫大で発見されることが多い．採血検査にて低血糖を認めた場合，ブドウ糖負荷試験，遺伝子検査で確定診断とする．

C 治療

主な治療法

乳児期は，低血糖の予防として少量頻回食や糖原病治療用ミルクの夜間持続注入を行う．幼児期からは，非加熱のコーンスターチを1日3〜4回摂取することで低血糖を予防する．1歳未満の乳児では膵アミラーゼの活性が不十分であるため，非加熱のコーンスターチは1歳以降に開始する．乳酸，果糖，ショ糖，ガラクトースの摂取は全体の糖の5%以下に制限する．血糖維持の状態を早朝の血糖チェックなどで評価し，個別に食事療法の計画を立てる必要がある．

長期的には，高尿酸血症，脂質異常症に対する薬物療法や生活習慣病防止のための運動療法などが重要である．腎障害に対してはアンジオテンシン1型受容体阻害薬などが投与される．コントロールのわるい症例に肺高血圧症が合併する傾向があるが，コントロールがよくても成人期に肝腫瘍が生じることがあり，これらの合併症に対する治療管理が予後を左右する．

6 | ライソゾーム病

細胞内小器官の「ライソゾーム」には数多くの分解酵素があり，体内の老廃物がライソゾームで分解され，排出される．この分解酵素の1つが生まれつき欠損しているか，その働きが低下していることで起こる病気が「ライソゾーム病」である．欠損している酵素の種類により蓄積する物質も症状も異なり，現在までに50種類以上のライソゾーム病が知られている．

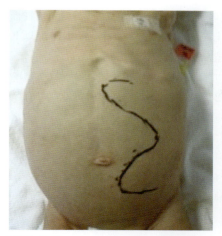
図Ⅲ-3-3　ゴーシェ病患児の脾腫（治療前）

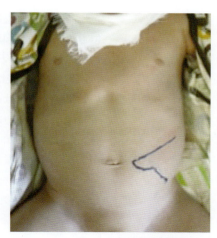
図Ⅲ-3-4　ゴーシェ病患児の脾腫（酵素補充療法後）

Gaucher disease

6-1 ゴーシェ（Gaucher）病

A 病態

ゴーシェ病とは

糖脂質の代謝にかかわるβ-グルコシダーゼの異常により，ライソゾーム内にグルコセレブロシドが蓄積し，各種の臓器障害をきたす．

疫学

日本での発症頻度は出生約4万〜6万人に1人とされている．

症状

ゴーシェ病の病型としては，中枢神経症状のない1型，重篤な中枢神経症状を呈する2型，中枢神経症状が次第に明らかになる3型が知られている．3つの型に共通する症状としては，肝腫，脾腫，貧血，血小板減少，さらに骨変化，病的骨折，骨クリーゼなどがある．2型においては重篤な中枢神経障害が認められ，精神運動発達遅滞を呈し，ほとんどの患者は坐位がとれない．神経症状の初発症状として，幼少期から水平性眼球運動障害が出現することが多い．図Ⅲ-3-3にゴーシェ病患児の脾腫を示す．

B 診断

診断の進め方・確定診断の方法

乳児期の初発症状は喘鳴や眼球運動障害であるが，見逃されることが多く，中枢神経障害と脾腫で疑われることが多い．血清酸性ホスファターゼ（ACP）高値，アンジオテンシン変換酵素（ACE）高値，骨髄検査でのゴーシェ細胞などを認めたら確定診断に進む．培養皮膚線維芽細胞の酸性β-グルコシダーゼ活性の低下，遺伝子検査で確定診断となる．

C 治療

主な治療法

治療法としては**酵素補充療法**が年齢・病型を問わずfirst lineの治療法であり，図Ⅲ-3-4のように脾腫の改善が認められる．しかし血液脳関門（BBB, p.165参照）の存在により，投与された酵素は脳内には移行しないため，中枢神経障害には効果がない．骨髄移植にも明確な効果は認められておらず，そのリスクなどを考慮する

と現時点では治療選択肢の優先順位は下がる．一方で，基質合成抑制療法薬が日本でも承認され，経口薬としての利点はあるが，適応は 16 歳以上に限られる．また，治療開始前の *CYP2D6* 遺伝子多型検査が必須である．

治療経過・予後

1 型の生命予後は良好であるが，骨症状，呼吸器症状などに対する酵素補充療法の効果は十分ではない．2 型，3 型における中枢神経症状に対する酵素補充療法の効果はほとんどないため，重篤な中枢神経症状が進行する．まだ研究段階だが，ある特定の種類の遺伝子変異で，酵素タンパクは産生されるが三次元構造に脆弱な部分があるために酵素活性が得られないような場合は，酵素に低分子物質を結合させて活性を上げるシャペロン療法が有効である．シャペロンとしての低分子物質は BBB を通過できるため，神経症状の改善が期待されている．

mucopolysaccha-ridosis

6-2 ムコ多糖症

A 病態

ムコ多糖症とは

細胞の外にあり細胞の環境を整えているムコ多糖の代謝異常である．全身にムコ多糖が蓄積し骨関節病変，皮膚結合織病変，中枢神経障害，呼吸器・循環器・消化器病変など多彩な臨床所見を呈する．

疫学

6 つの型に分類されており，日本での発症頻度は I 型で出生約 40 万人に 1 人，II 型では男児の約 5 万人に 1 人とされている．日本では，ムコ多糖症全体の過半数をムコ多糖症 II 型が占めている．

B 診断

診断の進め方・確定診断の方法

特徴的な顔貌，関節拘縮などからムコ多糖症を疑ったら，全身骨の X 線写真を撮影する．頭蓋骨肥厚，トルコ鞍拡大，腰椎卵円化，オール状肋骨，砲弾様指骨，大腿骨頭異形成などを認める．また，頭部 MRI では脳室拡大，血管周囲腔の空泡状変化が認められる．

次に，尿中ムコ多糖の定量を行う．尿中ムコ多糖の分画から病型をある程度予測できるが，最終的には白血球や培養線維芽細胞などの酵素活性低下，責任遺伝子の変異にて確定診断となる．

C 治療

主な治療法

治療法としては酵素補充療法が行われているが，今までの酵素製剤は BBB の存在により脳内には移行しないため，中枢神経障害には効果がなかった．最近，BBB を通過する酵素製剤や，脳室内投与用の酵素製剤が保険収載され，中枢神経予後の改善に寄与している．また，骨髄移植も 2 歳以下で行われた場合には効果があり，酵素補充療法との組み合わせも検討されている．早期発見，早期治療が行われない限り中枢神経の予後は不良で，かつまれな疾患なので診断に時間がかかることが多く，新生児マススクリーニングが考えられている．

7 | ペルオキシソーム病

adrenoleukodys-
trophy

7-1 | 副腎白質ジストロフィー

A 病態

副腎白質ジスト
ロフィーとは

副腎不全と中枢神経系の脱髄を主体とする X 連鎖性形式の遺伝性疾患で，**ペルオ
キシソーム病**の 1 つである．小児大脳型，思春期大脳型，副腎脊髄ニューロパチー，
成人大脳型，小脳・脳幹型，アジソン型など多様な臨床病型があるが，責任遺伝子
である *ABCD1* 遺伝子と臨床病型との間に明確な因果関係はなく，*ABCD1* 遺伝子
異常だけでなく，ほかに病型を規定する要因（遺伝学的または環境要因）の存在が
想定されている．

典型的な小児大脳型は 5〜10 歳に好発し，視力・聴力障害，学業成績低下，痙性
歩行などで発症することが多い．発症後，比較的急速な進行を呈する．なお，アジ
ソン型は副腎不全が高度の場合，嘔吐，筋力低下，全身倦怠感，体重減少，色素沈
着を認める．発症は 2 歳以降，成人期まで認められる．経過中に神経症状が明らか
になる例もあり注意を要する．

疫学

日本での発症頻度は男子出生約 2 万〜3 万人に 1 人とされている．

B 診断

診断の進め方・
確定診断の方法

病態で示した症状から副腎白質ジストロフィーを疑い，C26：0，C25：0，C24：
0 などの極長鎖脂肪酸の増加を証明することが診断に重要である．なお，極長鎖脂
肪酸の蓄積の程度と臨床病型の間に相関性はない．*ABCD1* 遺伝子検査も行われる．

C 治療

主な治療法

治療法としては，早期の骨髄移植は効果がある．早期発見，早期治療が大原則と
なるので新生児マススクリーニングが検討されている．早期に骨髄移植が行われた
症例の予後は比較的良好であるが，進行期での移植例では十分な効果が得られない
ことが多い．

8 | ミトコンドリア病

mitochondrial
DNA depletion
syndrome

8-1 | ミトコンドリア DNA 枯渇症候群

A 病態

ミトコンドリア
DNA 枯渇症候
群とは

ミトコンドリア DNA の複製に関係する遺伝子は，ミトコンドリア独自のミトコ
ンドリア遺伝子ではなく，核の遺伝子に存在する．これら遺伝子の異常により，ミ
トコンドリア DNA のコピー数が減少する．ミトコンドリア DNA の多くはエネル
ギーを産生している呼吸鎖の構成タンパクであるので，エネルギー産生が障害さ

れる.

症 状

　臨床症状は肝障害，心筋症，中枢神経障害など多岐にわたる．複数の臓器が障害されるのが特徴である．とくに幼少時発症例は症状が多彩で，重篤致死の症例が多い．有効な治療法は確立されていない．

B 診 断

診断の進め方・確定診断の方法

　高乳酸血症のない症例も多く，重症な臓器不全に加え難聴，網膜色素変性など，多臓器にわたる障害から本疾患を疑い精査に進むことが多い．

　組織・臓器や皮膚線維芽細胞を用いた呼吸鎖酵素活性の検査で酵素活性が低下している場合，本疾患が疑われる．qPCR を用いて核 DNA（nDNA）とミトコンドリア DNA（mtDNA）の比較定量を行う．一般的に mtDNA/nDNA<35% をミトコンドリア DNA 枯渇症候群と診断する．近年，ミトコンドリア DNA の安定にかかわる遺伝子の変異を，次世代シーケンサーによる網羅的遺伝子解析で同定する技術が発展している．

C 治 療

主な治療法

　食事療法，肝移植，ビタミン剤などの各種治療が試みられているが，生命予後を含めて患者の予後は不良である．

9 　金属代謝異常症

Wilson disease

9-1 　ウイルソン（Wilson）病

A 病 態

ウイルソン病とは

　P-type ATPase 関連銅輸送タンパク（ATP-7B）の異常により，肝細胞から細胆管に銅が排泄されないため，肝細胞内に銅が蓄積する．銅がセルロプラスミン（Cp）に結合できないため Cp 低値になる．血清銅は低値になるが有毒な非セルロプラスミン銅が増えるので，全身の臓器，とくに大脳基底部，角膜，腎臓などに銅が蓄積し，種々の臓器障害を呈する．尿中銅も高値になる．以下の病型に分類される．

> ①発症前型
> ②肝型：1）慢性肝障害型
> 　　　　2）劇症肝不全型
> 　　　　3）溶血型
> ③神経型
> ④肝神経型

疫 学

　日本での発症頻度は出生 3 万 5,000〜4 万 5,000 人に 1 人とされている．

B 診 断

診断の進め方・
確定診断の方法

　発症前は無症状であるが，肝型の慢性期の症状は肝硬変と同様であり，黄疸，腹水，浮腫，倦怠感などである．神経型の症状としては錐体外路症状（歩行障害，よだれをたらす，手が震える，うまくしゃべれない）がみられる．精神症状として性格変化，意欲の低下などが認められ，統合失調症などと誤診されることもある．

　これらの症状や家族歴からウイルソン病を疑い，血清セルロプラスミン値低値と尿中銅排泄量高値で診断する．必要に応じ，肝銅含量測定あるいは ATP-$7B$ 遺伝子解析を行い，確定診断を得る．

C 治 療

主な治療法

　ウイルソン病の内科的治療としては，薬物療法（銅キレート剤や亜鉛製剤）による除銅と低銅食療法が中心である．劇症肝不全型は全体の約 5% にすぎないが，肝型の慢性的に肝不全にいたった症例を含め，肝移植を行わないと高率に死亡する．適切な治療を継続すれば生命予後はわるくはなく，妊娠・出産にいたる症例も報告されている．

Menkes disease

9-2 メンケス（Menkes）病

A 病 態

メンケス病とは

　銅の腸管からの吸収および細胞膜の銅の転送に関与するタンパク質 ATP-$7A$ の異常により，全身が低銅状態になる．銅を必要とする酵素は数多くあるため，種々の症状が出現する．特徴的な臨床症状はちぢれた頭髪（kinky hair），重度の成長発達障害，けいれん，膀胱憩室，新生児期の低体温，哺乳不良などである．

B 診 断

診断の進め方・
確定診断の方法

　上記の特徴的な臨床症状に加え，血清銅・セルロプラスミン低値で本疾患が疑われる．確定診断は ATP-$7A$ 遺伝子解析で行う．遺伝子変異部位は非常に多彩で，まれに変異が同定されない場合がある．

C 治 療

主な治療法

　ヒスチジン銅の皮下注射が行われている．神経症状が出現する前の新生児期に治療を開始すれば，神経障害は予防ないし軽減できる．しかし，治療開始が神経症状出現後の場合は神経障害は改善しない．生命予後はきわめてわるく，血管異常による出血，呼吸器感染による呼吸障害，膀胱憩室破裂などにより，多くは幼児期に死亡する．

後天的な代謝性疾患

hypoglycemia

10 低血糖症

A 病態

低血糖症とは

低血糖とは，乳児，幼児期以後では空腹時血糖が 40 mg/dL 以下の状態である．さらに低血糖症とは血糖値のみならず，以下に述べる低血糖症状を示す状態と定義される．

症状

- 新生児期は非特異的症状として，低体温，チアノーゼ，無呼吸，not doing well（なんとなく元気がない）などが現れる．
- 乳幼児期以降は，血糖が下がりはじめるころから交感神経刺激症状（発汗，動悸，不穏，過敏など）が出現し，さらに進行すると中枢神経機能低下症状（傾眠，意識消失，けいれんなど）が現れる．

血糖の維持にかかわるシステム

① 食事による**グルコース吸収**：食後4時間前後まで血糖を維持する．
② **グリコーゲン分解**（glycogenolysis）：食後4～16時間前後の血糖を維持する．
③ **糖新生**：食後16時間以降の血糖を維持する．糖質以外の物質からオキサロ酢酸を介してブドウ糖を産生し，血糖を維持する．

この①～③の血糖維持機構の時間的関連を図Ⅲ-3-5に示す．

B 診断

診断の進め方・確定診断の方法

1）低血糖は食後どのくらいで生じるか

グリコーゲン分解の異常では食後4時間以降に，糖新生系の酵素異常では食後16時間以降に低血糖が生じる．脂肪酸代謝異常やカルニチン代謝異常もエネルギー不足で糖新生ができずに生じる低血糖なので，食後16時間以降に低血糖が生じる．高インスリン血症，インスリン拮抗ホルモン欠損（成長ホルモン欠損症，副腎不全）では食事に関係なく低血糖が生じる．

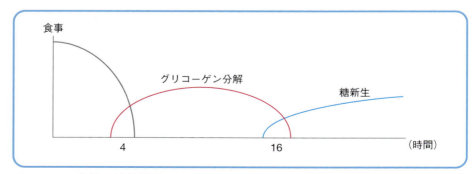

図Ⅲ-3-5　血糖の維持機構

3 代謝性疾患　185

2）血糖を維持するためにどの程度のブドウ糖注入が必要か

　通常，ブドウ糖 3 mg/kg/ 分以下で血糖は維持される（成人では 2 mg/kg/ 分前後）．しかし，グリコーゲン分解の異常や糖新生の異常がある場合，4〜6 mg/kg/ 分のブドウ糖投与が必要なことが多い．血糖維持のためにそれ以上のブドウ糖投与量が要求されるときには高インスリン血症が示唆される．

3）低血糖時の検査所見

　鑑別のための初期検査としては，一般検査とともにアンモニアなどの前述の first line の検査，インスリンなどの内分泌検査を行う．初期検査の結果により特定の疾患が疑われる場合，尿有機酸分析などの second line の検査を行う．

C 治療

主な治療法

　低血糖が判明したら，できるだけ急いでブドウ糖を静注する．神経学的障害を予防するため，血糖 50 mg/dL 以上を目指す．以後，血糖値をモニタリングしながらブドウ糖を静注する．血糖値がコントロールされないときにはヒドロコルチゾンの静注も試みられる．低血糖の原因が判明したときには原因疾患への治療を行う．

acetonic vomiting・
ketotic
hypoglycemia

11 アセトン血性嘔吐症，ケトン血性低血糖症

A 病態

アセトン血性嘔吐症，ケトン血性低血糖症とは

　アセトン血性嘔吐症は日常診療でよく診る病態で，3〜7 歳ごろまでの児に多く，周期性嘔吐症ともよばれている．かつては自家中毒ともよばれた．精神的ストレス，緊張，感染症，疲労，月経などを契機として，数時間もしくは数日間，嘔吐を繰り返すのが大きな特徴である．アセトン血性嘔吐症ではケトン体（アセト酢酸，β- ヒドロキシ酪酸，アセトン）が増え，アセトンは気体となって呼気中に排出されるため，リンゴなどの果物が腐るときの甘酸っぱいような口臭（アセトン臭）が生じる．

　年齢分布がやや低年齢になるが，低血糖のほうが主たる病態の場合，「ケトン血性低血糖症」として区別される．ケトン血性低血糖症には，低血糖によって β 酸化が始まり，ケトン体産生が増加するという明確な機序があるが，原則低血糖にならないアセトン血性嘔吐症の発症機序，嘔吐の機序は明確ではない．ケトン体が嘔吐中枢を刺激することはなく，嘔吐は，延髄の嘔吐中枢への直接刺激，消化器などからの自律神経を求心路として入力される刺激で生じる．アセトン血性嘔吐症の嘔吐がどの経路からの刺激で生じているのかは明確ではないが，神経伝達物質が関与している可能性があり，過敏性腸症候群や偏頭痛との関連が指摘されている．

　アセトン血性嘔吐症もケトン血性低血糖症も自然に生じなくなることが多く，成長とともに改善する．

B 診断

診断の進め方・確定診断の方法

　アセトン血性嘔吐症やケトン血性低血糖症を特異的に診断できる検査はない．早急に治療が必要な重篤疾患による嘔吐と本症を鑑別することが重要であり，経過の

中で下痢が出現せず急性胃腸炎が否定された場合に，本疾患と診断されることが多い．

C 治 療

主な治療法

　治療として，まずは制吐剤などを投与し，注意深く経過を見守る．頻回の嘔吐で経口摂取ができない場合は，点滴で水分とブドウ糖を補給する．症状はいったん治まってもぶり返すことがあるので，治療後に経口補水液の摂取などを指導した後，帰宅しても嘔吐を繰り返すうちに元気がなくなりぐったりしてきたら，ためらわず早めに医療機関を再受診するように指示する．

　ケトン血性低血糖症の場合は，普段の生活で食事（とくに夕食）を抜かないでしっかり食べることを指示する．遠足や発表会などの行事の前後には疲れすぎないように注意し，とくに疲れて寝てしまって夕食をとれなかった場合は，夜間に起こしておにぎりなどを食べさせるように指導する．

4 内分泌疾患

short stature with growth hormone deficiency

1 成長ホルモン分泌不全性低身長症

A 病態

低身長とは

　通常標準身長と比較して−2 SD*以下，あるいは3パーセンタイル以下の身長と定義され，一般小児の2〜3%に相当する．また，成長曲線を作成することでいつから成長率が低下しているかは一目瞭然であるため，母子手帳や保育施設，学校での成長記録から成長曲線をプロットし，長期的な身長の推移や低身長のSDスコアを客観的に評価することが非常に重要である．「低身長」自体が疾患ではなく，低身長をきたす原因がなんであるかを詳細な問診と診察，適切な検査によって検索する必要がある．

疫学

　一般小児の2〜3%の低身長のうち，**成長ホルモン分泌不全**（growth hormone deficiency：GHD）を含め骨系統疾患やターナー（Turner）症候群など治療対象となるのはせいぜい5%以下である．60〜80%以上は家族性低身長，体質性思春期遅発症，およびその2つの合併した状態と考えられる．

発症機序

　成長ホルモン（growth hormone：GH）**分泌刺激試験**でGHの分泌が不十分であればGHDと診断される．そのうち特発性GHDが約90%，器質性GHDが約10%で，遺伝性疾患はまれである．器質性GHDには，頭蓋咽頭腫，胚細胞腫瘍，septo-optic-dysplasiaなど中枢神経に関連する先天奇形，脳腫瘍，白血病などで頭部に放射線照射歴があるもの，周産期障害で下垂体茎が細いなどの異常を呈するものがある．

B 診断

どのような症状から疑われるか

　身長が−2 SDを下回っている場合を低身長とするが，病的な低身長では−2.5 SDより低いことが多い．成長曲線で長期の経過を観察し，両親の身長と比して不相応に低いかどうか（target heightの確認），成長率に着目すべきである．急に成長率が低下してきた場合には下垂体視床下部近傍の腫瘍，ストレスの増加，甲状腺機能低下症の発症などなんらかのイベントを考慮する必要がある．GHDが原

---

*SD（standard deviation，標準偏差）：標準身長からどれくらいの隔たりがあるかを数値（SDスコア）で表したもので，平均±2SDの範囲内を正常範囲と考え，ここに95.5%の子どもが含まれる．なお，身長の評価法にはほかにパーセンタイル法がある．これは，同年齢の子どもを100人集めて身長の順番に並べたときに，自分より下に何人いるかを示す方法で，10パーセンタイルは前から10番目，90パーセンタイルは前から90番目の高さに相当する．身長は正規分布をとるとは限らないため，本来はパーセンタイル法で評価すべきであるが，便宜上SDスコアを扱う場合も多い．−2SDは2.3パーセンタイルにあたるので，子ども100人中前から2〜3番目を低身長として扱う．

因で低身長をきたす場合は，顕著な成長障害，顔面正中部低形成，眼球異常・口蓋裂^{こうがい}などの合併，低血糖の既往，インスリン様成長因子Ⅰ（insulin-like growth factor Ⅰ：IGF-Ⅰ）の異常低値などから疑うことができるが，GH分泌低下が軽度の場合は成長障害の程度やIGF-Ⅰ値，下垂体の画像の異常が明らかでなく診断が難しい．

診断の進め方・確定診断の方法

GHは下垂体前葉から分泌されるが，日内変動が激しいため1回の採血ではGH分泌機能の評価ができない．よって薬理的刺激によるGH分泌刺激試験が診断のゴールドスタンダードである．GH分泌を刺激する薬剤を投与し，30分ごとに採血を行いGH頂値が6 ng/mL未満を低反応とみなす．しかし再現性が低く，1回の試験結果だけでGHDと診断することはできないため，最低2種類以上の負荷試験で基準を満たす必要がある．

C 治 療

主な治療法

GHDと診断されたら，規定のGH製剤投与量を週に6～7回に分けて**在宅自己注射**で皮下投与する．生理的なGH分泌に合わせて就寝前1日1回で行うことが多い．

臨床で役立つ知識

成長曲線 first！

小児の成長を評価するには，まず成長曲線が重要である．現在の身長・体重の標準との差だけでなく，いつから成長率の変化が現れたのかまで一目瞭然である．母子手帳や幼稚園・学校での計測値を〇歳△ヵ月まで正確にプロットすべきである．1年間で7 cm程度身長が伸びる小児において6歳1ヵ月と6歳10ヵ月では大きく身長が変わるにもかかわらず，「6歳」と身長をプロットする保護者も少なくない．幼児期の臥位計測から，2歳前後で立位計測に変わるため，見かけ上成長率が低下することにも注意を要する．学校や幼稚園での計測よりも病院での計測が低く出る傾向もあり，誤差が大きいことを考慮すると継時的に計測を繰り返してフォローしていくことが重要である．日本小児内分泌学会のホームページ「日本人小児の体格の評価」[http://jspe.umin.jp/medical/chart_dl.html]に生年月日と計測値を入力すると身長SDスコアや肥満度などを計算できる．

コラム

身長にとって重要な乳児期の栄養

低身長の原因は，多くが乳幼児期の栄養不足と考えられる．6歳で低身長を指摘される子どもは，すでに3歳までに低身長となっている例が多い．3～4歳までの成長は栄養が重要因子で，胎児性成長の続きとして生後の成長に影響する．その後の成長の主因子はGHである．3歳までに低身長となった場合，その後は成長曲線と平行に成長し，低身長の原因となる．3歳で低身長である子どもの既往歴を聞くと，①母乳だけで育てていた，②離乳食を食べなかった，③食べ物に興味がない，など食事に関する問題点が80％以上に認められる．近年，肥満を懸念するあまり乳児の成長に必要な栄養量を与えていないケースが少なくない．乳児の栄養は受動的であり，将来の身長はもちろんのこと，脳の大きさが人生で一番変化する乳児期の発達において，まずは十分な栄養を与えることがきわめて重要であることを忘れてはならない．

長期に及ぶ在宅注射であるため手技の獲得，トラブルシューティングへの対応，モチベーションの維持のため外来で看護師による指導，支援を行う施設もあり看護師が重要な役割を果たす．2022年からは長時間作用型ヒトGHアナログ製剤が投与可能となった．この製剤は週1回の皮下注で従来のGH製剤と同様の効果が期待できるため，患者のQOLの向上が見込まれる．

diabetes insipidus

2 尿崩症

A 病態

尿崩症とは

生体の水電解質バランスは主に抗利尿ホルモン（antidiuretic hormone：ADH，ヒトではバソプレシン）と口渇感による飲水で調節されている．睡眠中に血漿浸透圧が上昇し浸透圧受容体が刺激され，ADH分泌が亢進することにより尿が濃縮される．尿崩症は，バソプレシンの欠乏あるいは腎臓でのバソプレシン不応性によって多尿や多飲を呈する疾患である．前者を中枢性尿崩症とよび，後者を腎性尿崩症とよぶ．中枢性尿崩症は胚細胞腫瘍，頭蓋咽頭腫など視床下部・下垂体近傍の腫瘍，下垂体炎や髄膜炎などの中枢神経系感染症，手術など後天的な原因によるものが多く，腎性尿崩症は遺伝子異常による先天性が多い．しかし，いずれもまれな疾患で，日常診療で出遭うのは乳幼児が泣いたりぐずったりするたびにミルクやジュースを与え続け，親も子もその対応に依存している習慣性多飲多尿が多い．また，多飲多尿を主訴に患者が来院した場合，最初に除外すべき疾患は，水利尿の亢進である尿崩症とは対極の浸透圧利尿を呈する糖尿病である．尿中の糖によって尿浸透圧，尿比重は高くなるため，速やかに検尿と血液検査を行うことで2つの疾患は鑑別される．

疫学

原因・分類が多種のため，発症頻度などは不明である．

B 診断

どのような症状から疑われるか

多尿の基準は小児では尿量 2,000 mL/m^2（体表面積）/ 日以上，成人では 3,000 mL/m^2/ 日と定められているが，完全型の尿崩症では 3,000 mL/m^2/ 日を超えることが多い．発達が正常であれば，多尿の場合は口渇中枢により多飲をきたすはずである．つまり，多飲を伴わない多尿は病的ではない可能性が高い．夜間睡眠中に起きて排尿し，飲水するほどであれば病的である．正確な尿量を把握するのは難しいため，問診でまずは夜間の排尿，飲水の程度を聞くべきである．乳児では口渇を表出できないため，体重増加不良，脱水による不明熱で発見されることもある．

診断の進め方・確定診断の方法

検尿で糖尿病を除外し，低張性（比重 1.005，浸透圧 300 mOsm/kg 以下）であれば尿崩症の可能性がある．水制限試験，バソプレシン負荷試験，頭部MRIなどを施行し診断する．

C 治療

主な治療法

中枢性尿崩症の治療薬にはAVPアナログであるデスモプレシン（DDAVP）スプ

レーおよび点鼻液があり，多尿による生活上の不便を軽減し，脱水や高ナトリウム血症による合併症を防ぐことができる．近年では DDAVP の口腔内崩壊錠（ミニリンメルト®）が利用可能となり，スプレーや点鼻薬でみられた，鼻粘膜からの吸収量の変動により効果が不安定になり尿量コントロールが難しくなるという副作用が軽減された．また，携帯性にも優れ利便性が高い．

一方，腎性尿崩症は AVP 分泌が保たれているため，DDAVP を投与しても尿浸透圧は上昇しない．一見矛盾しているようだが，サイアザイドなどの塩類利尿薬で体内ナトリウム量を減らし近位尿細管での水・ナトリウム再吸収を促進することで尿量を減少させる．なお，プロスタグランジン製剤も尿量を減少させるが，インフルエンザなどの感染症に罹患した際は投与を中止した方が安全である．

治療経過・予後 多尿に対しては DDAVP によりコントロール可能だが，長期予後に関しては中枢性尿崩症では原因疾患に依存する．腎性尿崩症は DDAVP の効果が乏しいため，上記治療でできる限り尿量を減らし，高ナトリウム血症を伴う重篤な脱水を予防し，成長障害や知的障害を回避することが重要である．

hypothyroidism

3 甲状腺機能低下症*

A 病 態

甲状腺機能低下症*とは 甲状腺ホルモンの分泌が低下している状態であり，先天性と後天性に分類される．
甲状腺ホルモンは成長促進作用（成長期の骨の形成，身長を伸ばす作用）を有し，正常な発育に必須である．また，血液脳関門を介して脳のグリア細胞に取り込まれ，胎児，新生児期の中枢神経発達に対し非常に重要な作用をもつ．

先天性であれば中枢神経の発達障害が起こり，後天性であれば低身長を含む成長障害をきたす．

疫 学 先述のように，新生児期の中枢神経発達における甲状腺ホルモンの作用は非常に重要である．このため先天性甲状腺機能低下症は早期診断・治療介入を目的に，先天性甲状腺機能低下症は**新生児マススクリーニングの対象疾患**となっている．国内における頻度は出生 3,000～4,000 人に 1 人とマススクリーニング対象疾患の中では一番高い．

発症機序 原発性（甲状腺発生の異常：欠損，形成不全，異所性）と中枢性（下垂体性，視床下部性）に分類できる．胎生期に甲状腺原基が下降して喉頭軟骨前に到達するまでの障害が，原発性甲状腺機能低下の原因となる．甲状腺ホルモン合成にはヨード輸送，ヨード有機化，およびヨード再利用の過程が必要であり，その過程のいずれかが障害を受けると必要な甲状腺ホルモンが分泌されず機能低下となる．また，甲

＊**甲状腺機能低下症**：日本では先天性甲状腺機能低下症をクレチン症とよぶことがあるが，重度のヨード欠乏症による低身長症，不可逆的知能低下，甲状腺腫，難聴という典型的症状の患者を意味する「クレチン（cretin）」に由来するため，ヨード欠乏以外の原因でも甲状腺機能低下症となることを考慮し現在ではこの用語の使用は勧められていない．

状腺ホルモンの産生・分泌は視床下部–下垂体–甲状腺系において厳密に制御されているため，下垂体視床下部の解剖学的，機能的異常により中枢性甲状腺機能低下が生じる．

症状

先天性甲状腺機能低下症のチェックリストには以下の項目が挙げられている．①遷延性黄疸（3週間以上），②便秘（2日以上排便がない），③臍ヘルニア，④体重増加不良，⑤皮膚乾燥，⑥不活発・傾眠，⑦巨舌，⑧嗄声，⑨手足冷感，⑩浮腫，⑪小泉門開大．このように非特異的なものが多く，また症状が出る前に診断し治療を開始する必要があるため新生児マススクリーニング対象疾患となっている．

B 診断

新生児マススクリーニング検査とは

日本では1979年から公費による先天性甲状腺機能低下症の新生児マススクリーニングが開始され，現在ほぼ100%の新生児がマススクリーニングを受けている．生後5〜7日に採血された濾紙を用いて甲状腺刺激ホルモン（thyroid stimulating hormone：TSH）を測定する．ネガティブフィードバックにより遊離T_3（FT_3），遊離T_4（FT_4）が低値のときはTSH分泌が刺激されるため，TSH高値の新生児を精査対象としている．

診断の進め方・確定診断の方法

原発性の場合は血中のホルモンレベルを確認し，マススクリーニングと同様TSHが上昇しFT_4が低下していれば診断できるが，中枢性の場合はTSHも低下している．甲状腺超音波検査で甲状腺の位置やサイズを評価し，形成不全や異所性甲状腺の有無を確認する．甲状腺機能低下症では骨成熟が遅延するため，膝（大腿骨遠位骨端核）のX線検査を骨年齢評価の代用とする．ヨードは過剰でも不足でも甲状腺機能低下症の原因になりうるため，母体の妊娠前のヨード含有造影剤の使用（卵管造影など），イソジンうがい薬や過剰な海藻類の摂取，ヨウ化カリウムやアミオダロンなどヨード含有の薬剤内服の既往などを聞き，尿中ヨード，血中ヨード濃度を調べる．

C 治療

主な治療法

甲状腺ホルモン剤である合成レボチロキシンナトリウム（L–T_4：チラーヂン®S）を1日1回内服する．

治療経過・予後

新生児マススクリーニングの普及によって，重度の精神発達遅滞や成長障害は認められなくなった．早期治療された例では成人身長や性成熟の問題はない．

hyperthyroidism

4 甲状腺機能亢進症

A 病態

甲状腺機能亢進症とは

自己免疫機序により産生される，甲状腺細胞膜にある甲状腺刺激ホルモン受容体に対する抗体（TRAb，TBII，TSAb）が原因となる．これらの抗体が受容体に結合すると，甲状腺ホルモンが過剰に産生され機能亢進状態となる．バセドウ（Basedow）病（研究報告したドイツ人医師の名に由来），あるいはグレーブス

（Graves）症（もう 1 人の研究者であるイギリス人医師の名に由来）とよばれる.

疫 学
20 歳代の女性に多い疾患だが，小児期にも発症しうる.

症 状
甲状腺ホルモンの作用は全身の細胞での代謝促進であり，過剰に産生されるとさまざまな症状（甲状腺腫，多汗，易疲労感，手の震え，眼球突出，体重減少，食欲亢進，頻脈，動悸，学業成績低下など）が出現する.

B 診 断

診断の進め方・確定診断の方法
急に性格が変わった，成績が下がったなどの主訴で受診し，脳波や頭部 MRI を施行され診断されずに重症化する場合がある. 血液検査で FT_3 および FT_4 値の上昇，自己抗体の出現が証明されれば診断は容易であるが，まず症状から疑わない限り検査されることがないため，診断が遅れる場合もある. 食欲亢進により増加した摂取エネルギー量が代謝亢進による消費エネルギー量を上回る場合，体重増加をきたすこともあるので注意が必要である.

C 治 療

主な治療法
抗甲状腺薬の内服を行う. チアマゾール（MMI）とプロピルチオウラシル（PTU）があるが，PTU には肝障害や血管炎の副作用があることから MMI が第一選択薬である. なお MMI には催奇形性があり，臍帯ヘルニア，臍腸管遺残，後鼻孔閉鎖症，食道閉鎖症，頭皮欠損などの発生リスクが上昇するため妊娠 16 週までは PTU に変更する必要がある. 小児期から妊娠可能年齢まで MMI の内服が続く場合には注意を要する.

治療経過・予後
小児は成人に比して難治であり，寛解率は 30% 前後である. 再発の可能性が常にあるため，寛解中も定期的な管理を必要とする.

hypoparathyroid-ism

5 副甲状腺機能低下症

A 病 態

副甲状腺機能低下症とは
副甲状腺ホルモン（parathyroid hormone：PTH）分泌の低下が基本病態であり，低カルシウム血症，高リン血症を認め，インタクト PTH が低値を示す. 一方，PTH が分泌されていても，標的細胞が不応性であるため低カルシウム血症を呈する場合がある（偽性副甲状腺機能低下症）. なお，ビタミン D 不足による低カルシウム血症はカルシウム濃度を保とうとして PTH 分泌が上昇するため，低リン血症を示す. 副甲状腺機能低下症には，22q11.2 欠失症候群に代表される奇形症候群に伴うもの，ミトコンドリア病に合併するもの，カルシウム感受性異常によるものなどが挙げられる.

症 状
低カルシウムによるミオクローヌス，テタニー，攣縮，驚愕反応の亢進，けいれんなどが代表的な症状である. けいれんをきたしている患児は，低カルシウム血症がないか必ず確かめる必要がある.

B 診 断

診断の進め方・確定診断の方法
軽度の低カルシウム血症は無症状なことが多く，血液検査で偶然発見されることもある. 低カルシウム血症であるにもかかわらずインタクト PTH が 30 pg/mL 未

満と反応性に上昇していないことで診断される.

C 治療

主な治療法

症状がある場合は，ただちに8.5% グルコン酸カルシウム（カルチコール®）を5分以上かけて静注する．PTH の経口薬がないため，維持療法には活性型ビタミンDを経口投与し，PTH 非依存的に血清カルシウム値を改善させる．

治療経過・予後

治療の中心はビタミンD製剤で，低カルシウム血症によるけいれんやテタニーを予防することが重要である．慢性的には高カルシウム尿症による腎結石などの合併症も予防する必要がある．低カルシウムを引き起こす基礎疾患によって身長予後は異なるが，ビタミンD欠乏性くる病は適切な生活環境と食事，内服によるビタミンD補充により改善する．

pseudohypopara-
thyroidism（PHP）

6 偽性副甲状腺機能低下症（PHP）

標的細胞の不応性による疾患であるため，低カルシウム血症，高リン血症であるにもかかわらずインタクトPTHが高値を示す．

PHP I型は低身長，肥満，円形顔貌，短中手骨（とくに第Ⅳ，Ⅴ指），皮下異所性石灰化などオルブライト遺伝性骨異栄養症（Albright hereditary osteodystrophy：AHO）を伴うIa型と，AHOを伴わずに低カルシウム血症，高リン血症のみをきたすIb型がある．

hyperparathyroid-
ism

7 副甲状腺機能亢進症

PTHが自律的かつ過剰に分泌され，カルシウム代謝の恒常性が維持できなくなった状態をいう．腺腫，過形成，がん腫によるもので，多発性内分泌腫瘍症（multiple endocrine neoplasia：MEN）の一症状として発見されることがある．高カルシウム血症であるにもかかわらずインタクトPTHが高値を示すことで診断されるが，小児では非常に珍しい．

adrenal
insufficiency

8 副腎機能低下症

A 病態

先天性副腎過形成症（congenital adrenal hyperplasia）とは

21-水酸化酵素欠損症，先天性リポイド副腎過形成症，17α-水酸化酵素欠損症，11β-水酸化酵素欠損症など，欠損によりステロイドホルモン合成経路の活性が障害される酵素の種類によってそれぞれ蓄積する代謝産物と欠乏するホルモンが異なるため6つに分類されているが，ここでは最も多い21-水酸化酵素欠損症について述

臨床で役立つ知識　意外と多いビタミンD欠乏

栄養過多と思われている現代で，最近ビタミンD欠乏性くる病で受診する子どもが増えている．ビタミンDはキノコなどの食物に含まれるほか，紫外線を浴びることにより皮膚でも合成され，肝臓，腎臓で活性化される．活性型ビタミンDは小腸でのカルシウム吸収，骨の石灰化促進などの作用をもつ．近年，極端に紫外線を嫌う風潮が，授乳中の母親および乳幼児の紫外線カット化粧品の使用，外遊び時間の減少の原因となり，その結果ビタミンD欠乏性くる病の子どもが増加している．また，アトピー性皮膚炎などに対する過度な食事制限で発症することもある．低カルシウム血症によるけいれんやO脚，跛行や低身長など受診理由が多岐にわたるため，疑わない限り血中カルシウム濃度を測られることがなく診断が遅れることもある．カルシウム低値に反応してインタクトPTHは高値を示す．25(OH)ビタミンD低値，インタクトPTH高値，くる病所見（X線で骨端線のカッピング，フレイングなど）から診断される（図1）．

a. 治療前　　　　　　　　　　　　　　　b. 治療後

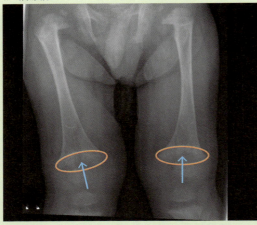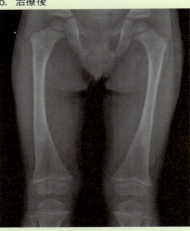

図1　ビタミンD欠乏性くる病の骨単純X線像
大腿骨骨幹部にフレイング（fraying, 毛羽立ち）（〇），カッピング（cupping, 盃状陥凹）（→）がみられる．

べる．

症状

21-水酸化酵素（*CYP21*）遺伝子の異常による糖質コルチコイドとミネラルコルチコイドの欠乏，およびアンドロゲンの過剰分泌が主体で，さまざまな症状を呈する．酵素障害の程度によって塩類喪失型，単純男性型，非古典型の病型がある．

塩類喪失型では出生後早期より哺乳力低下，体重増加不良，嘔吐，ショック症状などの副腎不全症状のほか，低ナトリウム血症，高カリウム血症などミネラルコルチコイド欠乏症状を呈する．ネガティブフィードバックによるACTH上昇によって陰嚢や腋窩，爪床の色素沈着を認める．どの病型にも共通するのは，過剰な副腎性アンドロゲンによる女児の陰核肥大，陰唇癒合，共通泌尿生殖洞などの外性器の男性化である．ACTH過剰産生によって副腎が過形成をきたすため，副腎の機能は低下しているにもかかわらず先天性副腎過形成とよばれる．

B　診断

診断の進め方・確定診断の方法

21-水酸化酵素が欠損するとP450 c21の直前の代謝産物である17-ヒドロキシプ

4　内分泌疾患　195

ロゲステロン（17-OHP）が疾患特異的に上昇することを利用して，新生児マススクリーニングでは 17-OHP 高値を陽性として精査対象とする．偽陽性が多く注意を要するが，液体クロマトグラフ-タンデム質量分析計（LC-MS/MS）によるステロイドプロファイル測定により確定診断可能である．

疫　学

日本では新生児マススクリーニングで約 2 万人に 1 人の割合で発見される．

C　治　療

主な治療法

治療は糖質コルチコイドの補充である．ヒドロコルチゾン（コートリル®）の経口投与を開始するが，初診時にショックなど重篤である場合はヒドロコルチゾンコハク酸エステルナトリウム（ソル・コーテフ®）またはヒドロコルチゾンリン酸エステルナトリウム（水溶性ハイドロコートン®）を静脈内投与する．塩類喪失症状が出現した場合はフルドロコルチゾン酢酸エステル（フロリネフ®）を経口投与する．

治療経過・予後

新生児マススクリーニングの普及により早期診断が行われ，生命予後は改善された．しかし女児では胎児期の過剰なアンドロゲン曝露により外性器の男性化を引き起こし，外科的矯正が必要である．このことは，患児や家族にとって肉体的，精神的負担となっている．欧米諸国では本症に対して女児の内性器，外性器異常を防ぐ目的で出生前診断・治療が行われている．

adrenal excess

9　副腎機能亢進症

A　病　態

副腎機能亢進症とは

コルチゾール過剰状態が持続して起こる病態を**クッシング（Cushing）症候群**とよぶ．①下垂体 ACTH 過剰によるクッシング病，②副腎性クッシング症候群，③本来のコルチゾール産生系から外れた機序による異所性 ACTH 産生および外因性クッシング症候群の 3 つに分類される．

小児で一番多いのが③の 1 つである医原性クッシング症候群で，知らずにステロイド含有薬（セレスタミン®など）を長期で内服している場合があり，詳細な問診が重要である．

症　状

成人では中心性肥満や満月様顔貌（まんげつようがんぼう）が特徴であるが，とくに小児で重要な点は**肥満**とともに**成長率低下**を伴うことである．単純性肥満の場合は身長も伸びるが，身長が伸びない肥満はおかしいと気づくべきである．

B　診　断

診断の進め方・確定診断の方法

通常，血中コルチゾールは朝が高値で夜は低値（朝：夜＝2：1）と日内変動を示す．クッシング症候群ではこの日内変動が失われ，夜間も高値が続くことが特徴である．

24 時間尿中遊離コルチゾールが高値を示し，低用量デキサメタゾン負荷を行ってもコルチゾールが抑制されなければクッシング症候群と考える．その際 ACTH が抑制されていれば副腎腫瘍を疑う．クッシング病では高用量デキサメタゾン負荷に

よって下垂体性の部分的な反応がありコルチゾールが抑制されるが，異所性 ACTH 産生によるものでは無反応で ACTH が抑制されないことで診断できる．

C 治療

主な治療法

下垂体 ACTH 過剰をきたす腺腫や，副腎がんによるクッシング症候群の治療は腫瘍の摘出が基本である．医原性のクッシング症候群にはステロイドの中止が必要である．

治療経過・予後

副腎がんによるものは再発，転移が多く予後不良である．

diabetes mellitus：DM

10 糖尿病

糖尿病とは

糖尿病は**1 型糖尿病**と**2 型糖尿病**に大別される．1 型糖尿病は，インスリン分泌を担う膵臓の β 細胞の破壊に伴う**絶対的なインスリン不足**によって生じ，原因はほとんどが**自己免疫**である．一方，2 型糖尿病の多くはインスリン分泌不全，**インスリン抵抗性**による慢性的高血糖による代謝異常である．1 型糖尿病と 2 型糖尿病は全く異なる病因で起こる疾患であることに留意しておく必要がある．2 型糖尿病では肥満を伴う場合が多く，近年小児の肥満が世界的に大きな問題になりつつあるが，ここでは小児期に突然発症する頻度が高い 1 型糖尿病を中心に解説する．

A 病態

遺伝因子，ウイルス感染などの誘因，環境因子が複合し，**自己抗体**が産生され膵臓の β 細胞が破壊される．高血糖による多飲，多尿，倦怠感などを呈する時期にはすでに β 細胞は 80% 以上破壊されてしまっている．

疫学

1 型糖尿病の発症頻度には地域差があり，一般に欧米諸国の白人で高く，日本を含むアジア，南米諸国では低い．日本では人口 10 万人に対して年間 1〜2 人の発症だが，欧米諸国では人口 10 万人に対して 10〜30 人で，発症年齢のピークは 5〜8 歳と 10〜15 歳である．

B 診断

症状

インスリンの作用欠如により細胞内へのブドウ糖の取り込みが障害される結果，高血糖となり尿糖が陽性になる．高血糖による**浸透圧利尿**で多尿と脱水をきたし，それを補うために患者は多飲となる．細胞内ではブドウ糖をエネルギーとして利用できず，代わりに脂肪やタンパク質が利用されるため体重減少をきたす．脂肪分解の結果，生成されたケトン体（アセト酢酸，β-ヒドロキシ酪酸，アセトン）が大量に蓄積してケトン血症をきたし，脱水に伴う末梢循環不全や腎前性腎不全によりアシドーシスをきたす．この**糖尿病性ケトアシドーシス（diabetic ketoacidosis：DKA）**のため，患者の呼気は甘酸っぱいようなアセトン臭がし，呼吸性代償として深くて長い過呼吸をするようになる．これは**クスマウル（Kussmaul）呼吸**とよばれ DKA の特徴的な症状の 1 つであるが，実際の臨床現場では喘息発作と間違えられやすく，詳細な病歴聴取が重要である．小児では腹痛，嘔吐，多飲，多尿，易疲

労感など非特異的症状を呈するため，かなり病状が進行して DKA や意識障害まで進展してようやく診断されることが多く，1型糖尿病を疑う閾値を下げることが重要である．

診断の進め方・確定診断の方法

急性の1型糖尿病はほとんどが自己免疫性で，膵島関連自己抗体（GAD 抗体，IA-2 抗体，インスリン自己抗体 [insulin autoantibody：IAA]，ZnT8 抗体，膵島細胞抗体 [islet cell antibody：ICA]）が検出され，インスリン分泌の低下が証明されれば確定診断となる．

ヘモグロビンは赤血球内にある酸素を運搬するタンパクであり，成人のヘモグロビンの 90% をヘモグロビン A（HbA）が占める．正常血糖ではこの HbA は糖と結合していないが，高血糖が続くと糖と結合して **HbA1c** になり，1〜2ヵ月高血糖が続くとその結合が不可逆的かつ強固となる．その特徴を利用して過去2ヵ月間の高血糖の重症度を測ることができるため，糖尿病診療において HbA1c の濃度をモニタリングすることは重要である．2型糖尿病が多い成人糖尿病の診断基準には，①高血糖（空腹時血糖 126 mg/dL 以上，随時血糖 200 mg/dL 以上，経口ブドウ糖負荷試験2時間後血糖 200 mg/dL 以上のいずれか），② HbA1c 6.5% 以上が使用されるが，小児では急激に発症する1型糖尿病が多いため診断基準には含めず，診断後の血糖コントロールの指標として使用する．

C 治療

急性期の治療

低血圧を伴うショック状態であるかどうかなど患者の状態で急性期治療は異なるが，①脱水補正，②血糖を正常域に近づける，③アシドーシスやケトーシス*の正常化の3つを軸に行う．まず 0.9% 生理食塩水の輸液，速効型インスリンの持続点滴により治療するが，急速な過剰輸液，急激な血糖の正常化は脳浮腫のリスクを高めるので注意が必要である．血糖値や水分出納，電解質，意識レベルの変化など1時間ごとの慎重なモニタリングを要するため，DKA の初期治療は集中治療室で行われることが多い．

日常におけるインスリン療法

小児の1型糖尿病の治療の基本はインスリン療法と食事療法で，経口血糖降下薬は使用しない．成長・発育が重要な小児においては食事制限は行わず，バランスのとれた十分な栄養の摂取と，血糖や HbA1c が正常に保たれるようなインスリン投与が重要である．

健常者の生理的なインスリン分泌は，**基礎分泌**と**追加分泌**に分けられる．基礎分泌は，脂肪組織，筋肉，中枢神経系の代謝維持に必要なインスリンが一定量分泌されつづけるものである．一方，追加分泌は食後の高血糖を抑制するために，一時的に分泌されるものである．この生理的分泌に近いインスリン動態を再現するために，基礎分泌の代わりに持効型溶解インスリン（long-acting insulin analogue：La）を1日1〜2回，追加分泌の代わりに超速効型インスリン（rapid-acting analogue：Ra）を毎食前（食事量が不安定な年少児は食事中，食直後）に皮下注射する頻回注

---

*ケトーシス：血液中のケトン体が多くなっている状態．また，ケトーシスが原因でアシドーシスになっていることをケトアシドーシスという．

射法（multiple daily injections：MDI）が推奨されている．保育園や幼稚園で日中の注射が難しい場合や血糖の変動が激しい場合は，より生理的な分泌に近づけられるように持続皮下インスリン注入療法（continuous subcutaneous insulin infusion：CSII，通常 Ra 製剤を使用する）も選択される．なお，インスリン注射は成長に応じて患児自身が行ったり家族が行うことになるため，自己注射に関する指導が重要である．

　血糖測定は最も簡便な検査の1つであるが，毎日必ず3回以上針を刺し血糖をモニタリングする負担は相当なものである．近年では，皮下組織に留置したセンサーで間質中のグルコースを連続的に測定することができる連続皮下ブドウ糖濃度測定（continuous glucose monitoring：CGM）が行われている．CGM により得られるセンサーグルコース値（SG 値）は，実際の血糖値よりも 10〜15 分程度遅れることに注意が必要であるが，数社から発売されている専用ソフトでデータ解析が可能であり，より細かく正確な血糖管理により慢性期合併症予防も期待される．さらに，CGM とインスリンポンプを一体化させ，基礎分泌分のインスリンを補うボーラス注射＊を自動で行う技術も進んでいるが，デバイスのトラブル時や低血糖時・高血糖時には緊急の対応が必要である．そのため，血糖管理に関する患者教育はテクノロジーが進んでも非常に重要であり，患児の両親だけでなく育児にかかわるすべての人がインスリン療法に対して知識をもっていなくてはならないことを強調したい．

precocious puberty

11 思春期早発症

A 病 態

思春期早発症とは
　思春期早発症とは，性成熟傾向が早期に出現し，その結果成長と成熟のバランスが崩れて身体的・精神的発達に障害を認めるか，あるいは社会生活上問題を生じる状態である．

　思春期早発症は，① LHRH 依存性，② LHRH 非依存性，③正常バリアントを含む部分型思春期早発症に大きく分類される．思春期における内分泌学的変化は，性腺からのステロイドに対する視床下部の LHRH ニューロンの感受性低下・中枢からの LHRH ニューロンを抑制する神経の活動低下→ LHRH の脈動的分泌→ LH/FSH の脈動的分泌→性腺からの性ステロイド分泌と考えられている．①には特発性，視床下部過誤腫，脳腫瘍，脳炎・髄膜炎・低酸素脳症の後遺症によるものが知られており，前述の思春期の内分泌学的変化が異常に早く来てしまうことで起きる．一方，②は視床下部−下垂体−性腺系の成熟を伴わずに性ホルモンの分泌が亢進して，二次性徴が発現する．卵巣の囊腫から周期的に女性ホルモンが放出される機能性卵巣性

＊ボーラス注射：大用量の薬剤を短期間で投与する方法．

4 内分泌疾患

表Ⅲ-4-1 中枢性思春期早発症の診断の手引き

- 男児の主症候
  - ① 9歳未満で精巣，陰茎，陰嚢などの明らかな発育が起こる．
  - ② 10歳未満で陰毛発生をみる．
  - ③ 11歳未満で腋毛，ひげの発生や声変わりをみる．
- 女児の主症候
  - ① 7歳6ヵ月未満で乳房発育が起こる．
  - ② 8歳未満で陰毛発生，または小陰唇色素沈着などの外陰部成熟，あるいは腋毛発生が起こる．
  - ③ 10歳6ヵ月未満で初経をみる．

［厚生労働科学研究費補助金難治性疾患克服研究事業間脳下垂体機能障害に関する調査研究班：15年度総括・分担研究報告書を参考に作成］

嚢腫，副腎に生じるアンドロゲン産生腫瘍，hCG産生腫瘍，マッキューン・オルブライト（McCune-Albright）症候群（LHRH非依存性思春期早発症，カフェオレ斑，多骨性線維性骨異形成症が3徴）などがある．薬剤，食物や化粧品による外因性の性ステロイドが原因となる報告もあり，詳しい問診が重要である．5歳未満の思春期早発と男児例は器質的思春期早発症と考え，原因検索を綿密に行うべきである．

疫学

国内のLHRH依存性思春期早発症の発症頻度は5,000〜1万人に1人で，その大部分は女性の特発性思春期早発症である．男女比は1：8である．一方，LHRH非依存性思春期早発症は上記の基礎疾患によるものがほとんどで，その発生頻度は低い．

症状

症状については**表Ⅲ-4-1**にまとめる．

B 診断

診断の進め方・確定診断の方法

まず，LHRH依存性かLHRH非依存性かを鑑別する．LHRH依存性思春期早発症の大部分は女性の特発性思春期早発症で，正常な思春期のプロセスが早まっただけである．一方，男児のLHRH依存性思春期早発症を認めた場合は60％以上が器質的異常によるものであるため，原因検索が重要である．胚細胞腫瘍（hCG産生腫瘍），視床下部過誤腫，そのほかの鞍上部腫瘍の有無について画像評価を行う．

現在認めている思春期徴候の出現時期，進行具合を可能な限り問診する．男児では精巣容積が4 mL，女児では乳房腫大が開始したときに思春期の開始と判断する．女児の乳房腫大はすぐに気づかれるが，男児の精巣腫大は本人も家族も気がつかないことが多い．

タナー（Tanner J）による段階評価を用い思春期ステージを評価し，骨年齢，ゴナドトロピン，女児ならエストラジオール，男児ならテストステロンを評価する．家族歴（父母や同胞の思春期発来の時期など），既往歴，出生歴，薬物摂取なども聴取する．過去の成長の記録から成長曲線を作成し，身長増加の促進について確認する．

C 治療

主な治療法

主な問題は①年齢に不釣合いな肉体的成熟による心理的・社会的問題と，②**骨端線**の早期閉鎖による低身長，の2つである．治療必要性は，過剰な性ステロイド分

泌を抑制することによりこの2つの問題が解決できる場合のみに限る．心理的・社会的問題の影響がなく，最終身長が極端に低くならないと予想される場合は治療適応とならない．

思春期は視床下部のGnRHが分泌されることからはじまる．そのGnRHが下垂体のLH，FSHの分泌を刺激し思春期が進行するが，持続的にGnRHを投与すると反対にLH，FSH分泌が抑制される．思春期早発症の治療はこのメカニズムを利用してGnRHアナログ（リュープリン®）を4週ごとに皮下注射する．治療はLH，FSH，エストラジオール，テストステロンの抑制，骨年齢の進行停止を目標にする．二次性徴が出現しても心理的・社会的問題がないと考えられる年齢で治療は中止できる．

治療経過・予後

治療後の性腺機能回復の目安としては，女子の場合，平均16ヵ月後に月経を迎えるとされている．また，妊孕性についても問題がないとされている．

delayed puberty

12 思春期遅発症

A 病態

思春期遅発症とは

二次性徴の最初の徴候は，男児で精巣容量増大（4 mL以上），女児で乳房腫大であり，平均的に男子は11歳，女児は10歳で開始する．男子は精巣容量の増大→陰茎増大→陰毛出現，女児では乳房腫大→陰毛出現→初経と2〜3年かけて進行する．男児で14歳までに精巣増大がない場合，女児で13歳まで乳房腫大が出現しない場合を思春期遅発症とする．

精巣あるいは卵巣自体に障害のある原発性性腺機能低下症と，中枢（下垂体−視床下部系）からの性腺刺激ホルモン（ゴナドトロピン）分泌低下によるものとに大別される．前者はゴナドトロピンが高値を示すため高ゴナドトロピン性性腺機能低下症，後者は低値を示すため低ゴナドトロピン性性腺機能低下症とよばれる．

1）低ゴナドトロピン性性腺機能低下症

①特発性思春期遅発症

平均より遅れて自然に思春期が訪れるものをよぶ．正常のバリエーションの1つで，最終的には思春期発達が完了し，外来で思春期遅発を主訴に来院する児の中で一番頻度が高い．家族性であることが多く，父親の身長スパートの時期や母親の初経年齢を聞く必要がある．周囲の子どもたちの成長速度が増すため，身長SDスコアが低下する．そのため低身長を主訴に受診することも多い．

②カルマン（Kallmann）症候群

嗅覚異常と低ゴナドトロピン性性腺機能低下を中核症状とする先天性疾患で，国内男児の約1万人に1人，女児の約5万人に1人に発症するとされている．嗅球の発生および嗅球付近からのGnRH神経細胞の遊走に重要な遺伝子の異常により起こる．

2）高ゴナドトロピン性性腺機能低下症

精巣・卵巣からのテストステロンやエストラジオールの分泌が不十分なため，ネガティブフィードバックによりゴナドトロピンが上昇する．ターナー症候群，クラインフェルター症候群，混合性性腺異形成などの鑑別を行う．また化学療法や放射線療法によって性腺の性ホルモン分泌機能に障害を受けている場合も，ネガティブフィードバックにより高ゴナドトロピン血症をきたす．

B 診 断

どのような症状から疑われるか

女児の場合，乳房発育不全や無月経を主訴に受診することが多い．男児は本人も家族も精巣の容量を確認していることは少ないため，受診時期が遅れる．

診断の進め方・確定診断の方法

まず血液検査で LH, FSH，男児ではテストステロン，女児ではエストラジオールを調べ，高ゴナドトロピン性か低ゴナドトロピン性かを大別する．この場合，二次性徴が発来していないため身長のスパートがなく，骨年齢も遅延している．

C 治 療

主な治療法

ゆっくりした二次性徴の進行と正常な思春期の成長・発達を獲得することが必要であるため，生理的な思春期年齢よりあまり遅くならないよう治療を開始する．男児の場合はテストステロン療法，hCG-rFSH 療法，女児の場合はエストロゲン薬（プレマリン®）投与を行う．

治療経過・予後

二次性徴だけであれば性ステロイドホルモン補充で発来可能であり，男児にはテストステロン療法，女児にはエストロゲン補充を行う．女児では乳房がある程度腫大したら周期性エストロゲン・プロゲステロン療法に切り替え，周期的な月経を起こすことも可能である．しかし，生殖能力はこれらの治療で獲得できるものではなく，原疾患によっても予後が異なる．

disorder of sex development（DSD）

13 性分化疾患（DSD）

A 病 態

性分化疾患とは

典型的な男児・女児の外性器や生殖腺（卵巣・精巣）とは異なる「非典型的な」発育状態を呈するものを，性分化疾患（DSD）とよぶ．ヒトの性は，①生物学的性，②社会的性，③精神的性の3つに大きく分けられるが，小児科として出生時に扱うのは①の生物学的性の評価である．生物学的性は遺伝的性（染色体の性，chromosomal sex），性腺の性（gonadal sex），解剖学的性（内性器と外性器の性，anatomic sex）の順に決定され，外性器異常をみたときにどのステップが障害を受けたのか考える必要がある．

遺伝的性は受精卵の性染色体により決定され，Y 染色体上の精巣決定遺伝子（SRY）が男性に分化していくためのスイッチである．SRY によって未分化性腺が精巣に分化し，ライディッヒ（Leydig）細胞から分泌されるテストステロン，およびセルトリ（Sertoli）細胞から分泌される抗ミュラー管ホルモン（anti-Müllerian hormone：AMH）により精巣が腹腔内から陰嚢に下降し，子宮・卵管・腟の原型となるミュラー（Müller）管が退縮する．つまり，*SRY*と男性ホルモンの作用があれば男性型へ，なければ女性型へと分化する．男性ホルモン作用の低下・消失は尿道下裂，判別不能な外性器，女性型外性器となる．

B 診断

診断の進め方・確定診断の方法

DSDを疑ったときの診断のポイントは，①性腺を触知する場合は精巣の可能性が高い．この場合，染色体はXYである可能性が高い．②性腺を触知しない場合は，精巣が腹腔内にあるか性腺が卵巣であるかのどちらかである．卵巣の場合は子宮の有無を確認する．子宮がある場合は，染色体はXXである確率が高い．このように染色体はなにか，性腺は精巣か卵巣か，内性器として子宮があるかどうかが重要である．

C 治療・患者教育と支援

胎生期の男性ホルモンは胎児の脳にも作用し，脳の男性化，すなわち思考や嗜好の男性化が起こる（アンドロゲンシャワー）．よって社会的性の決定には外性器の形成しやすさや染色体核型だけでなく，性の自認や妊孕性なども総合的に考慮し，生後1ヵ月以内には出生届を出さなければならない．いったん戸籍に登録された後に性別や名前の変更を強いられることは，患者と両親に多大な心理的負担を与えるため，小児内分泌科医，小児泌尿器科医，遺伝診療科医など複数の専門医による精査と協議の態勢が整っていることが望ましい．疾患に対する十分な理解が得られるような情報提供と心理的ケアが必要で，子どもに対する両親の愛着形成が阻害されないよう配慮が必要である．日本小児内分泌学会性分化委員会で「性分化疾患初期対応の手引き」を策定しているので，参考にされたい．

5 脳神経疾患

小児期は中枢神経が発達途上であるため，年齢別の正常発達やそのバリエーションをよく理解したうえで，生じている症状が正常かどうか評価することが重要である．

たとえば脳重量は，生直後300 g前後だったのが1歳で900 g前後，3歳で1,000 g前後となり，成人の1,200～1,400 gへと急速に近づく．それに伴い，乳幼児期の精神運動発達は著しくなる．

小児神経疾患にはこのような成長の過程で認められる良性疾患も多く，熱性けいれんなどはその代表である．一方で周産期の障害や，髄膜炎，脳炎・脳症は後遺症を残しうるので十分な注意が必要である．

febrile seizures

1 熱性けいれん

A 病態

熱性けいれんとは

主に生後6～60ヵ月までの乳幼児期に起こる．通常は，38℃以上の発熱に伴う発作性疾患で，髄膜炎などの中枢神経感染症，代謝異常，そのほかの明らかな発作の原因がみられないものとされる．てんかんの既往のあるものは除外される．

疫学

発症頻度は日本人の100人中7～8人くらいといわれており，小児のけいれん発作の原因疾患として最多である．発症年齢は6ヵ月～3歳が多い．原因としてはインフルエンザと突発性発疹が有名である．また家族歴があることも多い．

発症機序

原因はわかっていないが，年齢とともに消失するケースがほとんどであることから，中枢神経の未熟性が影響していると考えられる．

症状

全身の左右対称性の**強直間代発作**（意識消失し，眼球上転あるいは一点凝視し，身体が反るように硬くなり，手足をガクガク震わせる）を認めることが多いが，脱力し意識を失うだけなど例外もある．発作は熱が上がる際に起こることが多く，持続時間はほとんどが数分程度である．

B 診断

年齢相応の子どもが発熱時にけいれん発作を呈している際に疑う．

診断の進め方・確定診断の方法

原則的には除外診断である．髄膜炎や急性脳症・急性脳炎（p.213参照），電解質異常や低血糖などによるけいれん，熱せん妄（震え），熱中症との鑑別が必要になる（**表Ⅲ-5-1**）．必要時には血液検査，髄液検査，頭部画像検査などを併せて行う必要

表Ⅲ-5-1 熱性けいれんと鑑別が必要な疾患

鑑別疾患	問診のポイント
急性脳症・脳炎，髄膜炎	意識障害の遷延，頭痛，項部硬直など
代謝性疾患	低血糖，アシドーシス，高アンモニア血症
頭蓋内病変	頭痛，嘔吐
頭部外傷	外傷歴，打撲痕
電解質異常	低ナトリウム血症，低カルシウム血症など
胃腸炎関連けいれん	嘔吐・下痢の有無，群発する短いけいれん
熱中症	エピソード前に高温多湿の環境，水分補給
熱せん妄	一過性のせん妄状態，見当識障害

表Ⅲ-5-2 単純型と複雑型の比較

項目	単純型	複雑型
持続時間	＜15 分	≧15 分
発作	全身性	焦点性
24 時間以内の反復	なし	あり

「複雑型」の項目に 1 つでも該当すれば複雑型熱性けいれんに分類される．

がある．ただし発症頻度は約 7% と非常に高いので，単純型熱性けいれんの場合は上記の検査は必須ではない．

臨床分類　臨床症状により，単純型と複雑型とに分類される（**表Ⅲ-5-2**）．①けいれん発作が 15 分以上続く，②左右差があるなど焦点起始発作（部分発作）である，③ 24 時間以内に 2 回以上繰り返す，のいずれかに該当する場合は複雑型熱性けいれんとよばれ，入院適応となることが多い．上記のいずれも認めない場合は単純型熱性けいれんといわれる．

C　治　療

主な治療法　5 分以上けいれん発作が持続する場合は，けいれん重積（30 分以上のけいれん）に移行しやすいので発作を止める必要がある．まずは気道確保，呼吸・循環評価を行いつつ，酸素投与や静脈確保をすばやく行う．けいれん発作が持続する場合はジアゼパムやミダゾラムなどの抗てんかん薬を投与する．

治療経過・予後　熱性けいれんは約 3 割の症例で再発するといわれている．けいれん重積を起こした場合やけいれんを繰り返す場合，発熱早期に起こす場合などは，ジアゼパム坐剤（ダイアップ®）の予防投与が有用である．

退院支援・患者教育　熱性けいれんは前述のとおり比較的発症頻度が高く，医療者もよく遭遇する疾患である．一方で，両親からみると，子どもが突然目の前でけいれんしだすのは衝撃的である．医療者と患者家族でも感じ方が違うので，家族の不安に対して共感しな

がら，過度な心配を軽減する必要がある．

　帰宅時には意識がしっかり戻っていることを確認する．また，再びけいれん発作を起こしたときの対応方法について指導する必要がある．けいれん発作が起きたら呼吸しやすい体勢をとり（首の周囲の服を緩める），しっかり症状を観察してもらう．顔色不良の場合や 5 分以上発作が持続する場合は，救急車を要請するよう指導する．時折，泡を吹いているからと吐かせようとしたり，物を嚙ませようとしたりする人もいるが，その必要はない．むしろ窒息する危険があるため，控えるべきである．

　小児の熱性けいれんのてんかんへの移行は 5% 前後と，一般人口の 0.8% に比べて高い．しかし，保護者には熱性けいれんの 90% 以上が 5〜6 歳までに治癒することを説明し，十分な理解を促す必要がある．

epilepsy

2 ｜ てんかん

A 病 態

てんかんとは

　種々の成因によってもたらされる，大脳ニューロンの過剰な発射に由来する反復性の発作（てんかん発作）を特徴とする脳の慢性疾患である*．

疫 学

　国内における発症頻度は 100 人あたり 0.8 人程度であるといわれている．比較的頻度の高い疾患であるにもかかわらず，社会的な認知度の低さが問題となっている．

発症機序

　てんかんの原因には器質的，遺伝性，感染性，代謝性，免疫性，原因不明などさまざまなものがあるが，いずれも大脳神経細胞の異常興奮により発作が起こる．

症 状

　てんかん発作は，けいれんのような自分の意志とは無関係に全身または体の一部の筋肉が強く収縮する状態（運動症状）のほか，意識消失，視覚異常や聴覚異常などさまざまな症状を呈することがあり，丁寧な問診が必要となる．発作のタイプについては下記に示す．

B 診 断

診断の進め方・確定診断の方法

　詳細な問診が重要である．発作前や発作開始後早期の症状などが診断に有用な場合がある．詳細な問診は憤怒けいれん（泣き入りひきつけ）などとの鑑別にも有用である．ほかに血液検査や心電図検査を行い，電解質異常や低血糖，不整脈などを除外することも忘れてはいけない．

　診断には脳波検査がとくに重要である．また，MRI や CT など頭部の画像検査も行うことがある．

臨床分類

　発作型は大きく全般起始発作と焦点起始発作（部分発作と同義）に分類される（図Ⅲ-5-1，表Ⅲ-5-3）．全般起始発作は大脳全体に広がる異常興奮である．一方，焦点起始発作は片側脳の部分的な興奮により，脳領域に応じた発作性の症状が出る．

＊繰り返し起こることが重要で，1 回の発作ではてんかんという診断はつけにくい．

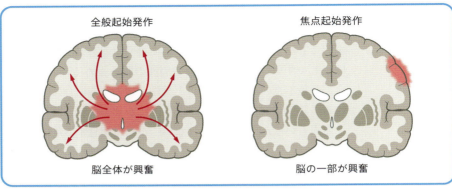

図Ⅲ-5-1　全般起始発作と焦点起始発作

表Ⅲ-5-3　てんかん発作の種類

- 全般起始発作：両側大脳半球の興奮（図Ⅲ-5-1）
  - 強直間代発作：全身に力が入り，四肢が対称性に伸展・屈曲する（ガクガクする）
  - 欠神発作：数秒〜30秒程度意識を失いぽーっとする
  - ミオクロニー発作：短い筋の攣縮（ピクッとする）
  - 間代発作：強直要素のない全身けいれん．筋収縮・弛緩を繰り返す
  - 強直発作：全身が強直伸展し，小刻みに震える
  - 脱力発作：筋緊張が急激に低下する
- 焦点起始（部分）発作：一側大脳半球の部分的な興奮（図Ⅲ-5-1）

それぞれ意識障害の有無，運動発作（強直や間代など）の有無，非運動発作（嘔吐，頭痛，視覚症状など）を確認する．

コラム　憤怒けいれん（泣き入りひきつけ）

6ヵ月〜1歳くらいの乳幼児が激しく啼泣した後，突然の眼球上転，呼吸停止，顔色不良，けいれんあるいは脱力を呈する．1分以内で自然に頓挫することが多い．胸腔内圧上昇による，過剰な迷走神経反射による循環不全などが原因といわれている．基本的には年齢とともに自然に消失することが多いが，潜在的鉄欠乏，鉄欠乏性貧血などを有する患児（母乳栄養児や離乳食が進んでいない患児では比較的多い）では鉄剤投与によって症状が消失・減少することがあるので，検討してみてもよい．

コラム　けいれん発作と混同されやすい疾患

憤怒けいれんのほかにけいれん発作と混合されやすい疾患として，以下の3つがある．
- 失神：起立時などに眼前暗黒感やめまいを訴え倒れる．起立性低血圧などが多いが，時に不整脈や心疾患が隠れているので注意が必要である．
- チック：突発的な急な動きで反復するもの．たとえば瞬きやしかめ顔，咳払いなどがある．
- ミオクローヌス：瞬間的に手や足など体の一部分がピクッと収縮する．睡眠時などに多くみられる．

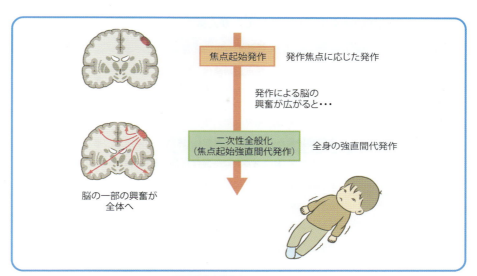

図Ⅲ-5-2　全般発作と二次性全般化の鑑別

　また，原因別には大きく症候性，特発性に分類される．症候性は脳になんらかの障害があることによって起こるてんかんである．たとえば新生児仮死，低酸素性脳症，急性脳症，髄膜炎，脳出血などの後遺症や，脳形成障害，先天代謝異常症，染色体異常症，精神運動発達遅滞や自閉スペクトラム症などがある．一方，特発性は明らかな異常がない（原因疾患が不明な）てんかんである．

　焦点起始発作は二次性全般化（対側大脳半球に広がる）して最終的に全身性のけいれんとなることがある．そのため，発作がはじまったときの症状が重要である（図Ⅲ-5-2）．

C 治療

主な治療法

　けいれんが持続している場合は上述の「熱性けいれん」（p.203）を参照されたい．

　外来での治療では，てんかんと診断された場合は抗てんかん薬の内服でけいれん発作のコントロールを行う．

　外来治療では基本的には原則2〜3年間抗てんかん薬の内服を継続し，発作消失の継続を目指す．抗てんかん薬は発作型や副作用を考慮しつつ，患者に応じて選択する（表Ⅲ-5-4）．

　そのほかに，特殊なてんかん（ウエスト［West］症候群［点頭てんかん］，レノックス-ガストー［Lennox-Gastaut］症候群など）ではACTH療法，ケトン食療法，ビタミンB_6療法などの治療を行うことがある．また器質的な疾患の場合は外科的治療を行う場合がある．

合併症

　てんかん患者は自閉スペクトラム症や注意欠如多動症（ADHD），知的能力障害を合併することがあり，社会的な背景も含めて観察していく必要がある．

治療経過・予後

　特発性（原因が明らかでない）の場合は薬物に反応することが多く，服薬を止められる症例もある．一方で，基礎疾患がある症候性（脳の器質的異常など原因疾患

第Ⅲ章　小児疾患　各論

表Ⅲ-5-4　比較的多く用いられる抗てんかん薬

抗てんかん薬	よく使用する発作型	とくに注意が必要な副作用，注意点
バルプロ酸	全般起始発作，焦点起始発作	肝障害，高アンモニア血症，肥満，血小板減少，催奇形性
カルバマゼピン	焦点起始発作	眠気，皮疹
フェノバルビタール	全般起始発作，焦点起始発作	眠気，分泌物増加
レベチラセタム*	全般起始発作（強直間代発作），焦点起始発作	易刺激性，興奮
クロバザム	全般起始発作（ミオクロニー発作），焦点起始発作	眠気，分泌物増加
ラモトリギン*	全般起始発作，焦点起始発作	皮疹，スティーブンス-ジョンソン症候群
エトスクシミド	全般起始発作（欠神発作）	皮疹
トピラマート*	全般起始発作（強直間代発作），焦点起始発作	発汗低下，尿路結石，食欲低下
ゾニサミド*	全般起始発作（強直間代発作），焦点起始発作	発汗低下，尿路結石，食欲低下
フェニトイン	焦点起始発作	眼振，ふらつき，歯肉増多，皮疹，催奇形性

*新規抗てんかん薬．バルプロ酸やカルバマゼピンはそれぞれ全般起始発作，焦点起始発作の第一選択薬といわれてきたが，副作用が比較的少ない新規抗てんかん薬が出現し，選択肢は徐々に広がっている．

がある）の場合は長期の内服が必要な場合が多い．

また，抗てんかん薬を2～3剤内服してもコントロールできず難治性てんかんへ移行する症例もある．

コラム　代表的なてんかん性脳症

● ウエスト症候群

主に乳児期に発症するてんかん性脳症の代表である．てんかん性スパズム*（epileptic spasms）という一瞬の両側上肢の挙上と頭部前屈を伴う発作，ヒプスアリスミア（hypsarrhythmia）という脳波所見が特徴的で，発達の停滞・退行をきたす．発生頻度は出生2,000～4,000人に対し1人といわれている．けいれんは難治で予後不良な場合が多いが，合成ACTH（副腎皮質刺激ホルモン）療法やビガバトリンをはじめとする抗てんかん薬が有効な場合がある．3歳を過ぎるとレノックス-ガストー症候群に移行することがある．

● レノックス-ガストー症候群

2～8歳に発症するてんかん性脳症の代表で，ウエスト症候群から移行することも非常に多い．発作型は短い強直発作，非典型的な欠神発作（ぼーっとする時間が比較的長く，運動を継続するなどわかりづらい），ミオクロニー発作，脱力発作などが混在する．脳波で遅棘徐波複合，速波律動が特徴的である．精神運動発達遅滞がほぼ必発する．

患者教育　発作がない状態を持続するためにも，適切な睡眠・生活リズムの維持，怠薬をさ

---

*てんかん性スパズム：カクンと首を曲げて，手足を1～2秒突っ張る動きを周期的に繰り返す（シリーズ形成）．モロー反射と似ているため，けいれんとは思われず，生理的な動きと間違われて発見が遅れる場合がある．

せないことが重要となる．診断時は，転落や溺水など発作が起きると危険な場所（高所・水場・火や刃物の近く）について注意が必要である．

cerebral palsy

3 脳性麻痺

A 病態

脳性麻痺とは

受胎から新生児期（生後4週以内）までの間に生じた非進行性病変に基づく，永続的な，しかし変化しうる運動および姿勢の異常である．症状は満2歳までには発現する．進行性疾患や一過性の運動障害，または正常化するであろうと思われる運動発達遅滞は除外する．つまり脳性麻痺は，疾患というよりは状態の名前である．

疫学
国内での発症頻度は出生1,000人あたり2人前後といわれている．

発生機序
原因は多岐にわたる．たとえば先天性の脳形成障害，脳血管障害，胎内または周産期の感染，出生前後の低酸素性脳症，核黄疸，高ビリルビン血症，染色体異常などがある．

症状
体を反らしやすいなどの筋緊張の亢進，股関節が開きにくいなどの関節可動域の制限，体の一部がうねるような不随意運動，坐位や立位でふらつくなど症状は多彩である．詳細は下記臨床分類に記載する．

B 診断

どのような症状から疑われるか

出生時・乳児健診では原始反射の残存や運動発達の遅れ，姿勢の異常，幼児期や学童期では転びやすいなどの主訴で来院する．

診断の進め方・確定診断の方法

まずは問診・診察をしっかり行う．体の動きや姿勢，筋緊張や腱反射に左右差などの異常はないか，原始反射は適切な時期に現れ適切な時期に消失しているか，運動発達の遅れの有無（4ヵ月で首がすわるか，7ヵ月で坐位がとれるかなど）を確認する．

原因の検索として血液検査や遺伝学的検査，頭部超音波検査やMRI/CTなどの画像検査が行われる．てんかんを合併することも比較的多く，脳波の検査が必要な場合がある．

臨床分類

筋緊張が亢進し，動きが硬くなる痙直型が多い．このようなタイプは関節や脊椎，胸郭の拘縮・変形を認めやすい．

ほかに不随意運動が主体のアテトーゼ型や，ふらつきやすい失調型などがある．これらの症状は病態に応じて認められるが，重複することもある（**図Ⅲ-5-3**，**表Ⅲ-5-5**）．

C 治療

主な治療法

症状の程度はさまざまであり，基本的には対症療法・理学療法が重要となる．症状の程度が強い場合に用いられる支持療法について以下に示す．

1）姿勢・筋緊張の異常

まずはポジショニングが重要である．ポジショニングで改善しない場合は筋弛緩

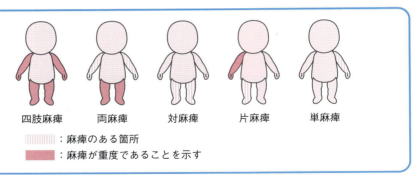

図Ⅲ-5-3　麻痺の分布による分類
- 四肢麻痺：四肢にほぼ同程度の麻痺がある
- 両麻痺：下肢優位の麻痺．頻度が最も高い
- 対麻痺：下肢に麻痺があり，上肢に麻痺がない
- 片麻痺：片側のみの麻痺
- 単麻痺：一肢の麻痺

[鈴木文晴：脳性麻痺の疫学と病型．小児神経学，p.188，診断と治療社，2008 を参考に作成]

表Ⅲ-5-5　筋緊張異常の種類による分類
- 痙直型：筋緊張亢進が持続している．関節可動域は低下する．頻度が最も高い．
- アテトーゼ型：筋緊張亢進が変動し，不随意運動を伴う．大脳基底核障害による．
- 失調型：体幹の平衡機能や協調運動障害が主体．小脳障害による．
- 混合型：上記のパターンが混合する．

もう少しくわしく　重症心身障害児とは

重症心身障害児は，身体的精神的障害が重複し，かつ重症である児童と定義されている．知能指数と運動機能障害で分けた大島分類（図1）の1〜4が，狭義の重症心身障害児である．頻度は対人口比で推計0.04％前後といわれている．医療ケアの向上，施設入所者の高年齢化に伴い増加傾向である．元来は施設入所が重症心身障害児医療を支えてきたが，近年多くの医療的ケアを受けながらも在宅で暮らす子どもが増えている．

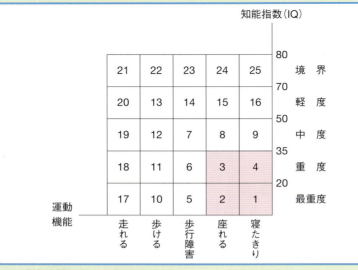

図1　大島分類

薬などを併用して良姿勢に近づけ，日常生活を送りやすくすること，長期的には関節拘縮や胸郭変形，側彎（そくわん）の進行による呼吸障害や嚥下（えんげ）障害の悪化を軽減することが重要である．坐位保持装置や車椅子は必要に応じて作製する．

2）栄 養

カロリーの消費量は患児の年齢・体格・活動度・筋緊張により検討する．

栄養摂取形態も考慮する必要があり，嚥下機能評価を行ったうえで選択する．栄養摂取が栄養剤のみとなる場合はビタミンやセレン・亜鉛などの微量元素が欠乏することが多く，補充も検討する．

また経鼻・経管栄養で胃食道逆流などを合併している場合は，注入時間や姿勢の調整，場合によっては内服や外科的介入を検討する．

3）呼 吸

中枢性・閉塞性の無呼吸や呼吸障害を合併することも多く，在宅呼吸療法（人工呼吸器による呼吸補助），在宅酸素療法，吸入や吸引，気管切開が必要となる場合がある．

退院支援

家族，医療者，ソーシャルワーカー，地域との密な連携が重要となってくる．退院前にかかりつけ医，保健所との連絡，訪問看護の導入の検討を行う．社会的支援を受けるために，該当すれば各種福祉手当，自立支援法による福祉サービスの導入，療育手帳や身体障害者手帳の申請（主に幼児期以降），産科医療補償制度の申請なども検討する．

meningitis

4 髄膜炎（図Ⅲ-5-4）

A 病 態

髄膜炎とは
疫 学

各種病原体の感染により，くも膜下に炎症が生じた状態である．

細菌性髄膜炎は日本で年間約 1,500 人が発症し，うち 7 割が小児期に発症するといわれている．原因菌は新生児期には大腸菌や B 群溶連菌が多く，乳児期以降は肺炎球菌やインフルエンザ菌が多い．後者の 2 つについては予防接種の導入により頻度が減少しているといわれている．

コラム　医療的ケア児

障害児のうち日常生活で痰吸引，経管栄養，酸素療法などの医療ケアを必要としている子どもの総称である．急激な医療の進歩により NICU や集中治療室から退院し，自宅・施設・学校にて医療的ケアを受けながら生活する子どもが増加傾向にある．とくに人工呼吸器や気管切開，経静脈栄養や経管栄養などが必要な「超重症児・準超重症児」は近年急増している．デバイスの複雑さ，医療ケア，介護ケアの高度化から家族の負担が非常に重い．長期的な患者・家族を支える医療，地域のサポートが重要である．

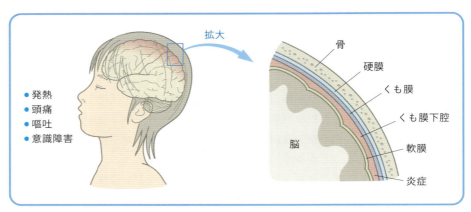

図Ⅲ-5-4　髄膜炎の症状・髄膜の解剖

　ウイルス性髄膜炎は幼児期～学童期に多く，エンテロウイルスやムンプスウイルスが主な原因である．

発症機序　副鼻腔炎，中耳炎や肺炎，骨髄炎などの局所感染が重症化して菌血症にいたり，脳血管バリアが破綻して炎症が脳髄膜に波及することで発症する．

症状　発熱，意識障害，項部硬直が3徴といわれている．また2歳未満では大泉門膨隆（だいせんもんぼうりゅう）も重要な所見である．そのほかに頭痛，嘔吐，けいれんといった症状を伴うことが多い．なお，とくに新生児や乳児では，首の筋力が不十分で項部硬直が認められないことが多い．大泉門の所見も重要だが，not doing well（なんとなく元気がない）のみの場合もあるので注意が必要である．

B　診断

診断の進め方・確定診断の方法　問診，診察所見から疑わしければ髄液検査を行う．髄液検査で白血球の増多にて診断し，培養検査の結果をもって原因菌を確定する．年齢が低いほど，症状が軽微で臨床的な症状が現れにくく，重症化しやすいことに注意する．発症経過としては非典型的症状が数日間先行する場合，1日程度で特異的症状が出現する場合，電撃的な経過で急速に状態が増悪する場合などが挙げられる．

臨床分類　病因により，細菌性，ウイルス性，結核性，真菌性に分かれる．小児では結核性および真菌性髄膜炎は非常にまれである．

C　治療

主な治療法　抗菌薬は年齢に応じて選択する．またインフルエンザ菌髄膜炎では感音性難聴を合併することが多く，早期のデキサメタゾン（ステロイド）の併用が予後改善に有効とされる．

　ウイルス性髄膜炎には特異的治療法はなく，対症療法に努める．

合併症と治療法
- 硬膜下水腫：10～30％に生じる．無症状であれば予後に影響しないことが多いが，感染を伴い，硬膜下膿瘍へ移行するとさらなる抗菌薬加療や外科的治療が必要となる場合がある．

- 感音性難聴：肺炎球菌やインフルエンザ菌が原因のものに多く，注意が必要である．
- てんかん：5% 程度の症例に認めるとされている．
- 水頭症：髄膜の炎症による髄液の吸収障害および通過障害により発症しうる．

ほかに抗利尿ホルモン不適切分泌症候群(syndrome of inappropriate secretion of antidiuretic hormone：SIADH) や知的能力障害の合併も一部報告されている．

治療経過・予後

細菌性髄膜炎の致死率は約 5%，神経学的後遺症の発生率は約 15% といわれている．ウイルス性髄膜炎は細菌性髄膜炎と比べて経過はよい．

acute encephalopathy・acute encephalitis

5 | 急性脳症・急性脳炎

A 病態

急性脳症・急性脳炎とは

急性脳症とは，非炎症性浮腫（中枢神経内の細菌・ウイルス増殖を伴わない）を主体として，意識障害やけいれん，興奮，異常行動を主徴とする脳機能障害を呈する状態である．エネルギー不足やサイトカインストーム*，けいれん重積などによって浮腫や細胞死が起こることが原因として推測されている．

急性脳炎は，白血球の浸潤を伴う炎症（髄液細胞が増多する）により発熱・意識障害・頭痛などの急性症状を伴う状態とされている．急性脳炎は病原微生物が脳を直接浸潤する一次性（感染性）脳炎と，感染を契機に生じた免疫反応による二次性（自己免疫介在性）脳炎に分けられ，それぞれの原因で，白血球浸潤により脳実質の炎症をきたす．以下，急性脳症について述べる．なお，急性脳炎で代表的なヘルペス脳炎についてはコラムで述べることとする．

疫学

近年の日本における急性脳症の罹病率は，1 年あたり 400〜700 人と推定されている．原因としてはインフルエンザウイルス，ヒトヘルペスウイルス 6 (human herpesvirus 6：HHV-6)，ロタウイルス，RS ウイルスの順で多いとされている．

> ### コラム 単純ヘルペス脳炎
>
> 新生児から成人まで幅広く発生しうる，代表的な一次性（感染性）急性脳炎である．原因ウイルスは単純ヘルペスウイルス 1 型あるいは 2 型（新生児に多い）で，初感染あるいは神経に潜伏感染していたウイルスが再活性化して発症する．症状は not doing well（なんとなく元気がない），けいれん，頭痛，嘔吐，意識障害などさまざまである．片側の前頭葉あるいは側頭葉に MRI・CT 画像検査にて異常信号を呈することが多い．治療はアシクロビルの点滴が有効である．重症化し，後遺症を残す例が比較的多く，注意が必要である．

***サイトカインストーム**：過剰な免疫応答の状態．血管内皮障害が起こり，脳浮腫・多臓器不全にいたることもある．

B 診断

どのような症状から疑われるか

発熱，意識障害，けいれん，麻痺や失調など中枢神経の機能障害，時に頭痛や悪心・嘔吐などの頭蓋内圧亢進症状を契機に疑われることが多い.

診断の進め方・確定診断の方法

急性脳症はジャパン・コーマ・スケール（JCS）(p.77, **表Ⅱ-1-5**参照）で20以上あるいはグラスゴー・コーマ・スケール（GCS）(p.76, **表Ⅱ-1-4**参照）で10〜11点以下の意識障害が突然発症し，24時間以上持続する場合に診断される．ほかにCT検査など画像検査での浮腫性病変や，脳波検査でのびまん性の徐波が補助診断として有用である.

臨床分類

急性脳症は高サイトカインや脳の過剰興奮などを原因とし，さまざまな種類・病態がある．ここでは熱性けいれん後に鑑別に挙がることが比較的多い，けいれん重積型（二相性）急性脳症について，下記の「もう少しくわしく」も含め述べる.

C 治療

主な治療法

特異的な治療法は少ない．高サイトカインを伴う症例ではステロイドパルス療法が有効とされている．ステロイドパルス療法中は，高血圧，食欲亢進，高血糖，易感染性などに注意しつつ観察する.

ほかに免疫グロブリン，免疫抑制薬，脳低温療法などが検討されているが，十分な根拠に乏しいのが実状である.

合併症と治療

けいれん発作を認めることが多く，頻発・持続する場合は抗けいれん薬を使用しコントロールすることが望ましい．退院後にてんかんを発症する症例もある．また，後遺症として脳機能障害（麻痺，言語障害，行動障害など）などを残す場合がある.

治療経過・予後

近年の日本における急性脳症全体の致死率は約6%，神経学的後遺症は約36%である．予後は脳症の分類ごとに大きく異なるので注意が必要である.

退院支援・患者教育

患児の後遺症に応じて理学療法，言語療法，行動療法などを導入する場合がある．てんかんへ移行した場合は，長期的な抗てんかん薬の内服が必要となることがある.

家族は，元気だった子どもが突然意識消失したショックに加え，回復が乏しい場合にはさらに不安・絶望・怒りなどを感じる．家族への説明は丁寧に寄り添って行うこと，家族の思いを丁寧に傾聴することが必要である.

もう少しくわしく　**けいれん重積型（二相性）急性脳症**

熱性けいれん重積で発症し，その3〜7日後に再度突然のけいれん・意識障害が生じる．2回目のけいれんまでの間は意識清明である症例も経験される．MRIは初回けいれん発作の直後は異常がないことが多く，数日経ってから再検査すると異常所見を認めることが多い．予後は比較的よい印象をもたれているが，軽症例を含めると約70%に後遺症が残るので注意が必要である．現在のところ特異的な治療法はない．原因ウイルスとしてはHHV-6やインフルエンザウイルスが多い.

表Ⅲ-5-6　水頭症の発生メカニズムと治療

髄液	原因	理由	治療	交通性・非交通性
①産生過多	脈絡叢腫瘍	髄液を作る組織が腫瘍性に増殖	腫瘍摘出	交通性
②通過障害	脳室内出血，脳腫瘍	出血・腫瘍で髄液の通路が狭くなる	血腫・腫瘍摘出	非交通性（閉塞性）
	中脳水道狭窄・閉塞	中脳水道は径 0.2〜0.5 mm，長さ 12 mm の通路で，容易に通過障害を起こす	シャント手術，内視鏡手術	
③吸収障害	感染（髄膜炎，脳炎），くも膜下出血など	炎症による肉芽組織や血腫により，髄液が吸収される部位が詰まる	シャント手術	交通性

hydrocephalus

6　小児期水頭症

A　病　態

水頭症とは

　頭蓋内に水（髄液）*がたまり，脳が圧迫された病態を水頭症（すいとうしょう）という．脳が髄液によって圧迫されると，脳の働きが低下するためにさまざまな症状が出現する．発症する時期が胎児期〜乳児期（生後 1 年未満）までのものを**先天性水頭症**，幼児期（生後 1 年以降）以降に起こるものを**後天性水頭症**とよぶ．

疫　学

　国内の先天性水頭症の発生頻度は 1 万人あたり 3.8〜4.9 人（2020 年度 先天異常データベース）で，先天異常児全体の約 1.5% と比較的まれな病気である．

発症機序

　髄液が頭蓋内で増加する理由は以下のとおりである．
①髄液がたくさん作られる（産生過多）
②髄液の流れが途中で堰（せ）き止められる（通過障害）
③髄液の吸収障害が起こる（吸収障害）

　それぞれの病態をまとめると，**表Ⅲ-5-6**のようになる．髄液が流れる経路に通過障害があるものを非交通性（閉塞性）水頭症，通過障害のないものを交通性水頭症とよぶ．また近年は遺伝性水頭症の解明も進んでおり，*L1CAM* などいくつかの遺伝子異常に伴う水頭症も報告されている．

症　状

　頭蓋内圧亢進に起因するさまざまな症状・徴候を呈する．頭蓋縫合（ほうごう）の骨性閉鎖が起こっていない 2 歳ごろまでは，**頭囲拡大・大泉門緊満（だいせんもんきんまん）・頭皮の静脈怒張**が主症状となる．神経所見としては**落陽現象**が有名で，眼球が下方に偏位する．そのほか外転神経障害に伴う斜視や，嘔吐を生じることもある．また，高度の水頭症によって発達障害も生じる．

　幼児期以降の骨性閉鎖が起こった後は，頭痛や嘔吐，眼底にうっ血乳頭，外転神経麻痺や下肢の腱反射亢進が起こる．

---

*脳脊髄液（髄液）：脳脊髄液は脳を守るための水で，頭蓋内に**小児で約 100 mL，成人で約 150 mL** 存在する．脳室内の脈絡叢で毎日**約 500 mL** 産生され，脳表のくも膜顆粒や血管から吸収される．

表Ⅲ-5-7　水頭症の診断方法

項目	侵襲	検査時間	検査の注意点	情報量
超音波検査（エコー）	なし	1～2分	●動いても検査可能，大泉門の閉鎖後は不可	●脳室拡大のスクリーニングに有用
CT	放射線被曝	30秒～1分	●検査中に動くと，撮り直しとなる ●MRIはとくに長時間となるため，鎮静薬が必要になることがある ●年齢による制限はない	●水頭症の正確な判断が可能 ●詳細な情報はMRIに劣る
MRI	なし	20分前後		●水頭症以外に頭蓋内病変の正確な把握や髄液の流れの確認も可能

B　診断

診断の進め方・確定診断の方法

　先天性水頭症の場合，胎児期に超音波検査で診断されることが多い．出産後も新生児期から乳児期早期にかけては簡便に行える超音波検査がまず施行される．水頭症の確定診断とそれ以外の頭蓋内病変のチェックを行う場合，また2歳以降で大泉門が閉じている場合にはまずCTを行い，よりくわしい情報が必要なときにMRIを施行する（**表Ⅲ-5-7**）．

C　治療

主な治療法

　有効な治療薬がないため，一般的には手術が第一選択となる．

1）ドレナージ術

　脳出血などで急性水頭症になった際に，緊急的に脳室内にドレーンを挿入し，髄液を体外へ排出する．髄液が頭蓋外に排出されると，ただちに大泉門の緊満は解除される．髄液の排出量が急に増えたり，透明な髄液に血液が混ざったりした場合は，再出血など病態が変化している可能性があるので注意が必要である．

2）シャント術

　水頭症で最も一般的に行われる手術である．ドレーンの片側を脳室内に留置し，皮下を通して，ドレーンの対側を腹腔内に留置する．永久的に体内に留置するが，術後感染の合併症が約10%に生じるため，創部に発赤・腫脹が起こらないことを確認する．感染やドレーンの閉塞などが起こった際には抜去や入れ替えが必要となる．

3）内視鏡手術（第3脳室底開窓術）

　内視鏡を用いて脳室内とくも膜下腔を交通させる手術で，非交通性水頭症において施行され，異物を挿入しない点で優れている．

治療経過・予後

　先天性水頭症における予後は，まったく後遺症なし：19%，介助なしで日常生活が可能：29%と約半分程度の患者が自立した日常生活を送れるようになるのに対して，重度障害：28%，死亡：6%（1999年 全国疫学調査）と水頭症以外の併発疾患によっては予後不良となる．

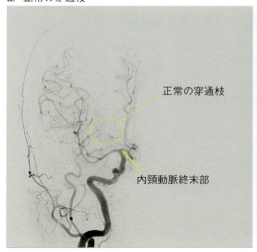
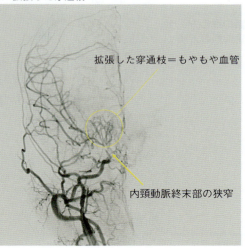

a. 正常の穿通枝　　b. 拡張した穿通枝

図Ⅲ-5-5　もやもや病

moyamoya disease

7 もやもや病

A 病態

もやもや病とは

頭蓋内の異常に拡張した穿通枝や側副血行路が，血管撮影で"もやもや"してみえることからこの名がついた（**図Ⅲ-5-5**）．この穿通枝の異常な拡張は，内頸動脈終末部が進行性に狭窄・閉塞したことによって起こる脳虚血を代償するために起こるが，原因はわかっていない．

疫学

日本人に多い病気で，その頻度は10万人に3〜10.5人である．発症年齢には二峰性分布がみられ，5〜10歳と30〜40歳にピークがある．約10〜20％に家族性の発症を認める．

発症機序

遺伝的背景になんらかの環境要因が作用して発症するとされ，*RNF213*遺伝子がもやもや病発症に関係していると考えられている．

症状

小児例では<u>虚血</u>発作での発症が大半を占め，成人例では<u>頭蓋内出血</u>で発症することが多い．虚血発作は**過換気***（過呼吸）が原因となることが多く，脱力発作や失神が起こる．ラーメンなどを冷ます「吹き冷まし」行為や，リコーダーなどの吹奏楽器演奏時，運動時における呼吸数の増加なども誘発原因となる．

それ以外の症状として頭痛，感覚異常，けいれん発作，不随意運動などがある．

***過換気**：延髄にある呼吸中枢は，主に動脈血中の**二酸化炭素分圧**を感知する．**二酸化炭素が多い**と組織（脳）で酸素が足りていないと判断して，**血管を広げて**組織に血液（酸素）を送ろうとする．過換気では二酸化炭素分圧が下がるため，逆に血管が収縮する．もやもや病では血管が収縮すれば脳虚血となり症状が出現する．

B 診断

診断の進め方・確定診断の方法

症状がある場合は，外来でMRI/MRAを施行し発見される．

MRAで

①内頸動脈終末部の狭窄または閉塞

②異常血管網（もやもや血管）

③内頸動脈や中大脳動脈の血管外径縮小

がすべてあるか，

脳血管撮影で

①内頸動脈終末部の狭窄または閉塞

②異常血管網（もやもや血管）がみられる

場合に，確定診断となる．

C 治療

主な治療法

1）保存的治療

小児では虚血発作による発症が多いため，虚血の改善のために**抗血小板薬***を用いる．

2）手術加療

脳の虚血に対しては，手術加療が脳血流を増やす唯一の方法である．皮膚を栄養している血管と脳血管を直接吻合して，皮膚の血液を脳に流す**直接血行再建術**と，筋肉や硬膜を脳の上に置いて，新生血管ができるのを待つ**間接血行再建術**がある．

治療経過・予後

小児に多い虚血発作による発症のもやもや病に対しては，血行再建術によって脳虚血発作を減少させることが可能である．一過性脳虚血発作のみで発症した症例は，適切な外科的治療を行うことで社会的予後は良好となる．一方で，治療開始前に生じた脳梗塞による神経脱落症状や脳の萎縮は，そのまま後遺症として残存するため予後に大きく影響する．

社会支援

もやもや病は国の指定難病であるため，医療費の助成が受けられる．

***抗血小板薬**：血液をサラサラにすることで，狭くなった血管の血流を改善する薬剤である．脳梗塞や心筋梗塞などにも使用する．

6 | 運動器疾患 219

6 | 運動器疾患

muscular dystrophy

1 | 筋ジストロフィー

A 病態

筋ジストロフィーとは

骨格筋の壊死と再生を繰り返しながら，次第に筋萎縮と筋力低下が進行していく遺伝性筋疾患の総称である．発症年齢や遺伝形式，臨床的経過などからさまざまな病型に分類される．

疫学

人口10万人あたり17〜20人程度（ジストロフィン異常症：4〜5人，肢帯型：1.5〜2.0人，先天性：0.4〜0.8人）である．

発症機序

骨格筋に発現する遺伝子（X染色体短腕 *Xp21*）の変異・発現調節異常により，**ジストロフィンタンパク**の欠損が生じ，筋肉の破壊が起こる．デュシェンヌ（Duchenne）型やベッカー（Becker）型は**伴性劣性遺伝**であるので，保因者である母親の遺伝子が原因で，**男児**にのみ発症する．

症状

運動機能低下を主症状とするが，病型により発症時期や臨床像，進行速度はさまざまである．出生後の運動発達に異常を認めない．通常，処女歩行は遅れるが，歩行能力は獲得する．

関節の拘縮・変形，呼吸機能障害，心筋障害，嚥下機能障害，消化管症状，骨代謝異常，内分泌代謝異常，眼症状，難聴，中枢神経障害などさまざまな機能障害や合併症を伴う．

B 診断

どのような症状から疑われるか

①デュシェンヌ型／ベッカー型：「2歳前後になっても歩き出さない」「歩けるが歩行が不安定」「妙に転びやすい」「自分で立ち上がれない」「太ももが細く，ふくらはぎが太い」「体が硬い」など．

②先天性ジストロフィー：「ミルクの飲みがわるい」「首のすわりがわるい」「体重が増えない」など．歩行はほとんどできず，精神遅滞もある．

診断の進め方・確定診断の方法

1）問診

問診により，症状の経過や家族歴の有無を確認する．また，身体のどの部分の筋肉が障害されているか，それぞれの病型に特徴的な症状や合併症はないかを確認する．デュシェンヌ型／ベッカー型筋ジストロフィーでは，**ふくらはぎの肥大**（図Ⅲ-6-1）や足首，股関節などの関節拘縮，**登攀性起立**（ガワーズ［Gowers］徴候）（図Ⅲ-6-2）などがある．また，顔面肩甲上腕型筋ジストロフィーでは肩甲骨の下

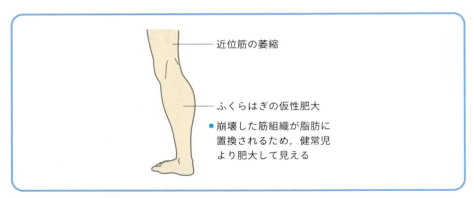

図Ⅲ-6-1　ふくらはぎの肥大

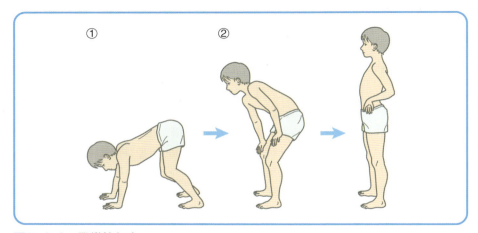

図Ⅲ-6-2　登攀性起立
腰帯部の筋力低下により、床に座った姿勢から立ち上がるときは、①両手と両膝を床につけ、四つん這いの状態から腰を高く上げる、②次に膝に手をあてて、自分の体をよじ登るような立ち上がり方をする。

側が浮き上がる**翼状肩甲**（**図Ⅲ-6-3**）、筋強直性ジストロフィーでは**特徴的な顔貌**（**図Ⅲ-6-4**）や筋肉の収縮が持続する筋強直現象などがある。

2）血液検査

　血液検査（CK, AST, ALT が高値）、筋電図検査（ミオトニア放電とよばれる特徴的な波形）、MRI 検査（初期は T1 値が上昇し、進行すると低下する）などの検査を行う。遺伝子検査が可能な場合は行い、検査不可能または困難な場合は、電気生理検査、筋生検（ジストロフィンの量や筋肉の状態をみる）、そのほか必要な検査を行う。

重症度判定　　modified Rankin Scale（mRS）（**表Ⅲ-6-1**）、食事・栄養、呼吸、循環のそれぞれの評価スケールを用いて判定する。

C　治　療

主な治療法　　いずれの病型においても根本的な治療法はない（筋力の低下を阻止したり、遅延

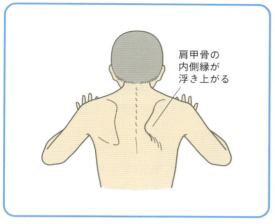

図Ⅲ-6-3　翼状肩甲

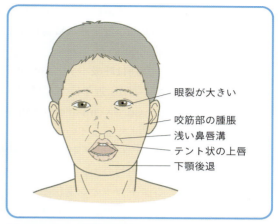

図Ⅲ-6-4　筋強直性筋ジストロフィーに特徴的な顔貌

表Ⅲ-6-1　日本版 modified Rankin Scale（mRS）判定基準

modified Rankin Scale		参考にすべき点
0	まったく症候がない	自覚症状および他覚徴候がともにない状態である
1	症候はあっても明らかな障害はない：日常の勤めや活動は行える	自覚症状および他覚徴候はあるが，発症以前から行っていた仕事や活動に制限はない状態である
2	軽度の障害：発症以前の活動がすべて行えるわけではないが，自分の身の回りのことは介助なしに行える	発症以前から行っていた仕事や活動に制限はあるが，日常生活は自立している状態である
3	中等度の障害：なんらかの介助を必要とするが，歩行は介助なしに行える	買い物や公共交通機関を利用した外出などには介助を必要とするが，通常歩行，食事，身だしなみの維持，トイレなどには介助を必要としない状態である
4	中等度～重度の障害：歩行や身体的要求には介助が必要である	通常歩行，食事，身だしなみの維持，トイレなどには介助を必要とするが，持続的な介護は必要としない状態である
5	重度の障害：寝たきり，失禁状態，常に介護と見守りを必要とする	常に誰かの介助を必要とする状態である
6	死亡	

させる薬はない）．デュシェンヌ型に対するステロイドの限定的効果，理学療法による機能維持（加齢とともに関節の拘縮が進むため，適宜ストレッチ運動を行い，関節が硬くなるのを予防する．また，コルセットを装着して体幹の変形を予防する），補助呼吸管理や心臓ペースメーカーなどの対症療法にとどまる．

合併症と治療法　ステロイドの長期使用は，肥満，骨粗鬆症・骨折リスクの増加，免疫機能の低下，消化管出血などの副作用のリスクがある．

治療経過・予後　病型により予後は異なる．進行すると，なにかものにつかまらないと立てなくな

り，10歳前後で車椅子生活，20歳前後には呼吸筋の力が弱くなるため人工呼吸器が必要となる．さらに進行すると，筋萎縮が躯幹の近位筋に広がり，全身の関節が拘縮する．

以前は呼吸不全，心不全，不整脈，嚥下障害などが生命予後に強い影響を及ぼしていたが，近年はマスク型の人工呼吸器（非侵襲的陽圧換気［non-invasive positive pressure ventilation：NPPV］），薬物治療により，以前と比べると生命予後は飛躍的によくなっている．

3) デュシェンヌ型の新しい治療法

国内初のエクソン・スキップ作用を有する核酸医薬品（ビルトラルセン）がある．ジストロフィン遺伝子のエクソン53スキップに応答する遺伝子変異を有するデュシェンヌ型筋ジストロフィー患者への治療薬として開発され，約10%の患者について治療できる可能性があることがわかっている．

退院支援・患者教育

筋ジストロフィーは**進行性の疾患**であり，決まった順序で進行するとは限らない．そのため定期的な機能評価と合併症検索により，常に異常を早期発見し，適切な対応を図ることが大切である．

医療従事者にとって最も大切なことは，疾患の予後や発達遅延に対する家族の不安への精神的なバックアップ体制の確立である．また，栄養状態の管理，関節拘縮を予防するためのリハビリテーション，呼吸不全に対するNPPVの装着，学校生活に対する指導助言，遺伝相談なども必要である．

myasthenia gravis

2 重症筋無力症

A 病 態

重症筋無力症とは

神経筋接合部のシナプス後膜上の分子に対する臓器特異的**自己免疫疾患**で，筋力低下を主症状とする．

疫 学

国内での発症頻度は10万人あたり11.8人で，全国の患者数は2万3,973人（2019年）である．男女比は1：1.7で女性に多い．発症年齢は5歳未満に1つのピークがあり，全体の約7%である．その後，女性は30歳代から50歳代にかけて，男性は50歳代から60歳代にかけてピークがある．

発症機序

神経筋接合部のシナプス後膜に存在する，とくに**ニコチン性アセチルコリン受容体**に対して自己抗体（約85%）が作られ，神経筋伝達の安全域が低下することにより筋力低下，易疲労性が出現する．

一方，抗アセチルコリン受容体抗体をもつ患者の約75%に胸腺の異常（胸腺過形成，胸腺腫）が合併することから，なんらかの胸腺の関与が疑われている．

症 状

複視，眼瞼下垂（**図Ⅲ-6-5**），四肢筋力低下，嚥下障害，構音障害，咬合時の疲労，顔面筋力低下，呼吸困難など．

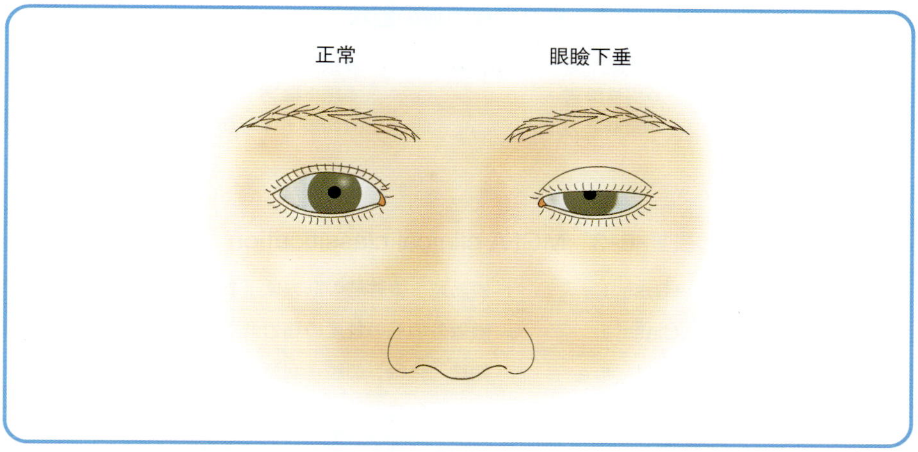

正常　　　　　　眼瞼下垂

図Ⅲ-6-5　眼瞼下垂

B 診 断

「まぶたが重くなる」「ものが二重に見える」などの眼の症状や，「疲れやすい」「飲み込みづらい」「呼吸しづらい」などの全身の症状で疑われる（表Ⅲ-6-2）．

どのような症状から疑われるか

診断の進め方・確定診断の方法

1）症 状

　眼症状を含めて，一般の筋脱力とは異なり運動の持続が困難（易疲労性）で，休息による筋力の回復が特徴である．また自覚症状は，1日のうちで朝軽く，夕方や夜に強くなる変動（日内変動）を示したり，日によって症状が変動（日差変動）することが特徴である．これらの自覚症状や診察所見に加え，以下の検査結果を総合的に評価し，重症筋無力症の診断を行う．

2）検査所見

　下記のいずれかが陽性となる．

①抗アセチルコリン受容体（acetylcholine receptor：AChR）抗体：全身型の患者の約8〜9割で検出され，眼筋型では陽性率が低くなる．

②抗筋特異的受容体型チロシンキナーゼ（muscle-specific receptor tyrosine kinase：MuSK）抗体：抗アセチルコリン受容体抗体陰性の場合，約3割に抗MuSK抗体がみられる．また，抗MuSK抗体陽性重症筋無力症では抗MuSK抗体価と臨床像が著しく相関するため，同症の確定診断のみならず，臨床経過の観察や治療方針を立てるうえでの指標として役立つ．

3）生理学的所見

①低頻度反復刺激誘発筋電図：手，肩や顔などの神経を繰り返し電気的に刺激して得られる筋肉からの波形を観察する．重症筋無力症では，刺激を繰り返すと次第に波形が小さくなる現象（waning）がみられる．

②エドロホニウム試験：エドロホニウムは，神経と筋肉の間の刺激の伝達を改善させる作用をもつ，速効性かつ短時間作用型の抗コリンエステラーゼ薬である．こ

表Ⅲ-6-2　重症筋無力症の症状

- 眼瞼下垂
- 構音障害
- 頸筋筋力低下
- 眼球運動障害
- 嚥下障害
- 四肢・体幹筋力低下
- 顔面筋筋力低下
- 咀嚼障害
- 呼吸困難

表Ⅲ-6-3　MGFA clinical classification

Class Ⅰ	眼筋型，眼輪筋の筋力低下も含む．ほかのすべての筋力は正常
Class Ⅱ	眼以外の筋の軽度の筋力低下．眼の症状の程度は問わない
Ⅱa	四肢・体軸＞口腔・咽頭・呼吸筋の筋力低下
Ⅱb	四肢・体軸≦口腔・咽頭・呼吸筋の筋力低下
Class Ⅲ	眼以外の筋の中等度の筋力低下．眼の症状の程度は問わない
Ⅲa	四肢・体軸＞口腔・咽頭・呼吸筋の筋力低下
Ⅲb	四肢・体軸≦口腔・咽頭・呼吸筋の筋力低下
Class Ⅳ	眼以外の筋の高度の筋力低下．眼の症状の程度は問わない
Ⅳa	四肢・体軸＞口腔・咽頭・呼吸筋の筋力低下
Ⅳb	四肢・体軸≦口腔・咽頭・呼吸筋の筋力低下
Class Ⅴ	気管挿管されている者．人工呼吸器装着の有無は問わない

- Class Ⅰ以上を対象とする．
- 通常の術後管理として挿管されている場合は，この分類に入れない．気管挿管はなく，経管栄養チューブを挿入している場合は Class Ⅳb に分類する．

れを静脈注射して，眼や全身の症状が一時的に改善するかどうかを確認する．

③単線維筋電図：反復刺激試験では捉えることが難しい，神経筋接合部の異常を捉えることができ，シナプスの伝達効率が低下していることを検出できる最も鋭敏な検査である．ジッター*の増大の感度は 95% 以上．

重症度分類

重症度分類には，MGFA clinical classification を用いる（**表Ⅲ-6-3**）．

C　治　療

発症年齢，眼筋型か全身型か，重症度，胸腺異常の有無，抗 AChR 抗体や抗 MuSK 抗体の有無を考慮する．また，甲状腺疾患（甲状腺機能亢進症や慢性甲状腺炎など）の合併がある場合は，その治療も同時に行う．

主な治療法

1）対症療法

抗コリンエステラーゼ薬は，アセチルコリン量を増やすことでアセチルコリン作用を増強し，筋力低下による目の症状（まぶたが開きにくいなど），口の症状（飲み込みにくいなど），全身の症状（立ち上がりにくいなど）を改善する．

---

*ジッター (jitter)：「ゆれ，ゆらぎ」を意味する．単一筋線維筋電図において，微小電極を使用して，隣接する 2 つの筋線維の活動電位を同時記録したとき，2 つの連続した活動電位の時間間隔（interpotential interval：IPL）が絶えず変化するゆれ現象．

6　運動器疾患

2）胸腺摘除術

適応のある場合は，早期に手術を行う．

3）免疫療法

対症療法・胸腺摘除術で効果のない場合，術前の症状改善のため，抗体産生抑制（ステロイド薬，免疫抑制薬）または血液浄化療法，大量ガンマグロブリン療法を行う．

合併症と治療法

ステロイドの長期使用には，肥満や骨粗鬆症，骨折リスクの増加，免疫機能の低下，消化管出血などの副作用のリスクがある．

治療経過・予後

早期診断・早期治療が行われるようになり，予後は比較的良好である．約半数の患児は，発症後にも日常生活を送ることができ，将来的には就業も可能である．完全に治療が不要になる子どもは 6% 程度で，それ以外は治療を継続する．一方で，治療してもあまり改善のない子どもが 10% 程度存在する．

退院支援・患者教育

ステロイドなどの免疫抑制薬を服用中は，生ワクチンの予防接種を受けることはできない．インフルエンザなどの不活化ワクチンの接種には支障はなく，これらの疾患にかからないために，むしろ積極的に受けるべきである．

developmental
dysplasia of the hip

3　発育性股関節形成不全（先天性股関節脱臼）

A　病　態

発育性股関節形成不全（先天性股関節脱臼）とは

生下時に，大腿骨頭が関節包内で寛骨臼外に脱臼している状態である．出生前に脱臼しているもの（先天性）と，出生後に脱臼するもの（後天性）がある．

後天性の脱臼には，下記のような要因がある．

- ・抱っこの仕方（横抱っこ）
- ・向き癖（向いている側の反対側が立て膝姿勢となる）
- ・オムツ・衣服の着方（両脚を M 字型に曲げる余裕がない）

疫　学

国内での発症頻度は，出生 1,000 人に対し 1～3 人である．女児（男児の約 5～7 倍），骨盤位出生，冬季出生，左側（右側の 2～3 倍），第一子に多い．

発症機序

①外因性：出生後の股関節の肢位，骨盤位（膝関節が伸展位），出生前の母胎のエストロゲン分泌の亢進．

②内因性：家族歴，関節弛緩性，先天性の骨盤・大腿骨の異常．

症　状

赤ちゃんは脱臼による痛みを訴えることはないので，**泣いて教えてくれることはない**．下記の症状に気をつけ，脱臼がないか観察することが重要である．

B　診　断

どのような症状から疑われるか

1）乳児期

股関節の開きがわるい，膝を曲げて股関節を開くときに "ポキッ" と音が鳴る，左右の大腿の皺の数が違うなどで疑われる．

2）幼児期
歩きはじめ（処女歩行）の時期が遅い，跛行*があるなどで疑われる．

3）視診，触診
正しく行えば，脱臼を見逃すことはない．
① 股関節の**開排制限**
② **大腿内側皮膚溝の左右差**
③ アリス（Allis）徴候：仰臥位で両側の膝関節を屈曲させると，膝頭の高さに左右差がある．
④ オルトラーニ（Ortolani）テスト：仰臥位で股関節を開いたり閉じたりする際に，脱臼側では検者の手に "カクン" というクリックが感じられる．

4）画像診断
X線で大腿骨近位の骨端核の二次性骨化を認める**生後3〜4ヵ月以降**であれば，診断に有効である．超音波はX線よりも早期診断がつけられ，侵襲もない．

重症度はグラフ（Graf）分類などで判定する．重症例ではあらゆるサインが出現する．

C 治療

脱臼と診断がつけば，速やかな整復が必要である．
① 生後3ヵ月ごろまで：股関節の軟骨が幼弱なため，育児指導（股関節開排位を保持するようなオムツの仕方など）で経過をみる．
② 生後3ヵ月以降：**リーメンビューゲル**（Riemenbügel：Rb）装具（**図Ⅲ-6-6**）を装着して治療する．80％以上の整復が期待できる．装着期間は通常2〜4ヵ月である．装具をつけても1週間以上整復されないような場合は，ほかの整復法を選択したほうがよい．

Rb装具以外の整復法としては，入院して行う水平介達牽引がある．3〜4週間持続牽引を行い，最終的にギプス固定を行う．

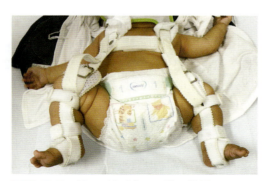

図Ⅲ-6-6 リーメンビューゲル装具
［田島育郎：先天性および小児の運動器疾患．看護学テキストNiCE病態・治療論［9］運動器疾患（土井田稔ほか編），南江堂，p.164，2019より許諾を得て転載］

---

*跛行：片足を引きずるようにして歩くなど，歩行可能であるが，その歩き方が正常のものより偏っている歩行異常の一種．

このような保存療法で整復ができない，あるいは骨頭の上方転位が強いときは，外科的治療（観血的な整復術）が適応となる．

合併症と治療法

脱臼や亜脱臼を放置すると，大腿骨頭の変形，将来的には変形性股関節症に進行するリスクがある．

治療経過・予後

生後3～6ヵ月の間に保存療法を開始すれば，亜脱臼で100％，完全脱臼で90％が治るといわれている．手術にいたるのは全体の3％程度である．

退院支援・患者教育

「脱臼が整復されれば治療が終了」ではない．乳幼児期の経過がよくても，思春期に急に臼蓋の被覆が悪化することもあり，成長が終了するまで（女児15～16歳，男児17～18歳）は1年あるいは2年に1回程度のX線検査が必要である．

fracture

4 小児の骨折

A 病態

骨折とは

1）症 状

外傷（打撲，転倒）がはっきりしないときでも，手を動かさない，歩かないなどの症状があれば骨折を疑ってみる．とくに乳幼児では，腫れが少なかったり，骨折していない部位の痛みを訴えたりすることもある．

2）特 徴

① 軽微な外傷で起こりやすい．
② 不完全骨折（コラーゲンが豊富で，弾力性に富んでいるため）．
③ 自家矯正力が高い（リモデリングにより，変形が矯正される）．

3）骨折型

① 若木骨折：骨が完全に離れずに，若木を折り曲げたような状態（図Ⅲ-6-7a）．

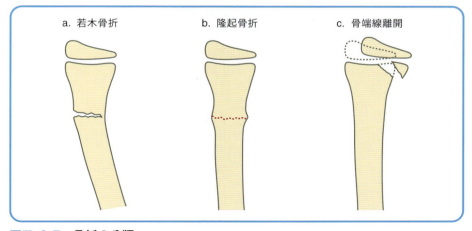

図Ⅲ-6-7 骨折の分類

②隆起骨折：骨の長軸方向に圧力が加えられて一部が押し潰され，途中に竹の節のような環状の隆起を生じた状態（**図Ⅲ-6-7b**）．

③骨端線離開：Salter-Harris 分類による（**図Ⅲ-6-7c**）．

④急性可塑性変形：明らかな骨折を認めない骨の彎曲．

4）骨折部位

①肘（上腕骨顆上部，内顆，外顆），②鎖骨，③前腕骨（橈骨，尺骨），④手指骨．

B　診断・治療

　受傷時の状況を聴き，診察，X 線撮影を行う．転位が小さい場合は X 線ではわからないこともあるため，健常側の X 線も撮影して比較したほうがよい．

　転位が小さい場合は，ギプスによる固定を 3～4 週間行う．転位が大きい場合は，徒手や手術により整復し，固定を行う．小児は骨が癒合しやすいので 1～2ヵ月で治癒する．自家矯正力が高いので，軽度の変形や骨折部の離開があっても問題はない．

7 精神・心理・社会的問題

child abuse

1 | 虐待

　虐待で定義される内容は多岐にわたる．暴力や，食事を与えないことはもちろん，暴力的な言葉を浴びせることや，両親間の家庭内暴力を目撃させること，性的な行為を行うことや行為を目撃させることなども虐待に含まれる．こうした虐待により命を落としたり，大怪我を負ったりする子どもたちが存在するという事実は，あまりに痛ましい．また，なんとか生き延びたとしても，子ども時代に虐待を受けた影響は，その後の人格形成や情動の統制，認知機能などにまで及ぶ．

A 病態

虐待とは

①**身体的虐待**：殴る，蹴る，水風呂や熱湯の風呂に沈める，戸外に締め出す，アイロンを押し付ける，異物を飲み込ませるなど．

②**性的虐待**：性的行為をする，させる，目撃させるなど．

③**心理的虐待**：暴言，両親間の家庭内暴力の目撃など．

④**ネグレクト**：子どもの遺棄，栄養不良，極端な不潔など．

　虐待は上記の4つに分類される．暴力が子どもの成長発達に影響を及ぼすことは想像に難くないであろうが，繰り返される暴言やネグレクトによっても，生涯にわたり人格や感情コントロールに影響を及ぼすことが判明している．虐待は家庭内で実の両親から日常的に，あるいはなんらかのイベントごとに繰り返されることが多い．乳幼児であればその異常性に自ら気づくことは難しく，学童期に入っても防衛機制が働いて他者に相談しないことが多い．そのため発覚が遅れやすいことが問題である．

疫学

　1947年に制定された児童福祉法により，要保護児童を発見した場合には通告の義務があるとされた．2000年には児童虐待の防止等に関する法律が制定され，児童に対する虐待の禁止，児童虐待の予防及び早期発見その他の児童虐待の防止などが定められ，虐待は家庭内だけの問題ではなく，社会全体で取り組んでいくべき問題であると広く認知されるようになった．こども家庭庁の発表した統計データによれば，法律制定前には約1,000件だった相談件数は，2020（令和2）年度には約20万件まで増加している．法律の制定によりこれまでは見過ごされてきた虐待が発覚するようになったばかりでなく，核家族化，あるいは貧困などさまざまな要因によって虐待そのものの数も増加しているとみられている．被虐待児のうち約8割は小学

生以下（乳幼児約 45%，小学生約 34%）で，虐待者は実親が約 9 割（実母が 47%，実父が 41%）である．また前述のような法的な取り組みにもかかわらず，毎年 50 人以上の死亡者が出ている．厚生労働省によれば，子育て中の母親のうち約 6 割が「近所に子どもを預かってくれる人がいない」と訴え孤立しており，各種の子ども・子育て支援事業も十分に利用されていない．これを受け，養育環境の支援をさらに強化し，児童の権利の擁護が図られた児童福祉施策を推進するために，2022（令和 4）年 5 月には改正児童福祉法が成立した．

B 診 断

1) 乳幼児期

どのような症状から疑われるか

あざや繰り返す転落や骨折，体重増加不良，清潔な衣服を着ていないことなどは虐待を疑う．受傷機転があいまいな場合や，受傷状況と臨床症状が合致しない場合，けがや病気の程度と比べて親の心配している様子に違和感がある場合には注意が必要である．ただし，決めつけてはいけない．たとえば注意欠如多動症（ADHD）の子どもの中には，急に走り出して転んだり，高いところに登って転落したりして打ち身や怪我が絶えない子どももいるし，食べこぼしが著しく衣服をきれいに保てない子どももいる．鑑別には幼少期からの発達特性に関する丁寧な聴取が有用である．さらには，そういった子どもの子育てはよりいっそう手がかかり，養育者の無力感や徒労感も刺激されやすく，その結果として虐待・育児放棄が起こりうることも心に留めておく必要がある．

2) 学童期

極端な分離不安や，周囲に対しての過剰な適応あるいは無反応，暴力的な言動，万引きや深夜徘徊などの非行，性的な逸脱行為などを示す場合には，虐待もその原因の 1 つとして検討されなくてはならない．現在進行形で虐待がなくても，乳幼児期の虐待・育児放棄により母子の愛着形成が十分でないと，適切な人間関係の構築が困難となったり，あえて好ましくない行動をして注目を得ようとしたり，衝動的な欲求や行動が抑えられなくなることがある．

本人に虐待の事実について問うても否認する場合もあるため，注意深い検討が必要となる．

3) 思春期

解離性障害，抑うつ・無症状・緘黙（かんもく），易気分変容，過食や盗食，摂食障害などの精神症状やパーソナリティ障害，薬物やアルコール乱用などについて，虐待あるいは過去の虐待経験はその原因の 1 つとして検討されなくてはならない．

C 治療・対応

主な治療法

子どもの生命の安全を確保することが最優先となる．児童相談所で虐待通告受理後，原則 48 時間以内に児童相談所や関係機関において直接子どもの様子を確認することが義務化されている．子どもの安全が直接確認できない場合には，警察などと連携した立入調査を行うなどの対応を行う．調査の結果，子どもの生命の安全を確保する必要がある，あるいは現在の環境が子どものウェルビーイング（子どもの権

利の尊重・自己実現）にとって明らかに不適切であると判断されるときは，速やかに一時保護する．

一時保護では安全な衣食住を提供され，また心理士によるこころのケアが行われる．虐待の程度によっては，将来にわたって人格や感情コントロールなどに影響を及ぼすことがあるため，継続的なカウンセリングが必要になることもある．

neurodevelopmental disorder

2 神経発達症

A 病態

神経発達症とは

なんらかの脳機能障害によって引き起こされる発達特性を有する病態である．

①自閉スペクトラム症（autism spectrum disorder：ASD）
②注意欠如多動症（attention deficit hyperactivity disorder：ADHD）
③限局性学習症（specific learning disorder：LD）

そのほか，知的能力障害，発達性協調運動症，コミュニケーション症群，チック症群などに分類される．

疫学

日本の普通学級（通常級）の児童・生徒を対象に行った調査（2022年）では，小学生の10.4%，中学生の5.6%に学習面あるいは行動面で著しい困難を示す児童・生徒がいるとされた．これらの児童・生徒全員が神経発達症と診断されているわけではない点，この調査には特別支援学級，特別支援学校に在籍する児童・生徒数は含まれていない点には留意が必要であるが，参考値として示す．

発生機序

生来的な脳の器質的・機能的障害とされている．脳機能についての画像研究や遺伝子研究が盛んに行われ，脳の特定部位の成熟遅延や神経回路の活性低下，特定遺伝子の関与などが解明されつつある．

B 診断

診断の進め方・確定診断の方法

神経発達症の臨床症状は非常に多彩である．ASDと診断される子どもの中でも，他者とのコミュニケーションがまったくもって難しい子から，多少苦手な程度の子までいる．常同行動やこだわりが日常生活に影響する子もいれば，なんとか折り合いをつけられる子もいる．さらには知的に高いか低いかといった要素も相まって，社会的な適応の程度も多彩となる．その子の置かれている環境も重要で，たとえばADHDのため授業中におしゃべりがやめられないという理由で悪い生徒とされて受診にいたる子もいれば，誰も発言しない停滞した授業中にたくさんの発言をしてくれる救世主として先生に頼りにされる子もいる．また，複数の発達障害がさまざまな程度で重複していることもあり，それぞれの診断・境界はあいまいなことも多い．

また診断については，幼少期からの発達歴が非常に役に立つ．虐待をはじめとする幼少期の愛着形成の問題があると，発達障害に似た行動様式をとることがある．それらは生来的な脳機能の障害ではないので，発達障害の診断とはならない．

C 治 療

主な治療法

　発達特性の程度もそれぞれで，さらには複数の発達特性を併せ持つことも多いことから，診断をつければ解決方法が見つかるということは意外に少ない．最も大切なことは，本人の生きづらさがどこにあるかに着目し，周囲にいる養育者や保育者がその特性をよく理解することだろう．「厳しくしつければできる」「何度もやらせればできるようになる」といった配慮のない方法で接しても，改善は期待できない．かかわり方や支援方法を含めた環境の調整は必要であろう．

autism spectrum
disorder（ASD）

2-1 自閉スペクトラム症（ASD）

A 定義・診断

**自閉スペクトラム
症とは**

①社会的コミュニケーションおよび相互関係における持続的障害
②限定された反復する様式の行動，興味，活動
　で定義される．

**どのような症状
から疑われるか**

　社会的コミュニケーションおよび相互関係における持続的障害とは，大まかにいうならば「共感する力，共感を求める力」の障害とすることができるだろう．幼児期には1人を好み，視線が合いにくく，興味のあるものを見つけても，「見て見て」という風にその喜びを他者と共有しようとせず，傷ついたときに慰めを求めないといった行動に現れる．幼児期にはそれほど気にならない程度でも，より社会性を求められるようになる小学生ぐらいから，状況に応じて自分の行動を調整することが困難であること，他者の感情を察して適切に反応することが苦手であることなどから，学校への適応が難しくなる場合もある．

　限定された反復する様式の行動とは，手をひらひらさせたり，くるくると回転するなどの常同行動や，ものの位置にこだわったり，いつも同じ道順をたどりたいといった日常動作への融通のきかない儀式的な行動パターン，言語習得においては相手の言葉をそのまま繰り返すエコラリア*などがある．また感覚過敏として，大きな音や赤ちゃんの泣き声，電化製品から発する音や掃除機の音などを極端に嫌がる聴覚過敏や，混ぜご飯や野菜は徹底的に食べないといった味覚過敏，乗り物特有のにおいが苦手といった嗅覚過敏などを有することもある．一見適応的にみえる子どもでも，実は融通がきかず，ルールは遵守すべきと考える傾向が強く，たとえば級友が廊下を走ったり，授業中におしゃべりすることが許容できなかったり，先生に注意されることに過剰に反応するなど，普通の子どもにはいつもどおりの日常が，実は非常にストレスに満ちているということもある．

B 治 療

主な治療法

　典型的なASDの子どもの治療の中心は，適切な教育的環境を整えることである．ASDに対して専門的な経験をもつ教師によっていわゆる「構造化」された環境を提

＊オウム返し（＝即時性エコラリア）や，以前聞いたコマーシャルの一部などを時間をおいて繰り返し口に出す遅延性エコラリアなどがある．

| コラム | 自閉スペクトラム症の子どもの心の理論：サリーとアン |

「サリーがビー玉をバスケットに入れ，そのバスケットをおいたまま外出した．そこにアンがやってきて，バスケットからビー玉を取り出し，隣にあった箱に入れ，その場を去った．サリーは家に戻ったとき，ビー玉はどこにあると思うでしょうか？」
4歳になると，この課題には正解できるようになる．アンはビー玉が箱に入っていることを知っているが，サリーはそれを知らない，ということが理解できる．しかし自閉スペクトラム症の子どもは，知的能力が4歳以上であってもこの問題に正答できないことがある．これは「心の理論」といわれる課題で，行動を予測するにあたり，自己と他者を区別して考える能力に困難があるためと考えられている．

供されることで，安定し，落ち着いた生活を送ることができる．構造化とは具体的には，「休む場所」「1人で勉強する場所」といった物理的な「場所の構造化」だけでなく，1日のスケジュールもあらかじめ提示されているような「時間の構造化」も指す．視覚的な記憶や情報処理に優れている子どもが多いため，それらが「絵」や「表」によって視覚化されると落ち着いて取り組むことができる．そのような観点でみると，小学校普通級には構造化されていないことが多くある．たとえば，次が体育の時間のときにはなにも指示がなくても体操服に着替えるといったような暗黙の了解が当然のこととして求められるし，運動会前になると練習のために直前に時間割が変わるといったような急な予定の変更もその1つである．ある程度のコミュニケーション能力を有し，知的発達が良好で，普段は普通級に在籍してなんとかやっている子どもたちでも，そういった予期しない（健常児よりそもそも予期すること自体も苦手ではあるが）予定変更に対応できず，不適切な行動パターンをとることがある．

　社会の中で生きていくのに必要なスキル（＝ソーシャルスキル）を教える療育プログラムも非常に有効である．一方的に話をして相手の返事を求めない子どもには

| もう少し くわしく | 自閉スペクトラム症？　広汎性発達障害？　アスペルガー？ |

発達障害の診断名には，米国精神医学会の作成する精神疾患の診断・統計マニュアル（Diagnostic and Statistical Manual of Mental Disorders：DSM）や世界保健機関の作成するICD（国際疾病分類）を用いることが多い．1994年に発行されたDSM-Ⅳでは，自閉的な発達特性のある子どもたちについて広汎性発達障害（PDD）という呼称が用いられ，広汎性発達障害の分類の中に自閉性障害，アスペルガーなどが含まれていた．2013年にDSMが改訂されDSM-5になると，そういった診断名はすべてなくなり，「自閉スペクトラム症」という診断名が一括りの名称として採用された．スペクトラムとはその名のとおり，虹の色のように境界線なく移ろっていく様を示し，自閉症の特徴を強くもつ者からわずかにしかもたない者まで，うまく社会に適応するのが難しい者から適応できる者までさまざまなパターンを連続的に含んだ複合体であることを示している．

「順番に話す」ことを繰り返し練習させることが効果的であろうし，比喩表現の理解が乏しく，たとえば「丸くなって座って」と指示されると自分が丸まって座ろうとするなど，字面どおりに受けとる子どもにはその真の意味を教えていくことは効果的である．

パニックやかんしゃくの強い子については，その症状を緩和する目的で薬物を使用することもある．

attention deficit
hyperactivity
disorder（ADHD）

2-2 　注意欠如多動症（ADHD）

A　定義・診断

注意欠如多動症
とは

①不注意および／もしくは多動性・衝動性を持続的に有している．
②12歳になる前から，家庭と学校など2つ以上の状況において存在している．
　で定義される．

どのような症状
から疑われるか

不注意とは，人の話を聞いていたつもりが，いつのまにかぼーっとしてしまう，継続的な作業にすぐに飽きてしまう，といった注意の持続困難，あるいは関心のあるものに容易に目を奪われてしまうといった注意の散漫があることを指す．それらが原因となって綿密な作業が難しかったり，最後まで物事をやり遂げることが難しかったりする．具体的には，失くし物や忘れ物が多い，物事の段取りがわるい，朝起きて，歯を磨いて，着替えるといったような日常生活リズムの習得が難しいといったことが起こる．

多動性・衝動性とは，じっとしていることが難しく，あれこれと思いつくと行動せずにいられない，という特性を指す．幼少期には，母の手を振り切って興味のある方向におもむろに走り出すため，片時も目が離せない，ということもある．遊び方も独特で，1つのことに集中できないため，次から次へとおもちゃをひっぱり出す．小学生になると，授業中にきょろきょろしたり，手足をそわそわと動かしたり，立ち歩いたりする．適切でない場面でもおしゃべりがやめられなかったり，手をあげないで出し抜けに話しはじめてしまったりすることもある．考えるより先に手が出てしまい，友達とトラブルになることもある．

B　治　療

主な治療法

最も重要なことは，ADHDは親の責任でもなければ子どもの責任でもないこと，わざと行儀わるく振舞っているわけではないことを，親や先生にきちんと理解してもらうことである．それにより怒られたり非難されたりする程度が減るだけで，不適切な行動が軽減することも多い．

さらには親が「ペアレントトレーニング」を学ぶことも非常に有用である．「何度促しても外出から帰ったら手を洗うという習慣がつかない」「何度怒られても部屋の片付けをしない」「食事の準備ができたと声を掛けてもテレビに夢中で食卓につかない」といった悩みは，ADHDをもつ子どもの保護者からよく聞かれる．ペアレントトレーニングとは，具体的にどのような方法で，どのような声掛けをすればそう

いった好ましくない行動を減らし，好ましい行動を増やすことができるかを親が学ぶプログラムである．

環境の調整も有用である．授業中に気が散りやすい子どもに対しては，気が散る元となる教室の掲示物を減らす，前のほうの席に座らせるなどの工夫や，机の上や中に授業と関係のないものを置かせない，入れさせないといった指導も効果的である．授業中じっとしていることが難しい子どもには，プリント配り係をしてもらうなど先生の指示で動けるようにしてあげることも有効である．それらの工夫でもうまくいかない場合に薬物療法が検討される．

specific learning disorder（LD）

2-3 | 限局性学習症（LD）

A 定義・診断

限局性学習症とは

読む・書く・聞く・計算など，ある特定分野における理解・能力の習得が，年齢や知的能力から想定されるよりも極端に劣る状態を指す．「読み」の困難は，文字や文字列から音や音韻列への変換を可能にする音韻認識能力，視知覚や視覚記憶を含む視覚認知力，文字や記号から音にスムーズに変換する自動化能力の困難により起こると考えられている．文字を読む流暢性と正確性が低いため，読むだけで疲れてしまい，意味を把握する段階までいたらない状態になる．「書き」の困難は書くべき文字の形態想起力の困難，文章における文法の誤り，書字での思考表出の困難さにより起こると考えられている．具体的には，促音（「がっこう」の「っ」），撥音（「とんでもない」の「ん」），二重母音（「おかあさん」の「かあ」）など特殊音節の誤りや，「わ」と「は」，「お」と「を」のように耳で聞くと同じ音（オン）の表記の誤り，「め」と「ぬ」，「わ」と「ね」，「雷」と「雪」のように形態的に似ている文字の誤りが多い．

どのような症状から疑われるか

診断の進め方・確定診断の方法

診断のためには，知的検査，視知覚検査，読み書きスクリーニング検査などを行って総合的に判断する．頭部外傷の既往やほかの奇形，神経症状を有する場合，視覚障害や聴覚障害を有する場合，知的障害を有している場合にはLDとは診断しないことに注意が必要である．

B 治療

主な治療法

理解・能力の習得において，どのような原因によって習得が困難になっているか検討し，適切な指導をすることが重要である．単文字レベルでの文字習得には「りんご」の「り」のように意味のある単語と関連づけて単語を覚えるキーワード法や，漢字では書き順を言語化する方法がある．単語レベルでは，特殊音節や濁音，半濁音を意識させるために決められた身振りサインをつける方法も有効である．視覚化音韻認識の弱い子，スムーズに視線を動かすことが困難で文章を追いかけることが難しい子に対しては，ほかの行をみえなくするような工夫や，指で文章を追う指導が有効なこともある．ものの形を捉える力が弱く，漢字の形の整わない子どもに対しては，斜めの罫線の入ったノートを使用する，うすく書いてあるものをなぞる練

習をさせるなどの工夫によって効率よく漢字を習得できることもある.

　一方で，合理的配慮を提供することも重要である.「読み」の困難な子どもに対しては，教科書やテストの漢字にふりがなをふる，音声アプリを利用することなどが有効である.また，「書き」の困難な子どもに対しては，答案用紙やノートを大きくする，黒板はデジタルカメラなどで撮影し自分のペースで書けるようにするなどの配慮が有効であると考えられる.ブラインドタッチができるようになれば，ワープロの使用も有効である.

eating disorder

3 | 摂食障害

摂食障害とは

　神経性やせ症（anorexia nervosa：通称 拒食症）と神経性過食症（bulimia nervosa：通称 過食症）を代表とする食行動異常を中心に，多彩な心身症状や行動異常を呈する.

　1990年代後半から，10〜12歳の前思春期年齢（初経前の小中学生）でも発症する患者が増加し，小児領域の疾患として重要性が増している.前思春期発症の場合，多くは体型・体重へのこだわりやボディイメージの障害は伴わないが，食物摂取を回避または制限することによって著しい体重減少などをきたすこともある.契機としては食欲低下や食物への無関心化などがある.学校の給食で完食を強要されて苦しかったことや，胃腸炎で嘔吐した後から「食べると吐いてしまうのではないか」という恐怖で食べ物が喉を通らなくなったことが契機となることもある.

疫　学

　本邦には約22万人の患者がいるといわれている.男女比は1：5〜20で若い女性に多い.うち90%を10歳代後半〜30歳代が占めるとされるが，近年は低年齢化が進んでいるといわれ，小学生の発症も報告されている.摂食障害の診断を満たしていても，病識に乏しく受診にいたらない患者も多いと推測され，実際にはもっと多数の患者が存在すると考えられる.

anorexia nervosa

3-1 | 神経性やせ症（拒食症）

A 病　態

神経性やせ症（拒食症）とは

　拒食症は体型や体重への特有のこだわりから，「食べたい」という持続的な生理的プレッシャーを受けながらも，食事摂取を厳しく制限し，さまざまな規制を自らに課す完全主義的な思考と行動である.そして，ほんの一口ケーキを食べたといったような，自身に課した食事制限に対する小さな規則破りなどをきっかけに，食事制限の試みを放棄して過食が生じると考えられている.

B 診　断

どのような症状から疑われるか

　標準体重の下限すら維持することの拒否，やせているにもかかわらず，体重増加や太ることに対する強い恐怖がある，自分の体重や体型の感じ方の障害で定義さ

れる.

　身体面では，やせ，低体温，低血圧，徐脈，下肢の浮腫，産毛密生，乾燥した皮膚，女子では無月経や初潮遅延がみられることがある．血液検査では低血糖，貧血（正球性正色素性），白血球減少，AST や ALT などの肝酵素上昇，トリヨードサイロニン（T$_3$）低値を認めることがある．低タンパク血症を合併することもあるが，脱水のため目立たない場合もあることに留意が必要である．極端な塩分制限や多飲により低ナトリウム血症を生じ，意識障害やけいれんを生じることもある．そのほか，心電図では徐脈，不整脈，QT 時間延長，T 波異常が，心臓超音波では心嚢貯留や僧帽弁逸脱を認めることがある．

　心理・行動面では，やせているにもかかわらず過度に運動する活動性の亢進が認められる．やせ願望や肥満に対する恐怖が強く，やせていることを認めないという自己の身体像認知の障害と病識の欠如がみられる．もともと生真面目なタイプの子どもが多いのも特徴的で，母親に対して甘えたかと思うと暴力的な言動にでるなど，依存性と攻撃性がみられることもある．

　前述のごとく，強迫的な思考を有さない子どもや，いわゆる発達障害のこだわり行動として「食べない」子どももいる．

C　治　療

主な治療法

　治療の本質はやせたいと思う認知や心理に対する治療であるが，極端な栄養障害があればその身体的治療が優先される．とくに**表Ⅲ-7-1**の基準を下回れば緊急の入院加療が必要である．

　自分の身体状況について病識をもたない場合が多いため，この状況が続くとどうなるのかわかりやすく伝え，治療の必要性について繰り返し丁寧に説明することが重要である．病識を得たとしても，体重増加に対しては強い不安が伴うため，漫然とした治療を行うと抵抗する．どれだけ体重が増えるまでは経管栄養をつづけるとか，どれだけ体重が増えれば運動制限がなくなる，といった約束をきちんと治療開始前に結ぶことが有効である．また，経管栄養剤や食事を捨てたり，トイレに流したり，体重計測の前に大量の飲水をしたり，自己誘発性嘔吐をすることのないよう常に見守りも必要である．

　入院加療が必要なほどではない患者についても，体重や症状に応じて必要最低限

表Ⅲ-7-1　拒食症の緊急入院が望ましい身体的状態

1. 不安定なバイタルサイン（意識障害を含む）	7. 著しい筋力低下
2. ふらつきなどの症状を有する 40 回 / 分未満の徐脈	8. 低栄養による医学的合併症
3. 35℃未満の低体温	9. 再栄養症候群
4. 徐脈を除いた不整脈	10. 極度の浮腫
5. 著しい低体重（標準体重55%未満またはBMI12 kg/m^{2}以下）	11. 電解質異常（低カリウム血症，低リン血症）
6. 重度の脱水	

［日本摂食障害学会：拒食症の緊急入院が望ましい身体的状態．摂食障害治療ガイドライン，p.40，医学書院，2012 より許諾を得て転載］

> **コラム　逆転移**
>
> 摂食障害の治療経過中，患児から，医療スタッフが挑発されたり，操作されたりして疲弊することを度々経験する．たとえば「ごはんを全部食べたらお散歩をしてよい」というルールに対して，ごはんを少し残しているのに，「昨日の看護師さんはこれでいいと言っていた．今日はだめだなんて，意地悪だ！」となじられたり，明らかに食事を捨てているのに，「私はこんなにがんばっているのに，そんな風に疑うなんて失望した！」と言って泣かれ，その結果，勤務時間を超えてベッドサイドに付き添うという状況になったりするのである．こうした態度や言動に振り回されたり，怒りや無力感を感じたりすると，無意識のうちに患児との接触時間をなるべく避けたり，無視や注意ばかりしたりするようになる．「今日は勤務時間外まで話を聞いてあげたけど，明日もまた同じことになるのかな．疲れてしまうな．でも親身になって話を聞いてあげないなんて，それはひどい看護師のすることだ．明日は担当じゃないといいなあ」といった具合である．これを逆転移という．このようなことは，患児自身が感じている，治療に対する無力感を反映しているのかもしれないし，患児と親とのあまりよくない関係性を「再演」させられているといえるかもしれない．医療者が自身に湧き上がる感情を客観的に評価することができると，ずいぶんと楽になるし，患児の気持ちを理解する糸口となることもある．

の食事摂取の指導や，運動，部活，体育，入浴などの行動制限などが必要となることがある．この場合は，行動制限の必要について説明し同意を得ても，制限されていない行為，たとえばテレビを見るときに座らない，理由をつけては階段の昇降をするなどの代償行為がはじまることもあり，体重を増やすのは容易ではない．辛抱強い支援が必要となる．

　心理面においては，急激な体重減少時，治療が開始されても体重コントロールができないとき，さらに治療により体重が増加していくときなど，さまざまな場面で抑うつ症状を生じることが知られている．このような二次的な抑うつ症状は，治療の経過に伴って改善することが知られている．しかし，うつ病や強迫性障害，社交不安障害などを併発している場合にはそれに準じた治療が必要になる．

bulimia nervosa

3-2 神経性過食症（過食症）

A 病態

神経性過食症（過食症）とは

　過食をすると，過食中には万能感や開放感，多量の炭水化物摂取による緊張の緩和など一時的なよい気分が味わえるが，その後は罪悪感や肥満恐怖が湧き起こり，下剤や利尿薬の多量内服，自己誘発性嘔吐，過剰な運動といった異常な行動を行う．摂食障害の背景には，本人のもつ素因や性格傾向，ストレス，母親との愛着形成不全などさまざまな原因が考えられているが，何気なくはじめたダイエットや，体重制限のあるスポーツにおける減量の強要，極端にやせているモデルを美しいとする社会の風潮などの影響も指摘されている．

B 診断

どのような症状から疑われるか

通常の人が一定の時間内では食べられないような大量の食物を食べる．また，過食中には食べることを自分で抑制できない感じがある．体重増加を防ぐために，不当な代償的行為を反復する（たとえば自己誘発性嘔吐，下剤・利尿薬・催吐薬の乱用，絶食，過度の運動など），それらが1週間に2回，3ヵ月以上持続する，などで定義される．

身体面では，体重は正常範囲～軽度肥満が多い．指を口に入れて吐くのが頻回になると手の甲に「吐きダコ」とよばれる結節がみられたり，頻回の嘔吐により胃液で歯のエナメル質が溶けたりすることもある(酸蝕歯)．酸蝕歯は前歯の裏にできやすい．唾液腺が腫れ圧痛を伴うことや，急激な体重増加のため皮膚線条がみられることがある．また，過食嘔吐による胃拡張や逆流性食道炎，嘔吐による胸腔内圧亢進により気胸，気縦隔，皮下気腫などを生じたり，嘔吐や下剤・利尿薬乱用による低カリウム血症のため致死性不整脈を生じたりすることもある．血液検査では，嘔吐，下剤・利尿薬乱用により低カリウム血症，低クロール血症，代謝性アルカローシスが生じる．

心理面では過食後，強い抑うつ感情と自己嫌悪感を生じやすくなり，その結果，自傷，薬物乱用，盗癖，自殺未遂などにいたることもある．学校や職場では一見問題ないように振る舞うのも特徴であり，気づかれにくい．

C 治療

主な治療法

過食嘔吐による逆流性食道炎，胸腔内圧亢進による気胸，気縦隔，皮下気腫や，嘔吐や下剤・利尿薬乱用による不整脈や低カリウム血症，低クロール血症，代謝性アルカローシスなどがある場合はその治療が優先される．

心理面で強い抑うつ感情や低い自己肯定感を有している場合，「食べる」ことだけが自分に許されている自由と感じ，抱えた問題（食べたもの）を考えたり，理解したり，飲み込んだりしないで（消化しないで），放り出す（吐き出す）という開放感を味わいながらも，一方で行為そのものは自傷的であり，さらに自分が嫌になるという悪循環に陥っていることもある．心理の専門家によって，そういった心の課題に向き合うことも大切な治療である．

4 不登校

A 病態

不登校とは

「不登校」は医学的診断名ではなく，「なんらかの心理的，情緒的，身体的あるいは社会的要因や背景により，児童・生徒が登校しない，あるいはしたくともできない状況にある」状態を指す．

疫学

文部科学省では，30日以上の長期欠席者のうち不登校を主訴とする児童数の調査を行っている．2022年度は小学生で1.7%，中学生で5.98%であった．

診断の進め方

　文部科学省では病気や経済的理由以外で年間30日以上学校を欠席している児童・生徒を「不登校児童・生徒数」として統計調査しているが，「小児心身医学会ガイドライン集（改訂第2版）」によれば，「学校に行くのがつらい，おっくうだ」という感情を強く抱き，不登校に陥る危険性を秘めている状態も含まれる．その背景については，以下の心理的，情緒的，身体的な問題が考えられる．

1）心理的背景

　いじめや友人との不和といった人間関係，行事や係などの強すぎるプレッシャー，学業不振などが考えられている．妹や弟が生まれたばかりで自分だけ母親から離れるのが不安という場合や，身内に病人がおり自分のいないうちになにか予期せぬことが起こるのではないかという不安で学校に行きたくないという場合もある．また，神経発達症の子どもの中には，たとえばASDの聴覚過敏からクラスのざわつきが非常にうるさく感じられて授業を受けることができないとか，LDを有していて，勉強はできるが黒板を写すことは極端に苦手でふざけていると思われてしまうといったような，周囲からは理解されにくいストレスや困難から登校できなくなる子もいる．

2）情緒的背景

　前述のような心理的背景を受けて，イライラや気分の落ち込み，意欲の減退といった抑うつ状態を有していることもありうる．また，統合失調症による幻覚妄想や，強迫性障害も検討される．

3）身体的背景

　とりわけ注意深い検討が必要である．原疾患を治療しない限り，不登校が改善することはないからである．立ちくらみやめまいを主症状とする起立性調節障害，腹痛や下痢，便秘を繰り返す過敏性腸症候群，緊張型頭痛や偏頭痛，甲状腺疾患，鉄欠乏性貧血は不登校でよくみられる身体的要因である．

B　治　療

主な治療法

　身体的原疾患があれば，まずはその治療が第一である．次に環境の調整について検討する．一般的には，不登校になると母親も不安になり強く登校を促す傾向にあり，朝から親子げんかを繰り返すことが多い．まずは病態について家族に説明し，強く登校を促すことは逆効果になりうることを理解してもらうことが重要である．また母親との分離不安や兄弟姉妹との葛藤があれば，母と2人だけで過ごす時間を設定することが有効なこともある．学校との連携も重要である．

　明らかないじめがあればもちろんだが，明らかでなくとも，ちょっかいを出してくる級友がいれば席を離してもらうといった，ちょっとした配慮で登校できるようになることもある．

　読み書きが困難な場合には漢字にふりがなをふる，テストの回答はひらがなで書くことを許可するなどの配慮によって，勉強はできるが板書は苦手といった目と手の協応運動に課題がある場合には座席を前にしてもらう，黒板を写真に撮っておき後で清書することを許可するなどの配慮によって，学習がスムーズとなり登校でき

るようになることもある.

5 | 自殺

A 定義

自殺とは

自殺関連行動（suicidal behavior）には，既遂自殺（自殺を図り死にいたること）（complete suicide），自殺未遂あるいは自殺企図（自殺を図ること）（attempt suicide），自傷（self-harm）などがある.

子どもが大人と同様の死の概念をもつのは思春期・青年期以降であるが，それ以前の年代の子どもも自殺することがある. フェファー（Pfeffer R）は，子どもの自殺行動を「その子どもがもつ死の概念をもって，その死をもたらすという意図をもった，すべての自己破壊行動」と定義している[1]. 死によって生命が終わることを子どもが理解しているかどうかは問わず，①自殺の危険のない行為（自傷行為に限らず，たとえば側溝に飛び込む，鼻にティッシュを詰め込むといった自傷にいたらないが死ぬ意図をもって行われる行為），②希死念慮（死にたいという気持ちをいだくこと），③自殺の威嚇（"自殺してやる"という言動），④軽度あるいは重度の自殺企図，⑤既遂自殺のすべてを子どもの自殺行動のスペクトラムと捉える[1]ことは，「死」を訴える子どもの精神保健にあたる際に役立つ.

疫学

自殺は，わが国の10～39歳の死因の第一位である[2]. 病気や事故による子どもの死亡率は顕著に減少している一方，自殺は増えている. 女子では自殺企図，男子では既遂自殺のリスクが高い[3].

B 背景

子どもの自殺関連行動のリスク因子には，精神障害または薬物乱用障害の既往，対人暴力への曝露，身体的虐待や性的虐待が挙げられる[3]. また，手段へのアクセスのしやすさはリスク因子となる[3]. つまり，米国では自殺の手段の一位は銃器であるが，日本では縊首（いしゅ）に次いで飛び降り・飛び込みが多い. また，自閉スペクトラム症の子どもに自殺企図の頻度が高い[4]と報告されている. 近年，市販薬を含む薬物乱用や過量服薬が，自傷行為あるいは自殺企図として行われている. これらは，死にたいという気持ちから逃れるための代償行為である場合もあるが，「死んでもいい」と思っていると致死量を超えて服用する場合もあるので注意を要する.

C 対応

自殺関連行動をする子どもをみたら，統合失調症やうつ病，パーソナリティ障害，複雑性心的外傷後ストレス症（complex post-traumatic stress disorder），神経発達症などの精神障害について評価し，必要な治療へ導く. また精神障害の有無にかかわらず，背景に虐待（身体的虐待，性的虐待，心理的虐待，ネグレクト）を含む逆境体験が潜んでいる可能性があるので，自殺企図や自傷，薬物乱用や大量服薬をしている子どもをみたら養育環境の評価は必須である. 事情にかかわらず養育不全が

疑われた場合，児童相談所などの子どもを守る機関と連携し，養育環境の評価を行うことが必要である．

●引用文献

1) シンシア・R・フェファー：死に急ぐ子供たち　小児の自殺の臨床病理学的研究，高橋祥友（訳），中央洋書出版部，1990
2) 厚生労働省：令和4年（2022）人口動態統計月報年計（概数）の概況［https://www.mhlw.go.jp/toukei/saikin/hw/jinkou/geppo/nengai22/index.html］（最終確認：2024年10月15日）
3) Bridge JA, Goldstein TR, Brent DA, et al：Adolescent suicide and suicidal behavior. Journal of Child Psychology and psychiatry **47**（3-4）：372-394, 2006
4) Mikami K, Inomata S, Hayakawa N, et al：Frequency and clinical features of pervasive developmental disorder in adolescent suicide attempts. General Hospital Psychiatry **31**（2）：163-166, 2009

8 アレルギー

　小児における各アレルギー疾患の年齢による有症率の変化を示す（**図Ⅲ-8-1**）. アレルギー疾患の発症にはアトピー素因（アレルギーになりやすい体質）が関与し, 複数の疾患を合併することがまれでない. 臨床的に各疾患の治療が関連している場合もあり, たとえば食物アレルギーを治療する場合には, アトピー性皮膚炎や気管支喘息の改善を図ることが大切である. 身体機能の発達段階にある小児のアレルギー疾患は早期に適切なケアを施すことにより, 予後の改善を期待できる.「大きくなれば自然に治るから…」といったアプローチはすべての小児にあてはまるわけではなく, より積極的な治療を必要とする症例も多い. 原則的に慢性のアレルギー性炎症は長引くほど重症化・難治化しやすい.

1 気管支喘息
bronchial asthma

A 病態

気管支喘息とは

「発作性に起こる気道狭窄（きょうさく）によって, 喘鳴（ぜんめい）（ゼイゼイした呼吸）や呼気延長, 呼吸困難を繰り返す疾患である. 臨床症状は自然ないし治療により軽快, 消失するが, ごくまれに致死的となる. 気道狭窄は可逆的で, 気道平滑筋収縮, 気道粘膜浮腫, 気道分泌亢進を主な成因とする」と定義される.

疫学

　有症率は2000年までは増加傾向であったが以後はほぼ横ばいとされ, 治療の進歩に伴い軽症化している.

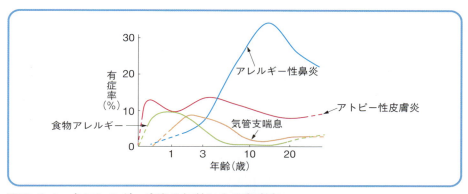

図Ⅲ-8-1　各アレルギー疾患の年齢による有症率

| 発症機序 | アトピー素因などの遺伝的素因と環境因子（アレルゲン，感染，受動喫煙など）の相互作用により発症する．症状が長期間遷延すると不可逆的な構造変化（リモデリング）が生じ，気道過敏性はさらに亢進し難治化するという悪循環に陥る． |

| 症状 | 咳込み，喘鳴，陥没呼吸・呼気延長・鼻翼呼吸などの呼吸器症状，不機嫌，食欲低下などの全身症状を認める．重症化すると，咳込みに伴う嘔吐，顔面蒼白，意識状態の変化なども認める．気道感染症が誘因となり喘息発作を発症した場合には，発熱や咽頭痛も伴いうる． |

B 診断

どのような症状から疑われるか

気道感染時に呼吸器症状が重症化あるいは遷延するエピソードを繰り返す場合に，気管支喘息を疑う．喘鳴や呼吸困難などの症状が日内変動（朝方や夜間に増悪し日中に改善）するのが典型的である．そのような子どもが，さらに明らかな喘息重積発作を発症すれば診断は容易である．そうでない場合には，両親のいずれかが気管支喘息と診断されたことがある，本人がアトピー性皮膚炎やアレルギー性鼻炎と診断された，気道感染と無関係に喘鳴を認めた，血液検査（ハウスダストや食物への感作，好酸球増多）の結果などが参考になる．「喘鳴を認めなければ喘息ではない」とか「風邪をひいたときしか喘鳴を認めないのは喘息ではない」といったシンプルな考え方は，治療を必要とする患児の見落としにつながる．気道感染時に重症化あるいは遷延化しやすいのが喘息児の重要な特徴である．

診断の進め方・確定診断の方法

呼吸数や心拍数の増加，シーソー呼吸や起坐呼吸，呼気の延長などの呼吸不全徴候，顔色不良，意識状態の変化などに注意を払い，聴診で乾性副雑音（wheezes［高音性連続性副雑音］，rhonchi［低音性連続性副雑音］）の有無を確認する．パルスオキシメーターによる酸素飽和度（SpO_2）あるいはピークフローメーターによる最大呼気流量（peak expiratory flow：PEF）の値も参考になる．

0～2歳ごろの乳幼児のおよそ3人に1人は，ウイルス（ライノウイルスやRSウイルスなど）感染時に喘息様症状を呈する（喘息様気管支炎）．成長に伴い多くは改善するが，そのような乳幼児のうち3分の1はその後も症状を反復し，最終的に気管支喘息と診断される．成長後に喘息と診断される乳幼児を早期かつ正確に見極めることは，必ずしも容易でない．ほかの異常（気管や気管支の解剖学的異常，重症胃食道逆流症など）が原因で喘鳴を繰り返す患児の鑑別は重要である．

重症度分類

アトピー素因と気道過敏性があり，気道感染症，運動，アレルゲン曝露などを契機に呼吸困難症状を呈しうる状態を気管支喘息という．そして呼吸困難を呈した状態（急性増悪）を気管支喘息発作という．気管支喘息発作の重症度は，小発作，中発作，大発作，呼吸不全に分けられる（表Ⅲ-8-1）．小児喘息の重症度については，発作の重症度と頻度から「症状のみによる重症度（見かけ上の重症度）」が，症状のみによる重症度と長期管理治療（コントローラー）の使用状況を踏まえて「現在の治療ステップを考慮した重症度（真の重症度）」が決められる（表Ⅲ-8-2）．また，「小児気管支喘息治療・管理ガイドライン2023」では「現在の治療ステップを考慮した小児気管支喘息の重症度」が提唱され，長期治療管理計画に用いられる．

表Ⅲ-8-1　小児気管支喘息の発作強度の判定基準

			小発作	中発作	大発作	呼吸不全
主要所見	症状	興奮状況	平静		興奮	錯乱
		意識	清明		やや低下	低下
		会話	文で話す	句で区切る	一話区切り〜不能	不能
		起坐呼吸	横になれる	坐位を好む	前かがみになる	
	身体所見	喘鳴	軽度		著明	減少または消失
		陥没呼吸	なし〜軽度		著明	
		チアノーゼ	なし		あり	
	Spo_2（室内気）[*1]		≧96%	92〜95%	≦91%	—
参考所見	身体所見	呼気延長	呼気時間が吸気の2倍未満		同2倍以上	
		呼吸数[*2]	正常〜軽度増加		増加	不定
	ピークフロー	（吸入前）	>60%	30〜60%	<30%	測定不能
		（吸入後）	>80%	50〜80%	<50%	測定不能
	$Paco_2$		<41 mmHg	<41 mmHg	41〜60 mmHg	>60mmHg

主要所見のうち最も重度のもので発作強度を判定する．
*1：Spo_2 の判定にあたっては，肺炎など他に Spo_2 低下を来す疾患の合併に注意する．
*2：年齢別標準呼吸数　　0〜1歳　　1〜3歳　　3〜6歳　　6〜15歳　　15歳〜
　　　　（回／分）　　　30〜60　　20〜40　　20〜30　　15〜30　　10〜30
［日本小児アレルギー学会：小児気管支喘息治療・管理ガイドライン2023，p.148，協和企画，2023より許諾を得て一部改変し転載］

表Ⅲ-8-2　小児喘息の重症度分類

症状のみによる重症度（見かけ上の重症度）＼治療ステップ	現在の治療ステップを考慮した重症度（真の重症度）			
	治療ステップ1	治療ステップ2	治療ステップ3	治療ステップ4
間欠型 ●年に数回，季節性に咳嗽，軽度呼気性喘鳴が出現する． ●時に呼吸困難を伴うが，短時間作用性 β_2 刺激薬頓用で短期間で症状が改善し，持続しない．	間欠型	軽症持続型	中等症持続型	重症持続型
軽症持続型 ●咳嗽，軽度呼気性喘鳴が1回／月以上，1回／週未満． ●時に呼吸困難を伴うが，持続は短く，日常生活が障害されることは少ない．	軽症持続型	中等症持続型	重症持続型	重症持続型
中等症持続型 ●咳嗽，軽度呼気性喘鳴が1回／週以上．毎日は持続しない． ●時に中・大発作となり日常生活や睡眠が障害されることがある．	中等症持続型	重症持続型	重症持続型	最重症持続型
重症持続型 ●咳嗽，呼気性喘鳴が毎日持続する． ●週に1〜2回，中・大発作となり日常生活や睡眠が障害される．	重症持続型	重症持続型	重症持続型	最重症持続型

［日本小児アレルギー学会：小児気管支喘息治療・管理ガイドライン2023，p.26，協和企画，2023より許諾を得て転載］
治療ステップの詳細は同ガイドラインを参照．

　　　　　気管支喘息は臨床的に，環境抗原（ハウスダスト，ダニなど）に対する特異的IgE
抗体をもつアトピー型と，それを認めない非アトピー型に分類される．また思春期
早発を伴って肥満女児に発症する喘息の一群がある．

C 治療

主な治療法

気管支喘息発作を改善する目的で行う治療（**リリーバー**）と，長期管理治療（**コントローラー**）に分けられる．以下に詳細を述べる．

1）気管支喘息発作の治療（リリーバー）

● 短時間作用性 β_2 刺激薬吸入（サルブタモールまたはプロカテロール）
● ステロイドの全身投与
● 酸素吸入（$SpO_2 \geqq 95\%$ を目指す）
● 輸液
● イソプロテレノール持続吸入
● アミノフィリン持続点滴
● 人工呼吸管理など

2）長期管理治療（コントローラー）

● 環境整備（アレルゲンや受動喫煙の回避，ワクチン接種）
● ロイコトリエン受容体拮抗薬（乳幼児の治療でより大きな役割）
● 吸入ステロイド薬（すべての年齢において治療の中心的役割）
● 長時間作用性 β_2 刺激薬（吸入ステロイド薬に併用する）
● そのほか（クロモグリク酸ナトリウム吸入，テオフィリン徐放性製剤，経口ステロイドなど）

合併症と治療法

食物アレルギーでアナフィラキシーの既往がある症例が喘息を合併した場合，誤食により重度の呼吸障害を呈するリスクがあり慎重な長期管理治療が求められる．

アレルギー性鼻炎を合併する場合，鼻炎の治療により喘息症状が改善する場合がある．

喘息児が手術で全身麻酔を予定されたら，麻酔中の呼吸不全と麻酔後の気道過敏性増悪に注意するべきで，事前に長期管理治療薬を用いた準備を心がける．

治療経過・予後

吸入ステロイドをはじめとする治療薬の進歩と「小児気管支喘息治療・管理ガイドライン」の普及により小児気管支喘息は軽症化し，長期入院を必要とする小児例および喘息死は明らかに減少した．一方で，すべての薬物治療を終了しても症状を認めない「寛解」の達成は容易ではないことも明らかになった．喘息と診断された乳幼児のおよそ7〜8割は小児期〜思春期にいったんは改善するが，成人後に再燃することもまれではない．"小児喘息を成人に持ち込ませず寛解を目指す"ためには，乳幼児期の治療がきわめて大切であると近年では考えられている．

患者教育

喘息発作を改善するための治療（リリーバー）は短期間に効果が実感できるためわかりやすいが，成人後の予後まで視野に入れた長期的な治療・管理は目に見える成果を実感しにくいため難しい．患児や家族が小児気管支喘息について正しく理解し，医療従事者と治療目的を共有し，良好なアドヒアランスを保つために患者教育は重要である．吸入薬は内服薬と異なり，正確な手技で吸入した場合とそうでない場合で治療効果に大きな差が生じる．ひとたび不正確な吸入療法の習慣を身につけてしまった後に修正するのは困難であるため，吸入療法を導入する患児を担当した

主治医や医療スタッフはしっかりと丁寧に指導を行う必要がある．喘息日誌やピークフローのモニタリング，喘息個別対応プランなどのツール，肺機能検査や呼気中一酸化炭素濃度測定などの評価は，現在の喘息症状を理解するために役立つ．

food allergy

2 食物アレルギー

A 病態

食物アレルギーとは

「食物によって引き起こされる抗原特異的な免疫学的機序を介して生体にとって不利益な症状が惹起される現象」と定義される．

疫学

国内における食物アレルギーの有症率はおよそ10%である．ピークは1歳で，成長に伴い多くの症例は改善する（制限食を解除できる）．

発症機序

乳児湿疹などのためバリア機能の低下した皮膚から吸収された食物に対し，特異的IgE抗体が作られる（感作される）．その後に原因食物を摂取することで，マスト細胞が活性化しヒスタミンやセロトニンなどの化学伝達物質（ケミカルメディエーター）が放出され，蕁麻疹や呼吸困難などを生じるのがIgE依存性食物アレルギーである．感作の経路として上記以外に，経腸管感作や経気道感作なども知られる．また特異的IgE抗体に依存しない食物アレルギーの機序も存在する．

症状

即時型反応の多くは，原因食物の摂取後2時間以内に，皮膚症状（蕁麻疹，湿疹など），粘膜症状（鼻汁，眼球結膜充血，眼瞼浮腫，口腔内違和感など），呼吸器症状（咳嗽，喘鳴など），消化器症状（腹痛，悪心・嘔吐など），神経症状（活気の低下など）を認める．

重篤な場合には呼吸困難，血圧低下，不穏や意識障害なども認めうる．

B 診断

どのような症状から疑われるか

特定の食物の摂取後に上記の症状を呈することで本疾患を疑う．普段は問題なく食べている食品でも，体調不良時の摂取や，摂取後の運動によりアレルギーを生じることがある．原因食物には年齢ごとの特徴［たとえば0歳児では鶏卵，乳製品，小麦の3種類の食物が原因の大多数（90%）を占めるが，小学生以上では果物や甲殻類を含むさまざまな食物が原因となりうる］がある．

診断の進め方・確定診断の方法

詳細な問診は最も重要である．慢性湿疹や鼻炎を伴う症例の場合は積極的に治療する．そうすることで原因食物摂取後の症状に気づきやすくなるし，新規感作の回避につながる．血液検査（好酸球数，総IgE値，特異的IgEなど）は参考になるが，IgE抗体が陽性でも食物制限の不要な症例も多いため，不必要な制限を減らす努力は大切である．果物に対するアレルギーやIgE値が上昇しにくい乳児では，プリックテストなどの皮膚テストの有用性が高い．

確定診断は，疑われる食物の制限によりアレルギーのエピソードを回避できること（**除去試験**）と，**食物経口負荷試験**（oral food challenge：OFC）陽性により確定する．病歴や検査結果から診断が確定できる場合，あるいは負荷による重篤なア

表Ⅲ-8-3　即時型アレルギーの臨床所見による重症度分類

	症状	グレード1（軽症）	グレード2（中等症）	グレード3（重症）
皮膚・粘膜症状	紅斑，蕁麻疹，膨疹	部分的	全身性	同左
	瘙痒	軽い瘙痒（自制内）	強い瘙痒（自制外）	同左
	口唇・眼瞼の腫脹	部分的	顔全体の腫れ	同左
消化器症状	口腔内・咽頭の違和感	口・喉の痒みや違和感	咽頭痛	同左
	腹痛	弱い腹痛	強い腹痛（自制内）	持続する強い腹痛（自制外）
	嘔吐，下痢	嘔気，単回の嘔吐・下痢	複数回の嘔吐・下痢	繰り返す嘔吐，便失禁
呼吸器症状	咳嗽，鼻汁，鼻閉，くしゃみ	間欠的な咳嗽・鼻汁，鼻閉，くしゃみ	断続的な咳嗽	持続する強い咳込み，犬吠様咳嗽
	喘鳴，呼吸困難	—	聴診上の喘鳴，軽い息苦しさ	明らかな喘鳴，呼吸困難，チアノーゼ，呼吸停止，$SpO_2 \leqq 92\%$，嚥下困難，締め付けられる感覚，嗄声
循環器症状	脈拍，血圧	—	頻脈（＋15回/分），軽度血圧低下[*1]，蒼白	不整脈，血圧低下[*2]，重度徐脈，心停止
神経症状	意識状態	元気がない	眠気，軽度頭痛，恐怖感	ぐったり，不穏，失禁，意識消失

＊1：血圧軽度低下：1歳未満＜80 mmHg，1～10歳＜［80＋(2×年齢)mmHg］，11歳～成人＜100 mmHg
＊2：血圧低下　　　：1歳未満＜70 mmHg，1～10歳＜［70＋(2×年齢)mmHg］，11歳～成人＜90 mmHg
［日本小児アレルギー学会食物アレルギー委員会：食物アレルギー診療ガイドライン2021，p.75，協和企画，2021より許諾を得て改変し転載］

レルギー症状の誘発が予測される場合にはOFCは必須ではない．

重症度分類

　原因食物の摂取後に認められる即時型アレルギー症状については，一般に3段階の重症度分類が用いられている（**表Ⅲ-8-3**）．長期的な視点では，局所的な皮膚症状以外を伴わず順調に制限食を解除できる症例は軽症，アナフィラキシーなどの全身症状を繰り返し制限の解除が思うように進められない症例は重症である．食物アレルギーの長期的経過には個人差があるため，別の小児の治療経験を参考にして親などが自己判断で制限食の解除を進めるのは危険である．

　臨床的には，①新生児・乳児消化管アレルギー（主に牛乳に対する非IgE依存性の病態），②食物アレルギーに関与する乳児アトピー性皮膚炎，③即時型症状（蕁麻疹，アナフィラキシーなど），④特殊型（食物依存性運動誘発アナフィラキシー，口腔アレルギー症候群［花粉 – 食物アレルギー症候群］）に分類される．

C　治　療

予防法

　妊娠中や授乳中の母親の食物制限は有用性が高くないため推奨されない．子どもの不必要な食物制限（摂取してもアレルギー症状を呈さない食物まで検査結果を根拠に制限すること）は，むしろ食物アレルギーの発症リスクを高めるとの報告が増えている．**スキンケア**は重要で，乳児湿疹を認める場合に治療により速やかに症状

を改善させることは，皮膚の治療にとどまらず食物アレルギーの発症予防や改善の
ために重要である．

　以下に現在行われている主な治療法を挙げる．

主な治療法

1）長期的な治療法

- **制限食**：摂取により臨床的に問題となるアレルギー症状を呈することが確認された食物は，一定期間摂取を制限する．
- **制限食の解除とOFC**：食物アレルギー児のおよそ90％は，小学校に入学するまでに改善する．つまり，あるタイミングでアレルギー症状のために摂取できなかった食物の制限解除が可能になるが，その際にはごく少量から摂取を開始し漸増する方法が安全である．制限食の解除にあたり，過去にアナフィラキシーの既往があるなど重篤な症状が出現する可能性が考えられる場合は，病院でのOFCを実施する．

2）即時型アレルギー反応に対する治療（誤食などにより生じる）

- アドレナリンの筋肉注射

  （エピペン®は携帯型のアドレナリン自己注射用シリンジ）
- 抗ヒスタミン薬の全身投与（点滴静注あるいは内服）
- 補液
- 酸素投与と気管支拡張薬の吸入
- ステロイドの全身投与　など

治療経過・予後

　乳幼児期に発症した食物アレルギーの過半数は，自然経過の中で制限食の解除が可能となる．その一方で，現代の治療では改善が困難な症例も数％の頻度で存在する．残りの3割程度の症例では，食事指導あるいは一部の医療機関で研究的に実施されている経口免疫療法などに代表される，医療機関と家庭の長期的な共同作業によって制限食の解除が可能となる．

　食物依存性運動誘発アナフィラキシーや口腔アレルギー症候群などの特殊型の食物アレルギーは，より年長になって発症することが多く，耐性獲得（寛解）のハードルは比較的高いとされる．

患者教育

　制限食を行っている患児および家族に対しては，食品表示の確認方法，誤食によりアレルギー症状を呈した際の対処方法，エピペン®を携帯している場合にはその正しい使用方法などについて教育を行う．制限食の解除をはじめる際には可能な限り具体的に摂取方法を説明する．胃腸炎や気道感染症などに罹患した際や疲れがたまっているなどの体調不良時には，アレルギー症状の閾値が下がる場合があるので注意を促す．

9 免疫疾患

systemic lupus
erythematosus
（SLE）

1 全身性エリテマトーデス（SLE）

A 病態

全身性エリテマ
トーデスとは

若年女性に好発する自己免疫疾患の1つで，多彩な症状がみられる慢性炎症性疾患である．細胞の核成分に対する自己抗体が出現する．

疫 学

SLE全体の5%ほどは16歳未満の小児期に発症する．国内での発症頻度は小児人口10万人あたり3.9〜4.7人とされる．

発症機序

遺伝素因と環境要因（ウイルス感染，紫外線，外傷，妊娠・出産，喫煙，薬物など）の組み合わせで発症する多因子疾患であり，これらの要因の積み重ねの結果，Bリンパ球の異常活性化などが発生し，抗DNA抗体などの自己抗体が産生され，自己抗原と結合して免疫複合体を形成する．この免疫複合体が組織に沈着することで，補体の活性化を介して炎症病態が形成される．

症 状

日光過敏症，蝶形紅斑などの症状が有名であるが，全身に多彩な症状（発熱，関節炎など）を示す疾患である．若年で発症するほど重症例が多く，ループス腎炎合併例は小児では約70%，成人では約30%とされる．神経精神障害性SLE（neuropsychiatric SLE：NPSLE）とよばれる中枢神経症状（けいれん，意識障害など）を認める症例もある．

B 診断

どのような症状
から疑われるか

原因不明の発熱，関節痛，蝶形紅斑，レイノー（Raynaud）現象（図Ⅲ-9-1），タンパク尿などの症状で疑われることが多い．

診断の進め方・
確定診断の方法

血液検査で汎血球減少，血清補体価の低下がみられる．炎症反応のうち赤沈亢進がみられるが，CRPの著明な上昇はあまりみられない．抗DNA抗体，抗Sm抗体が陽性となるほか，梅毒血清反応が偽陽性を示すことがある．腎生検で種々の程度のループス腎炎が認められる．確定診断は小児SLE分類のための基準（表Ⅲ-9-1）を用いて行うが，悪性腫瘍などの除外やほかの自己免疫疾患との鑑別が重要である．

重症度判定や
臨床分類など

種々の重症度，疾患活動性の評価方法が提案されているが，重症度の判定法の1例を表Ⅲ-9-2に示した．また，治療方針の決定のためにループス腎炎の病理組織分類が重要である[1]（表Ⅲ-9-3）．

C 治療

主な治療法

SLE治療の基本はステロイドである．しかし減量困難な症例が多いため，各種免

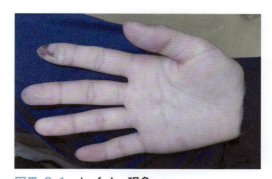

図Ⅲ-9-1 レイノー現象
手指の血流障害により，指先が蒼白，暗紫に変色する．

表Ⅲ-9-1 小児 SLE 分類のための基準（厚生労働省小児 SLE 研究班，2018）

①蝶形紅斑
②円板状紅斑
③日光過敏
④口腔内潰瘍
⑤関節炎
⑥漿膜炎
　a) 胸膜炎
　b) 心膜炎
⑦腎炎
　a) 尿タンパク
　b) 細胞円柱
⑧神経症状
　a) けいれん
　b) 精神症状
⑨血液異常
　a) 溶血性貧血
　b) 白血球減少
　c) リンパ球減少
　d) 血小板減少
⑩免疫異常
　a) 抗 DNA 抗体
　b) 抗 Sm 抗体
　c) 抗リン脂質抗体
⑪抗核抗体（ANA）陽性
⑫低補体血症

経過中のいずれかの時期に，12 項目のうち 4 項目を満たせば SLE の可能性が高い．
診断項目中の細目（a〜d）はいずれかを満たせば，その項目は陽性と判定する．

表Ⅲ-9-2 小児 SLE の重症度分類

重症度	病態	所見
重症	びまん性増殖性ループス腎炎 神経精神症状 重篤な血管炎病態 ステロイド抵抗性	Class Ⅲ, Class Ⅳ, Class Ⅲ＋Ⅴ, Class Ⅳ＋Ⅴ 意識障害，けいれん，精神症状 肺出血，肺高血圧，多発性皮膚潰瘍 寛解維持に＞PSL 0.3 mg/kg/日を要する
中等症	上記以外のループス腎炎	Class Ⅱ, Class Ⅴ型（硬化性病変なし）
軽症	上記の病態を欠くもの	発熱，皮疹，関節炎があっても，臓器障害を伴わない

疫抑制薬を併用する．小児 SLE では，とくにループス腎炎の進行を抑えることが治療の主要な目的となるが，ループス腎炎の病理組織学的分類の病型が軽症の場合アザチオプリンやミゾリビンが選択され，重症例にはシクロホスファミドやミコフェノール酸モフェチルが使用される．近年，単球，マクロファージ，樹状細胞，活性

第Ⅲ章　小児疾患　各論

表Ⅲ-9-3　ループス腎炎の病理組織分類（ISN/RPS 分類）

- Ⅰ型：微小メサンギウムループス腎炎
- Ⅱ型：メサンギウム増殖性腎炎
- Ⅲ型：巣状ループス腎炎
- Ⅳ型：びまん性ループス腎炎
  - Ⅳ-S 型：びまん性分節性ループス腎炎
  - Ⅳ-G 型：びまん性全節性ループス腎炎
- Ⅴ型：膜性ループス腎炎
- Ⅵ型：進行した硬化性ループス腎炎

化 T 細胞が発現する TIVF スーパーファミリーに属する分子である B リンパ球刺激因子（B lymphocyte stimulator：BLyS）を標的とした分子標的治療薬が小児 SLE においても利用可能となっている．

合併症と治療法　前述のとおり，SLE は全身性の疾患であるが，とくにループス腎炎，NPSLE の発症に注意が必要である．繰り返す血栓症，妊娠合併症を特徴とする抗リン脂質抗体症候群の合併もみられることがある．また，SLE 治療の中心はステロイドであるため，その副作用に対する対応が重要である．胃粘膜障害，骨密度低下，成長障害，眼科疾患（緑内障，白内障）に留意する必要がある．

治療経過・予後　以前は膠原病（こうげんびょう）の中でも比較的生命予後のわるい疾患であったが，近年免疫抑制薬の使用方法の確立に伴い，劇的に生命予後が改善してきている．

退院支援・患者教育　紫外線曝露や感染症罹患により症状の再燃（さいねん）が懸念されるため，注意するように指導する．また，長期のステロイド投与により骨密度の低下がみられる例が多いため，負荷のかかる作業は避ける．定期的な眼科受診への誘導も重要である．

juvenile idiopathic arthritis（JIA）

2　若年性特発性関節炎（JIA）

A　病　態

若年性特発性関節炎とは　小児期に発症する自己免疫疾患の中でも最も頻度の高い疾患で，16 歳未満で発症し，6 週間以上持続する原因不明の関節炎であり，ほかの病因によるものは除外すると定義されている．すなわち感染症や悪性腫瘍に伴う関節症状は除外される．臨床症状，検査所見の特徴により 7 つの病型に分類されている（表Ⅲ-9-4）．

疫　学　日本での発疹頻度は小児人口 10 万人あたり 9.74 人とされ，欧米とほぼ同等である．その中で全身型 JIA は約 40%，少関節型，多関節型を合わせて約 50% を占める．

発症機序　全身型 JIA とそのほかの関節型 JIA 群は本質的には異なる疾患であり，発症機序も異なると考えられている．全身型 JIA では特異な自己抗体は検出されず，自己炎症性疾患に近い発症機序による疾患ではないかと推定されている．一方で，関節型 JIA ではリウマトイド因子（RF）や抗核抗体，抗シトルリンペプチド（CCP）抗体

9 免疫疾患

表Ⅲ-9-4　JIA の分類基準（ILAR 分類表，2001，Edmonton 改訂より）

- 全身型
- 少関節炎
- RF 陰性多関節炎
- RF 陽性多関節炎
- 乾癬性関節炎
- 付着部炎関連関節炎
- 未分類関節炎

が検出されることがあり，これら自己抗体やインターロイキン（IL）-6，腫瘍壊死因子（TNF）-α などの炎症性サイトカインが関与して関節の炎症を惹起する．

症状

全身型 JIA では，遷延する発熱，関節炎，紅斑（サーモンピンク疹）がみられる．関節型 JIA は，発熱は一時的あるいは微熱程度であるが，種々の程度の関節炎がみられる．

B 診断

どのような症状から疑われるか

抗菌薬投与にもかかわらず持続する原因不明の発熱（弛張熱あるいは間欠熱），関節炎，紅斑などの症状で疑われることが多い．

診断の進め方・確定診断の方法

JIA では血液検査にて，持続的に白血球，C 反応性タンパク（CRP），血清アミロイド A（SAA）の上昇，赤沈亢進などの炎症反応の異常を示す．関節型 JIA では，マトリックスメタロプロテイナーゼ（MMP）-3 が上昇し，RF，抗核抗体が陽性になることがある．抗 CCP 抗体が疾患標識マーカーとして推奨されている．全身型 JIA では通常自己抗体は陽性とならないが，血清 IL-18 の異常高値が比較的特異度の高いマーカーになる．関節炎の診断には，超音波検査や造影 MRI 検査が有用である．確定診断には，感染症（骨髄炎などの深部感染症や結核菌感染など），ほかの膠原病，自己炎症性疾患，川崎病，炎症性腸疾患，悪性腫瘍などの除外が必要である．

重症度判定や臨床分類など

全身型 JIA では，1 ヵ所以上の関節炎と 2 週間以上続く発熱（そのうち 3 日間は連続する）を伴い，紅斑（サーモンピンク疹），全身のリンパ節腫脹，肝腫大または脾腫大，漿膜炎のうち 1 つ以上の症状がみられる．関節型は，発症 6 ヵ月以内の炎症関節数が 1〜4 ヵ所に限局する少関節炎と，5 ヵ所以上に及ぶ多関節炎に分類される．また，全身型ではないことという規定がある．多関節炎はさらに RF 陽性型と陰性型に分類され，RF 陽性型のほうが関節予後はわるい．そのほかに乾癬性関節炎，付着部炎関連関節炎，未分類関節炎を含め，JIA は 7 病型のいずれかに分類される．

C 治療

主な治療法

全身型 JIA では非ステロイド抗炎症薬，ステロイドが投与される．ステロイドの減量が困難な症例には生物学的製剤が試みられる．関節型 JIA では，非ステロイド抗炎症薬とメトトレキサートの併用療法が行われる．少量のステロイドの投与が加えられることもある．関節症状が改善しない場合，生物学的製剤（抗 TNF-α 製剤や抗 IL-6 受容体抗体製剤）が試みられる．

合併症とその治療法

全身型 JIA の最も重篤な合併症は，マクロファージ活性化症候群である．治療にはシクロスポリンやリポ化ステロイドが試みられるが，治療が奏効しない場合，多

臓器不全により死にいたる例もある．関節型ではぶどう膜炎の併発に留意する必要がある．

治療経過・予後
全身型 JIA の一部重症例は治療に対する反応が不良で，時に致死的であったが，近年の分子標的治療薬（抗 IL-6 受容体抗体製剤や抗 IL-1β 製剤）や免疫抑制薬の開発により予後が改善している．また関節型 JIA については，以前は関節機能障害が予後に関する最も大きな課題であったが，近年はメトトレキサートや少量ステロイドに対する反応不良例に対して，生物学的製剤（抗 TNF-α 製剤，抗 IL-6 受容体抗体製剤や CTLA4-Ig 製剤）が利用可能となっており，関節機能障害の残存症例は劇的に減少している．

退院支援・患者教育
感染症罹患により症状の再燃が懸念されるため，注意するように指導する．治療が長期にわたるため，内服薬の怠薬にも注意する．予防接種のうち，生ワクチンは免疫抑制薬や生物学的製剤使用中は禁忌である．不活化ワクチンの接種は可能であるが，疾患活動性の高い状態のときは接種を避ける．また，長期のステロイド投与により骨密度の低下がみられる例が多いため，負荷のかかる作業は避ける．定期的な眼科受診への誘導も重要である．

immunodeficiency

3 免疫不全

A 病 態

免疫不全とは
免疫とはあらゆる生物種が有する異物排除機能，すなわち生体防御機能のことであるが，ヒト（哺乳類）におけるそれは，ほかの生物種と異なり高度に進化を遂げており，下等生物にも存在する自然免疫（innate immunity）に加え，高等脊椎動物にのみみられる獲得免疫（acquired immunity）の 2 重構造で成り立っている．この免疫機能に異常をきたす疾患のことを免疫不全症とよぶが，それは主に遺伝的素因に起因する原発性（先天性）免疫不全症と，薬剤（ステロイドや免疫抑制薬など）や感染症（HIV ウイルス感染症など），疾病（白血病など），老化による機能低下などに起因する二次性（後天性）免疫不全症に分けられる．本項では，主に原発性免疫不全症（primary immunodeficiency：PID）について述べる．

疫 学
日本国内における PID 全体の発生頻度は，人口 10 万人あたり 2.3 人である．しかし，それぞれの疾患ごとに発生頻度には大きな差異がある．最も頻度の高い病型は X 連鎖無ガンマグロブリン血症であり，次いで慢性肉芽腫症，分類不能型免疫不全症（common variable immunodeficiency：CVID）の順に頻度が高い[2]．

発症機序
PID は数多くの疾患を内包する大症候群であり，その病因・病態はきわめて多彩である．いくつかの例外を除き責任遺伝子が明らかになりつつあり，免疫系のなんらかの遺伝子の欠損あるいは機能亢進型変異によって発症することが示されている．

症 状
基本的な症状は易感染性であるが，易感染性を示す病原体の種類が疾患によって異なる．たとえば慢性皮膚粘膜カンジダ症では，病名のとおりカンジダに対する易

表Ⅲ-9-5　原発性免疫不全症を疑う 10 の徴候

1. 乳児で呼吸器・消化器感染症を繰り返し, 体重増加不良や発育不良がみられる
2. 1 年に 2 回以上肺炎にかかる
3. 気管支拡張症を発症する
4. 2 回以上, 髄膜炎, 骨髄炎, 蜂窩織炎, 敗血症や, 皮下膿瘍, 臓器内膿瘍などの深部感染症にかかる
5. 抗菌薬を服用しても 2 ヵ月以上感染症が治癒しない
6. 重症副鼻腔炎を繰り返す
7. 1 年に 4 回以上, 中耳炎にかかる
8. 1 歳以降に, 持続性の鵞口瘡, 皮膚真菌症, 重度・広範な疣贅 (いぼ) がみられる
9. BCG による重症副反応 (骨髄炎など), 単純ヘルペスウイルスによる脳炎, 髄膜炎菌による髄膜炎, EB ウイルスによる重症血球貪食症候群に罹患したことがある
10. 家族が乳幼児期に感染症で死亡するなど, 原発性免疫不全症候群を疑う家族歴がある

感染性が問題となるが, ほかの病原体に対しては一般的には易感染性を示さない (一部例外を除く). また, 易感染性は示さないが免疫機能の調節障害により過剰炎症をきたす疾患群も内包されている.

B　診　断

どのような症状から疑われるか

厚生労働省の研究班から原発性免疫不全症を疑う 10 の徴候として示されている (表Ⅲ-9-5).

診断の進め方・確定診断の方法

易感染性から PID が疑われた場合, 血液検査にて末梢血算, 血液像, 血清免疫グロブリン (IgG, IgA, IgM, IgD, IgE や IgG サブクラス) などの検査が行われる. さらに専門施設では, リンパ球の詳細な分類, 好中球機能, NK 細胞活性などの検査が行われ, 最終的には遺伝子検査により診断が確定される. CVID の多くはいまだ責任遺伝子が解明されていないなどの理由から, 遺伝学的には原因が検出されないが, 免疫学的検査の異常により診断する例もある. 一方で疾患概念の拡大から, 易感染性は示さないが免疫機能の異常として家族性血球貪食性リンパ組織球症, 自己炎症性疾患や補体系の異常による非典型的溶血性尿毒症症候群などもこの分類に含まれている. これらも主として臨床症状や一般的な検査所見から疾患を疑うことではじめて診断にいたるものである.

近年, 新生児マススクリーニング検査の対象疾患が拡充されつつあり, 重症複合免疫不全症や B 細胞欠損症が新生児期に発見される例が増えつつある.

臨床分類

PID は, 現在は自己炎症性疾患などを含めた形で先天性免疫異常症と呼称されており, 国際免疫学会連合が定める疾患分類により 10 のカテゴリーに区分される (表Ⅲ-9-6)[3].

C　治　療

主な治療法

抗菌薬による感染予防対策が行われる. 抗体産生不全を伴う疾患に対してはガンマグロブリン補充療法が行われる. 重症複合免疫不全症などの一部の PID では, 造血幹細胞移植の適応となる場合がある.

合併症と治療法

繰り返す気道感染により, 気管支拡張症を発症することがある. また, 自己免疫

第Ⅲ章　小児疾患　各論

表Ⅲ-9-6　先天性免疫異常症の疾患カテゴリー

- 複合免疫不全症
- 症候性の特徴を有する複合免疫不全症
- 抗体産生不全症
- 免疫調節障害
- 食細胞の数あるいは機能の先天的欠陥
- 自然免疫異常
- 自己炎症性疾患
- 補体欠損症
- 骨髄不全
- 原発性免疫不全症を模倣する疾患

[日本免疫不全・自己炎症学会（編）：原発性免疫不全症候群診療の手引き 改訂第2版, p.4, 診断と治療社, 2023 より引用]

疾患の合併例や悪性腫瘍の発生がみられることがあり，それぞれに対する治療が必要となる．

治療経過・予後　疾患やそれぞれの重症度ごとに予後は異なる．重症複合免疫不全症など，重篤なT細胞機能不全を伴う疾患では，造血幹細胞移植を早期に行わなければ予後不良である．抗体産生不全が主体となる疾患群では，ガンマグロブリン補充療法などの適切な治療が行われていれば比較的予後はよい．一方で，易感染性が軽微，あるいはほとんどみられないような疾患，たとえばIgA欠損症のような疾患もPIDに含まれている．

退院支援・患者教育　手洗い，うがい，マスクなどの感染予防対策を指導する．また，生肉，生魚，生卵の摂取は通常避けたほうがよい．予防接種も疾患ごとに接種できるものとできないものがあるので，それぞれ主治医に確認する必要がある．紫外線や放射線曝露を避けたほうがよい疾患もある．

autoinflammatory disorders

4 ｜ 自己炎症性疾患

A 病　態

自己炎症性疾患とは　自己炎症疾患，自己炎症性症候群ともよばれる．自己炎症性疾患は，先天性免疫異常症の1カテゴリーとしても分類されている．膠原病・リウマチ性疾患類似の反復性発熱，関節炎，皮疹といった症状を呈するが，自己抗体や自己抗原特異的T細胞増殖反応が確認されないため，膠原病・リウマチ性疾患が「獲得免疫の異常」と解釈されていることに対して，自己炎症性疾患は「自然免疫の異常」ともよばれている．多くは単一の病因遺伝子が証明されている（表Ⅲ-9-7）．近年はⅠ型インターフェロンの過剰発現が病因となる疾患群の発見も相次いでいる．一方で，責任遺伝子が証明されていない自己炎症性疾患を広義の自己炎症性疾患とよぶこともある．

疫　学　いずれも希少疾患であるが，最も頻度の高い自己炎症性疾患は広義の自己炎症性疾患の1つである周期性発熱，アフタ性口内炎，咽頭炎，頸部リンパ節炎（periodic fever, aphthous stomatitis, pharyngitis, cervical adenitis：PFAPA）症候群であり，日本での有病率は不明であるが欧州の患者登録（レジストリ）では小児人口1万人あたり2～3人程度とされている．また，遺伝性自己炎症性疾患の中で最も頻度の高

9 免疫疾患 257

表III-9-7 よく知られた自己炎症性疾患の一覧

疾患名	責任遺伝子	遺伝形式	症状
狭義の自己炎症疾患			
1. 家族性地中海熱（FMF）	*MEFV*	AR	周期性発熱，腹膜炎，胸膜炎，丹毒様皮疹，関節痛，アミロイドーシス
2. クリオピリン関連周期熱症候群（CAPS）			
a. 家族性寒冷自己炎症性症候群（FCAS）	*NLRP3*	AD	寒冷誘発蕁麻疹様皮疹，発熱，関節痛
b. マックル−ウェルズ症候群（MWS）	*NLRP3*	AD	周期性発熱，関節炎，蕁麻疹様皮疹，結膜炎，難聴，無菌性髄膜炎，アミロイドーシス
c. 慢性乳児神経皮膚関節症候群（CINCA症候群）/ 新生児期発症多臓器系炎症性疾患（NOMID）	*NLRP3*	AD	上記MWSの特徴に加え，長管骨骨幹端過形成，発達遅滞，てんかんなど
3. ブラウ症候群 / 若年発症サルコイドーシス（EOS）	*NOD2*	AD	ぶどう膜炎，関節炎，（半数の症例で）発熱，サルコイドーシス
4. TNF受容体関連周期性症候群（TRAPS）	*TNFRSF1A*	AD	周期性発熱，腹痛，筋痛，関節炎，眼瞼周囲浮腫，結膜炎，紅斑，アミロイドーシス
5. メバロン酸キナーゼ欠損症（MVK）/ 高IgD症候群（HIDS）	*MVK*	AR	周期性発熱，腹痛，嘔吐，紅斑，関節炎，有痛性リンパ節腫脹
6. PAPA症候群	*PSTPIP1*	AD	発熱，壊疽性膿皮症，無菌性アクネ，関節炎
7. A20ハプロ不全症	*TNFAIP3*	AD	発熱，反復性口内炎，陰部潰瘍，紅斑，消化器症状，肝機能異常，自己免疫疾患合併，ぶどう膜炎など
広義の自己炎症疾患			
1. 周期性発熱，アフタ性口内炎，咽頭炎，頸部リンパ節炎（PFAPA）症候群	不明	—	周期性発熱，滲出性扁桃炎，口内炎，頸部リンパ節炎
2. 全身型若年性特発性関節炎 / 成人Still病	不明	—	発熱，関節炎，肝脾腫，紅斑，リンパ節腫脹，漿膜炎
3. ベーチェット病	不明	—	発熱，ぶどう膜炎，関節炎，反復性口内炎，陰部潰瘍，結節性紅斑
4. シュニッツラー症候群	不明	—	発熱，慢性非瘙痒性蕁麻疹様皮疹，単クローン性高IgM血症

AD：常染色体顕性（優性）遺伝，AR：常染色体潜性（劣性）遺伝.

い疾患が家族性地中海熱（familial Mediterranean fever：FMF）であり，その名のとおり地中海沿岸の民族で多くみられる疾患であるが，国内でも300症例以上が報告されている．クリオピリン関連周期熱症候群（cryopyrin-associated periodic syndrome：CAPS）は，100万人に1人程度の有病率とされており，国内でも100人以上の診断例が報告されている．そのほかの疾患では国内報告例がないものから数10人のものまでさまざまである．

| 発症機序 | 自然免疫系の遺伝子異常などにより，IL-1 や TNF-α といった炎症性サイトカインの恒常的過剰産生が起きることが病因である． |

| 症 状 | 上述のとおり，膠原病・リウマチ性疾患類似の反復性発熱，関節炎，皮疹といった症状が全般的にみられるが，それ以外に FMF では繰り返す腹痛発作，CAPS の重症例では難聴や慢性無菌性髄膜炎などがみられ，それぞれの疾患に特徴的な症状を示す． |

B 診断

| どのような症状から疑われるか | 原因不明の繰り返す発熱（周期熱），関節炎，腹痛，皮疹などの症状で疑われることが多い．自己炎症性疾患ではなく，なんらかの膠原病・リウマチ性疾患と診断されている症例も散見されるが，典型例とは異なる症状がみられたり，治療反応性がわるいことなどから追加で精査された後に自己炎症性疾患と診断されることがある． |

| 診断の進め方・確定診断の方法 | PFAPA 症候群は診断基準（表Ⅲ-9-8）に基づき診断するが，悪性疾患やベーチェット（Behçet）病，慢性 EB ウイルス感染症，ほかの自己炎症性疾患などとの鑑別に注意が必要である．遺伝性自己炎症性疾患は，それぞれの責任遺伝子検査により診断する． |

| 臨床分類 | 比較的頻度の高い自己炎症性疾患について，臨床的特徴を表Ⅲ-9-7 にまとめた． |

C 治療

| 主な治療法 | 疾患ごとに有効な治療法が異なる．PFAPA 症候群の発熱発作は，基本的には 1 週間弱で自然解熱するため支持療法のみで対応可能ではあるが，経口プレドニゾロン頓用療法が有効であることが知られている．また扁桃摘出術が行われることもある．FMF は通常コルヒチンが著効するが，コルヒチン不耐症例には抗 IL-1 療法が行われる．CAPS には抗 IL-1 療法が有効である[4]．治療方法が未確立の疾患に対しては，ステロイドや既存の免疫抑制薬を組み合わせて試行錯誤の治療をしている例もある． |

| 合併症と治療法 | 多くの遺伝性自己炎症性疾患で，適切な治療が行われなかった場合，二次性に **AA アミロイドーシス**の発症がみられる．基本的には原疾患の適切な治療により合併症は予防できる． |

| 治療経過・予後 | PFAPA 症候群の平均罹病期間は 8 年程度と報告されており，多くの症例は自然寛解する．扁桃摘出により寛解する症例も多い．また，多くの遺伝性自己炎症性症 |

表Ⅲ-9-8　PFAPA 症候群の診断基準

1. 幼少期に発症し規則的に反復する発熱である（5 歳未満で発症）
2. 上気道感染症を除外できる体質的な症状であり，以下の症状のうち少なくとも 1 つを伴う
   a. アフタ性口内炎
   b. 頸部リンパ節炎
   c. 咽頭炎
3. 周期性好中球減少症が除外される
4. エピソードの間欠期は完全に症状が消失する
5. 成長・発達は正常である

候群に対して治療法が確立されており，適切な治療を受けた症例の予後は良好であるが，中にはブラウ（Blau）症候群やPAPA症候群などのように治療法が未確立な疾患も存在する[5]．

退院支援・患者教育

PFAPA症候群では，日常生活にとくに制限はない．多くの自己炎症性疾患で生物学的製剤の適応となるが，生ワクチンは免疫抑制薬や生物学的製剤使用中は禁忌である．不活化ワクチンの接種は可能であるが，疾患活動性の高い状態のときは接種を避ける．ワクチン接種により発作が誘発される場合もある．また，長期のステロイド投与により骨密度の低下がみられる例があるため，その場合負荷のかかる作業は避ける必要がある．定期的な眼科受診への誘導も重要である．

> **コラム**
>
> ## AA アミロイドーシスとは
>
> アミロイドーシスの原因として，トランスサイレチン，アポリポタンパク，リソソーム，免疫グロブリンなどのさまざまな前駆体タンパクが知られている．これらのタンパクの立体構造がある条件下でほどけ，変性，凝集した際に不溶性の繊維状構造を形成したものをアミロイドとよぶ．アミロイドの蓄積は，電子顕微鏡やコンゴレッド染色したものを偏光顕微鏡で観察することで可視化できる．
>
> アミロイドーシスの種類については，限局性アミロイドーシスとして神経系に限局して発病するアルツハイマー（Alzheimer）病やプリオン病がよく知られている．全身性のアミロイドーシスとしては，最も頻度の高いALアミロイドーシス，トランスサイレチンの遺伝子変異により発症する家族性アミロイドニューロパチー，そしてAAアミロイドーシスなどがある．アミロイドーシスの症状として，体重減少，疲労，息切れ，起立時のめまい（低血圧），足首・脚の腫脹，手足のしびれや刺痛（末梢神経障害），泡状の尿（タンパク尿），便秘と下痢（自律神経障害），食後すぐの満腹感，眼窩周囲の紫斑，舌肥大，心電図異常（心筋症，不整脈，心不全）が挙げられる．
>
> AAアミロイドーシスの治療の基本は，原疾患の治療により，前駆体タンパクである血清アミロイドA（SAA）の過剰産生をコントロールすることである．エプロジセートニナトリウム（Kiacta）は，SAAの折りたたみ異常によるアミロイド形成を促進する分子（グリコサミノグリカン）とSAAとの相互作用を防ぐとされているが，国内未承認薬である．腎アミロイドーシスにより腎不全に進行した場合，透析および腎移植が必要となる．ただし，原疾患の治療が行われていなければアミロイドは再び沈着してしまう．

●引用文献

1) 厚生労働科学研究費補助金　難治性疾患等政策研究事業　若年性特発性関節炎を主とした小児リウマチ性疾患の診断基準・重症度分類の標準化とエビデンスに基づいたガイドラインの策定に関する研究班　小児SLE分担班（編）：小児全身性エリテマトーデス（SLE）診療の手引き　2018年版，羊土社，2018

2) Ishimura M, Takada H, Doi T, et al：Nationwide survey of patients with primary immunodeficuency diseases in Japan. Journal of Clinical Immunology **31**（6）：968-976, 2011

3) 日本免疫不全・自己炎症学会（編）：原発性免疫不全症候群診療の手引き　改訂第2版，診断と治療社，2023

4) 日本小児リウマチ学会（編）：自己炎症性疾患診療ガイドライン2017，診断と治療社，2017

10 感染症

1 ウイルス感染症

measles

1-1 麻疹（はしか）

A 病態

麻疹ウイルスによる感染症である．感染経路は飛沫感染，空気感染である．

8～12日の潜伏期の後，発熱，咳嗽，鼻汁，結膜充血などが3日ほど持続し（カタル期），口腔内に白斑が出現し**コプリック［Koplik］斑，図Ⅲ-10-1**）[1]，同時に一時的に解熱傾向となるが，再度発熱して発疹（ほっしん）が出現する（発疹期）．発疹は顔周辺から出現し，下行性に広がり癒合（ゆごう）傾向を示す（**図Ⅲ-10-2**）[1]．3～5日ほどで解熱し，発疹は色素沈着を残す（回復期）（**図Ⅲ-10-3**）[2,3]．

中耳炎，肺炎，クループ症候群，下痢症がよくみられる．まれではあるが急性脳炎や亜急性硬化性全脳炎という中枢神経系の合併症を呈することがある．免疫不全状態で麻疹に罹患すると重篤になり，死亡することもある．

B 診断・治療

麻疹の診断は麻疹を疑うかどうかにかかっている．発疹が出現する前に麻疹を診

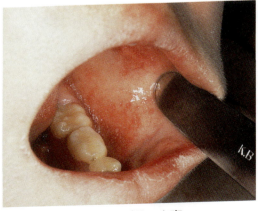

図Ⅲ-10-1　麻疹のコプリック斑
［富樫武弘：発疹性ウイルス感染症．NEW 小児科学，改訂第2版（清野佳紀ほか編），南江堂，2003 より許諾を得て転載］

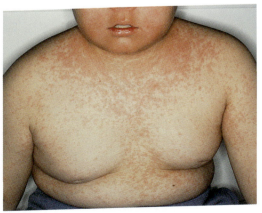

図Ⅲ-10-2　麻疹の紅斑性発疹
［富樫武弘：発疹性ウイルス感染症．NEW 小児科学，改訂第2版（清野佳紀ほか編），南江堂，2003 より許諾を得て転載］

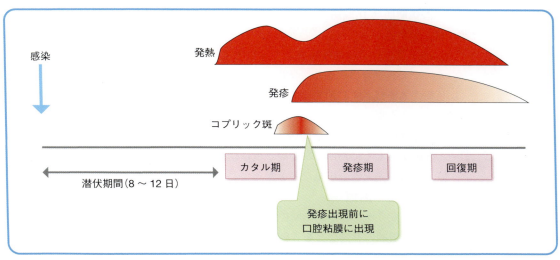

図Ⅲ-10-3 麻疹の経過

断することは難しい．また麻疹を診たことがある医療者が少なくなっており，麻疹と診断されないケースもある．発熱，発疹を認めた場合，予防接種歴，海外渡航歴，麻疹患者との接触歴などを詳細に確認することが重要である．

確定診断の方法　血液検査で麻疹ウイルス特異的IgM抗体の上昇，血液や咽頭ぬぐい液を用いたポリメラーゼ連鎖反応（polymerase chain reaction：PCR）法によって確定診断する．麻疹と診断した場合は，管轄の保健所への報告が必要である．

主な治療法　治療は対症療法が基本であり，合併症についてはそれぞれ治療を行う．

C 予防・感染対策

予防法　予防接種が最大の予防方法である．麻疹風疹混合ワクチン（MRワクチン）を1歳代および年長時（小学校就学前1年間）の2回定期接種することとされている．

ワクチン未接種者が麻疹患者と接触した場合，接触後72時間以内にワクチン接種する，あるいは接触後6日以内にガンマグロブリンを投与することで発症予防あるいは軽症化が期待できる．入院患者が麻疹を発症した際は早急に隔離すると同時に，接触者への対策が必要となる．学校保健安全法により「解熱した後3日を経過するまで」は出席停止とされている．

rubella

1-2 風疹

A 病態

風疹とは　風疹ウイルスによって発症するウイルス感染症である．一般に「三日はしか」とよばれることがある．感染経路は飛沫感染である．生ワクチンが導入されてから日本では少なくなっているが，年長児やワクチン接種歴のない成人が感染するケースがある．

症 状

潜伏期間は16〜18日で，年長児や成人では発疹が出現する前に微熱や上気道症状，倦怠感がみられることがある[3]．また，発疹出現の約1週間前から耳介後部から後頭部のリンパ節腫脹をきたすこともある．発疹は顔面からはじまることが多く，その後全身に広がる．発疹の色は淡く，癒合傾向は少ない．発疹は3日ほどで色素沈着を残さずに消失する．発疹が唯一の症状の場合も多く，不顕性感染も多い．成人や思春期の女児では関節炎を伴うことが多い．

合併症

特発性血小板減少性紫斑病，脳炎，肝炎などがある．

先天性風疹症候群

妊娠中（とくに初期）に妊婦が風疹に罹患すると，胎児に感染し，白内障や緑内障，難聴，先天性心疾患などをきたすことがある．

B 診断・治療

どのような症状から疑われるか

風疹を疑うかどうかが診断の鍵となる．発疹をみた場合，ワクチン接種歴，風疹患者との接触の有無などを詳細に確認することが重要となる．

診断の進め方・確定診断の方法

血液検査で風疹ウイルス特異的IgM抗体の上昇，あるいはペア血清で4倍以上の抗体価の上昇によって診断する．

主な治療法

有効な抗ウイルス薬はなく対症療法が基本である．

コラム　先天性風疹症候群（congenital rubella syndrome：CRS）

風疹ウイルスが妊婦に感染すると，母体中のウイルスが胎盤を通して胎児に感染し，胎児の臓器細胞に障害を起こすCRSの原因となる．感染時期により発症頻度が異なり，在胎12週以内では85％以上，在胎13〜16週では50％，妊娠中期では約25％に発症するといわれている[1]．胎児死亡や難聴，眼科疾患，心疾患，精神運動発達遅滞，成長障害の原因となる．不顕性感染者からの感染もあるため，妊娠可能年齢の女性に対する妊娠前の抗体価の確認と予防接種の徹底でしか予防ができない．

1) 2015 Report of the Committee on Infectious Diseases, David WK, Micheal TB, Mary AJ, et al (eds)，p.689, American Academy of Pediatrics, 2018

C 予防・感染対策

予防法

予防接種が最大の予防方法である．1歳代および年長時の2回，麻疹風疹混合ワクチン（MRワクチン）を定期接種する．ワクチン接種歴のない成人にも接種が推奨されるが，女性はワクチン接種後2ヵ月の避妊が必要である．学校保健安全法により，発疹がすべて消失するまでは出席停止とされている．

mumps

1-3 流行性耳下腺炎

A 病 態

流行性耳下腺炎とは

ムンプスウイルスによって発症するウイルス感染症（いわゆる「おたふく風邪」）である．感染経路は飛沫感染，接触感染である．

症 状

潜伏期間は14〜25日で，耳下腺を中心とした唾液腺の腫脹と痛み，発熱を認める．片方の耳下腺が腫脹して1〜2日以内に反対側の耳下腺が腫脹するが，時に7日

10 | 感染症　263

以上あけて反対側の耳下腺が腫脹することもある[2]. 耳下腺の腫脹は7〜10日で軽快する. 症状をきたさない不顕性感染も多い.

主な合併症

無菌性髄膜炎, 難聴など. 年長児や成人が罹患した場合, 精巣炎や卵巣炎をきたすこともある.

B 診断・治療

診断の進め方・確定診断の方法

症状, 臨床経過, ムンプスワクチン接種歴の有無, 流行状況などから疑う. 確定診断はムンプスウイルス特異的IgM抗体の上昇などで診断する.

主な治療法

治療は対症療法のみである.

C 予防・感染対策

予防法

予防接種が最大の予防方法である. 現時点では任意接種であるが, 1歳および年長児の2回接種が推奨されている. また学校保健安全法により「耳下腺, 顎下腺（がくかせん）または舌下腺（ぜっかせん）の腫脹が発現した後5日を経過し, かつ全身状態が良好になるまで」は出席停止とされている.

exanthema subitum

1-4 突発性発疹

A 病 態

突発性発疹とは

主にヒトヘルペスウイルス6型（human herpesvirus 6：HHV-6）による感染症である. **生後6ヵ月ごろ〜1歳を中心に発症**することが多い. 既感染者の唾液にウイルス排泄が高率に認められており, 母親などの既感染成人からの水平感染が考えられている[2].

症 状

典型的な症状として突然の高熱が3日ほど続き, 解熱した後, 全身に発疹が出現する. 病初期に両側の口蓋垂（こうがいすい）の根元に永山斑とよばれる淡い紅色の隆起を認めることがある. 高い熱の割に機嫌はわるくないことも多く, 便がゆるくなることもある.

ヒトヘルペスウイルス7型（HHV-7）でも同様の症状をきたすことが多いが, 好発年齢はHHV-6より遅いことが多い. また, 症状をきたさない不顕性感染もある. HHV-6, HHV-7ともに初感染後, 潜伏感染し, 免疫抑制状態で再活性化することがある. 移植患者で問題になることがある.

合併症

主な合併症は熱性けいれんなどであるが, まれに劇症肝炎, 脳炎・脳症をきたすことがある.

B 診 断

診断の進め方・確定診断の方法

症状と経過で診断する. ウイルス分離やPCR, 抗体価の上昇で確定診断する.

C 治 療

主な治療法

対症療法のみであるが, 熱性けいれん（p.203参照）などを合併した場合はその対応が必要となる.

生まれてはじめての発熱となる場合が多く, 家族の不安も強い. 解熱するまで診断が確定しないため, 発熱の際の対処方法などの指導が重要となる. また熱性けいれんを伴った場合はまれに脳炎・脳症をきたすこともあるため, 解熱後も意識レベ

ルに注意することが重要となる.

erythema
infectiosum

1-5 伝染性紅斑

A 病態

伝染性紅斑とは
症状

パルボウイルス B19 の感染による．感染経路は飛沫または接触感染である．
　ウイルスに感染して 7〜10 日後にウイルス血症を起こし，14〜18 日ほど経過して
発疹が出現する．発疹が出現する時期には感染性は低くなっている．発疹は頬部の
紅斑と四肢を中心としたレース状の発疹が特徴的である．頬部の紅斑から「リンゴ
病」とよばれる．年長児や成人では発疹出現時期に関節痛を訴えることがある．発
疹は 7〜10 日ほどで消失するが，一度消失した後，日光にあたるなどといった刺激
で再度発疹が出現することがある．このウイルスは赤血球前駆細胞を標的とするた
め，先天性溶血性貧血の患者に感染すると無形成発作とよばれる重症の貧血をきた
す．また妊婦が感染して胎内感染が起こると，胎児に貧血をきたし，重度の場合胎
児水腫となることがある．

B 診断・治療

確定診断の方法・
主な治療法

急性期の抗 IgM 抗体の上昇，あるいは PCR で確定診断する．とくに治療法は
ない．

C 予防・感染対策

予防法

予防は難しい．妊娠中の医療従事者は患者と接触することは避ける．

水痘：varicella,
帯状疱疹：herpes
zoster

1-6 水痘（みずぼうそう），帯状疱疹

A 病態

水痘，帯状疱疹
とは

水痘，帯状疱疹とは水痘・帯状疱疹ウイルス（varicella-zoster virus：VZV）に
よって発症するウイルス感染症である．感染経路は主に空気感染，水疱を介した接
触感染である．水痘は，発疹が出現する 2 日前から発疹がすべて痂疲化するまで感
染力がある．

症状

　潜伏期間は約 14 日で，ウイルスに初感染すると瘙痒感を伴う全身性の水疱をきた
す．発疹は，最初は赤い丘疹であるが，半日ほどで水疱を形成し，1 週間ほどで痂
疲化する．発疹の分布は体幹と顔面に多く，四肢には少ない．頭皮や口腔内にも認
めることがある．新しい発疹（丘疹）〜古い発疹（痂疲化）までの各段階が混在し
た発疹となることが特徴的である（**図Ⅲ-10-4**）[1]．発疹出現と同じころに発熱を認
めることがある．ウイルスはいったん感染すると脊髄後根神経節に潜伏感染し，な
んらかの理由で免疫が低下すると再活性化する．これが帯状疱疹である．発疹が出
現する数日前から皮膚の疼痛を認め，その後，通常片側性に皮膚の神経支配領域に
沿って集簇した小水疱が出現し（**図Ⅲ-10-5**）[1]，2 週間ほどで痂皮化する．皮膚症
状を伴わず，神経痛のみを訴える場合もある．高齢者を中心に治癒した後も頑固な

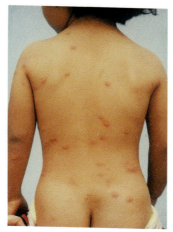

図Ⅲ-10-4　水痘
［富樫武弘：発疹性ウイルス感染症．NEW 小児科学，改訂第2版（清野佳紀ほか編），南江堂，2003 より許諾を得て転載］

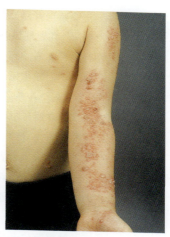

図Ⅲ-10-5　帯状疱疹
［富樫武弘：発疹性ウイルス感染症．NEW 小児科学，改訂第2版（清野佳紀ほか編），南江堂，2003 より許諾を得て転載］

痛みが持続することがある．水痘，帯状疱疹とも免疫不全状態では重篤化することがあるので注意が必要である．

合併症
合併症は細菌による皮膚の二次感染が多い．水痘の場合，頻度は低いが，急性小脳失調，髄膜脳炎などの中枢神経合併症をきたすこともある．

B 診断・治療

診断の進め方・確定診断の方法
発疹の分布や形態，周囲の流行状況，ワクチン接種歴の有無から疑う．確定診断は水疱内容物のウイルス培養や PCR，血液検査で特異的 IgM 抗体の上昇などによって行う．

主な治療法
抗ウイルス薬のアシクロビルやバラシクロビルにより治療する．

C 予防・感染対策

予防法
生ワクチン接種が最大の予防方法である．定期接種化され，1歳以降で最低3ヵ月以上あけて2回接種する方法が推奨されている．予防接種をしていても発症することがあるが，軽症で経過する．水痘患者と接触した場合，接触後72時間以内に水痘ワクチンを接種する，あるいは接触後8日目からアシクロビルを内服するという方法で発症の回避や軽症化が望める[2]．

1-7　単純ヘルペスウイルス感染症
herpes simplex virus infection

A 病態

単純ヘルペスウイルス感染症とは
単純ヘルペスウイルスはヘルペスウイルス科の DNA ウイルスで，1型と2型がある．1型は主に顔面に，2型は主に性器に水疱性病変を起こす．一度感染すると1型は三叉神経節，2型は腰仙髄神経節に潜伏する．日本では2型の割合は比較的低く，性器ヘルペスも1型によるものが多い．

発症機序

主な感染経路は接触感染である．感染経路は新生児では主に分娩時の産道を介した感染，乳児期以降はキスや口移しによる病変部への接触，唾液を介しての感染や，性行為による陰部への感染である．

症　状

新生児と新生児以降の感染では症状の出現の仕方が異なる．

1）新生児ヘルペス

主に出産時に母親の産道で感染する．新生児期の感染は，ウイルスが全身の臓器に感染する全身型，中枢神経系に感染して脳炎を起こす中枢神経型，皮膚，眼，口腔などに感染する表在型に分類される．新生児ヘルペスに非特異的な症状で発症することも多く，母親の性器ヘルペスも無症状のことが多い．そのため臨床経過や症状のみでの診断は難しい．

2）ヘルペス脳炎

三叉神経節に潜伏しているウイルスが再活性化して側頭葉や大脳辺縁系に侵入する．小児の場合は初感染に伴うことが多い．発熱，けいれん，意識障害をきたす．成人に比べて急速に意識障害が進行する．

3）歯肉口内炎

小児が1型の初感染を受けたときに発症する．口唇や歯肉に水疱が散在し，歯肉は腫脹して出血する．

4）カポジ（Kaposi）水痘様発疹

アトピー性皮膚炎などの部位にヘルペスウイルスが感染し，水疱を掻き壊すことで広がっていく．

B　診断・治療

診断の進め方・
確定診断の方法

皮疹の状況から診断する．周囲に感染者がいるかどうかなども参考にする．新生児ヘルペスやヘルペス脳炎では，PCRによるウイルスDNAの検出が診断に有用である．

主な治療法

新生児ヘルペスやヘルペス脳炎は重篤であるため，アシクロビルを経静脈投与する．そのほかのヘルペス感染ではアシクロビルあるいはバラシクロビルで治療する．新生児ヘルペスでは播種性血管内凝固症候群（disseminated intravascular coagulation：DIC）や急性肝不全などの治療が，ヘルペス脳炎では脳浮腫やけいれんの治療が必要となる．

infectious
mononucleosis

1-8　伝染性単核症

A　病　態

伝染性単核症とは

おもにEBウイルスの初感染によって起こる．接触感染する．

症　状

発熱，扁桃炎（扁桃に白苔が付着する），頸部リンパ節腫脹，肝脾腫を呈する．一過性の眼瞼浮腫を認めることもあり，比較的特徴的である．発疹を認めることもあり，ペニシリン系抗菌薬を投与された場合に多く認められる傾向がある．解熱すれば扁桃の所見は改善するが，肝脾腫と頸部リンパ節腫脹は月単位で持続し，易疲労

性が持続することもある[2].

合併症　　まれに重症化して劇症肝炎や血球貪食性リンパ組織球症を合併する.

B　診断・治療

診断の進め方・確定診断の方法　　診断は血清診断あるいは血液や組織からの DNA の検出で行う. サイトメガロウイルス（CMV）感染でも同様の症状をきたすことがあるので，EB ウイルス感染が否定された場合，サイトメガロウイルスの抗体を調べる.

主な治療法　　治療は対症療法であるが，重症化した場合はそれぞれの治療を行う.

enterovirus
infection

1-9　エンテロウイルス感染症（手足口病，ヘルパンギーナ）

A　病　態

エンテロウイルス感染症とは　　エンテロウイルス属のさまざまな RNA ウイルス（主にコクサッキーウイルス，エンテロウイルス）によって発症するウイルス感染症である.

感染経路は主に飛沫感染，接触感染，糞口感染（経口感染）である. 主に夏に流行する.

症　状　　潜伏期間は3～6日である. 症状のほとんどない不顕性感染もある. 発熱，咽頭の水疱や潰瘍を認める（ヘルパンギーナ），咽頭所見に加えて手足などに小水疱を伴うと手足口病と診断される. また，急性出血性結膜炎を発症することもある. 原因となるウイルスの血清型は多数あるので，同じような症状を繰り返すこともある.

合併症　　まれに脳炎や脳症，髄膜炎，心筋炎などを合併することがある.

B　診断・治療

診断の進め方・確定診断の方法　　症状で判断する. 脳炎や脳症，心筋炎など重篤な合併症をきたした場合は咽頭ぬぐい液や便，水疱内容物，髄液の PCR で原因ウイルスを特定する.

主な治療法　　治療は対症療法である. 時に咽頭痛などにより経口摂取不良となり，脱水症や低血糖となることがあるため注意が必要である. 合併症に対してはそれぞれ治療を行う.

C　予防・感染対策

予防法　　手足や口腔内に水疱や潰瘍を発症した数日間は感染しやすい時期とされている. また，ウイルスは症状軽快後も呼吸器から2週間程度，便中から1ヵ月程度排泄されるとされ[2]，感染源となりうる. ウイルス排泄期間が長いため，急性期のみ出席停止にしても感染拡大を防ぐことは困難である.

adenovirus
infection

1-10　アデノウイルス感染症（咽頭結膜熱）

A　病　態

アデノウイルス感染症とは　　アデノウイルスは多くの臓器に感染するため，症状は多彩である. 咽頭結膜熱とはアデノウイルス感染症の一病型である. 春～夏にかけてだけでなく，通年性に流行する. 飛沫あるいは接触にて伝播する.

症状

潜伏期間にはばらつきがあり，2〜14日とされている[4]．

発熱，咽頭痛，結膜充血，眼脂，流涙の増加，羞明感を認める．感冒症状（咳嗽や鼻汁），消化器症状（嘔吐や下痢）を伴うこともある．頻度は低いが，アデノウイルスによる重症肺炎や髄膜炎，脳炎の報告がある．

B 診断・治療

診断の進め方・確定診断の方法

身体所見，周囲の流行状況から疑う．咽頭や眼脂などからのウイルス分離で確定診断されるが，アデノウイルスの迅速抗原キットが普及しており，多用されている．

主な治療法

特別な治療法はなく，点眼などの対症療法である．

C 予防・感染対策

予防法

学校保健安全法により「主要症状が消退した後2日を経過するまで」は出席停止とされている．アデノウイルスは感染力が強く，症状が消えた後も長期間便中にウイルスは排泄されているので手洗いは重要である．アルコール消毒の効果は弱く，次亜塩素酸ソーダが有効である．

1-11 ウイルス性肝炎

viral hepatitis

ウイルス性肝炎とは

肝炎を引き起こすウイルスは多数ある．その中で代表的な A，B，C 型肝炎ウイルスについて示す．

A型肝炎ウイルス

A 病態

A型肝炎ウイルスに汚染された水や食品（生・加熱不足のカキやシジミなど）を介して感染する．

症状

潜伏期間は2〜6週間で，典型的な症状は発熱，腹痛，褐色尿，黄疸と肝機能障害などである．

B 診断・治療

診断の進め方・主な治療法

感染早期にIgM型HA抗体が出現する．治療は対症療法が中心となる．時に劇症肝炎に発展する．

C 予防・感染対策

予防法

生・加熱不足のカキやシジミの摂取には注意する．A型肝炎の流行がみられる国では生水や生ものの摂取を避ける．肝障害が鎮静化した後も便中にウイルスの排泄が持続する可能性があるため，排泄物の取り扱い，手洗いの徹底が重要である．日本の小児のほとんどがA型肝炎ウイルスの抗体をもっていない．A型肝炎流行地への渡航などの前にワクチンを接種するとよい．

B型肝炎ウイルス

A 病態

B型肝炎ウイルスに感染した血液や体液を介して感染する．主な感染経路は母子

感染，家族内や集団内感染，輸血による感染，性行為による感染，針刺しなどの医療機関内感染などである．

症状

潜伏期間は60日ほどだが不顕性感染もある（図Ⅲ-10-6）．成人でB型肝炎ウイルスに初感染しても，ほとんどが急性肝炎の経過をとり持続感染することは少ない．一方，周産期，乳幼児期に感染すると90％以上が持続感染する．持続感染の経過中にHBe抗原陽性→陰性/HBe抗体陽性（seroconversion）となり肝炎が沈静化することが多いが，一部は慢性肝炎から肝硬変や肝がんに進行することがある．

B 診断・治療

診断の進め方・確定診断の方法

HBs抗原およびIgM型HBc抗体の存在で診断する．また，HBe抗原/抗体，HBV DNAなどでウイルスの活動性を推測できる．

主な治療法

急性肝炎はほとんどが自然治癒するので対症療法を行う．慢性肝炎に対しては肝機能などの経過をみながら，必要に応じてインターフェロンや経口抗ウイルス薬による治療を行う．

C 予防・感染対策

予防法

血液を介して感染するので，血液や体液に触れないようにすることが重要である．また，ワクチン接種により感染を防げる．母子感染予防目的で，B型肝炎キャリアの妊婦からの出生児に対して出生後に高力価HBs抗体免疫グロブリンおよび3回のワクチン接種を行う．また，2016年10月から1歳未満の小児を対象に生後2ヵ月からのワクチン接種が定期接種化された．定期接種の対象からはずれた小児や医療従事者は，積極的にワクチン接種をすることが勧められる．

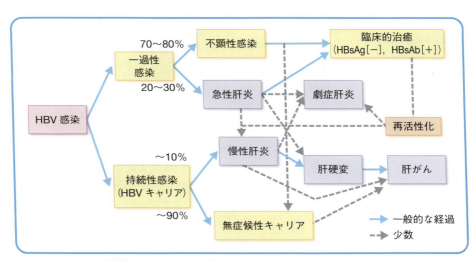

図Ⅲ-10-6　B型肝炎ウイルス感染後の経過

[厚生科学審議会感染症分科会予防接種部会ワクチン評価に関する小委員会：B型肝炎ワクチン作業チーム報告書〔https://www.mhlw.go.jp/stf/shingi/2r98520000014wdd-att/2r98520000016rr1.pdf〕（最終確認：2024年10月15日）を参考に作成]

C型肝炎ウイルス

A 病態

血液を介して感染する．かつては輸血による感染が多かったが，献血者に対する抗体スクリーニングが開始されたこともあり，現在は主な感染は母子感染となってきている．

症状

ほとんどは無症候性で，自然治癒することが多いが，血液疾患などの基礎疾患がある場合は自然治癒はまれである．

B 診断・治療

診断の進め方・主な治療法

HCV抗体陽性であれば感染と診断する．HCV RNAを検査し，陽性であればキャリアと診断する．3歳以上の小児に対しては，直接作用型抗ウイルス薬での治療を考慮する．

1-12 ウイルス性胃腸炎

p.338を参照（感染性胃腸炎）．

1-13 RSウイルス感染症

p.285を参照（急性細気管支炎）．

influenza

1-14 インフルエンザ

A 病態

インフルエンザとは

インフルエンザウイルスによる感染症である．インフルエンザウイルスはA，B，Cの3型に分類されるが，ヒトで流行するのはA，B型である．感染経路は飛沫および接触感染である．

症状

発熱，頭痛，全身倦怠感，筋肉痛などを急激に発症することが多い．咳嗽などの呼吸器症状や消化器症状を伴うこともある．

合併症

合併症には中耳炎，肺炎がある．肺炎にはウイルスそのものによる肺炎と，二次性の細菌感染による肺炎がある．高熱を伴うことが多いため，熱性けいれんを起こすこともある．まれではあるが急性脳症を合併することがあるため，意識レベルなどには注意が必要である．

B 診断

診断の進め方・確定診断の方法

症状や周囲の流行状況，検査所見によって診断する．近年はウイルス抗原の迅速検査キットが普及して，短時間で診断できることが多い．ただし発熱からあまり時間が経っていない場合，偽陰性となることもあるので注意が必要である．病原診断はウイルス分離，RT-PCR，血清抗体価などで行うが通常の診療で行うことは少ない．

10 感染症 271

C 治療

主な治療法

抗インフルエンザ薬を使用する．内服薬，吸入薬，静注薬があり，年齢や状態に応じて選択する．発症から48時間以内に使用開始すると，発熱期間を1日程度短縮できる．年長児でオセルタミビル服用後に異常行動をきたしたという報告があるが，関連性については不明である．発熱に対しては解熱薬を使用するが，アセトアミノフェンあるいはイブプロフェンのいずれかを使用する．合併症の中耳炎や肺炎に対しては，必要に応じて抗菌薬を併用する．急性脳症に対してはガイドラインに準じて治療する．

D 予防・感染対策

予防法

不活化ワクチンを接種することで発病予防効果や高齢者の死亡阻止効果があるとされるが，乳幼児の発病予防効果はほかの年齢より低い[2]．毎年シーズン前にワクチン株が選定される．病院や施設においての感染対策は，手指衛生，咳エチケット，職員のワクチン接種などが基本である．職員や入院患者がインフルエンザを発症した場合，接触した患児に対して抗インフルエンザ薬の予防投与を検討する．いずれにせよ，手洗い，咳エチケット，人混みへの外出を避けるといった基本的なことが最も重要である．

学校保健安全法で「発症した後5日を経過し，かつ解熱した後2日（幼児は3日）を経過するまで」は出席停止とすることが定められている．

COVID-19

1-15 新型コロナウイルス感染症

A 病態

新型コロナウイルス感染症とは

新型コロナウイルス感染症（COVID-19）は，重症急性呼吸器症候群コロナウイルス-2（SARS-CoV-2）による感染症である．COVID-19は，2019年12月に中国武漢市で相次いで報告された重症肺炎の原因微生物として特定され，瞬く間に世界中へと流行が拡大した．世界保健機構の集計では，全世界で7億7千万人以上が感染し，700万人以上の死者をもたらしたとされる[5]．

COVID-19の特徴として，無症状感染者が多いこと，ウイルス変異株が生じやすいこと，飛沫感染だけでなくエアロゾル感染＊を生じることなどが挙げられる．主な感染経路は飛沫感染およびエアロゾル感染であり，接触でも感染しうる．感染性がある期間は，発症48時間前から発症後7〜10日目までとされる．潜伏期間は，オミクロン株では約3日（1〜10日）とされる．感染性や潜伏期間は，今後の変異株の登場によっても変わってくる可能性が高い．

日本では流行当初は小児の感染者が少なく，成人と比して小児への影響は軽度であろうと考えられていた．しかし2022年1月以降，オミクロン株が主流となると，小児の感染者が急増し，基礎疾患のない小児においても入院例やICU入室例，死亡

＊**エアロゾル感染**：ウイルスを含んだ空中に浮遊しているエアロゾルを吸い込むことで成立する感染経路．飛沫感染と空気感染の間の概念で，明確な定義はない．

第Ⅲ章　小児疾患　各論

症状

例といった重症患者が認められることが明らかとなった．

COVID-19 の症状は主に発熱，倦怠感，咽頭痛，咳嗽，鼻汁，嗅覚・味覚障害，悪心・嘔吐，下痢などである．小児ではとくにオミクロン株流行期以降，熱性けいれん，クループ症候群を呈する例が増加した．肺炎や心筋炎，脳症といった重症例も認められる．また罹患後症状（いわゆる後遺症）として，咳嗽や嗅覚・味覚障害などが長期間持続することがある．

B　診断

診断の進め方・確定診断の方法

症状の経過や周囲の流行状況，身体所見，抗原検査または PCR 検査によって診断する．SARS-CoV-2 の抗原検査キットは，一般用医薬品などとして薬局などでも入手可能となった．抗原検査は簡便に短時間で診断ができるが，発症後早期に行うと偽陰性となることがあるため注意が必要である．PCR 検査は抗原検査と比べ発症早期でも検査感度が高い．

C　治療

主な治療法

重症化リスクがない場合は支持療法のみである．免疫不全者などの重症化リスクがある小児患者においては，抗ウイルス薬または抗体製剤による治療が行われる．抗ウイルス薬には内服薬や静注薬があり，年齢や体重などに応じて選択する．

D　予防・感染対策

予防法

mRNA ワクチンなどによる予防接種は，小児においてもランダム化比較試験などのエビデンスレベルの高い複数の大規模研究によって発症予防効果および重症化予防効果が示されており，その有効性を疑う余地はない．また，予防接種者は罹患後症状の発生頻度が低いとされている．小児におけるワクチン接種後の発熱や局所反応などの有害事象の頻度は，成人と比べて低いことが知られている．そのほか，いわゆる三密（密閉・密集・密接）を避けること，正しく不織布マスクを着用することも，COVID-19 の伝播を予防するために重要である．

2　細菌感染症

whooping cough

2-1　百日咳

A　病態

百日咳とは

百日咳菌による急性呼吸器感染症である．日本では小児での感染例は減少したが，成人での流行がみられるようになり，感染源となっていることがある．

感染経路は飛沫感染である．潜伏期間は 7〜10 日程度で，カタル期〜咳嗽が出現して 2 週間以内は感染力が強いとされている．抗菌薬を投与しないと約 3 週間は排菌が続く．

症状

潜伏期間は 7〜10 日が多い．ワクチン接種歴や抗菌薬使用歴，移行抗体の有無などの影響で多彩な症状をきたす．典型的な症状は以下の 3 つの病期に分かれる[2]．

1）カタル期（1～2週間）

感冒症状（鼻汁，軽度の咳嗽，結膜炎）からはじまる．乳児早期では無呼吸が認められる．

2）痙咳期（3～6週間）

次第に咳嗽が強くなる．発作性の5～10回以上途切れなく続く特有な咳込み（paroxysmal cough /staccato）を呈し，続く大きな努力性吸気の際に，狭くなった声門を吸気が通過し「ヒュー」という笛を吹くような音を立てる（whooping）．咳嗽は夜間に増悪し，激しい咳のあまり嘔吐することがある．繰り返す咳嗽のため眼瞼が浮腫状に腫脹し，顔面に点状出血を認めることがある（百日咳顔貌）．乳児期早期では特徴的な咳嗽がなく，無呼吸発作となりチアノーゼ，呼吸停止となることがある．

3）回復期（2週間～数ヵ月）

特有な咳込みが減少してくるが，上気道感染などを契機に再び同様の咳嗽を認めることがある．2週間以上かけて徐々に軽快してくる．

ワクチン接種歴がある年長児や成人などでは典型的な症状をきたさないことも多く，症状だけでは判断できないことが多い．合併症は肺炎，けいれん，脳症などで，生後6ヵ月未満で多く，死亡例もある．

B 診断

診断の進め方・確定診断の方法

典型的な症状をきたしている場合は，百日咳を疑うことが重要である．また，症状が典型的でなくても14日以上咳嗽が持続し，発作性の咳込み，whooping，咳込み後の嘔吐などを認める場合は百日咳を疑う．確定診断は発症から4週間以内なら培養と核酸増幅法（PCR，LAMPなど）を，4週間以降であれば血清診断を行う．血液検査でリンパ球増加がみられると参考になる．

C 治療

主な治療法

マクロライド系抗菌薬が第一選択となる．特有の咳嗽が出る前に抗菌薬を投与できれば軽症化が可能である．多くの場合，痙咳期になってから百日咳と診断される．この時点で抗菌薬を投与しても咳嗽症状を軽減はできないが，除菌することで周囲への感染を防ぐことができるため重要である．通常は治療開始して5～7日で菌は陰性化する．

D 予防・感染対策

予防法

予防接種が最大の予防方法である．定期接種で5種混合ワクチンなどの百日咳含有ワクチンを，生後2ヵ月以上90ヵ月未満で合計4回定期接種する．また，現時点では任意接種であるが，小学校就学前および11歳代での百日咳含有ワクチンの接種が推奨される．

tetanus

2-2 破傷風

A 病態

破傷風とは

創傷部位に感染した破傷風菌が産生する破傷風毒素によって，主に筋肉のけいれんが引き起こされる中毒性感染症である．破傷風菌は土壌中に広く分布しており，傷口から侵入し感染する．

症状

潜伏期間は3〜21日で，多くは14日以内（平均7〜8日）に発症する[2]．症状により全身性破傷風，局所性破傷風，頭部破傷風の3つに分類され，新生児期に発症するものは新生児破傷風として区別される．全身性破傷風は最も頻度が高く重症で，咀嚼（そしゃく）時に顎が疲れる，しゃべりにくいといった症状を初発症状として，その後，開口障害や全身のけいれんへと進行する．新生児破傷風は，主に開発途上国で出生時の臍帯（さいたい）の処理が不衛生であることで感染し，突然哺乳不良となりけいれんを起こし，死亡率が高い．

B 診断・治療

診断の進め方

特徴的な症状より破傷風を疑う．土に汚染された外傷の有無やワクチンの接種歴を参考にする．創部から破傷風菌が分離できることもあるが，陰性でも否定できない．

主な治療法

創部の洗浄やデブリドマンによる毒素産生源の除去，抗菌薬の投与，抗破傷風ヒト免疫グロブリンによる血中遊離毒素の中和を行う．また，けいれんや筋強直のコントロールを行う．重症例では人工呼吸器管理などの全身管理が必要となる．

C 予防・感染対策

予防法

破傷風菌は環境中に広く分布しているため，基礎免疫をつけることが重要である．生後2ヵ月以上90ヵ月未満で5種混合ワクチンなどの破傷風トキソイド含有ポリオの混合4種混合ワクチンを4回接種し，11歳以上13歳未満で1回の2種混合ワクチン（破傷風，ジフテリア混合ワクチン）を接種する（定期接種）．

また，土に汚染された外傷はただちに適切な創傷管理を行うとともに，創傷の状況や予防接種歴によっては抗破傷風ヒト免疫グロブリンや破傷風トキソイドの投与を考慮する[2]．

streptococcal infection

2-3 溶連菌感染症

溶連菌感染症とは

溶血性連鎖球菌によって発症する感染症である．溶血性連鎖球菌は20群に分けられ，小児においては主にA群およびB群溶血性連鎖球菌による感染症が問題となる．

A群溶連菌

A 病態

疫学

冬および春〜初夏にかけて2つのピークが認められる．幼児期〜学童期にかけての罹患が多く，3歳未満や成人では典型例は少ない．感染経路は咽頭感染の場合は

飛沫感染，皮膚感染の場合は接触感染である．潜伏期間は咽頭感染で2〜5日，皮膚感染では7〜10日とされている．

症状

1）咽頭炎，扁桃炎，猩紅熱

突然の発熱，咽頭痛を発症し，時に頭痛や嘔吐を伴う．咽頭や扁桃は発赤し，イチゴ舌を認めることもある．猩紅熱では発疹を伴う．ザラザラとした丘疹が広がり，顔面は紅潮して口の周囲は蒼白（口囲蒼白）となる[2]．

主な合併症は中耳炎，扁桃周囲膿瘍などだが，リウマチ熱や急性糸球体腎炎を合併することがある．リウマチ熱は咽頭炎の2〜3週間後に発症し，多関節炎や心膜炎などを引き起こし，心臓の弁破壊を起こしうる．急性糸球体腎炎は咽頭炎では発症後10日目ごろ，血尿，乏尿に伴う全身性浮腫や高血圧を伴う頭痛などを発症する．

2）皮膚感染症

黄色ブドウ球菌に次ぐ皮膚の感染の起因菌である．湿疹，虫さされや外傷など傷のついた皮膚にみられる．膿痂疹や丹毒，蜂窩織炎などをきたす．皮膚感染でも急性糸球体腎炎を続発することがある．

B 診断

診断の進め方・確定診断の方法

症状により疑う．咽頭炎や扁桃炎では，周囲の流行状況なども参考にする．確定診断は咽頭や創部からの溶連菌の検出で行うが，咽頭炎および扁桃炎については溶連菌迅速診断キットが多く用いられている．

C 治療

主な治療法

抗菌薬を投与する．ペニシリン系抗菌薬が第一選択となる．適切な抗菌薬内服後，24時間経過すれば感染力はなくなるとされている．抗菌薬治療の最大の目的はリウマチ熱の予防である．

B 群溶連菌

A 病態

妊婦から新生児への垂直感染，あるいは医療者の手を介した感染で発症する．B群溶連菌は約30%の成人女性が腟，下部腸管，尿道，咽頭などに保菌している．

症状

発症時期によって早発型（生後6日以内），遅発型（生後7〜89日）に分けられる．late, late-onset（生後90日以上）もある[2]．早発型は早産児や合併症のある母体からの出生児に多く，菌血症，肺炎，髄膜炎を発症し，死亡率は5〜15%とされる．遅発型は主に正期産児，late, late-onset は32週未満の早産児や免疫不全者に多く，菌血症や骨関節炎，蜂窩織炎やリンパ節炎をきたす．

B 治療

主な治療法

ペニシリン系の抗菌薬を投与する．髄膜炎が疑われる場合は最大量を投与する．

C 予防・感染対策

予防法

妊婦からの垂直感染の予防が重要である．母体の保菌の有無を確認し，保菌している母体へ分娩時にペニシリンの予防投与を行う．また，医療者を介した水平感染予防も重要となる．

tuberculosis

2-4 結 核

A 病 態

結核とは

結核菌による感染症である．空気感染により感染する．日本の結核患者数は減少し，2021年に低蔓延国となった．小児の結核は年間100名以下で推移している．結核菌に感染すると，菌が定着した場所に初感染原発巣が形成され，所属リンパ節にも肺門リンパ節病変を形成する（初期変化群）．菌がマクロファージに貪食され，リンパ球に抗原提示されることで特異的免疫が発動されると，菌は初期変化群の中で分裂を停止した状態で生存する（潜在性結核感染）．一定期間以上経過して，免疫不全状態などを誘因として再び活性化すると肺内に散布される（二次結核）．

症 状

小児期の結核は年齢によって症状が異なる．0〜6歳ごろまでの，結核菌に対する特異的免疫が成立する前の状態で感染すると感染と同時に発症し（一次結核），髄膜炎などを発症する（乳児型）．BCG未接種の小児に多い．小学校以降では，成人同様初期変化群を形成し，潜在性結核の状態から二次結核を発症する（成人型）．

B 診 断

診断の進め方・
確定診断の方法

病巣（喀痰あるいは胃液，生検検体など）から結核菌を検出することで確定診断できるが，検出率は高くない．BCG接種歴がない場合はツベルクリンの自然陽転が診断の一助になるが，重症結核では陰性になることがあるため注意が必要である．またBCG接種によってツベルクリンは陽転するが，強陽性の場合は感染を疑う．近年，末梢血中を流れる結核菌感作リンパ球機能を測定するインターフェロンγ遊離試検が導入されている．胸部X線やCTなどの所見が参考になることもある．

C 治 療

主な治療法

抗結核薬による治療を行う．多剤併用療法を行うが，病型や重症度によって抗結核薬の種類や治療期間は異なる．また排菌者との接触歴のあるツベルクリン反応陽性の乳幼児では，胸部X線やCTで異常を認めた場合は結核としての治療を行うが，異常を認めなかった場合は潜在性結核の診断でイソニアジド（INH）の内服を6ヵ月間行う．またBCG接種後のコッホ現象など，結核菌感染が疑われるが胸部CTなどで異常を認めない場合も内服を行うことがある．

D 予 防

予防法

乳児期のBCG接種には乳児期の重症結核の予防効果がある．

3 寄生虫感染症

enterobiasis

3-1 蟯虫症

蟯虫症とは

蟯虫の虫卵を経口摂取することで感染する．虫卵は2〜3週間後に成虫となって回盲部に寄生する．その後，メスの成虫が夜間に大腸から肛門にはい出し，その周囲

に産卵する．かゆみを生じるため，肛門を搔いた手指や下着に付着した虫卵が散布され，感染が広がる．

診断の進め方・確定診断の方法

肛門周囲にセロハンテープを貼る肛門周囲検査法（ピンテープ）で虫卵の有無をを確認する．

主な治療法

治療はパモ酸ピランテル内服である．

ascariasis

3-2 回虫症

回虫の虫卵で汚染された手指や，虫卵が付着した生野菜を経口摂取することで感染する．摂取された虫卵は小腸上部でう化し，小腸粘膜から門脈血流を介して肝臓や肺に到達する．肺でさらに成長した後，気管や食道を経て小腸に到達して成虫となる．症状は呼吸器症状が主である．成虫が排泄時に肛門から出てきた，口から吐き出した，多数寄生によるイレウス，総胆管や膵管への迷入による急性腹症などの報告もある．便中の虫卵の検出や排出された虫体の形態で診断される．パモ酸ピランテルが治療薬である．生野菜はよく洗って食べる，加熱する，調理器具や手指をよく洗うなどの注意が必要である．

Toxocara canis,
Toxocara cati

3-3 イヌ回虫，ネコ回虫

回虫と同様に，虫卵を経口摂取することで感染する．虫卵に汚染された砂場での感染が多いが，トリやウシのレバーを生で食べることでも感染する．イヌ回虫，ネコ回虫はヒトの体内では成虫になれず，幼虫のまま体内を移行して移行先の臓器障害を起こす（幼虫移行症）．移行先は肝臓，肺，眼，中枢神経が多い．無症状のこともあるが眼移行で網膜腫瘍，ぶどう膜炎，硝子体炎を，中枢神経移行では脊髄炎などをきたすことがある．診断は組織内の幼虫の確認で確定するが，確認できないこともあるので，生食歴，ペットの飼育歴などの情報も参考にする．治療はアルベンダゾールである．屋外で遊んだ後はしっかり手洗いをする，レバーの生食はしない，などの注意が必要である．

toxoplasmosis

3-4 トキソプラズマ症

トキソプラズマ原虫の感染による．最終宿主であるネコの便に排泄されるオーシストやシストとよばれる虫体に汚染された肉を経口摂取することによって感染する．免疫状態が正常であれば無症状のことも多いが，免疫不全者では心筋炎，肺炎，脳炎などを起こすことがある[4]．また，妊婦が初感染すると，胎盤を通して胎児に感染し水頭症，脈絡網膜炎，脳内石灰化の3徴をきたし，精神発達遅滞などを認めることがある（**先天性トキソプラズマ症**）．

診断は臨床症状に加えて，血清診断，原虫の証明で行う．治療はピリメタミン，

スルファジアジンなどを用いる[1]．ネコとの濃厚な接触を避ける，生肉を摂取しないなどの注意が必要である．とくに妊婦は厳重に注意したい．

●引用・参考文献

1) 富樫武弘：発疹性ウイルス感染症．NEW 小児科学，改訂第 2 版（清野佳紀ほか編），南江堂，2003
2) 幼小児によくみられる皮膚疾患，石橋康正，吉川邦彦（編），医薬ジャーナル社，2006
3) 日本小児感染症学会（編）：日常診療に役立つ小児感染症診療マニュアル 2017，東京医学社，2017
4) Red Book 2021-2024 Report of the Committee on Infectious Diseases, David WK, Micheal TB, Mary AJ, et al(eds), American Academy of Pediatrics, 2021
5) WHO：WHO COVID-19 dashboard［https://data.who.int/dashboards/covid19/cases］（最終確認：2024 年 10 月 15 日）
6) 小児感染症学，岡部信彦（編），診断と治療社，2007
7) Goldstein B, Giroiri B, Randolph A et al：International pediatric sepsis consensus conference. Definitions for sepsis and organ dysfunction in pediatric. Pediatric Critical Care Medicine **6**（1）：2-8, 2005

11 呼吸器疾患

小児の呼吸器疾患の多くは，急性呼吸器感染症である．乳児から年長児まで，小児のすべての年齢層にみられる頻度の高い疾患であり，医療機関の受診頻度でも発熱および気道症状を主訴とするものが最多である．先天的な気道の異常は急激に呼吸状態を悪化させる危険性があるため，小児（とくに乳児期）の「喘鳴」には細心の注意が必要であることを忘れてはならない．

acute upper
respiratory
inflammation

1 | 急性上気道炎

A 病態

急性上気道炎とは

「鼻汁と鼻閉が主症状のウイルス性疾患で，筋肉痛などの全身症状がなく，熱はないか，あっても軽度のものを指す．鼻炎といわれるが，より正確には鼻副鼻腔炎である」と定義されている．一般的には「かぜ」「感冒」とよばれる．

疫学

1年を通して患者の発生がある．とくに秋〜春にかけて多い．原因ウイルスとしては，ライノウイルス，コロナウイルス，RSウイルス，インフルエンザウイルス，パラインフルエンザウイルス，アデノウイルス，エンテロウイルスが多くみられる．

発症機序

感染経路は飛沫感染と接触感染が多い．空中に浮遊しているウイルスや細菌が，鼻粘膜や口腔粘膜に付着し感染，増殖することで発症する．発症には宿主側の要因（疲労，低栄養，免疫力低下など）も大きく関与する．

症状

原因ウイルスや細菌によるが，いずれも1〜3日間の潜伏期間を経て，咽頭痛からはじまり，鼻閉や鼻汁などの鼻症状がみられる．鼻汁の性状は回復期に向かうにつれ粘度が上昇することが多い．

B 診断

どのような症状から疑われるか

鼻汁，鼻閉などの鼻炎症状が主体であり，咳嗽の合併は約30％といわれているが，後鼻漏によるものも含めると，乳幼児では咳嗽症状もほぼ全例にみられる．一般的に全身状態はわるくなく，軽症である．

診断の進め方・確定診断の方法

急性上気道炎に特別な診察方法はなく，臨床症状から診断されることが多い．確定診断には現在は各種迅速検査キット（RSウイルス，アデノウイルス，インフルエンザウイルスなど）が利用できるようになったが，急性上気道炎の原因ウイルスを網羅することはできないため，急性上気道炎を診断できる特異的かつ臨床的に有用な検査方法はない．

重症度評価

重症度は合併症に依存する．急性上気道炎のみであれば軽症である．

C 治療

主な治療法

特異的な治療法はなく，対症療法に努める．多くの症例で抗菌薬は不要である．

合併症と治療法

合併症としてはクループ症候群（p.282 参照），急性中耳炎，急性副鼻腔炎，急性細気管支炎（p.285 参照）などが二次的にみられることがある．おのおのの合併症に対する治療を行う．

治療経過・予後

大部分は 1 週間ほどで軽快するが，約 10% は 2 週間程度にわたり症状が持続することがある．予後は良好である．

退院支援・患者教育

生後 1 年以内に保育所に入所した小児は，家庭内だけで保育された小児より罹患率が 50% 高くなるといった報告もあり，小児は急性上気道炎には罹患しやすいことを認識してもらう．子どもを急性上気道炎（感冒）にかからせてしまったことに対して責任を感じている保護者へは，軽い感冒に罹患することで免疫が活発になり「かぜにかかりにくいからだ」へ変わっていく，誰しもが経験する子どもの成長過程であることを伝え，必ずしも投薬治療が必須ではないことを理解してもらうように医療者側が努力することが重要である．

acute pharyngitis

2 | 急性咽頭・扁桃炎

A 病 態

急性咽頭・扁桃炎とは

咽頭・扁桃にウイルスや細菌が感染することで，急性上気道炎の症状に加え咽頭痛や嚥下時痛，筋肉痛や関節痛を起こすものである．咽頭・扁桃炎の多くはウイルス性で，原因ウイルスとしてはアデノウイルス，インフルエンザウイルス，EB ウイルスなどが挙げられる．細菌性では A 群溶血性連鎖球菌が主体である．

疫 学

A 群溶血性連鎖球菌が分離される頻度は，5 歳をピークに 4～9 歳で最も高い．急性上気道炎と咽頭炎は一般的に同時にみられることが多く，両者を明確に区別することは難しい．咽頭炎では手足口病やヘルパンギーナで特徴的な口内疹がみられ，扁桃炎では EB ウイルス，アデノウイルス，A 群溶血性連鎖球菌による滲出性扁桃炎（扁桃に白苔が付着する）がみられる．

発症機序

急性上気道炎と同様である．

症 状

症状は発熱，悪寒戦慄，全身倦怠感，頭痛，関節痛，嚥下時痛，咽頭痛，扁桃腫大などである．A 群溶血性連鎖球菌の場合には，上記に加えて所属リンパ節の腫脹や眼充血などもみられる．

B 診 断

診断の進め方・確定診断の方法

急性上気道炎症状に加え，上記症状がみられる場合に疑う．急性上気道炎と同様，基本的な診察および臨床症状から診断することが多い．咽頭培養や各種迅速抗原検査で A 群溶血性連鎖球菌の感染の有無を確認することがある．

重症度評価

A 群溶血性連鎖球菌による扁桃炎の評価に用いられる centor criteria が知られて

11 呼吸器疾患 281

いる.

C 治療

主な治療法

多くはウイルス性で，抗菌薬の投与は不要であり，対症療法が主体となる．ただし，A群溶血性連鎖球菌が原因となる場合には10日間のアモキシシリン（AMPC）内服を行う.

合併症と治療法

合併症としてクループ症候群，扁桃周囲膿瘍，咽後膿瘍などがある．扁桃周囲膿瘍や咽後膿瘍では，呼吸状態の急速な悪化から外科的処置（切開排膿）が必要となることもある．A群溶血性連鎖球菌ではリウマチ熱や急性糸球体腎炎の合併に注意する.

治療経過・予後

多くは3〜5日程度で解熱し，1週間程度で症状は軽快するが，EBウイルスやアデノウイルスでは高熱が1週間程度持続することが多い.

退院支援・患者教育

咽頭・扁桃炎も感冒の一病型であるが，A群溶血性連鎖球菌感染症罹患後の腎合併症に留意する.

congenital
laryngeal stridor

3 先天性喘鳴

A 病態

先天性喘鳴とは

新生児期あるいは乳児期早期にみられる吸気性喘鳴（以下，喘鳴）の総称である．多くの疾患が含まれ，先天異常が大部分を占めるが後天性の原因によるものもみられる．最も頻度が高いものに喉頭軟化症，ほかにアデノイド腫大，舌根嚢胞などがある（表Ⅲ-11-1）.

疫学

明らかな発症頻度は不明である．気道狭窄の頻度は国内で年間500例程度と推定されている.

発症機序

先天性は主に気道の発生異常に起因する．後天性の狭窄症は，小児の細い気道に気管挿管が長期間行われ，粘膜障害，潰瘍形成，瘢痕拘縮が起こることが原因と考えられている．外傷や腫瘍性病変による外側からの圧迫も原因となることがある.

症状

主な症状は上気道狭窄で，軽症であれば啼泣時や気道感染時に，重度になれば常に喘鳴がみられるようになる．喘鳴が重症化するほど哺乳障害，発育障害，酸素化

表Ⅲ-11-1　先天性喘鳴を呈する疾患

部位	診断名
喉頭疾患	喉頭軟化症，小顎症，舌根嚢胞，喉頭嚢胞，巨舌，声門下狭窄，声門下血管腫，反回神経麻痺，リンパ管腫など
咽頭・扁桃疾患	アデノイド腫大，扁桃腫大など
鼻腔疾患	鼻腔狭窄，鼻腔閉鎖，鼻中隔側彎症など
気管疾患	気管食道瘻，気管狭窄，気管軟化症，血管輪，腫瘍（縦隔腫瘍など）

低下・換気障害がみられるようになる.

B 診断

喘鳴が聴取されるのが啼泣時のみ,気道感染時のみなど特定の状況に限られる場合や,原因不明の体重増加不良がみられるとき.

問診にて,喘鳴がいつからはじまったのか,その後に増悪／不変／軽減するのか,いつ(睡眠時,啼泣時,仰臥位・腹臥位など)喘鳴がみられやすいかなどを聴取する.頸部単純 X 線で,鼻腔狭窄,アデノイド腫大,下咽頭腔の前後径の拡大,舌根部の腫瘍などを確認する.胸部 X 線では気管狭窄を検索する.確定診断には,疑う疾患により喉頭内視鏡および気管支内視鏡,CT,MRI から適宜選択する.

軽症では,吸気努力が強いときのみ喘鳴が聴取される.重症では常時喘鳴が聴取され,発育障害や酸素化・換気障害がみられる.

C 治療

本症の多くは自然軽快が期待できるため,治療の主体は対症療法である.哺乳障害がある場合は一時的に経管栄養を併用することもある.重度の場合には突然の窒息の危険性もあるため,気管切開を行い成長を待つ.

アデノイド腫大や舌根嚢胞など,自然軽快が望めない場合は外科的介入が必要となることがある.

①呼吸障害:体位の工夫が重要であり,側臥位や腹臥位で喘鳴が軽減することが多い.低酸素血症では酸素投与,重度の場合には人工呼吸管理が必要となることもある.

②哺乳障害:哺乳時のむせや誤嚥が問題となるため,ミルクにとろみをつけたり,経管栄養の併用を行ったりする.

成長とともに軽快するが,中には重篤な呼吸障害を起こす可能性のある疾患も含まれているので,臨床的な問題(呼吸困難,哺乳不良,成長障害など)があれば早期診断が必要となる.全体として予後良好な場合が多い.

喘鳴の多くは成長とともに自然軽快する.啼泣時に生理的な喘鳴がみられる乳児もいるため,哺乳に時間を要したり,哺乳量が少なく体重増加不良となっていないか,また精神運動発達の遅れはないか確認することが重要であり,乳幼児健診を忘れずに受けることが早期発見につながる.気道感染時に増悪することが多いため,その際は早期の医療機関受診が推奨される.

croup syndrome

4 クループ症候群

A 病態

犬吠様咳嗽,嗄声,吸気性喘鳴,時に呼吸困難を主症状とする.喉頭狭窄が原因となる病態の総称で,感染性と非感染性(アレルギー性,寒冷性)とに分けられる.また,感染性の疾患名としては,急性声門下喉頭炎,急性喉頭蓋炎,細菌性気管炎

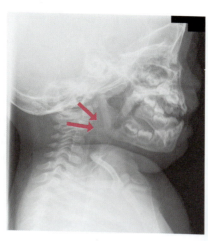

図Ⅲ-11-1　クループ症候群
咽頭付近の透過性が不明瞭となっている（→）．

が挙げられる．以下，とくに断りがない場合は最も頻度が高い急性声門下喉頭炎について解説する．

疫学
3歳までの乳幼児が患者の90%以上を占め，秋〜冬にかけて多い．感染性ではウイルス性が大部分を占め，原因としてパラインフルエンザウイルスが約75%，そのほかインフルエンザウイルス，アデノウイルス，RSウイルスが挙げられる．

発症機序
ウイルスなどの感染や，アレルギー，寒冷刺激などにより声門下部の粘膜浮腫が起こり，気道狭窄をきたし気道抵抗が増すことで，中等症以上では努力性呼吸となる．

症状
1〜3日間の鼻漏，軽度の咳嗽，微熱に続き嗄声，犬吠様咳嗽，吸気性喘鳴などの症状が持続する．

B　診断

診断の進め方・確定診断の方法
聴診器を使用しなくても聴取される吸気性喘鳴や，犬吠様咳嗽がみられた場合には子どものSpO₂や意識状態，チアノーゼの有無などを確認し，重症度を把握して治療を優先させるか考える．確定診断には，頸部X線正面像や側面像でsteeple signや喉頭部の狭窄を確認する（図Ⅲ-11-1）．

重症度評価
各種スコアリングシステムがあるが，代表的なものとしてWestley croup scoreが挙げられる．17点中2点以下を軽症，3〜7点を中等症，8点以上を重症とする．

C　治療

主な治療法
ウイルス性が多くを占めるため抗菌薬は不要である．呼吸困難や犬吠様咳嗽などに対しては，浮腫の軽減を目的とした**アドレナリン吸入**や**デキサメタゾン筋注，皮下注，経口内服**を行う．とくに中等症〜重症のクループ症候群へのデキサメタゾン投与は，クループスコアの改善，追加治療の減少，再来院率および入院率の低下をもたらすことが明らかになっている．

合併症と治療法
クループ症候群が重症化すれば気道閉塞となり，気管挿管が必要となる．アレルギー性のクループ症候群はアナフィラキシーであることが多いため，アドレナリン

筋注をためらわないようにする．重症クループ症候群を診察する際には，急性喉頭蓋炎および細菌性気管炎を疑うことが重要である．また，その場合には気管挿管をはじめとした気道確保を最優先にする．

治療経過・予後

原因にもよるが，嗄声や犬吠様咳嗽などの症状は3～5日間続く．多くは軽症～中等症で，治療反応性は良好である．重症例では低酸素血症が進行するため，気管挿管，人工呼吸管理が必要となることもある．

退院支援・患者教育

3歳までが患者の90％以上を占めるため，3歳以降になってもクループ症候群をくり返す場合や治療抵抗性の場合には，気管内血管腫や血管輪などの解剖学的な気管狭窄がみられることがあり精査を要する．

acute bronchitis

5 | 急性気管支炎

A 病態

急性気管支炎とは

気道は外鼻孔からはじまり，鼻腔，咽頭，喉頭，気管，気管支，細気管支を経て肺胞にいたる．急性気管支炎とは，気管支における非特異的炎症性疾患である．

疫学

1年を通して患者の発生がある．季節や周囲の流行状況から病因を推測する．原因としては，ウイルス性ではコロナウイルスやライノウイルスが，細菌性ではインフルエンザ菌，肺炎球菌，モラキセラ菌が多い．

発症機序

微生物（多くはウイルス）が上気道に感染し，気管支や気管粘膜の線毛上皮の障害をきたす結果，炎症細胞や粘液などが痰となって排出される．

症状

症状は主に咳嗽であり，荒い呼吸音を伴うことがある．症状が悪化すると，いびき音が聴取されるようになる．発熱は必ずしも伴わない．

B 診断

診断の進め方・確定診断の方法

時間帯や食事との関連が少ない，持続する咳嗽がある場合に疑う．咳嗽が主症状であり，鑑別が重要であるため遷延例では詳細な問診が必要である．胸部X線で肺野の異常陰影の有無を確認する．気管支炎では気管支陰影の増強がみられるのみであり，明らかな透過性低下部位を認めない．また迅速抗原検査および喀痰培養検査を行い，原因の同定に努める．

重症度評価

炎症が進展すると酸素需要が増大し，$SpO_2 < 94\%$ を呈すると入院を要することが多いとの報告がある．また身体所見では，Respiratory Distress Assessment Instrument（RDAI）が用いられ，6点以上を重症と評価する（**表Ⅲ-11-2**）．

C 治療

主な治療法

原因により特異的治療を行う．感染症では抗微生物薬（抗インフルエンザウイルス薬や抗菌薬）が用いられる．非特異的な治療として，鎮咳薬，去痰薬，気管支拡張薬などを併用する．

合併症

病状が進行すると肺炎，中耳炎や気管支喘息などを合併する．

治療経過・予後

多くは3週間以内に改善することが多い．遷延する気管支炎では感染以外の要因

11 | 呼吸器疾患

表Ⅲ-11-2 Respiratory Distress Assessment Instrument（RDAI）[0〜17点]

点数		0	1	2	3	4
喘鳴	呼気	なし	呼気終末のみ	1/2	3/4	呼気すべて
	吸気	なし	部分的	吸気すべて	—	—
	聴取場所	なし	区域性 （4肺野の内の2つ以下）	全体 （4肺野の内の3つ以上）	—	—
陥没呼吸	鎖骨上	なし	軽度	中等度	著明	—
	肋間	なし	軽度	中等度	著明	—
	肋骨下	なし	軽度	中等度	著明	—

6点以上を重症と評価する.
[Lowell DI, Lister G, Von Koss H, et al：Wheezing in infants: the response to epinephrine. Pediatrics **79**（6）：939-945, 1987 より筆者が翻訳して引用]

も考慮し，気道の防御機能異常の有無を検討する必要がある．咳嗽が3週間以上持続する場合は遷延性気管支炎，8週間以上持続する場合は慢性咳嗽とされる.

海外において遷延性細菌性気管支炎という概念も提唱されており，原因菌に対し有効な抗菌薬を2週間投与することで症状の改善が期待できる.

退院支援・患者教育

気道の安静を保持するために室内を適度な湿度に保ち，タバコの煙やほこりなどの気道刺激を避けるように指導する．痰や鼻汁の貯留は二次感染の原因となるので，排痰や鼻吸引を行う.

acute bronchiolitis

6 急性細気管支炎（RSウイルス感染症を含む）

A 病態

急性細気管支炎とは

細気管支領域に感染による急性炎症（気道上皮細胞の脱落や粘液分泌物増多など）が起こり，末梢気道狭窄をきたした状態を指す.

疫学

RSウイルスによるものが半数以上を占め，冬季に流行があるとされているが最近は通年性に確認される．ヒトメタニューモウイルス，ライノウイルス，アデノウイルスなども同様の病態を示す.

発症機序

微生物（多くはウイルス）が上気道に感染し，細気管支まで気管粘膜の線毛上皮の障害をきたす結果，気道狭窄が生じる．これにより気道抵抗が上昇し，呼気延長を呈する．病態の主座は気道粘膜の浮腫と，炎症細胞や粘液などによる末梢気道狭窄である.

症状

急性気管支炎と同様であるが，呼気性喘鳴を呈することが特徴である．新生児や乳児期早期に罹患すると，無呼吸を呈することがあるため注意を要する.

B 診断

どのような症状から疑われるか

2歳未満の子どもが，咳嗽，鼻汁，発熱などの感冒症状の後に呼気性喘鳴を呈する場合に疑う．気道感染症状に加え呼気性喘鳴を呈することで臨床的に診断する.

診断の進め方・確定診断の方法

典型的には胸部 X 線で肺の過膨張所見を認め，しばしば無気肺がみられる．一般的には迅速抗原検査があるウイルスのみが検索の対象となっていたが，近年は全自動遺伝子解析 Film-Array® 装置と Film-Array® 呼吸器パネル試薬を用いることで，複数のウイルスの検索が可能となった．

重症度評価

RS ウイルスと，そのほかのウイルスによる重複感染が 2～3 割あるとされるが，細菌感染との重複例は少ない．重症度評価には RDAI や経皮酸素飽和度の測定が有用である．

C 治療

主な治療法

一般的には，水分補給や酸素投与などの対症療法が主体である．細菌による二次感染が疑われる場合には抗菌薬を併用する．

合併症と治療法

①脱水：急性細気管支炎による呼吸困難により経口摂取不良となるため，補液が必要となることもある．

②無呼吸：新生児や乳児期早期では無呼吸がみられ，突然死との関連も指摘されており，入院して密なモニタリングが必要となる．

③細菌の二次感染（肺炎や中耳炎）：抗菌薬による加療を行う．

治療経過・予後

急性細気管支炎の大部分は外来での加療であり，入院加療を要するのは 1 割程度である．増悪が予測される因子として，早産児，慢性肺疾患，先天性心疾患，呼吸器系の解剖学的異常がある児が挙げられる．

退院支援・患者教育

急性細気管支炎の原因として最多である RS ウイルスに対しては，パリビズマブ（シナジス®）による予防投与が有用であるが，早産児，慢性肺疾患，先天性心疾患などの既往症を有する子どものみに適応となっている．また費用対効果の点からも，すべての患児に投与することは難しい．2024 年 5 月から，毎月投与が必要なパリビズマブよりも半減期の長い抗体製剤（ニルセビマブ）が使用可能となった．

acute pneumonia

7 急性肺炎

A 病態

急性肺炎とは

病原微生物が肺に侵入し気管支粘膜，肺胞，肺間質を障害することによって生じた炎症が，発熱や，咳嗽などの急性呼吸器症状をきたし，胸部 X 線や胸部 CT で新たに浸潤性病変が確認できるものをいう．

疫学

正確な発症頻度などは明らかにされていない．

年齢によって病原微生物が異なり，新生児では B 群溶血性連鎖球菌，サイトメガロウイルス，生後 1～3 ヵ月では肺炎球菌，百日咳菌，クラミジアトラコマティス，RS ウイルス，4 ヵ月～4 歳では肺炎球菌，インフルエンザ桿菌，モラキセラカタラーリス，RS ウイルス，アデノウイルス，インフルエンザウイルス，5 歳以上では肺炎マイコプラズマ，肺炎クラミジアが多い．感染する微生物により流行期が異なる．

発症機序

病原微生物が上気道から気管支，肺へと連続的に侵入し感染を成立させる．直接

気道から侵入するものと，血行性に肺に到達して間接的に肺炎を生じさせるものがある．

症 状

主な症状は咳嗽，発熱，呼吸苦である．

B 診 断

どのような症状から疑われるか

数日の上気道症状を経て，頑固な湿性咳嗽や呼吸努力などがみられる場合に疑う．新生児，乳児期早期は咳込み，嘔吐がみられるため，受診契機が嘔吐や哺乳不良のこともあり注意を要する．

診断の進め方・確定診断の方法

聴診による肺雑音の確認と，胸部X線や胸部CTにより診断される（図Ⅲ-11-2）．病原微生物の同定は，咽頭ぬぐい液などによるウイルス迅速抗原検査，または喀痰（かくたん）培養による．しかし，小児の場合には上気道の常在菌の混入などがあるため検体の質が問題となり，判断が難しい．

重症度分類

小児市中肺炎の重症度として軽症，中等症，重症の3段階があり，SpO_2を目安としている．軽症は外来治療可能，中等症以上は入院治療，さらに重症は集中治療を要するとしており，重症度に応じた治療方針が提案されている．

C 治 療

主な治療法

外来で治療可能な肺炎の条件として，基本的に1歳以上で，脱水がなく経口摂取が可能かつ経口抗菌薬の確実な内服が可能な症例としている．ウイルス性肺炎の場合には対症療法が主となり，細菌性肺炎では起因菌の頻度と重症度に応じた抗菌薬治療が行われる．日本では，「小児呼吸器感染症診療ガイドライン2022」が作成され治療の標準化がなされている．

合併症と治療法

①肺膿瘍：肺実質内に化膿性病変を形成する．外科的介入が必要なことが多い．
②胸膜炎：肺実質から胸膜に炎症が波及し，滲出性（しんしゅつせい）胸水が貯留する．胸水貯留による呼吸状態の悪化が疑われる場合には，胸腔穿刺や胸腔ドレナージを検討する．
③膿胸：肺実質から胸腔内に感染が拡大することで膿性胸水が貯留する．胸腔穿刺や胸腔ドレナージにより呼吸状態の改善および病原微生物の同定を図り，難治性の場合には胸膜癒着術などの外科的介入が必要となる．

治療経過・予後

肺炎の治療目標は発熱と呼吸状態（とくに呼吸数）の正常化である．有効な抗菌薬治療が行われれば，多くの細菌性肺炎は48時間以内に解熱し，呼吸期症状の軽減を認める．免疫不全や先天性心疾患などの基礎疾患を有しない患児の予後は良好である．

退院支援・患者教育

最近，安易な広域経口抗菌薬処方による微生物の薬剤耐性化が問題となっている．肺炎であったとしても，全身状態が良好であればウイルス性肺炎の可能性が高く，対症療法による経過観察を行い不要な抗菌薬処方を減らす努力が必要である．そのためにも日常的に手洗い，うがいなどの一次感染予防を行うことを患者・家族へ理解してもらうことが重要である．

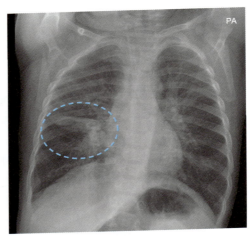

図Ⅲ-11-2　右肺急性肺炎
右肺の中肺野に区域性の透過性低下部位を認める（青枠）．

8　気胸

pneumothorax

A　病態

気胸とは

　肺胞の一部が囊胞化したもの（ブラ，bulla）や，胸膜直下にできた囊胞（ブレブ，bleb）が破れて空気が胸腔に漏れることで起こるものを原発性自然気胸，肺がんなどによるものを続発性自然気胸，外傷に伴うものを外傷性気胸とよぶ．

疫学
発症機序

　やせ型の男性に圧倒的に多い．発症年齢のピークは20歳代である．
　自然気胸は，bulla，bleb が破綻し肺胞内の空気が胸腔に漏出するため胸腔内が陽圧になり，肺が虚脱することで発症する．

症状

　胸痛，呼吸困難を呈するが，無症状のこともある．軽度の気胸では，肩の痛みや咳嗽，胸部の不快感を訴えるのみである．病状の進行により運動時の呼吸困難，SpO_2 の低下，頻脈，動悸を伴う．

B　診断

診断の進め方・
確定診断の方法

　聴診所見の左右差，突然の胸痛や呼吸困難がみられた場合に疑う．胸部X線や胸部CTで容易に確定診断にいたる（図Ⅲ-11-3）．画像上の肺の虚脱範囲で重症度を決定する（図Ⅲ-11-4）．

C　治療

主な治療法

　軽症な気胸は自然に吸収され，安静のみで治癒する．そのほか，穿刺・脱気法，胸腔ドレナージおよび手術がある．保存的治療は再発率が高く，近年は胸腔鏡を用いた低侵襲手術が可能となっており手術治療も早期に行われる．

合併症と治療法

　血胸，長期間の胸腔ドレナージによる膿胸，手術では bulla，bleb 切除後の気管支瘻がある．

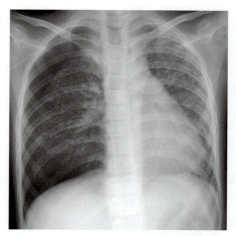

図Ⅲ-11-3 右肺気胸（虚脱率50％）
本症例は胸腔ドレーンを挿入した．左肺と比べ右肺野の透過性が亢進しており，肺血管陰影を確認することが難しい．

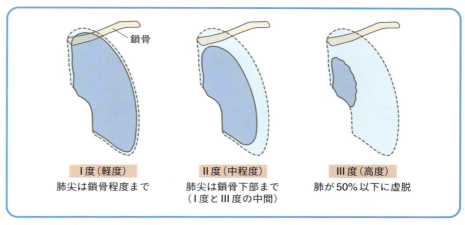

図Ⅲ-11-4 気胸の重症度

| 治療経過・予後 | 　保存的治療を行った自然気胸の約50％は再発する．対側の気胸発生率も約20％と高い．基礎疾患がある場合はさらに治療後の再発率が高く，難治性である． |

| 退院支援・患者教育 | 　気胸の再発率は高く，運動時などの突然の胸痛や呼吸苦があるときは医療機関を受診するよう説明する． |

12 循環器疾患

小児の循環器疾患には，心臓大血管の発生過程の異常に由来する先天性心疾患，感染性心内膜炎や心筋炎などの後天性心疾患，そのほか川崎病や不整脈などがある．

1 先天性心疾患

先天性心疾患は心臓大血管の発生過程の異常に由来し，国内の新生児の約100人に1人に認められる先天異常である．その成因は遺伝子異常や染色体異常によるものが約13%を占め，母体疾患，風疹などの胎内感染，薬剤などの催奇形性因子や環境要因によるものが約2%，残りの約85%は多因子遺伝とされている．

ventricular septal
defect（VSD）

1-1 心室中隔欠損（症）（VSD）

A 病態

心室中隔欠損
（症）とは

心室中隔の一部に欠損孔を有する左右短絡*疾患である（図Ⅲ-12-1）．血行動態や臨床所見は欠損孔の大きさと肺血管抵抗，体血管抵抗に規定されるため，無症状の例から心不全症状を呈する例までさまざまである．大欠損の場合は肺血流が増加し，左房，左室の容量負荷となり肺高血圧を生じる．成因から①単純穿孔型と②整列異常型に分類される．

疫学

国内1,000出生あたりおよそ3〜4人に生じ，先天性心疾患の中で最も頻度が高く20〜30%を占める．

症状

大欠損の場合は通常，乳児期早期に心不全を生じる．多呼吸や陥没呼吸がみられ，哺乳力低下から体重増加不良となる．不機嫌で冷汗，末梢冷感があり，肝腫大なども認めるようになる．小欠損の場合は心雑音のみでほぼ無症状で経過し，哺乳や体重増加も正常である．

B 診断

どのような症状
から疑われるか

多くは新生児期や乳児期に心雑音を聴取する場合に疑われるが，大欠損の場合は心雑音が明瞭には聴取されず，呼吸障害や体重増加不良で気づかれることもある．

診断の進め方・
確定診断の方法

聴診上，胸骨左縁第2〜第4肋間にかけて収縮期雑音を聴取する．中欠損以上の

---

*左右短絡：全身と肺の血管抵抗は，通常は肺のほうが低いため，心室中隔欠損や心房中隔欠損，動脈管開存がある場合，血管抵抗の低い肺のほうに血流が向かうことになる．これを左右短絡という．

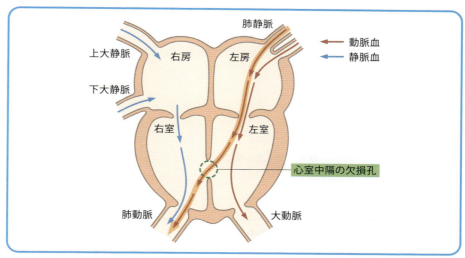

図Ⅲ-12-1　心室中隔欠損（症）
- 心室中隔に欠損孔があり，左室から右室を経由して（左右短絡 →）肺に余分な血液が流れる．
- 欠損孔が大きい場合は，増加した肺血流は左房，左室に還ってくるため，過剰な容量の負荷によって左房，左室は拡大する．また，肺の血管に過剰な圧力がかかり，肺高血圧が生じる．

場合には心雑音が低調性の粗い雑音となり，小欠損の場合には高調性の雑音となる．胸部X線検査で肺血管陰影の増強や心拡大の有無，心電図検査で心負荷の有無などを確認するが，最終的には心臓超音波検査で欠損孔の部位や大きさ，左心負荷所見，肺高血圧の有無などを確認する．

重症度判定や臨床分類など

種々の病型分類があるが，実臨床では**カークリン（Kirklin）分類**が用いられることが多く，Ⅰ型：両大血管下型，Ⅱ型：膜性部周囲型，Ⅲ型：流入部中隔型，Ⅳ型：筋性部型の4つに分かれる（**図Ⅲ-12-2**）．欠損孔の大きさに関しては，大動脈弁口と同等か上回る場合は大欠損，その半分以下であれば小欠損とされることが多い．

C　治　療

主な治療法

1）内科的治療

中欠損以上で肺血流増加による症状があり，左心系容量負荷を伴っている場合は利尿薬（ループ利尿薬や抗アルドステロン薬など）を用いる．血管拡張薬であるACE阻害薬は血行動態の改善のために使われることも多い．貧血は心不全の悪化要因となりうるため，鉄剤の投与も有用である．呼吸器感染症予防*も重要である．

2）手術適応

乳児期では内科的治療に抵抗性の心不全が存在し，体重増加不良がある場合，呼吸器感染症を繰り返す場合などは手術適応である．肺高血圧を合併する場合には早期の手術が必要となる．幼児期以降では心臓超音波検査や心臓カテーテル検査で明

---

*呼吸器感染症予防：重症度によっては，RSウイルスに対するモノクローナル抗体（パリビズマブ）注射の適応になる．

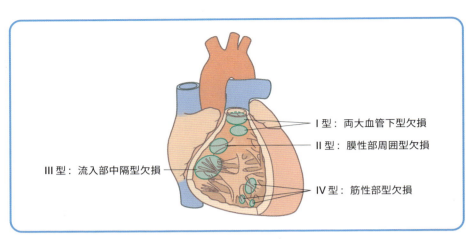

図Ⅲ-12-2　心室中隔欠損（症）のカークリン分類

らかな左心系容量負荷所見がある場合，両大血管下型欠損で大動脈弁右冠尖の逸脱が大きい場合や少しでも大動脈弁逆流が認められる場合には手術適応である．

合併症と治療法

1）肺高血圧

肺動脈の血圧が高い状態をいう（平均肺動脈圧 25 mmHg 以上）．大欠損の場合，幼児期以降は肺血管閉塞性病変が進行していき，左右短絡は減少する．肺血管抵抗が体血管抵抗を上回り，右左短絡を認めるようになると**アイゼンメンジャー（Eisenmenger）症候群**＊とよばれる．アイゼンメンジャー化する前に治療介入することが重要である．手術後に肺高血圧が残存する場合には酸素吸入療法や肺血管拡張薬が使用される．

2）大動脈弁逆流

両大血管下型では左右短絡血流によるベンチュリ（Venturi）効果により大動脈弁右冠尖の逸脱が生じ，大動脈弁逆流が現れることが多く，この場合は手術適応になる．

治療経過・予後

乳児期早期の手術を含め本症単独の手術成績は良好で，遺残症・続発症（遺残短絡や肺高血圧，完全房室ブロックなど）がなければ通常は遠隔期には健常児と同等の運動が可能である．肺血管閉塞性病変の進行した年長児例の治療適応や治療法については議論が必要である．両大血管下型，流入部中隔型を除き，小欠損の場合は約半数に自然閉鎖が期待できる．

＊アイゼンメンジャー症候群：左右短絡疾患において，肺血管抵抗が体血管抵抗を上回ると右左短絡を生じ，チアノーゼを認めるようになる．そのほか，全身合併症（下記）も認める．アイゼンメンジャー症候群となった重症肺高血圧症では，原疾患に対する手術治療は禁忌である．一般的な予後は15〜60歳，平均45〜50歳と幅がある．

＜成人期アイゼンメンジャー症候群の合併症＞
1. 心血管系：不整脈，心不全，失神，突然死，感染症，心内膜炎，奇異性血栓
2. 血液学的異常：赤血球増多症，過粘度症候群，低色素性小球性貧血
3. 出血傾向：喀血，鼻出血，生理出血
4. 中枢神経：脳血栓塞栓症，脳梗塞，脳腫瘍，失神
5. 腎臓：慢性腎炎，糸球体硬化症
6. その他：高尿酸血症，痛風性関節炎，肥厚性関節炎，バチ状指

|退院支援・患者教育|

1）症状緩和方法

手足が冷たい場合，体血管抵抗が上昇していることが予想されるため，手足をミトンなどで温めてあげるとよい．貧血予防のため，離乳食に鉄を多く含む食材を積極的に取り入れるのもよい．

2）家族の支援と教育

著明な心不全症状がなければ予防接種は積極的に受けるよう勧める．患児への感染を防ぐため，家族も感染症に罹患しないよう日常における感染予防を勧める．多呼吸などの呼吸障害や哺乳不良などがみられる場合には，早めに医療機関に相談するよう指導する．適切な時期に手術を行えば予後良好な疾患のため，将来の不安を取り除く教育が必要である．

|atrial septal defect（ASD）|

1-2 心房中隔欠損（症）（ASD）

A 病態

|心房中隔欠損（症）とは|

左右心房間の中隔に欠損孔があり，左右短絡を有する疾患である（図Ⅲ-12-3）．左房から右房への左右短絡によって右心系の容量負荷を生じ，右房，右室，肺動脈が拡大する．ここでは最多の二次孔欠損型について述べる．

|疫学|

国内の先天性心疾患の約10%を占め，男女比は約1：2で女児に多い．

B 診断

|どのような症状から疑われるか|

ほとんどの乳幼児症例は無症状で，心雑音などを契機に診断されるが，思春期以

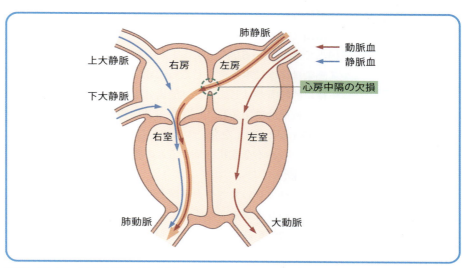

図Ⅲ-12-3 心房中隔欠損（症）
- 心房中隔に欠損孔があり，肺から還ってきた血流の一部が右心房，右心室，肺へと余分に流れて（→）容量の負荷が生じ，それぞれが拡大する．
- 余分な血流が加わり，肺動脈の流れが加速するため，心雑音の原因になる（相対的肺動脈狭窄）．

降では息切れや動悸などの症状が出現し診断されることもある．放置すれば肺高血圧を合併し**アイゼンメンジャー症候群**（p.292 参照）にいたる場合もあり，とくに**女性では比較的早期（20〜30 歳代）に肺血管閉塞性病変が進行することがある**ため注意が必要である．加齢に伴い心房細動などの不整脈を合併することもある．

診断の進め方・確定診断の方法

聴診上，胸骨左縁第 2 肋間において収縮期の心雑音（相対的肺動脈狭窄）を聴取し，Ⅱ音の固定性分裂も特徴的である．胸部 X 線で肺動脈陰影や右室の拡大を認める．心電図検査では不完全右脚ブロック[*1]や右軸偏位を認め，Ⅰ度房室ブロック[*2]を伴うこともある．最終的には心臓超音波検査で欠損孔の部位や大きさ，右心負荷所見，肺高血圧の有無などを確認する．

C 治 療

主な治療法

右心負荷を伴う場合（**肺体血流比 1.5〜2.0 以上**）に治療適応となるが，欠損孔の閉鎖には外科的治療，二次孔欠損の場合はカテーテル治療も選択肢となる．内科的治療としては心不全症状のある場合の利尿薬や，不整脈に対する薬物治療がある．

治療経過・予後

外科的治療は通常乳児期以降に行われるが，手術死亡率も低く，術後遠隔期の成績もよい．カテーテル治療については低侵襲であり，外科的治療と同等の治療効果が得られ，中長期的な成績もよいとされている．肺高血圧の合併がなければ健常児と同等の運動が可能である．

家族の支援と教育

予防接種と感染予防行動，家族の不安を取り除く教育が必要である．

patent ductus arteriosus（PDA）

1-3 動脈管開存（症）（PDA）

A 病 態

動脈管開存（症）とは

動脈管は胎児循環において肺動脈と大動脈を結ぶ必須の血管であるが，これが生後も閉鎖せず短絡が残っているものをいう．

疫 学

国内では 2,500〜5,000 出生に 1 人の割合で生じ，女児に多い．妊娠中の風疹ウイルス感染は高率に本症を生じる（p.262，「コラム　先天性風疹症候群」参照）．

発症機序

生後に肺呼吸がはじまると，酸素分圧の上昇などにより動脈管は収縮し，生後半日程度で機能的に閉鎖し，生後 2〜3 週間程度で器質的に閉鎖する．これらの過程に障害が起きると PDA を発症するが，はっきりした原因は不明である．

症 状

無症状から心不全症状を呈するものまで，年齢にかかわりなく多様である．

B 診 断

どのような症状から疑われるか

短絡量は動脈管の太さや大動脈と肺動脈の血管抵抗に依存するが，短絡量が少ない場合には心雑音が唯一の所見となる．短絡量が多い乳児では多呼吸や哺乳不良などの心不全徴候を認める．未熟児動脈管開存症[*3]の場合，特殊な病態を呈する．

[*1] **不完全右脚ブロック**：刺激伝導系の右脚の伝導障害により生じる．QRS 時間が小学生以下では 0.10 秒未満，中学生以上では 0.12 秒未満のものを不完全右脚ブロックとよび，それ以上を完全右脚ブロックとよぶ．
[*2] **Ⅰ度房室ブロック**：房室伝導時間が延長した状態で，小児では PR 時間が 0.20 秒以上の場合とされる．
[*3] **未熟児動脈管開存症**：低出生体重児ではプロスタグランジンの代謝の未熟性による閉鎖遅延を認める．予備能が低く，急激な左右短絡の増加によって容易に心不全をきたし，肺出血や脳出血，壊死性腸炎，腎不全なども引き起こす．

12　循環器疾患　295

診断の進め方・確定診断の方法

聴診上，胸骨左縁第2肋間で連続性雑音を聴取する．太い動脈管で心不全や肺高血圧が進行した場合，収縮期雑音のみ聴取されたり雑音が聴取されないこともある．確定診断は心臓超音波検査で動脈管の太さや左心負荷所見，肺高血圧の有無などを確認する．

C　治療[*1]

主な治療法

低出生体重児を除くと閉鎖法については①コイルや閉鎖栓を用いたカテーテル治療，②外科的閉鎖術がある．低出生体重児のPDAで治療適応の場合は早期の薬物治療（インドメタシンやイブプロフェン）が試みられ，不応例や薬物治療ができない場合は外科的閉鎖術が行われる．

治療経過・予後

他の合併症や肺高血圧の残存がない場合，カテーテル治療，外科的閉鎖術ともに予後は良好で運動耐容能も正常である．肺高血圧が残存する場合には酸素吸入療法や肺血管拡張薬が使用される．

退院支援・患者教育

手足の冷感がある場合の手足の保温，家族も含めた感染症予防，呼吸障害や哺乳不良時の受診を指導するとともに，家族の不安除去に努める．

pulmonary stenosis（PS）

1-4　肺動脈狭窄（症）（PS）

A　病態

肺動脈狭窄（症）とは

右室流出路（肺動脈弁下），肺動脈弁，肺動脈弁上から肺動脈末梢にいたる狭窄を総称して肺動脈狭窄とよぶ．新生児期に発症する重症肺動脈弁狭窄症は右室低形成を伴うことが多く，動脈管依存性の血行動態であり，別の疾患として扱うことが多い．

疫学

国内の先天性心疾患の約10%を占める．

症状

軽症では無症状である．狭窄の程度が中等度以上の場合には，長期にわたり放置すれば右心不全症状（浮腫，肝腫大，腹水など）や不整脈が出現する場合がある．

B　診断

どのような症状から疑われるか

多くが健診などの際の心雑音を契機に診断される．新生児期に発症する重症肺動脈弁狭窄症で右室低形成を伴っている場合，肺血流減少と心房間での右左短絡を反映しチアノーゼ[*2]を生じる．

診断の進め方・確定診断の方法

聴診上，胸骨左縁において収縮期駆出性雑音を聴取する．弁性狭窄では胸部X線で肺動脈陰影の拡大（**狭窄後拡張**）を認め，狭窄が重症で右心不全になれば心拡大も認めるようになる．心臓超音波検査で狭窄部位の確認や狭窄部の血流速度を計測し，狭窄の程度を評価する．

[*1] 心雑音も聴取されないような細い動脈管（**silent PDA**）の場合，感染性血管内膜炎の予防も含めた閉鎖適応に関してはコンセンサスが得られていない．

[*2] **チアノーゼ**：低酸素血症により，皮膚，粘膜が青紫色を呈する状態．還元型ヘモグロビン濃度が4〜5 g/dL以上になると視認できる．そのため貧血時には気づかれにくく注意が必要．

C 治療

主な治療法

弁性狭窄で中等症以上の場合にはカテーテル治療（**経皮的バルーン肺動脈弁形成術**）や手術の適応になるが，近年手術が第一選択となることは少なくなっている．なお，弁下狭窄や弁上狭窄はカテーテル治療の適応にはならない．また，カテーテル治療は，新生児期に発症する重症肺動脈弁狭窄症を除き生後6ヵ月以降に実施することが多い．

治療経過・予後

カテーテル治療は80%以上で有効とされ，適切なサイズの治療用バルーン（肺動脈弁逆流の合併症を防ぐため，肺動脈弁輪径の120%程度までのものが使用される）を使用すれば重度の肺動脈弁逆流を起こすことも少なく安全性は高い．

coarctation of aorta（CoA）

1-5 大動脈縮窄（症）（CoA）

A 病態

大動脈縮窄（症）とは

大動脈峡部（isthmus）に狭窄病変を有する疾患で，心室中隔欠損などの合併心病変のある**複合型**と**単独型**がある．

疫学

国内の先天性心疾患のうち約5〜7%を占める．ターナー症候群の約30%に合併するといわれる．

発症機序

大動脈峡部に動脈管組織が迷入しており，生後に動脈管組織の収縮により限局的な狭窄を生じる．合併心病変としては心室中隔欠損が多い（約70%）が，整列異常型（中でも後方偏位型）が多く，これにより大動脈血流が減少することで大動脈弁狭窄や，上行大動脈や大動脈弓の低形成を伴いやすい．下半身の血流低下によりレニン-アンジオテンシン系が亢進し，血管収縮による上半身の高血圧を呈する（**図Ⅲ-12-4**）．

症状

新生児期早期は，動脈管閉鎖に伴う下半身血流の途絶による ductal shock [*] や，後負荷増大による左心不全症状をきたす．単純型の場合は，乳幼児期以降に心雑音や高血圧（ごくまれに高血圧による脳出血）で発見されることもある．

B 診断

どのような症状から疑われるか

パルスオキシメーターを用いた生後のスクリーニングの際に，下肢の血流減少や動脈管での右左短絡を反映するSpO_2の低下が診断の契機となることがある．新生児期早期には，突然の乏尿や代謝性アシドーシスなどのショック症状を呈することがある．大きな心室中隔欠損を合併する場合には，肺血流増加を反映して呼吸障害をきたす．乳幼児期まで無症状の場合には，心雑音が診断の契機になる．

診断の進め方・確定診断の方法

典型的には上半身の高血圧，上下肢の血圧差，下肢の脈拍触知不良を認める．聴診上，胸骨左縁上部で収縮期雑音あるいは連続性雑音を聴取し，背部で雑音は増強する．心臓超音波検査では狭窄の程度や動脈管開存の有無，合併心病変などを確認する．

---

[*] **ductal shock**：大動脈縮窄では動脈管が閉鎖すると下半身の血流が途絶え，急激に乏尿や代謝性アシドーシスをきたしショック状態になる．

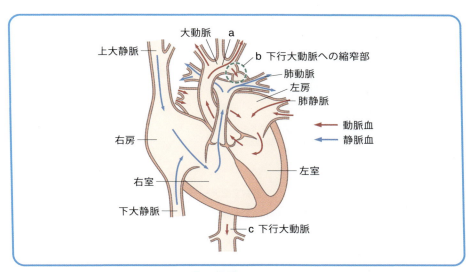

図Ⅲ-12-4　合併奇形のない大動脈縮窄（症）
a：縮窄より近位の動脈系ではしばしば高血圧がみられる．大動脈の物理的な狭窄のみではなく，レニン-アンジオテンシン系が高血圧の発生に関与する．
b：縮窄は動脈管ないし動脈管索の下行大動脈への付着部に存在する．
c：下行大動脈への血流は拍動に乏しく，血圧は低下する．下肢での脈拍が微弱または触知できないことが診断の鍵となる．

C　治療

主な治療法

ductal shock をきたしている場合には，早急に**プロスタグランジン製剤**を投与し動脈管再開通を試み，全身状態を安定化させ，次の治療計画を立てる．単純型の場合には外科的修復術（大動脈弓形成術）が行われる．複合型の場合，合併心病変にもよるが，大半を占める心室中隔欠損合併の場合は一期的心内修復術や二期的（姑息術として大動脈弓形成術と肺動脈絞扼術を先行して実施）心内修復術が行われる．

治療経過・予後

複雑な合併心病変のない大動脈縮窄症の予後は良好である．

tetralogy of Fallot (TOF)

1-6　ファロー（Fallot）四徴（症）（TOF）

A　病態

ファロー四徴（症）とは

①**心室中隔欠損**，②**右室流出路（肺動脈）狭窄**，③**右室肥大**，④**大動脈騎乗**の4つの特徴を有する疾患である（**図Ⅲ-12-5**）．

疫学

先天性心疾患の約10%を占め，**チアノーゼ性先天性心疾患**の中で最も頻度が高い．

発症機序

右室流出路中隔（漏斗部中隔）の前方偏位のため，整列異常型の心室中隔欠損と右室流出路狭窄，大動脈騎乗が生じ，静脈血が右室から心室中隔欠損を介して大動脈に直接流入（右左短絡）するためにチアノーゼを生じる．右室圧も上昇するため右室肥大も生じる．

B　診断

どのような症状から疑われるか

心雑音やチアノーゼが診断の契機となることが多い．右室流出路（肺動脈）狭窄

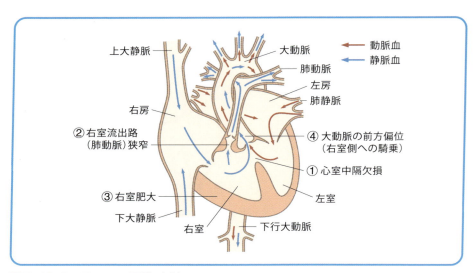

図Ⅲ-12-5　ファロー四徴（症）

が軽度でチアノーゼを認めず，肺血流増加による心不全症状を認める（いわゆる**ピンクファロー**）こともある．啼泣や排便時（いきむとき）に右左短絡が増加してチアノーゼが悪化することがあり，**無酸素発作（anoxic spell）**とよばれる．

診断の進め方・確定診断の方法

聴診上，胸骨左縁下部で収縮期雑音を聴取するが，右室流出路（肺動脈）狭窄が非常に高度の場合には収縮期雑音は短く，弱くなる．胸部X線では肺血管影は減弱し**木靴心陰影**を呈する．心電図検査では右軸偏位や右室肥大を認める．心臓超音波検査では心室中隔欠損の場所や大きさ，右室流出路狭窄の部位や程度，左室の大きさ，ほかの合併心病変（25％に右側大動脈弓，5％に冠動脈奇形）を評価する．

C　治療

主な治療法

1）内科的治療

無酸素発作は予防が重要なため，経時的なSpO$_2$測定や心臓超音波検査の所見を参考に，必要であれば交感神経の過緊張による右室流出路狭窄を予防するため**β遮断薬（カルテオロール，プロプラノロール）**を内服する．貧血も発作の誘因となるため，栄養指導や鉄剤内服を検討する．

2）外科的治療

外科的修復術の施行時期は症例によりさまざまであるが，現在では乳児期から行われるようになっている．心臓カテーテル検査で適応を判断した後，心室中隔欠損のパッチ閉鎖と右室流出路形成を行う．生後から高度のチアノーゼを認める場合は動脈管の開存を維持するためプロスタグランジン製剤を投与し，体肺動脈短絡術（modified Blalock-Taussigシャント術，BTシャント術）を検討する．乳児期以降，無酸素発作を反復する場合にも体肺短絡術あるいは修復術を検討する．

合併症と治療法

22q11.2欠失症候群でファロー四徴症を合併することが多い．

| | 12 循環器疾患 299 |

> **コラム** **家庭での無酸素発作への対応指導**
>
> まず無酸素発作の具体的なイメージを伝えることが重要である．無酸素発作は午前中に起こることが多い．急に不機嫌，過敏になりチアノーゼが増強する．啼泣や哺乳，排便，嘔吐，下痢や脱水などが誘因となりうる．無酸素発作の際，家庭ではからだを丸めるように（胸膝位）抱っこしてあやし，改善がなければ速やかに受診するよう指導する．

治療経過・予後

　術後遠隔期においては 90% 以上が日常生活で無症状といわれているが，運動時の息切れや動悸を有する例も少なくない．これは術後の肺動脈弁逆流による右心不全や心室不整脈が原因であることが多い．重度の肺動脈弁逆流による右心不全や不整脈がある場合，適切な時期に再手術を行う．現在では肺動脈弁のサイズが適切な場合には可能な限り自己弁を温存し，右室流出路の切開を最小限にする工夫が行われる．

tricuspid atresia
（TA）

1-7 三尖弁閉鎖（症）（TA）

A 病　態

三尖弁閉鎖（症）とは

　右房−右室間の交通が閉鎖している左室型単心室である（図Ⅲ-12-6）．体静脈血流は心房間交通を通過し左房へ流入し，肺静脈血流と混合し左室，大動脈へと駆出されるためチアノーゼを生じる．最終的にはフォンタン（Fontan）型修復術*でチアノーゼを改善することを目標とする．

疫　学

　国内の頻度は先天性心疾患の 1〜3% とまれである．

症　状

　症状は病型（後述）によって異なり，肺血流減少によるチアノーゼが主症状になる型と，肺血流過多による心不全症状を生じる型とに分かれる．ファロー四徴様の無酸素発作を起こす型（Ⅰb 型）や，時に大動脈縮窄合併による下肢脈拍触知不良やショックを起こす型（Ⅱc 型）もある．

B 診　断

診断の進め方・確定診断の方法

　肺動脈弁狭窄がある場合は，胸骨左縁第 2 肋間において収縮期駆出性雑音を聴取する．心室中隔欠損や右室流出路狭窄がある場合は，収縮期後半に増強する雑音を聴取する．肺血流過多になると胸部 X 線で心拡大を認める．心電図検査では左軸偏位，左室肥大所見を認め，右房負荷を反映し P 波が先鋭化する．心臓超音波検査で右房−右室間の閉鎖を確認し，心室中隔欠損の有無や大きさ，肺動脈弁狭窄や右室流出路狭窄の有無や程度，大血管関係，大動脈縮窄の有無，心房間交通などを評価する．

＊**フォンタン型修復術（total cavopulmonary connection：TCPC）**：上大静脈は肺動脈に直接吻合し，下大静脈は人工血管を介在させて肺動脈に吻合することで，体静脈血流を直接，肺動脈に還流させる手術方法．現在，広く行われている．

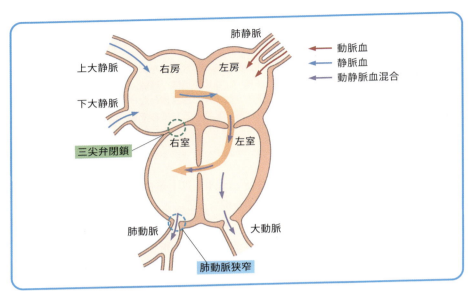

図Ⅲ-12-6 三尖弁閉鎖（症）（Ⅰb型）
● 右房と右室の交通が閉鎖しており、静脈還流血は心房間交通を通って肺静脈還流血と混合し左室に流入するため、チアノーゼを生じる。

臨床分類

病型分類として**キース・エドワーズ（Keith-Edwards）分類**が用いられる。キース・エドワーズ分類はⅠ型は正常大血管関係、Ⅱ型はd型大血管転換であり、それぞれ肺動脈閉鎖を伴うa型、肺動脈狭窄を伴うb型、肺動脈狭窄のないc型とに分類され、組み合わせで Ⅰb などと表現する。

C 治療

主な治療法

最終的にはTCPCを行うが、病型によって初期対応が異なる。

第1期手術は肺血流を適切に維持することが主な目的となる。肺血流過多の場合には肺動脈絞扼術を行い、肺血流減少の場合には体肺動脈短絡術（modified Blalock-Taussig シャント術）を行う。適切な肺血流量であれば体重増加を待って第2期手術を実施する。左室流出路狭窄（大動脈縮窄や大動脈低形成）がある場合には大動脈再建（ノーウッド［Norwood］型手術）を行う。

第2期手術はTCPC前の姑息術としてグレン（Glenn）手術（上大静脈-肺動脈吻合術）を行う。その後、体重増加を待って適応条件を満たせば第3期手術としてTCPCを完成させ、チアノーゼを改善させる。術後は基本的には生涯にわたり**抗血栓治療**が必要になり、中心静脈圧が高い場合や低酸素症が続く場合には**酸素療法**や**肺血管拡張薬**投与を積極的に行う。

治療経過・予後

生命予後は病型により異なるが、Ⅱc型や大動脈縮窄・離断合併例の予後は不良である。TCPCを行った場合の予後は比較的よいが、術後遠隔期もフォンタン型循環の特徴（高い中心静脈圧、低心拍出、遺残低酸素血症、凝固能亢進、心筋の線維化）に起因する低酸素血症、不整脈、タンパク漏出性胃腸症、血栓塞栓症、出血性

合併症，肝線維症・肝硬変などの合併症に注意が必要である．

退院支援・患者教育

病型に合わせた治療方針を説明し，フォンタン型循環の特徴と問題点を十分に説明する．TCPCを行いチアノーゼが改善しても，生涯にわたり抗血栓治療，抗心不全治療，抗不整脈治療などが必要になることを説明する．運動などの日常生活については個々人に応じて必要な制限を行うが，抗血栓治療を行っている場合はコンタクトスポーツを避けるなどの指導が必要になる．感染症の予防（予防接種や感染性心内膜炎への留意）も積極的に行うよう指導する．

truncus arteriosus communis（TAC）

1-8 総動脈幹遺残（症）(TAC)

A 病態

総動脈幹遺残（症）とは

大きな心室中隔欠損を有し，左右両心室から**総動脈幹**とよばれる単一の大血管が起始し，そこから冠動脈や肺・体循環に血流供給される疾患である（**図Ⅲ-12-7**）．

疫学

国内の頻度は先天性心疾患の0.7～0.8%とまれである．

症状

肺動脈狭窄のない場合は肺血流過多による心不全症状（多呼吸，頻脈，哺乳不良，冷汗など）を生じる．総動脈幹弁の逆流を伴うと症状はさらに増悪する．

B 診断

診断の進め方・確定診断の方法

聴診上，Ⅰ音・Ⅱ音は亢進する．胸骨左縁において収縮期雑音を聴取することがある．拡張期ランブルも聴取される．総動脈幹弁の狭窄や逆流によってはto and fro

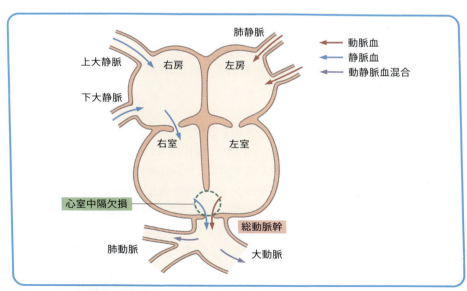

図Ⅲ-12-7 総動脈幹遺残（症）
- 左右両心室間に大きな心室中隔欠損があり，その上に，それぞれの心室をまたぐように総動脈幹とよばれる単一の大血管が起始する．
- 動静脈血が混合し全身に駆出されるためチアノーゼを生じる．肺動脈狭窄のない場合は肺血流過多による心不全症状が早期に出現する．

雑音が聴取される．胸部 X 線では肺血管影が増強し心拡大を認める．心臓超音波検査では大きな心室中隔欠損と大動脈から直接起始する肺動脈が確認される．総動脈幹弁の形態（2〜6 弁）や機能（狭窄・逆流），肺動脈狭窄の有無を評価する．

C 治 療

主な治療法

新生児期あるいは乳児期早期に**ラステリ（Rastelli）手術**（心室中隔欠損閉鎖と右室流出路形成）が行われている．総動脈幹弁の機能が著しく不良な場合は弁形成や弁置換が必要になることがある．姑息術として肺動脈絞扼術が行われていたが，予後不良なことが多い．

合併症と治療法

心外合併症としては 22q11.2 欠失症候群が多い．

治療経過・予後

術後遠隔期は総動脈幹弁機能（狭窄や逆流），肺動脈狭窄や逆流，心室切開に関連する不整脈などが問題となる．

退院支援・患者教育

新生児期から乳児期早期にかけて手術が必要で，術後遠隔期も総動脈幹弁機能や右室流出路機能の評価が長期にわたり必要であることを説明する．また，感染性心内膜炎予防についても説明する．

complete transposition of the great arteries（TGA）

1-9 完全大血管転位（症）（TGA）

A 病 態

完全大血管転位（症）とは

心房 - 心室の関係は正常であるが，心室 - 大血管関係が逆転し右室から大動脈，左室から肺動脈が起始している疾患である．

疫 学

国内では 2,000 出生におよそ 1 人の割合で生じ，男女比は 2〜3：1 で男児に多い．先天性心疾患全体の 4〜8％を占める．新生児期にチアノーゼを認める先天性心疾患の中では最も頻度が高い．

症 状

静脈還流が肺を経由せずに全身に駆出されるため，低酸素症，チアノーゼを生じる．

B 診 断

どのような症状から疑われるか

Ⅰ型（心室中隔欠損を合併しない）では出生直後から進行性のチアノーゼを認める（**図Ⅲ-12-8**）．Ⅱ型（心室中隔欠損を合併する）ではチアノーゼは比較的軽度だが，肺血管抵抗が低下するにつれ肺血流量が増加し，多呼吸，頻脈などの心不全症状が出現する．Ⅲ型（心室中隔欠損と肺動脈狭窄を合併する）では一般的には心不全や肺高血圧は生じにくく，肺動脈狭窄の程度にもよるがチアノーゼの程度が強い．

診断の進め方・確定診断の方法

身体所見ではチアノーゼを認め，Ⅲ型を除くと心雑音は聴取されないことが多い．胸部 X 線では卵型の心陰影となり，Ⅰ型とⅡ型では肺血管影は増強する．心電図検査では右室負荷所見を認める場合がある．病型や手術の際に問題となる冠動脈の走行パターンも含め，確定診断は心臓超音波検査で行われる．胎児心臓超音波検査で診断されるケースも増えている．

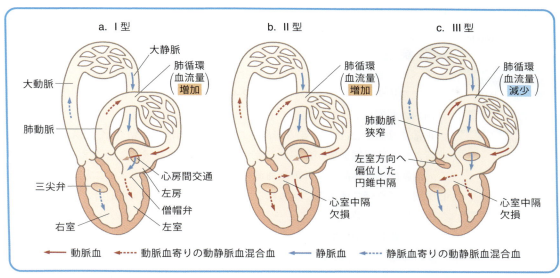

図Ⅲ-12-8 完全大血管転位(症)の分類

C 治療

主な治療法

1) Ⅰ型

プロスタグランジン E 製剤を投与し動脈管を開通させ，卵円孔での静脈血と動脈血の混合を促し低酸素症を改善させる．卵円孔が狭い場合にはバルーンカテーテルによる心房中隔裂開術（balloon atrial septostomy：**BAS**）を行う．その後，可能であれば生後 2 週間以内に**動脈スイッチ術（ジャテーン [Jatene] 手術）**を実施する．

2) Ⅱ型

心室間での静脈血と動脈血の混合のためチアノーゼは比較的軽度だが，卵円孔が狭い場合には BAS を行う．その後，動脈スイッチ術と心室中隔欠損パッチ閉鎖術を行うが，実施時期は生後 1～3ヵ月と施設により幅がある．

3) Ⅲ型

肺動脈狭窄のため動脈スイッチ術は不可能である．そのため，**ラステリ手術**（左室から心内導管で大動脈へ血流を導き，右室からは心外導管を用いて肺動脈に血流を導く）の適応になる．一般的に 4 歳以降に実施されることが多く，それまではチアノーゼが高度な場合には体肺動脈短絡術を行う．

治療経過・予後

動脈スイッチ術後の予後は，冠動脈移植技術の向上により良好となっている．術後遠隔期における問題は，①移植冠動脈狭窄・閉塞，②新肺動脈狭窄，③新大動脈弁閉鎖不全などである．ラステリ手術後遠隔期は，心外導管に関して①感染性心内膜炎，②導管機能不全，③心室切開に関連する不整脈などが問題となる．

1-10 総肺静脈還流異常（症）（TAPVR）

total anomalous pulmonary venous return（TAPVR）

A 病態

総肺静脈還流異常（症）とは

すべての肺静脈が，左房とは連結せずに体静脈系（上・下大静脈，右房，門脈など）に還流する疾患である（図Ⅲ-12-9）．

疫学

国内の頻度は先天性心疾患の 0.3～2％ で，男女比は約 2：1 と男児に多い．

発症機序

正常では胎生 28 日ごろから形成される 4 本の肺静脈の結合が，なんらかの理由で遮断され，肺静脈血流が左房に還流できず近傍の体静脈系に還流することで発症する．最終的には体静脈・肺静脈血流のすべてが右房に還流することになり，一部が心房間交通を経て体循環に送られるため，チアノーゼや低心拍出となる．

症状

新生児期から高度のチアノーゼや多呼吸，陥没呼吸などの肺うっ血症状をきたす．肺静脈血流が体静脈系に還流する部位に狭窄がある場合（**肺静脈狭窄**）には，生後の肺血管抵抗低下による肺血流量増加に伴い急激に肺うっ血が進行する．

B 診断

どのような症状から疑われるか

新生児期よりチアノーゼや多呼吸，陥没呼吸，低心拍出を意味する活気不良，末梢冷感などを認めるが，肺静脈狭窄がない場合にはチアノーゼは目立たず，診断が遅れることもある．

診断の進め方・確定診断の方法

通常，心雑音は聴取されない．胸部 X 線では肺血管陰影の増強や心拡大を認め

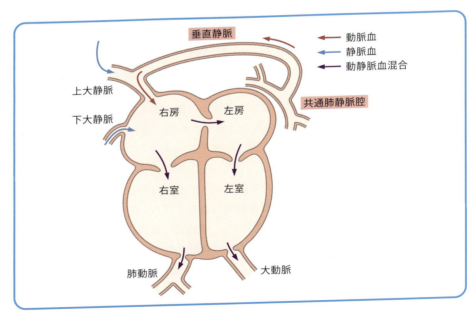

図Ⅲ-12-9 総肺静脈還流異常（症）
● 左房後方に共通肺静脈腔があり，左房とは連結しない．肺静脈血は垂直静脈を経て体静脈系（上・下大静脈，右房，門脈など）に還流する．心拍出量は心房間交通での右左短絡に依存する．
● 右心系は著明に拡大し，左室は拡大した右室に圧排される．左心系流入血も減少するため左室は低形成となる．

る．心電図検査では右軸偏位，右房・右室負荷所見を認める．心臓超音波検査では，①著明な右心系拡大と右室圧負荷所見や小さな左室，②左房後方の異常共通肺静脈腔の存在，③異常共通肺静脈腔から体静脈系への還流，④心房間交通での右左短絡，⑤肺静脈狭窄の有無などを確認する．全身状態が許せば，手術前にCTやMRIで肺静脈の走行や共通肺静脈腔と左房の位置関係を評価することが勧められる．

C 治療

主な治療法

手術が唯一の治療法で，共通肺静脈腔と左房の交通を作成し異常還流血管を結紮（けっさつ）する．肺静脈狭窄があり肺うっ血が強い場合には，緊急手術が必要になることがある．ショックに陥り，アシドーシスを認める場合には補正を実施する．

合併症と治療法

心房内臓錯位症候群（無脾症候群など）の合併例では，末梢肺血管の低形成も伴い予後不良であることが多い．

治療経過・予後

手術の成績は向上しており，早期死亡率は2〜15%とされている．術後早期は，肺高血圧が持続したり，術前肺静脈狭窄が高度だった例では肺高血圧危急症（肺高血圧クリーゼ）を起こすことがあり注意が必要である．

退院支援・患者教育

診断がつき次第，適切なタイミングで外科的治療が必要であることを説明する．手術成績は向上しているものの，術後早期の慎重な管理と，退院後もとくに1年以内の肺静脈狭窄には注意して経過観察する必要があることを説明する．合併症や肺高血圧のない症例では，運動をはじめ日常生活の制限は不要であることも説明する．

Ebstein anomaly

1-11 エプスタイン（Ebstein）奇形

A 病態

エプスタイン奇形とは

三尖弁の主に中隔尖，後尖の低位付着（心尖方向への偏位）とカーテン様に拡大した前尖，菲薄化（ひはく）した右室壁を特徴とし，三尖弁閉鎖不全や右室機能不全を呈する疾患である．

疫学

国内では約20万出生に1人の割合で生じ，先天性心疾患の約1%前後を占める．

症状

右室や三尖弁の形態異常や機能不全の程度により，さまざまな臨床経過をたどる．胎児超音波検査で著明な三尖弁閉鎖不全や右心系拡大を指摘され胎児水腫となり子宮内死亡する例から，心電図検査などを契機に診断され生涯無症状の例まで存在する．

B 診断

どのような症状から疑われるか

胎児期に診断される場合は，胎児超音波検査の右心系拡大所見で疑われる．新生児期に診断される場合は生後のチアノーゼで気づかれる．乳児期以降は高度な三尖弁閉鎖不全による心不全や，無症状ながら心雑音で気づかれることがある．学童期以降は心雑音や心電図異常，不整脈で診断されることがある．

診断の進め方・確定診断の方法

心房間の右左短絡の程度に応じてチアノーゼを認める．三尖弁逆流が重度の場合は浮腫や頸静脈の怒張，肝腫大を生じる．胸部X線ではまったく心拡大のないものから胸郭を占める程度の心拡大（wall-to-wall heart）を認めるものもある．心臓超

音波検査では三尖弁の心尖方向への偏位や三尖弁逆流の程度，右房化右室や機能的右室の大きさ，肺動脈狭窄（あるいは閉鎖）や順行性肺動脈血流の有無，心房間の右左短絡の程度などを確認する.

C 治療

主な治療法

心不全の程度やチアノーゼの程度が軽い場合は治療を要さないこともある.

①高度の三尖弁逆流や小さな機能的右室のために肺循環を維持できないもの

新生児期から高度のチアノーゼを認める. 肺血流を維持するためには動脈管が必須となるため，プロスタグランジンE_1製剤を投与する. その後，スターンズ（Starnes）手術を実施し，単心室修復（TCPC）を目指す.

②心房間での右左短絡によるチアノーゼは認めるものの肺循環は維持できるもの

肺血管抵抗が生後徐々に低下するにつれて順行性肺血流が増加し，心房間の右左短絡も減少する. その後もチアノーゼが残存する場合には心房間交通の閉鎖を検討する.

③三尖弁逆流による静脈圧上昇，右房拡大に由来する症状（浮腫や心房性不整脈など）を認めるもの

三尖弁逆流が高度の場合は弁形成術や弁置換術が考慮される.

治療経過・予後

はじめに述べたとおり，重症度によってさまざまな経過をたどる. 著明な右心系拡大を契機に胎児診断される場合，出生前に治療計画を立て，関係する診療科と密に連携して診療にあたる必要がある.

退院支援・患者教育

右室や三尖弁の形態異常や機能不全の程度により臨床経過，治療法が異なることを説明する. 留意点については p.299「三尖弁閉鎖（症）」を参照.

2 後天性心疾患

infective endocarditis（IE）

2-1 感染性心内膜炎（IE）

A 病態

感染性心内膜炎とは

心内膜，大血管内膜に細菌集簇を含む疣腫（vegetation）を形成し，菌血症，血管塞栓，心障害など多彩な臨床症状を呈する全身性敗血症性疾患である. 日本では小児心疾患，成人先天性心疾患におけるIEの管理，治療と予防のガイドラインが作成されている.

疫学

小児心疾患および先天性心疾患に伴うIEの実態調査によると，1997〜2001年までの5年間で先天性心疾患入院患者の0.71%がIEであると報告され，そのうち29%は先天性心疾患を有する成人例であった. 原疾患別では心室中隔欠損症，ファロー四徴症，両大血管右室起始症，僧帽弁狭窄／閉鎖不全症，臓器錯位症候群，大動脈弁狭窄／閉鎖不全症，完全大血管転位症，単心室症が多かった.

発症機序

先天性心疾患や弁膜疾患に伴う乱流血流によって障害された心内膜にフィブリン

が付着したり，人工弁や人工血管などの異物がある状態で菌血症を生じたときに菌が付着，増殖し疣腫が形成されると考えられている．

症 状

IE のリスクとなる心疾患患者に原因不明の発熱が続く場合，本症の可能性を考える．多くは中等度発熱で，発熱を認めないこともある．食欲低下，倦怠感，関節痛，筋肉痛などの非特異的症状を認めることも多い．小児は右心系の IE が多いが，三尖弁に付着する大きい疣腫を除くと，塞栓症状が不明確なことが多い．

B 診 断

どのような症状から疑われるか

心疾患を有する患児に原因不明の遷延する発熱を認めた場合は本症を疑う．新たな心雑音聴取は 25％ 程度で認められるとされるが，先天性心疾患を有する児の場合は既存の心雑音のため判別ができないことが多い．疣腫による全身の血管内塞栓を起こした場合には神経症状（脳塞栓），胸痛や呼吸器症状（肺塞栓），腎症状（腎動脈塞栓，糸球体腎炎）などを呈することがある．

診断の進め方・確定診断の方法

小児では修正デューク（modified Duke）診断基準の感度が高いことが知られており，これに従い診断する．血液培養検査が重要で，抗菌薬開始前に実施する．心臓超音波検査では乱流血流の発生部位を中心に観察するが，初期には疣腫が確認できないこともあるため繰り返し実施することが望ましい．血液検査では強い炎症反応を反映して白血球数，CRP は高値を示し，赤沈も亢進する．

C 治 療

主な治療法

日本循環器学会の「感染性心内膜炎の予防と治療に関するガイドライン（2017 年改訂版）」を参考に治療を行う．原因菌が明らかになる前の初期治療では，広域作用型の抗菌薬を選択することと，原因菌を推定することが重要である．原因菌が判明している場合には適切な殺菌性の抗菌薬を十分な量，期間（4〜6 週間）投与する．血液培養陰性例が 1〜2 割程度存在するとされ，患児の背景，発症要因，監視培養の結果から推定される原因菌に対して治療を行う．長期間の抗菌薬投与が必要になるため，菌交代現象や副作用の出現には留意する必要がある．

合併症と治療法

心不全，弁周囲膿瘍，疣腫の塞栓・梗塞，脳卒中，全身膿瘍，播種性血管内凝固症候群（disseminated intravascular coagulation：DIC）を合併する場合があり，全身管理も含めた対応が必要になる．症例によって疣腫の切除や弁置換などの手術が必要になることがあり，適切な施行時期を逃さないことが重要である．

治療経過・予後

日本の報告では急性期心臓血管外科手術は IE の約 3 割に実施され，適応となった症例は疣腫や心不全が多かった．死亡率は 8.8％ であり，必ずしも予後はよくない．

退院支援・患者教育

IE は予防が重要だが，具体的には①ハイリスク群，②感染リスクの高い治療処置・検査手技，③予防方法について説明する．日常生活においては歯磨きの励行（出血しないよう柔らかめの歯ブラシで）による口腔内清掃や歯肉炎の予防，歯科検診を勧める．乳歯の生えかわりの際の自然抜歯は IE リスクではないとされる．そのほか，清潔を保つための皮膚や爪のケアについても説明する．

myocarditis

2-2 心筋炎

A 病態

心筋炎とは
疫学

種々の原因により心筋に炎症をきたす疾患である.

心筋炎は潜行性の疾患で,劇症型では原因不明の突然死として扱われたり,軽症例は自覚症状も乏しいため確定診断にいたらないことも多く,発症率や死亡率について不明なところが多い.また,乳幼児突然死症候群(sudden infant death syndrome:SIDS)との関連も指摘されており,小児期においても突然死の重要な原因となっていると考えられる.

発症機序

主たる原因は感染症(ウイルス,細菌,マイコプラズマ,真菌,原虫による)だが,ほかにも膠原病,川崎病,心サルコイドーシス,薬剤性などがある.感染症によるものは多くがウイルス性で,原因ウイルスはコクサッキーウイルス(とくにB群),アデノウイルス,エコーウイルス,インフルエンザウイルスが多い.ウイルス性の場合,急性期(感染~4日)はウイルスによる直接障害,亜急性期(4~14日)は免疫担当細胞(NK細胞,細胞傷害性T細胞,マクロファージ)や炎症性サイトカイン(IL-1,IL-2,IL-6,TNF-αなど)などによる心筋傷害が惹起される.

症状

かぜ様症状(発熱,頭痛,倦怠感,筋肉痛)や胃腸炎症状(食思不振,悪心,下痢)などの心外の感染徴候のみで心血管症状を呈さない無症候性のものから,先行する感染徴候の後に突然重度の心不全症状やショック,重篤な不整脈を呈するもの,さらには突然死するものまで多様である.

B 診断

どのような症状から疑われるか

かぜ様症状や胃腸炎症状などの心外症状で受診することも多く,診断は容易ではないが,心筋炎の可能性を念頭におくことが重要である.胸痛や失神,けいれんといった症状を呈することも多い.

診断の進め方・確定診断の方法

日本循環器学会の「2023年改訂版心筋炎の診断・治療に関するガイドライン」が参考になる.身体所見では頻脈,徐脈,脈不整,奔馬調律,心膜摩擦音,心音減弱などを認める.心電図ではなんらかの異常を認めることが多く,所見は多彩である.心臓超音波検査では局所性,あるいはびまん性の心筋壁の肥厚や壁運動の低下を認め,心膜液貯留も認めることがある.血液検査ではCK-MBや心筋トロポニンTなどの心筋逸脱酵素が検出される.確定診断は心筋生検による病理学的検査で行われるが,侵襲が大きい.心臓核医学検査や心臓MRIが診断の補助として有用である.

重症度判定や臨床分類など

臨床型には無症候型,軽症急性型,急性型,劇症型,慢性型がある.劇症型は20~30%程度である.小児期心筋炎の臨床分類を表Ⅲ-12-1に示す.

C 治療

主な治療法

劇症型は急激な経過で心原性ショック,致死性不整脈へと進行するため,ICU管理が可能な施設に迅速に移送する.早期の補助循環療法が有用とされる.カテコラミンは不整脈を誘発しやすいのでできる限り控え,強心剤はPDEⅢ阻害薬を使用する.各種不整脈に対しては抗不整脈薬投与や体外式ペーシングを実施する.免疫グ

表Ⅲ-12-1　小児期心筋炎の臨床分類

	発症様式と主な症状	経過と予後
無症候型	無症状，感染徴候のみ	良好
軽症急性型	軽徴な心血管症状のみ．検査の軽度の異常のみ	良好
急性型	急性の軽症〜中等症の心不全．不明瞭な心不全の発症時期．発熱など直近の感染徴候がなく，2〜3週間前に感染徴候	1/3 は慢性拡張型心筋症．1/3 は完全な回復．1/3 は後遺症が残る
劇症型	強烈な心不全・ショック．明らかな突然の発症．直近の感染徴候．剖検での診断もある	死亡か心臓移植．死亡率は 20% 前後．生存例はほぼ完全な回復
慢性型	慢性の心不全．不整脈，伝導障害	1/3 死亡か心臓移植

ロブリンやステロイドが使用されることもある．

治療経過・予後

　小児期心筋炎の全国調査では全体の生存率は約75%，うち約60%は後遺症なく退院していた．劇症型の死亡率は20〜40%とされる．慢性型は拡張型心筋症（dilated cardiomyopathy：DCM）や原因不明の心機能低下として発見される場合がある．

退院支援・患者教育

　心筋炎は症状や臨床型が多彩であることを説明する．劇症型は死亡率が高いが，ショックにいたる前に補助循環療法を導入することで，長期的な予後も含め，よい成績が得られていることを説明する．

> **コラム**　**心筋炎は疑うことが重要**
>
> 　胃腸炎症状などで受診し，初期輸液を行っている最中に急速に容態が悪化し，実は心筋炎であったということはまれながら実際に経験することである．輸液中に症状が悪化するような場合には，心筋炎も念頭において改めて心電図検査も含めた診察を行うよう心がける．

3 | そのほかの循環器疾患

Kawasaki disease（KD）

3-1 | 川崎病（KD）

A　病態

川崎病とは

　1967年に川崎富作博士によって報告された全身性の血管炎症候群であり，主に中型筋性動脈が傷害される．その中でも冠動脈に強い炎症性血管炎が生じるのが特徴である．

疫学

　1970年から川崎病全国調査が行われているが，患者数／罹患率は上昇傾向にあり，近年では年間1万5,000人以上が新規に診断される．4歳以下の乳幼児に好発するが，年齢分布において乳児期後半にピークがある．日本，韓国など東アジア地域

において頻度が高く，欧米諸国と比較し10倍以上である．これは人種間の遺伝的背景の違いによるものと考えられている．また，同胞例，親子例の報告も多い．

発症機序
症　状

発症機序はいまだ特定されておらず，不明な点が多い．
①発熱，②手足の発赤や腫脹（ほっせき），③不定形発疹，④眼球充血，⑤口唇や舌の発赤，⑥頸部リンパ節の腫脹，の6つが主要症状である．

B　診　断

どのような症状から疑われるか

発熱に加え，両側眼球結膜の充血，口唇の紅潮や苺舌（いちごじた），不定形発疹，手足の硬性浮腫や掌蹠の紅斑，非化膿性の頸部リンパ節腫脹などから疑う．1歳前後ではBCG接種部位の発赤が比較的特異度の高い症状であり，診断の参考になる．

重症度判定や臨床分類など

「6つの主要症状のうち5つ以上を満たすもの」が定型例とされている．ただし，「6つの主要症状のうち4つの症状しか認められなくても経過中に断層心臓超音波検査もしくは，心血管造影検査で冠動脈病変が確認され，他の疾患が除外されたもの」も本症（不定型例）と診断する．さらに，主要症状が4つ以下の不全型も15～20%前後報告される．不全型であったとしても冠動脈病変の合併頻度が低くなるわけではないため，軽症として扱ってはならない．

C　治　療

主な治療法

川崎病急性期の治療の目的は，冠動脈病変の発症頻度を最小限にするために"急性期の強い炎症反応を可能な限り早期に終息させること"である．具体的には，冠動脈病変は第10病日前後から認められることが多いため，急性期の標準治療となっている経静脈的大量免疫グロブリン（IVIG）とアスピリン内服併用療法が第7病日以前に開始されることが望ましいとされている．解熱後はアスピリンを減量する．IVIGの際の注意点としては，投与初期にアレルギー反応が起きることがあるため，開始速度を低くし，投与中は頻回にバイタルチェックを行うことが挙げられる．およそ80%程度はIVIG終了後48時間以内に解熱するが，残り20%程度は解熱しない（不応），あるいはいったん解熱しても再発熱（再燃）（さいねん）する．これらの症例に対してどのような追加治療を行うかは議論の余地がある．

合併症と治療法

急性期（第30病日まで）において，心臓については弁膜症（僧帽弁逆流や大動脈弁逆流）や心膜炎，心筋炎を合併することがある．ほかにも肝機能障害，胆嚢炎，無菌性髄膜炎などを合併することがある．

治療経過・予後

急性期に冠動脈病変を生じなかった例については，2～3ヵ月ほど低用量アスピリン内服を継続する．冠動脈瘤が残存している場合には，アスピリンや必要に応じてほかの抗血小板薬も内服する．巨大瘤（≧8 mm）の場合には抗凝固治療（ワルファリン内服）（りゅう）も併用される．

退院支援・患者教育

急性期の炎症を可能な限り早期に沈静化させることが重要であることを説明する．多くの場合IVIGとアスピリン併用療法が奏効し，冠動脈病変を認めなければ日常生活や運動の制限は不要である旨を説明し，過度な不安を取り除くことも重要である．抗血栓治療を行っている場合には，けがや事故などによる出血性合併症に注意が必要である．後遺症の程度や抗血栓治療の有無に応じて，運動制限を含む日

12 | 循環器疾患　311

常生活の指導を行う.

arrhythmia

3-2 | 不整脈

A 病態

不整脈とは

心臓の調律（リズム）の異常で，脈が速くなるもの（頻拍），ゆっくりになるもの（徐脈），不規則になるもの（期外収縮など）をいう.

疫学

日本では1995年から小中高各1学年で学校心臓検診として心電図検査が義務化されており，小児期においても多くみつかっている.

発症機序

頻拍性不整脈や期外収縮は上室由来（心房や房室結節）と心室由来に分けられ，異常自動能の亢進，撃発活動（triggered activity），リエントリーなどが関与しているとされる. 徐脈性不整脈は洞不全症候群と房室ブロックに大別され，先天性と後天性がある. 先天性の原因としては母体由来の自己抗体による新生児ループス，遺伝子異常，先天性心疾患などがある. 後天性の原因としては心疾患の手術後，迷走神経性，低酸素血症，急性心筋炎，内分泌疾患，薬剤性などがある. そのほか，遺伝性不整脈として先天性 QT 延長症候群やブルガダ（Brugada）症候群が知られている.

症状

上室および心室期外収縮の多くは無症状である. 上室頻拍は動悸や胸痛が主な症状であるが，乳幼児では訴えがはっきりせず，哺乳不良や活気不良といった症状のみ呈する場合がある. 心室頻拍についても動悸が主であるが，肥大型心筋症などの器質的心疾患に伴うものや，先天性 QT 延長症候群やブルガダ症候群などに合併するものは，失神やショック，突然死などの重篤な症状を呈することが多い. 徐脈性不整脈では，徐脈により十分な心拍出量を維持できなくなった場合，乳児期は哺乳不良や多呼吸などの心不全症状を，幼児期以降はめまい，失神，けいれんなどの脳虚血症状を認める.

B 診断

診断の進め方・確定診断の方法

上述のような症状に加え，無症状で学校心電図検診にて指摘されることもある. 一般診察に加え，詳細な病歴（発作の開始様式や発熱，運動などが誘因となっているか，随伴症状の有無）と家族歴（遺伝性不整脈や家系内の心臓突然死の有無など）の聴取を行う. 安静時 12 誘導心電図に加え，必要があれば運動負荷心電図や 24 時間ホルター（Holter）心電図も行う. 器質的心疾患について心臓超音波検査で評価する. 診断あるいは治療（カテーテルアブレーション）も兼ねて電気生理学的検査が行われることもある.

重症度判定や臨床分類など

①期外収縮：洞結節以外の部位から発生する電気的興奮によるもので，上室性と心室性に分けられる.

②上室頻拍：房室間にリエントリー回路があるものを房室回帰性頻拍（AVRT）とよび，ウォルフ・パーキンソン・ホワイト（Wolff-Parkinson-White：WPW）症候群が典型で，小児期上室頻拍の大半を占める. そのほか，房室結節回帰性頻拍

表Ⅲ-12-2　洞不全症候群の分類（Rubenstein による）

タイプ	不整脈	特徴・参考
Ⅰ型	持続性徐脈	<100 bpm（<3 歳） <60 bpm（3〜9 歳） <50 bpm（9〜16 歳） <40 bpm（>16 歳）
Ⅱ型	洞停止，洞房ブロック	接合部補充収縮や心室補充収縮を伴うことがある
Ⅲ型	徐脈頻脈症候群	特発性：比較的まれ 続発性：心筋炎，心筋症 心房内手術（セニング術，マスタード術，フォンタン術）後

（AVNRT）や心房頻拍（AT）などがある.

③心室頻拍：心室拍数が 100〜120 回/分以上で，心室期外収縮が 3 連発以上連続し 30 秒以上続かないものを非持続性心室頻拍とよぶ. 30 秒以上続くものは持続性心室頻拍とよぶ.

④徐脈性不整脈：洞不全症候群は洞結節機能不全によるもので，小児では多脾症や心臓手術後，心筋症，心筋炎に合併することがある. ルーベンスタイン（Rubenstein）分類（**表Ⅲ-12-2**）が用いられる.

⑤房室ブロック：房室ブロックは房室結節およびヒス（His）束から脚にかけての伝導障害で，Ⅰ〜Ⅲ度に分類される. 全身性エリテマトーデス（SLE）やシェーグレン（Sjögren）症候群などをもつ母体からの経胎盤的移行自己抗体（抗 SS-A 抗体，抗 SS-B 抗体）が胎児の房室結節に伝導障害を引き起こすことがあり，先天性房室ブロックとよばれる.

C　治　療

主な治療法

①期外収縮：頻発するもの，運動で誘発されるもの，低心機能や複雑先天性心疾患に合併するものは治療対象となる. 基礎疾患に合わせて抗不整脈薬を選択する.

②上室頻拍：血行動態が不安定な場合は**カウンターショック**を行う. 血行動態が安定していれば，まずは**迷走神経刺激（アイスバッグ法，息こらえ法）**を行い，無効であれば**アデノシン三リン酸二ナトリウム**の急速静注を行う. 頻拍予防のための内服治療やカテーテルアブレーションも行われる.

③心室頻拍：血行動態が不安定な場合はカウンターショックを行い，安定している場合には抗不整脈薬の静注を行う. 予防のためのカテーテルアブレーションも行われる. 致死性不整脈のリスクを有する症例では**植込み型除細動器（ICD）**の適応も検討される.

④徐脈性不整脈：洞不全症候群については適応基準を満たす場合にはペースメーカー植込みが行われる. 高度房室ブロックやⅢ度房室ブロックで徐脈による心不全症状などを認める場合には，緊急で治療が必要になる. 緊急時や原因が一時的なものなら一時的ペーシングを行うが，回復が見込めないものであれば永久ペー

スメーカー植込みの適応になる.

治療経過・予後

複雑先天性心疾患や心筋炎・心筋症などに合併する不整脈の治療には難渋することが多い. 先天性 QT 延長症候群やブルガダ症候群に代表される遺伝性不整脈については特別な対応が必要になる.

退院支援・患者教育

小児期不整脈の管理における最も重要な課題は,突然死の予防である. そのため,運動により危険な不整脈が誘発される可能性がある場合には個々人に合わせた適切な運動制限を設ける. 致死性不整脈のリスクを有する児童の場合は,学校側や保護者への緊急時対応(**心肺蘇生**や **AED** 使用)についての指導も必要である. 逆に,**不要なあるいは過剰な運動制限をかけることは QOL 低下につながるため避けなければならない**. そのため,学校生活管理指導表の作成にあたっては日本小児循環器学会作成の管理基準をもとに管理区分判定がなされることが必要である.

orthostatic dysregulation (OD)

3-3 起立性調節障害 (OD)

A 病態

起立に伴う循環動態変化に対する生体の代償的調節機構が,なんらかの原因で破綻して生じる病態である.

起立性調節障害とは

疫学

小学校高学年から高校生までみられる. 中学生に発症のピークがあり,一般中学生の約 1 割,小児科を受診する中学生の約 2 割を占める.

発症機序

遺伝的素因や自律神経機能,生活習慣,心理社会的ストレスが発症や経過に大きく影響している. 自律神経機能については脳の自律神経中枢(大脳辺縁系,視床下部など)の機能が低下し,交感神経と副交感神経の機能が亢進したり,バランスが崩れたりすることでさまざまな症状をきたす.

症状

症状としては立ちくらみ,失神,気分不良,朝起床困難,頭痛,腹痛,動悸,午前中に調子が悪く午後に回復する,食欲不振,車酔い,顔色の悪さなどがある. 生活に支障が出る中等症以上では約半数に不登校を併存*する.

B 診断

診断の進め方・確定診断の方法

上記の症状のうち 3 つ以上,あるいは 2 つでも症状が強ければ OD を疑う.

詳細な問診,身体診察を行い,血液,尿,甲状腺機能,心電図,胸部 X 線などの検査を実施し,可能性のある身体基礎疾患を除外する. その後,従来の診断基準を満たす場合,新起立試験を実施しサブタイプ判定を行う. サブタイプは以下の 4 つである.

①起立直後性低血圧

②体位性頻脈症候群

③血管迷走神経性失神

---

*中等症以上では約半数に不登校を併存するが,起床できない状態で無理に登校を促すのは逆効果である. 午後から体調が回復するような場合には,午後からの登校を試みる. 不登校については「小児心身医学会ガイドライン集(改訂第 2 版)」などが参考になる.

④遷延性起立性低血圧

さらに症状や日常生活の状況から身体的重症度の判定を行う.

C 治療

主な治療法

一般外来で可能な対応は以下の4つである.

1）説明・説得療法

保護者は気持ちの問題と考えている場合が多いため，誤解を解消するために病態生理を丁寧に説明する．心理的な問題があったとしても，ODは身体疾患であり，気のもちようや夜更かしの是正だけでは治らないことを説明する．患児に対しては**叱咤激励することは避け，共感の姿勢で話をする．**

2）非薬物療法

起立時には30秒程度かけてゆっくり立ち上がる．起立中は足踏みや両足を交差させると血圧低下が防げる．早寝早起きについては具体的に指導（夕方に仮眠しない，家族も早く就寝する，朝は日光を十分に浴びるなど）する．散歩などの軽い運動や，水分（1.5 L以上）・塩分（10～12 g/日）摂取，下半身の血流うっ滞を予防するための弾性ストッキング着用などを勧める．

3）学校への指導や連携

担任教師や養護教諭に病態生理に関して説明し，中等症以上ではクラスメイトにも理解させる.

4）薬物療法

非薬物療法で改善しない場合や中等症以上の場合は，薬物療法を併用する．低血圧症状が強い場合はミドドリンやアメジニウムを用いる．そのほか，半夏白朮天麻湯などの漢方薬や膝から下の冷水浴などの鍛錬療法がある.

合併症と治療法

患児は保護者や教師からさまざまな症状を怠けとみなされることが多く，これが親子関係や教師との信頼関係の破綻につながる．このような周囲の理解不足による心理・社会的二次障害を防ぐことが重要である.

治療経過・予後

日常生活に支障が出ないレベルにすることを目標にした場合，適切な治療が行われれば軽症例では数ヵ月以内に改善する．中等症例では1年後の回復率は約50%，2～3年後が70～80%である．不登校を伴う重症例では1年後の復学率は30%程度であり，短期間での復学は困難である.

退院支援・患者教育

保護者には"必ずよくなるが，治療には時間がかかるので焦らないように"と説明する．薬物治療を行う場合にも効果が出はじめるまでに少なくとも1～2週間はかかるため，自己判断で中止しないよう説明する．中学生以上は自身で服薬管理をさせることで保護者の過干渉を防ぎ，自主性が促されるといった効果も期待できる.

13 | 腎・泌尿器疾患

acute glomerulo-
nephritis（AGN）

1 | 急性糸球体腎炎（AGN）

A 病態

急性糸球体腎炎とは

WHO の定義では「先行感染後，比較的急な経過で発症し，血尿，タンパク尿とともに，浮腫，乏尿，高血圧，糸球体濾過量の減少を認める疾患」とされている．

80〜90% が**溶血性連鎖球菌感染後急性糸球体腎炎**（post-streptococcal acute glomerulonephritis：**PSAGN**）であり，本項ではこれについて述べる．

疫学

好発年齢は A 群 β 溶血性連鎖球菌（以下，溶連菌）への感染頻度の高い 5〜8 歳の小児期であり，2 歳以下の発症はまれである．11〜3 月に発症することが多い．

発症機序

溶連菌関連抗原とこれに対応する抗体により免疫複合体が形成され，糸球体に沈着する．それにより糸球体係蹄の管内増殖性病変が生じ毛細血管内腔の閉塞をきたす結果，糸球体濾過量（glomerular filtration rate：GFR）が減少し乏尿，高血圧，浮腫が生じる．

症状

溶連菌感染による急性咽頭炎や膿痂疹に罹患後，約 2 週間経過したころに発症する．3 大主徴は**血尿**，**浮腫**，**高血圧**であるが，すべてを呈するものは約 40% のみである．浮腫はほぼ全例にみられ，顔面，眼瞼周囲に出現するのが特徴で，早朝起床時に顕著に認められる．典型例では突然乏尿となり，肉眼的血尿と浮腫に気づいて受診する．

B 診断

どのような症状から疑われるか

溶連菌への先行感染後，2 週間経過した時点で上記症状を認めた場合に疑われる．先行感染からの時間経過，GFR 低下に伴う溢水の症状に注目する．

診断の進め方・確定診断の方法

体水分量の評価が重要である．高血圧の程度，発症前との体重の変化，浮腫の程度，肺うっ血による呼吸困難症状の有無を評価する．先行感染の評価のために血液中の溶連菌に対する抗体である抗ストレプトリジン O 抗体（anti-streptolysin O antibody：ASO）を測定し，補体 C3，CH50 の低下を確認する（表Ⅲ-13-1）．

重症度判定

急性期の水・塩分貯留に起因して高血圧をきたし，重症例では高血圧性脳症によるけいれんや意識障害，心不全，呼吸不全を認める．

C 治療

主な治療法

1）栄養・水分管理

病態の主因は GFR の低下に伴う水分，塩分貯留であるため，水分制限，塩分制

表Ⅲ-13-1　PSAGN の診断基準

- 以下の診断基準 1〜3 のうち 2 つ以上を満たす
1. 肉眼的あるいは顕微鏡的血尿（尿沈渣で赤血球 >10/mm^3 もしくは尿定性検査で尿潜血 ≧2＋）
2. 浮腫（顔面浮腫，四肢の圧痕性浮腫，腹水など）
3. 高血圧（拡張期 >90 mmHg［13 歳以上］または >80 mmHg［13 歳未満］）
   および血清 C3 値低下
   および溶連菌の先行感染（ASO あるいは咽頭培養からの分離，咽頭からの迅速抗原検査陽性）

［Steer AC, Danchin MH, Carapetis JR, et al：Group A streptococcal infections in children. J Paediatr Child Health **43**（4）：203–213, 2007 より筆者が翻訳して引用］

限を行う．乏尿期には 1〜2 g/ 日程度の塩分制限とする．水分制限は前日尿量＋不感蒸泄分（300〜400 mL/m^2/ 日）とする．連日，体重，飲水量，尿量を測定し体水分管理を厳密に行う．飲水の量および飲む時間帯を 1 日の中で分配し，一気に飲んでしまわないようにする．

利尿期となり水分，塩分排泄量が増えれば適宜塩分，水分制限をゆるめる．制限が解除される目安を説明して患児，家族の理解を得る．

2）利尿薬

フロセミドを静脈内投与し，尿量の反応をみる．反応が得られれば溢水の程度に応じて 1 日 3〜4 回静脈内投与を行う．状態安定後に経口内服に切り替え，尿量に応じて適宜漸減していく．

3）血圧管理

降圧が必要な場合にはカルシウム拮抗薬の頓用で対応する．高血圧性脳症をきたした場合，経口降圧薬での対応が困難な場合にはカルシウム拮抗薬の持続静注を行う．

合併症と治療法

PSAGN の死亡率は 1% 未満であり，原因は高度の浮腫による心不全や高血圧性脳症である．

①**心不全**：頻脈，呼吸困難，血圧の異常，不機嫌などを呈する．乏尿に伴う体液量過剰により起こるため，塩分制限，利尿薬の使用により適切な体液量管理を行う．

②**高血圧性脳症**：不機嫌，頭痛，悪心・嘔吐，意識障害，けいれんなどを呈する．脳血管の攣縮による脳虚血や，毛細血管の透過性亢進による脳浮腫に基づくものと考えられ，急激な血圧の上昇に伴って発症する．発症した場合には降圧薬で適切な血圧管理を行う．

治療経過・予後

患者教育・退院支援

PSAGN はほとんどが発症後 1 ヵ月程度で自然に改善傾向となり，予後良好である．症状による苦痛と同時に突然の発症，入院，食事制限，運動制限とめまぐるしく環境が変わるため，制限が必要になる理由，制限の内容とともに，制限されないことについても説明する．制限期間の見通しを説明し，塩分，水分制限，薬剤内服に関しての支援を行う．症状が改善し退院した後は，食事制限，運動制限ともに不要である．

13 　腎・泌尿器疾患　317

chronic glomeru-
lonephritis（CGN）

2 　慢性糸球体腎炎（CGN）

慢性糸球体腎炎とは

　糸球体の炎症によって，長期間タンパク尿および血尿が持続し，しばしば高血圧，浮腫を呈して緩徐に腎機能障害が進行する病態である．CGNは単一の疾患名ではなく病態を示しており，さまざまな疾患を含んでいる．

2-1 　IgA 腎症

A 　病 態

IgA 腎症とは

　IgA 腎症とは，免疫グロブリンの一種である IgA 抗体が原因で引き起こされる CGN である．CGN の中では IgA 腎症が最も多く，20% 以上を占めている．

疫 学

　日本では，学校検尿で無症候性の顕微鏡的血尿を指摘されて発見されることが最も多い（受診者の約 5,000 人に 1 人の頻度）．

発症機序

　IgA 腎症の発症機序には不明な点が多いが，なんらかの遺伝的素因が存在し，抗原曝露に対して IgA の過剰産生が起こり，IgA 分子の異常も加わって IgA 免疫複合体が形成されると考えられている．この免疫複合体が糸球体メサンギウム領域に沈着し，メサンギウム増殖を起こし IgA 腎症を引き起こす．

症 状

　症状は無症候性の顕微鏡的血尿，タンパク尿で，自覚症状がない場合が多い．感染症罹患数日後に褐色調の**肉眼的血尿**がみられることがある．小児 IgA 腎症の約 10% は急性腎炎症候群，ネフローゼ症候群として発症することがある．

B 　診 断

どのような症状から疑われるか

　好発年齢（10 歳代）の小児期に，無症候性血尿・タンパク尿を呈した場合や，感冒罹患数日後に肉眼的血尿を認めた場合に疑われる．

診断の進め方・確定診断の方法

　IgA 腎症は IgA 免疫複合体が糸球体メサンギウム領域に沈着することを特徴としており，確定診断は生検による病理学的診断で行う．尿タンパク量が予後規定因子であり，持続的血尿に加えて早朝尿タンパク / クレアチニン比 0.15 g/g・Cr 以上が 6 ヵ月以上持続する場合に腎生検の適応となる．

臨床分類

　診断時に予後を規定する因子は，尿タンパク量と腎生検組織によるメサンギウム増殖の程度，管外病変の程度である．「小児 IgA 腎症診療ガイドライン 2020」では臨床的，組織学的な重症度に基づき，軽症例と重症例に分類されている（表Ⅲ-13-2）．

C 　治 療

主な治療法

1）薬物療法

- 軽症例：アンジオテンシン変換酵素（ACE）阻害薬を原則 2 年間投与する．少量から開始し，副作用に注意しながら増量する．
- 重症例：①ステロイド（プレドニゾロン），②免疫抑制薬（ミゾリビン），③ ACE 阻害薬を用いた 2 年間の**多剤併用療法**とする．

　ACE 阻害薬と，重症例で使用されるミゾリビンには催奇形性があり，妊娠可能な

表Ⅲ-13-2　IgA 腎症の重症度の定義

軽症例	下記のすべてを満たすものとする 臨床症状：軽度タンパク尿（早朝尿タンパク／クレアチニン比が 1.0 未満）かつ腎機能正常（eGFR 90 mL/ 分 /1.73 m² 以上） 病理組織像：メサンギウム細胞増多，半月体形成，癒着，硬化病変のいずれかの所見を有する糸球体が全糸球体の 80％ 未満，かつ半月体形成を認める糸球体が 30％ 未満であるもの
重症例	下記のいずれか 1 つを満たすものとする 臨床症状：高度タンパク尿（早朝尿タンパク／クレアチニン比が 1.0 以上）または腎機能低下（eGFR 90 mL/ 分 /1.73 m² 未満） 病理組織像：メサンギウム細胞増多，半月体形成，癒着，硬化病変のいずれかの所見を有する糸球体が全糸球体の 80％ 以上，または半月体形成が全糸球体の 30％ 以上であるもの

年齢の女子に内服させる場合には注意を要する.

2）一般療法

　浮腫，高血圧を呈する場合には塩分制限（6 g/ 日以下）が必要である. 著明な高血圧を認めなければ，運動制限は必要ない.

合併症と治療法

　高血圧を認める場合には ACE 阻害薬，ARB，カルシウム拮抗薬などの降圧薬の内服を考慮する.

治療経過・予後

　小児期発症例の 10 年腎生存率は 90％ 以上と成人例より良好であるが，タンパク尿が持続する場合には末期腎不全へ移行する可能性があり，注意深い観察が必要である.

患者教育・退院支援

　学校検尿をきっかけに発見されることが多く，自覚症状がないため，患児・家族の疾患への理解と反応を把握する. 患児の理解度に応じて十分に説明を行い，不安の軽減に努める. また服薬や採尿および日常生活の自己管理ができるように指導，援助する.

　臨床症状，病理組織像で重症例と診断され多剤併用療法が行われる場合には，ステロイド内服が長期にわたり，副作用が問題となる. ステロイド内服中は易感染状態であるため，病原菌・ウイルス感染者との接触に注意する. 手洗い，マスク着用など感染予防についての指導を行う.

IgA vasculitis

2-2　紫斑病性腎炎

A　病態

紫斑病性腎炎とは

　IgA 血管炎は小児に多い全身の細小血管の血管炎であり，紫斑，関節痛，腹痛を3 主徴とする. IgA 血管炎患者の 20～60％ が尿異常を呈し，紫斑病性腎炎と診断される. 紫斑病性腎炎は小児の二次性糸球体腎炎の原因として最も頻度が高い.

疫学

　好発年齢は 3～7 歳とされており，4～6 歳で発症のピークがある. 国内では年間10 万人あたり約 20 人が発症することが報告されている. 男女比は 1.5～2：1 と男児

に多い.

発症機序

　発症は秋〜冬に多く，上気道感染が先行することも多いため，感染症の関与が疑われているが正確な病因は不明である．IgA 腎症と同様に IgA1 の糖鎖異常が指摘されており，IgA を含む免疫複合体の関与する全身疾患である.

症　状

　IgA 血管炎としては血小板減少を伴わない紫斑の出現が診断に必須であり，関節痛は約 70%，腹痛は約 60% に認められる．紫斑病性腎炎は全身症状の出現から 85〜90% が 1 ヵ月以内，ほぼ全例が 6 ヵ月以内に発症する．腎外症状の重症度と腎炎の重症度の相関はみられていない．紫斑病性腎炎は無症候性血尿や軽度のタンパク尿を呈することが多いが，急性腎炎症候群，ネフローゼ症候群，急速進行性腎炎症候群を呈することもある.

B　診　断

どのような症状から疑われるか

　好発年齢の幼児期の IgA 血管炎患者に，無症候性血尿または血尿＋タンパク尿を認めた場合に疑う.

診断の進め方・確定診断の方法

　確実な IgA 血管炎の診断と，続発する血尿・タンパク尿の出現があれば診断は容易である．発症機序から IgA 腎症との共通点が指摘されているが，病理所見からは IgA 腎症との鑑別は困難である．紫斑病性腎炎は発症年齢が IgA 腎症より低く，IgA 腎症が慢性の経過をとるのに対し，紫斑病性腎炎は急性発症し自然に改善傾向をとることが特徴である．血尿単独例の多くは自然軽快するため腎生検は必要ないが，①ネフローゼ症候群を呈する症例，②高血圧を伴う症例（急性腎炎症候群），③腎機能が低下している症例では腎生検を行う.

臨床分類

　発症早期の組織学的重症度と腎予後が相関する．組織学的重症度は国際小児腎臓病研究班（International Study of Kidney Disease in Children：ISKDC）による組織分類で評価する.

C　治　療

主な治療法

　臨床所見からハイリスクの患者を選定し，組織学的所見を加えて評価する.

1）薬物療法

　基本的には臨床的重症度を加味して，病理組織所見の ISKDC グレードに従い治療方針を決定する．ISKDC グレードⅢ以下の軽症例では ACE 阻害薬を用いる．ISKDC グレードⅣ以上の重症例は積極的に治療する必要がある．ISKDC グレードⅣ以上では IgA 腎症と同様の多剤併用療法を行う．ただし，IgA 腎症とは異なり治療期間は経過により適宜調節する.

　急速進行性糸球体腎炎，ネフローゼ症候群を呈する場合にはステロイドパルス療法*を考慮する.

2）一般療法

　浮腫，高血圧を呈する場合には塩分制限（6 g/ 日以下）が必要である．著明な高血圧を認めなければ，運動制限は必要ない.

---

*ステロイドパルス療法：メチルプレドニゾロンの 3 日間点注を 1 クールとし，1 週間の間隔で 3 クールまで繰り返す.

治療経過・予後

発症早期に急性腎炎症候群やネフローゼ症候群などを呈する場合や，組織学的に重症である場合には，いったん尿所見が改善しても長期的には腎不全に進行する可能性がある．また妊娠をきっかけにタンパク尿や高血圧が出現し，病状が悪化することが多いと報告されている．したがって重症例では，尿所見が正常化しても長期的に経過観察していくことが必要である．

患者教育・退院支援

重症例に対するステロイドパルス療法および多剤併用療法ではステロイド内服が長期になるため，とくに副作用に関する教育・支援を行う．ステロイド内服中は易感染状態にあるため，感染予防についての指導を行う．服薬や採尿および日常生活の自己管理と定期受診の重要性を指導する．

nephrotic syndrome

3 ネフローゼ症候群

A 病態

ネフローゼ症候群とは

糸球体係蹄壁の障害の結果，**高度タンパク尿**，**低タンパク血症**と**全身性の浮腫**が起こる疾患群である．単一の疾患ではなく，ある一定の基準を満たす病態に対する概念である．

疫学

日本では，1年間に約1,300人（小児約10万人に5人）が新規発症例として小児慢性特定疾患治療研究事業に報告されている．小児ネフローゼ症候群の約90%は原因不明な**特発性ネフローゼ症候群**である．好発年齢は3〜6歳で，男女比はおよそ2：1である．

発症機序

免疫学的異常などが病因として考えられているが，発症機序は不明である．

症状

浮腫，体重増加，腸管浮腫に伴う下痢，嘔吐，腹痛などの消化器症状を呈する．胸水貯留による呼吸困難を生じることがある．

B 診断

どのような症状から疑われるか

好発年齢（3〜6歳）の幼児期に，突然発症した浮腫で気づかれることが多い．尿タンパクの増加は，尿の泡沫が多いことで気づかれる場合もある．

診断の進め方・確定診断の方法

浮腫の程度を確認し，バイタルサイン，血液・尿検査，胸部X線，超音波で有効循環血漿量の評価を行う（p321，「浮腫の管理」参照）．

以下の基準によりネフローゼ症候群の診断を行う．

ISKDCの診断基準：**高度タンパク尿**（夜間蓄尿で40 mg/時/m²以上または早朝尿で尿タンパク/クレアチニン比2.0 g/gCr以上）かつ**低アルブミン血症**（血清アルブミン2.5 g/dL以下）であり，明らかな原因疾患がないものを小児特発性ネフローゼ症候群と定義する．

臨床分類

特発性ネフローゼ症候群のうち，腎組織の約85%が微小変化型を呈し，うち約90%がステロイド感受性である．ステロイド抵抗性である場合には腎生検を行い，治療方針を決定する．

主な治療法

C 治 療

ネフローゼ症候群の治療はステロイドを中心とした薬物療法と一般療法からなる.

1) 薬物療法

①ステロイド：ネフローゼ症候群の治療はステロイド薬の投与が第一選択である．経口摂取不能時には静注での投与を行う．副作用としては易感染，高血圧，眼圧の上昇，白内障，肥満，皮膚線条，骨粗鬆症，成長障害などがある．

　とくに成長障害は，長期的な観点からはステロイド治療の最も重大な副作用である．眼圧，白内障のチェックのための定期的な眼科受診，骨粗鬆症のチェックのための骨密度測定を定期的に実施する．頻回再発型ネフローゼ症候群では種々のステロイドの副作用が出現するため，免疫抑制薬（シクロスポリンやシクロホスファミドなど）の導入を検討する．

②シクロスポリン：血中濃度をモニタリングしながら管理する．

　シクロスポリンの投与によりほとんどの患者でステロイドを減量・中止することが可能であるが，多くの患者で中止後に再発することが問題である．

　グレープフルーツジュースは，シクロスポリンの代謝を阻害し血中濃度を上昇させるため避ける必要がある．またマクロライド系抗菌薬など代謝に影響を及ぼす薬剤が多いため，併用薬にも配慮する必要がある．

　シクロスポリンの副作用として，感染症，高血圧，腎機能障害，多毛，歯肉腫脹がある．

2) 一般療法

①浮腫の管理：軽度の浮腫に対して治療は不要である．腸管浮腫に伴う腹痛などの消化器症状，胸水貯留による呼吸困難を認める場合にはループ利尿薬などの利尿薬，アルブミン製剤の使用を考慮する．

②食事療法：浮腫改善のための3g/日程度の塩分制限が必要であるが，過度な塩分制限は食欲を減退させるため，浮腫の程度と食事摂取量に応じて調整する必要がある．

③運動制限：基本的に運動制限は不要である．過度な高血圧，肺水腫に伴う呼吸不全を呈した場合のみ運動制限を考慮する．

合併症と治療法

　ネフローゼ症候群の合併症として急性腎不全，静脈血栓症，高血圧性脳症，腹膜炎などが挙げられる．ステロイドやシクロスポリンによる治療に伴い高血圧性脳症を発症する場合もあり，慎重な血圧管理が必要である．

治療経過・予後

　特発性ネフローゼ症候群はほとんどがステロイド感受性であり，ステロイド抵抗性は約10%である．ステロイド抵抗性が持続すればおよそ10年で40〜50%が末期腎不全にいたる．ステロイド感受性であれば長期的な腎予後，生命予後は良好であるが，再発頻度が高く，ステロイド感受性のうち約80%が再発し，その30〜50%が頻回再発型になる．再発する場合には長期間のステロイド治療による副作用が問題となる．シクロスポリンなどの免疫抑制薬を併用し，ステロイドの減量・中止に努める．

第Ⅲ章　小児疾患　各論

患者教育・退院支援

退院後は寛解を維持していれば食事制限，運動制限は行わない．適度な運動は肥満を予防し，骨密度を高める．

ネフローゼ症候群罹患児は低免疫状態であるため，感染予防，周囲での流行の状況の把握に努める．予防接種については，不活化ワクチンはステロイドや免疫抑制薬内服中の患児であっても有効かつ安全に接種可能である．生ワクチンはステロイド，免疫抑制薬内服中は禁忌とされており，原則として接種すべきではなく，免疫抑制薬の中止後3ヵ月以上経過してからの接種が望ましい．また，患者家族内に対象疾患の既往歴やワクチン接種歴がない者がいる場合には，積極的に接種を行うように指導する．再発の誘因となる感染を予防するとともに，治療管理継続の必要性を患児と家族が理解し実践できるように支援する．再発の徴候を早期発見するために定期的に体重測定を行い，早朝尿の尿タンパクを試験紙で測定できるように指導し，患児と家族が自分で再発に気づけるようにする．長期間にわたり再発を繰り返す場合には，思春期になったとき服薬アドヒアランスの問題，内科への移行の問題が出てくる．早期より他職種での支援プログラムを実践していくことが必要となる．

hydronephrosis

4 ｜ 水腎症

A 病態

水腎症とは

腎盂・腎杯および尿管を含む尿路が拡張した状態を指す．

疫学

国内で胎児期に発見される水腎症の頻度は800～1,000人に1人で，新生児期および乳児期の男女比は男：女＝およそ2：1である．左側の水腎症が全体の60～70％と発症頻度に左右差を認める．両側水腎症は約10％にみられる．

発症機序

腎盂尿管移行部通過障害（ureteropelvic junction obstruction：**UPJO**）が最も頻度が高く，**膀胱尿管逆流**（vesicoureteral reflux：**VUR**），尿管膀胱移行部通過障害（ureterovesical junction obstruction：UVJO）と続く．UPJOの原因は，多因子が関与しているため不明であることが多い．

症状

胎児期や周産期に発見される水腎症の多くは無症状である．水腎症が進行すると腹痛，悪心・嘔吐などの消化器症状が出現することがある．

B 診断

診断の進め方・確定診断の方法

検査の基本は非侵襲的かつ簡便な超音波検査であり，ほとんどが胎児期，乳児期の腹部超音波検査で発見される．高度な水腎症の場合には利尿レノグラムを行い，分腎機能の評価，尿排泄障害の評価を行う．

重症度判定・臨床分類

水腎症は超音波検査の所見により grade 1～4 に分類される（Society of Fetal Urology：SFU分類，図Ⅲ-13-1）．臨床的には症候性か否か，UPJOによる水腎症か否かが治療方針を判断する際の重要な要素となる．

C 治療

主な治療法

胎児期または乳児期の超音波検査でみつかった中等度までの水腎症のうち，80％

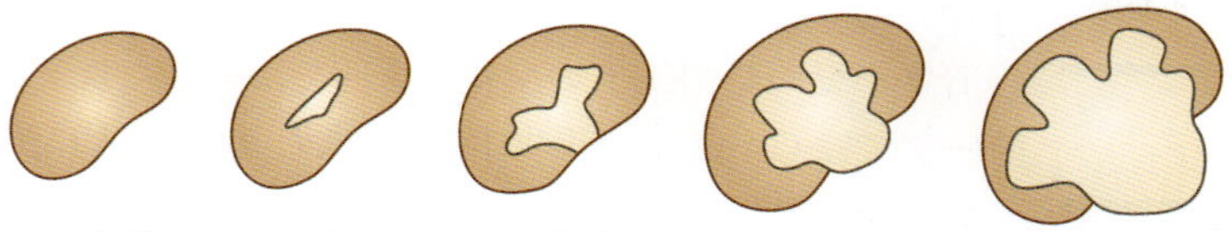

grade 0   grade 1   grade 2   grade 3   grade 4

SFU 分類	
grade 0	腎盂の拡張を認めない
grade 1	腎盂のみ観察される
grade 2	腎盂と数個の腎杯が観察される
grade 3	腎盂の拡張とすべての腎杯の拡張を認める
grade 4	腎盂，腎杯の拡張とともに，腎実質の菲薄化を認める

図Ⅲ-13-1　SFU 分類
［日本小児泌尿器科学会（編）：小児先天性水腎症（腎盂尿管移行部通過障害）診療手引き 2016．日本小児泌尿器科学会誌 **25**（2）：20，2016 より許諾を得て改変し転載］

程度は自然軽快することが知られている．そのため水腎症の程度が SFU 分類 grade 1〜2 であれば，定期的な超音波検査で経過観察を行う．grade 3 で水腎症の進行がある場合および grade 4 の場合には利尿レノグラムを行い，腎機能障害がある場合には腎盂形成術を考慮する．

合併症と治療法
UPJO に VUR を合併することがある（7.3〜11.3%）．そのため，UPJO で尿管拡張や反復性尿路感染がある場合には**排尿時膀胱尿道造影検査**（voiding cystoure-throgrphy：**VCUG**）が必要である．VUR があれば内視鏡的注入療法，尿管膀胱新吻合術などが考慮される．

治療経過・予後
腎盂形成術後の水腎症はほとんどの症例で改善し，悪化症例は 5% 未満である．

患者教育・退院支援
胎児期または乳児期に超音波検査で水腎症を指摘されている場合が多く，水腎症に伴う消化管の通過障害がなければ緊急的な処置が必要になることは少ない．家族の不安が強いことが多いため，家族の疾患に対する理解度を把握し，不安を軽減するように十分に説明を行う．水腎症は尿路感染症のリスク因子であるため，乳児期に発熱，不機嫌，哺乳不良などが出現し尿路感染症が疑われる場合には受診するように指導する．

congenital anoma-lies of the kidney and urinary tract （CAKUT）

5 | 先天性腎尿路異常（CAKUT）

A 病 態

先天性腎尿路異常とは
腎尿路の発生異常により生じた多様な腎尿路形態異常の一群である．このうち**低形成・異形成腎**（renal hypodysplasia）は小児の末期腎不全の原疾患として最多で

ある．低形成・異形成腎は矮小腎にしばしば尿路形態異常を伴い，時に腎外合併症を認めることがある．

疫 学

日本小児の CAKUT の全体像を明らかにした疫学研究はほとんどない．北米のデータでは CAKUT は出生 1,000 人あたり 3〜6 人に生じると報告されている．

発症機序

腎の発生過程での尿管芽の未発生や尿管原基の退縮（**腎無形成**），後腎間葉細胞の発生停止（**低形成腎**），分化異常（**異形成腎**）により発症する（p.56，「腎・泌尿器の発達と障害」参照）．

症 状

尿細管の形成異常による水分やナトリウムの再吸収障害が起こり，希釈尿を認める．経口摂取不良時でも水分やナトリウムの再吸収を増加できないため，容易に脱水となる．脱水，低ナトリウム血症が慢性的に持続すると成長障害を引き起こす．膀胱尿管逆流や下部尿路障害の合併頻度が高く，これらを合併する場合には尿路感染症のハイリスクとなる．

B 診 断

どのような症状から疑われるか

乳幼児期に成長障害，尿濃縮障害による脱水を呈する場合に疑われるが，無症状の場合もあり，尿路感染症などの他疾患の精査で偶然発見されるケースもある．

診断の進め方・確定診断の方法

血液検査で腎機能障害，尿検査で β_2 ミクログロブリン高値などの尿細管機能障害を認める場合には腹部超音波検査を行い，低形成腎，異形成腎の有無をチェックする．確定診断には腎生検による組織診断が必要であるが，臨床上は低形成腎と異形成腎を分ける意義に乏しく，実際に腎生検が行われることは少ない．低形成・異形成腎として一括して扱われ，血液検査，尿検査，画像検査で総合的に判断されることが多い．

重症度判定・臨床分類

両側の腎無形成ではポッター（Potter）症候群を呈し，肺低形成のため生存はきわめて困難である．低形成腎の大部分は両側性に発生し，しばしば多発奇形症候群，ダウン症候群，脳奇形に合併する．異形成腎は，矮小腎や，多発性嚢胞を伴った腎形態異常にしばしば尿路形態異常を合併して，さまざまな腎尿路形態異常を呈する．特徴的な腎尿路形態異常を呈する異形成腎として，**多嚢胞性異形成腎**（multicystic dysplastic kidney：**MCDK**）がある．MCDK は，腎発生の早い時期での尿路閉塞により腎全体が嚢胞形成を呈する．超音波で種々の大きさの嚢胞がみられ，腎実質は確認できるものの血流はなく，ほとんどが無機能腎である．自然退縮傾向があるが，1/3 に反対側の腎尿路形態異常を認め，膀胱尿管逆流が多い．

C 治 療

主な治療法

1）栄養・水分管理

適切な細胞外液の保持は筋肉の成長に必要であり，ナトリウムの喪失は脱水だけでなく成長障害も引き起こす．そのため多尿を伴う低形成・異形成腎では，水分・ナトリウムの補充により腎機能障害の進行抑制や成長障害の改善が期待できる．母乳や普通ミルクにはナトリウムがほとんど含まれていないため，ナトリウム喪失のある乳児においては腎不全用ミルクの併用を検討する．慢性腎臓病（CKD）ステージの進行とともに高血圧や溢水を伴う場合には，水分・ナトリウムの制限を行う．

2）薬物療法

　高血圧やタンパク尿を伴う CKD ステージ 2〜4（**表Ⅲ-13-3**）の低形成・異形成腎の小児では，腎機能障害進行抑制のためにレニン-アンジオテンシン系（RAS）阻害薬，とくに ACE 阻害薬を中心とした十分な降圧療法を行う．乳幼児など経口摂取が安定せず脱水の危険性の高い患児においては，急激に腎機能障害が進行するリスクを考慮すると，CKD ステージ 5 到達後の RAS 阻害薬の新規導入は推奨されない．

合併症と治療法

　低形成・異形成腎では対側に尿路形態異常を認めることがあり，尿路感染症のハイリスクとなる．尿路感染症発症時には尿を無菌的に採取・培養し，原因菌に応じた抗菌薬治療を行う．

　尿路感染症治癒後に膀胱尿管逆流症の有無を調べるために，排尿時膀胱尿道造影検査を行う．逆流を認める場合には，尿路感染症の再発予防のために抗菌薬の予防内服を行う．予防内服開始後も尿路感染症を繰り返し腎瘢痕を形成する場合には，膀胱尿管逆流症に対して手術治療を考慮する．

治療経過・予後

　すべての低形成・異形成腎が腎機能低下を呈するわけではないが，診断時もしくは経過観察中に対側の代償性肥大を認めないものや，泌尿器科的随伴病態のあるもの，タンパク尿が多いものについては慎重に観察する．とくに思春期には腎機能の低下速度が速いため注意が必要である．

患者教育・退院支援

　根本的な治療は不可能であるため，腎機能障害の程度に応じた投薬，生活管理が必要になる．運動が腎障害を悪化させ腎不全の時期を早めるといった明確な根拠はなく，むしろ適度な運動は心血管合併症や肥満を減らし，生活の制限をかけられないことで自分への自信を失わずに子どもらしい生活を送ることにもつながる．また，小児においてタンパク制限食が腎不全の発症時期を遅らせるといった報告はないため，むしろ十分な栄養を与えて成長を促すようにする．食事制限の実施は，内服治療ではコントロールが難しい高血圧や体液量の増加，高カリウム血症などの電解質異常がある場合に限られる．

表Ⅲ-13-3　小児 CKD のステージ分類（2 歳以上）

病期ステージ	重症度の説明	進行度による分類 GFR（mL/ 分 /1.73 m²）
1	腎障害は存在するが GFR は正常または亢進	≧ 90
2	腎障害が存在し，GFR は軽度低下	60〜89
3	GFR 中等度低下	30〜59
4	GFR 高度低下	15〜29
5	末期腎不全	<15（または透析）

［厚生労働科学研究費補助金難治性疾患等克服研究事業（難治性疾患克服研究事業）先天性腎尿路異常を中心とした小児慢性腎臓病の自然史の解明と早期判断・腎不全進行抑制の治療法の確立班（日本小児 CKD 研究グループ）：小児慢性腎臓病（小児 CKD）診断時の腎機能評価の手引き＜https://cdn.jsn.or.jp/academicinfo/report/201402.pdf＞を基に作成］

保存期腎不全では自覚症状はなく進行に気づかないため，この時期に定期的な外来通院をし，採血や検尿を受けたうえで必要な薬の内服や注射ができるよう支援する．

chronic kidney disease（CKD）

6　慢性腎臓病（CKD）

A　病態

慢性腎臓病とは

①腎障害を示唆する所見（検尿異常，画像異常，血液異常，病理所見など）の存在
② GFR 60 mL/ 分 /1.73 m² 未満
のいずれかまたは両方が3ヵ月以上持続することにより診断される．

GFR のレベルによって CKD ステージ 1〜5 に分類される（表Ⅲ-13-3）．成人と比較すると発症頻度は低いが，成長や発達，栄養や運動を含めた生活管理，学校生活など小児 CKD に特有の多くの配慮が必要になる．

疫学

2010 年に行われた 15 歳以下の小児を対象とした日本の全国調査では，透析導入前の小児 CKD ステージ 3 以上の罹患率は 29.8 例 /100 万例であり，このうち約 60% を先天性腎尿路異常（CAKUT）が占めている．CKD のステージ 5 に相当する新規透析あるいは移植患者の発生は，年間 55〜71 例で推移している．

症状

小児 CKD ステージ 5 になると，末期腎不全となり尿毒症症状が出現し，多臓器に障害をきたす．腎障害による低身長，成長障害のほかに神経症状（倦怠感，意識障害，けいれん，羽ばたき振戦など），循環器症状（高血圧，心不全，不整脈など），呼吸器症状（肺水腫，胸水貯留，呼吸困難など），消化器症状（食欲不振，悪心・嘔吐），造血器症状（貧血），皮膚症状（瘙痒感）などを呈する．

B　診断

どのような症状から疑われるか

小児 CKD の原因の多くは CAKUT であり，学校検尿では発見されにくい．乳幼児期に体重増加不良，多尿，尿路感染症などの精査の過程で発見されることがある．

診断の進め方・確定診断の方法

血液，尿検査を行い腎機能（eGFR），尿タンパク量の評価を行う．血清クレアチニン値は成長とともに増加するため，年齢，性別ごとに基準値が異なる．

血清クレアチニン値から以下のように eGFR を計算する．

● 日本人小児（2 歳以上 19 歳未満）の eGFR
男女に分けて，身長から血清クレアチニン基準値（ref Cr）を算出し，それを基に eGFR を算出する．
ref Cr（mg/dL）
　　男児：$-1.259\ Ht^5+7.815\ Ht^4-18.57\ Ht^3+21.39\ Ht^2-11.71\ Ht+2.628$
　　女児：$-4.536\ Ht^5+27.16\ Ht^4-63.47\ Ht^3+72.43\ Ht^2-40.06\ Ht+8.778$
eGFR（mL/ 分 /1.73 m²）
　　$=110.2×(ref\ Cr\ 値[mg/dL]/\ 血清\ Cr\ 値[mg/dL])+2.93$

神経筋疾患や低栄養で筋肉量が体格相当と考えられない場合には，血清シスタチンCに基づくeGFR推算式を用いる．

$$eGFR(mL/分/1.73 m^2)＝104.1/血清シスタチンC(mg/L)－7.80$$

CAKUTの検索のために腹部超音波で腎臓，膀胱の形態異常の有無を検索する．

慢性腎炎や微小変化型以外のネフローゼによるCKDが疑われる場合には，腎生検を行い重症度の判定，治療法の選択を行う．

重症度判定　表Ⅲ-13-3を参照．CKDステージは小児でも成人同様GFRにより分類される．2歳未満は生理的にGFRが低く，GFRの絶対値では小児CKDのステージ分類はできないため，同年齢の健常児の腎機能に対する割合でステージ判定する．

小児CKDの重症度と尿タンパク量の関連は十分には検討されていないため，尿タンパク量は現時点では評価項目に含まれていない．

C　治　療

主な治療法
1）薬物療法

小児IgA腎症などの慢性糸球体腎炎，ネフローゼ症候群ではステロイドを中心とした薬物療法を行う（p.317,「慢性糸球体腎炎」，p.320,「ネフローゼ症候群」参照）．

2）支持療法

①**食事制限**：成人と異なり，小児の栄養管理は成長という問題を念頭において行うことが重要で，身体発育に悪影響を及ぼす可能性があるため原則としてタンパク質制限を行わない．溢水や高血圧を認めるCKDでは塩分制限が必要である．

②**運動制限**：運動制限が小児CKD患者の腎機能障害の進行を抑制するかは明らかではなく，精神的なストレスも含めて患児のQOLを低下させるため行わない．

③**生活指導**：幼児・学童において，遠足や運動会など学校行事への参加は積極的に勧める．また，部活動や習いごとの活動も患児の希望があれば制限しない．

合併症と治療法
①**高血圧**：溢水に起因する高血圧や浮腫がみられる場合には，塩分制限を行いループ利尿薬を併用する．小児CKDの高血圧合併率は高く，降圧薬治療を行うことにより腎機能障害の進行を抑制するため，生活指導で改善しない場合には降圧薬内服を行う．タンパク尿を有する小児CKDに対する降圧薬としてはRAS阻害薬（ACE阻害薬，ARB）を第一選択とする．

②**CKD-MBD**：CKDに伴う骨病変，カルシウム，リン，ビタミンDの代謝異常をCKDに伴う骨・ミネラル代謝異常（CKD-mineral-bone-disease：CKD-MBD）として管理する．CKD-MBDは骨痛，骨変形，骨折，成長障害をきたし，QOLに大きく影響する．また血管の石灰化を引き起こし心血管系合併症のリスクとなるため，リン吸着薬やビタミンD製剤で適切にコントロールする．

③**貧血**：CKDによる腎性貧血を認めた場合には，赤血球造血刺激因子製剤（ESA）で治療する．

④**成長障害**：骨端線閉鎖のない小児CKD患者で，低身長がある場合には遺伝子組み替えヒト成長ホルモン（rHuGH）による治療を行う．尿路形態異常についてはp.323「先天性腎尿路異常」参照．

第Ⅲ章　小児疾患　各論

治療経過・予後

　日本における小児末期腎不全の追跡調査（1998〜2005年）によると，5年生存率は約90％と世界的にも高い数字を示している．

患者教育・退院支援

　CKDの悪化・進展を防ぎ，残存する腎機能を維持するために，患児と家族が治療を理解し参加することが必須である．小児CKDでは成長や発達，栄養や運動を含めた生活管理，学校生活など包括的な支援が必要となるため，看護師，心理士，栄養士，ソーシャルワーカーなど多職種によるかかわりを要する．腎代替療法を行ううえで手技的に難しい乳幼児や服薬アドヒアランスなどの問題を抱える思春期を含め，患児の自立性，自発性，社会性を育むように長期計画を立てていくことも必要である．

urinary tract infection（UTI）

7　尿路感染症（UTI）

A　病態

尿路感染症とは

　腎臓，膀胱，尿道などの尿路に起きる感染症である．感染部位により，上部尿路感染症（腎盂腎炎）と下部尿路感染症（膀胱炎，尿道炎）に分けられる．起炎菌は大腸菌が最も多い．

疫学

　小児における感染症の中で，呼吸器感染症に次いで頻度が高い．乳児の罹患率が高く，小児の尿路感染症のうち，男児では約80％，女児では約50％を乳児が占めている．新生児期，乳児期の男児は女児に比べて排尿時の膀胱内圧が高く，乳児期までは男児の尿路感染症罹患率は女児よりも高い（女児の約4倍）．一方，それ以降は女児の解剖学的特徴（尿道が短い）を反映して，女児の罹患率が男児よりも高くなる（男児の約10倍）．

発症機序

　外尿道口，会陰部周囲に存在する腸内細菌（多くは大腸菌）が，尿流に逆らって尿路内に侵入し，膀胱，さらには腎盂に達して感染を起こす（逆行性感染）．新生児では菌血症から腎盂腎炎を起こす（血行性感染）場合がある．

症状

　下部尿路感染症の多くは発熱を伴わない．年長児では，下部尿路感染症では排尿時痛，頻尿，下腹部不快感などが，上部尿路感染症では発熱，背部の叩打痛，腰痛，腹痛などがみられる．一方，新生児，乳児の上部尿路感染症では，発熱以外に哺乳不良，嘔吐，不機嫌，傾眠など，いわゆるnot doing wellとよばれる非特異的な症状しか呈さない場合もある．

B　診断

どのような症状から疑われるか

　乳児期の上部尿路感染症の症状で特異的なものはない．米国小児科学会では2歳未満の小児の発熱で症状および経過からは診断のつかない症例のうち，5％以上が尿路感染症であることから，2歳以下の不明熱の患児では尿路感染症を考慮すべきとしている．

診断の進め方・確定診断の方法

　尿路感染症の診断は，無菌的採尿で得られた尿検体の培養で，有意な菌数の細菌を証明することでなされる．無菌的採尿は，排尿が自立した年長児では外陰部を消毒したうえで中間尿を採取する．自立排尿が困難な年少児では，尿道カテーテルに

よる採尿を行う．採尿バッグで採取した尿検体はコンタミネーションによる偽陽性率が高く，尿路感染症の確定診断を行う場合には使用しない．

重症度判定・臨床分類

尿路の基礎疾患がないものを単純性尿路感染症，あるものを複雑性尿路感染症とする場合がある．基礎疾患としては腎盂尿管移行部狭窄，尿管膀胱移行部狭窄，膀胱尿管逆流，神経因性膀胱，尿道弁，包茎などがあり，尿の停滞により上部尿路への細菌の侵入が容易になるため再発が多い．全身状態が不良な場合には菌血症や腎膿瘍をきたしている場合があり，腎膿瘍を疑う場合には腹部造影CTが必要である．なお，急性腎盂腎炎と腎膿瘍の中間的な位置づけとして急性巣状細菌性腎炎(acute focal bacterial nephritis：AFBN)があり，造影CTで液状化を伴わない腎の腫瘤性病変を認める．

C 治 療

主な治療法

1）下部尿路感染症の治療

大腸菌に感受性のよいセフェム系抗菌薬，ST合剤を3～5日間経口投与する．

2）上部尿路感染症の治療

初回の尿路感染症であれば起炎菌は大腸菌であることが多いため，大腸菌に抗菌スペクトラムをもつ第2，第3世代のセフェム系抗菌薬を静脈投与する．グラム陽性球菌が確認された場合には腸球菌による尿路感染症の可能性があるため，アンピシリンを静脈投与する．その後，起炎菌が判明すればより狭域な抗菌薬に変更する．解熱し臨床症状の改善があれば経口抗菌薬に変更し，静脈投与の期間と合わせて14日間の抗菌薬治療を行う．AFBNの場合は，通常の腎盂腎炎よりも長期間の抗菌薬治療（3週間程度）が必要となる．

合併症と治療法

上部尿路感染症の乳幼児の8～50％に膀胱尿管逆流症（VUR）が合併する．VURを合併した尿路感染症は再発することがあり，腎瘢痕を形成し将来的な腎不全の要因となるため，必要に応じてVURの検索を行う．

尿路感染症の乳幼児に高度VURを認めた場合には，尿路感染症再発防止のための予防的抗菌薬投与を行う．乳幼児のVURは自然治癒することがあるため，抗菌薬の予防投与を行いながら逆流の消失を待つ．自然治癒を期待しにくい年長児以降の高度VUR，予防的抗菌薬内服下で尿路感染症を起こしたVUR症例では外科的治療が考慮される．

治療経過・予後

上部尿路感染症の再発を繰り返し広範な腎瘢痕を形成した症例では，将来的に腎機能障害を呈する可能性があるため，迅速な診断，治療，基礎疾患の検索を行うことが重要である．

患者教育・退院支援

尿路感染症に罹患した小児の日常生活では，排尿回数と排便状態への注意が必要である．便秘は尿路感染症の再発のリスク因子となるため，食物繊維を多く摂る食生活，水分補給で便秘を予防する．また排尿回数が極端に少ない患児に対しては，時間的な排尿誘導が必要になることがある．再発を繰り返す尿路感染症患児で抗菌薬の予防内服が必要になった場合には，内服の必要性を説明し服薬指導を行う．

hypospadias

8 尿道下裂

A 病態

尿道下裂とは

尿道下裂は，外尿道口が本来の亀頭部先端ではなく，それより近位の陰茎，陰囊，会陰部などに開口する先天性尿道形成不全である．包皮腹側が欠損するため亀頭部が露出しており，陰茎が腹側に屈曲するという特徴的な所見がみられる．男児300人出生に1人程度の頻度で生じる先天異常であり，低出生体重児に多いことが知られているが原因は明らかではない．

B 診断

診断の進め方

出生したときの全身診察で陰茎の形態異常を指摘され診断されることが多い．

C 治療

主な治療法

陰茎の屈曲を認める場合や，将来立位排尿できないなど排尿に関して問題が生じる可能性がある場合は手術が必要になる．その際は，患児の精神的問題を最小限にするために1歳前後で尿道形成術を行う．

患者教育・退院支援

手術で形成された尿道は陰茎とともに成長し，排尿機能に関する予後は比較的良好である．術後は排尿時の陰茎の様子，尿線の状態を確認する．精巣の機能に問題がなく，性交に支障がなければ子どもを得ることが可能であるが，長期的なフォローアップが必要なことを説明する．

cryptorchidism

9 停留精巣

A 病態

停留精巣とは

停留精巣とは，精巣が本来の下降経路の途中で停留し，陰囊内に降りていない状態をいう．

出生時の診察や乳幼児健診で発見されることが多い．出生時の停留精巣は自然下降が期待される一方，放置した場合には不妊症，腫瘍発生などの問題が生じることがある．

B 診断

診断の進め方

丁寧な触診が重要である．精巣挙筋反射を起こさないよう検者の手を温めてから診察を行う．精巣が鼠径部から陰囊上部に触知可能な「触知精巣」と，触知不能な「非触知精巣」に分類される．非触知精巣は停留精巣全体の約20%を占め，腹腔内精巣，鼠径管内精巣，消失精巣，精巣無発生などの可能性がある．

C 治療

主な治療法

精巣の自然下降の可能性，将来の妊孕性の低下や腫瘍発生のリスクなどに基づいて，生後6ヵ月までは経過観察とし，自然下降が認められなければ1歳前後から2歳までには精巣固定術を行う．

患者教育・退院支援

　治療を受けた患児と家族に対して，男性不妊症，精巣腫瘍発生のリスクについて，および長期的なフォローアップが必要であることを説明する．

hemolytic uremic
syndrome：HUS

10　溶血性尿毒症症候群

A　病態

溶血性尿毒症症候群とは

　溶血性尿毒症症候群（HUS）は溶血性貧血，血小板減少，急性腎障害を3主徴とする症候群で，血栓性微小血管障害症（thrombotic microangiopathy：TMA）という疾患概念に含まれる．志賀毒素産生大腸菌（Shiga toxin-producing *Escherichia coli*：STEC）感染に伴い発症する TMA を STEC-HUS とし，小児では STEC-HUS が TMA の約90%を占める．STEC-HUS の主病態は志賀毒素による血管内皮障害，それに続発する TMA である．

B　診断

症状

　原因となる食物を摂取した約3日後に発熱，嘔吐，下痢がはじまり，その後血便を呈する．消化器症状が出現してから7〜10日後に，全身倦怠感や顔色不良，急性腎障害による尿量減少や浮腫などの症状が出現する．重症例では意識障害やけいれんを呈し，脳症を合併することがある．

診断の進め方・確定診断の方法

　STEC 感染を便培養，便中ベロトキシン検査などで証明する．

C　治療

主な治療法

　腸管出血性大腸菌感染時には体液量を適切に評価し，輸液療法を行う．抗菌薬は HUS 発症予防にはならない．STEC-HUS 発症後の治療の基本は体液量の管理，輸血，腎代替療法を中心とする支持療法である．HUS 発症後は尿量低下に対する適切な体液量管理を行う．Hb 6.0 g/dL 以下になった場合には濃厚赤血球輸血を行う．血小板輸血は血栓形成を助長する可能性があるため，出血傾向が問題とならない場合には原則として行わない．急性腎障害により利尿薬に反応しない乏尿・無尿を認め，尿毒症症状，高カリウム血症，溢水を認めた場合には透析を行う．

治療経過・予後

　小児 HUS の急性期死亡率は3〜4%であり，多くは中枢神経障害による．長期的には20〜40%の症例が CKD に移行する．その他，消化管合併症，神経学的後遺症や認知行動異常を呈することがあるため長期的な管理が必要となる．

14 消化器疾患

1 口腔疾患

1-1 口唇口蓋裂
cleft lip and palate

A 病態

口唇口蓋裂とは　人間の身体は1つの受精卵からはじまり，細胞分裂を繰り返して増殖しながら次第に特徴的な組織へと分化して形成される．顔面も同様の過程を経て形成されるが，この際，顔面はいくつかの組織の隆起として発生し，最終的にそれらが癒合することで完成する．鼻や口唇において，この組織の癒合がうまく完成せず，癒合するはずであった部位が裂として残存した状態が口唇口蓋裂である（図Ⅲ-14-1）．口唇に裂が存在する状態を口唇裂，口蓋（口の中の天井に相当する部分）に裂が存在する状態を口蓋裂とよぶ．

疫学　口唇裂は日本人のおよそ500～600人に1人発症するといわれており，顔面に発生する先天異常の中でも比較的頻度が高いといえる．口蓋裂単独での発症はそれよりもやや頻度が低い．

発症機序　口唇口蓋裂の原因については，発症に関係があるとされる因子が遺伝的なもの，環境的なものを含めて複数報告されており，それらが複雑に重なり合ってある一定

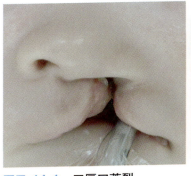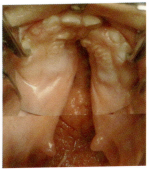

図Ⅲ-14-1　口唇口蓋裂
左完全唇顎口蓋裂の症例の口唇裂手術直前（左）と口蓋裂手術直前（右）の状態．

の閾値を超えたときにはじめて目に見える形で裂として現れると考えられている（多因子発生しきい説）．ただし，まれではあるが何らかの症候群の一症状として口唇口蓋裂がみられる場合も存在するため，全身状態をしっかりと確認することが重要である．

口唇口蓋裂，とくに口蓋裂が存在する場合には哺乳障害がみられる場合がある．

症　状

どのような症状から疑われるか

B　診　断

近年では，妊娠中の超音波スクリーニングの際に口唇口蓋裂が発見されることも少なくない．そのような場合には，出生後にどのような治療が行われるのかあらかじめ母親に話しておくことが，より安心して出産に臨むために有用とされている．

診断の進め方・確定診断の方法

妊娠中に発見されなかった場合でも，口唇口蓋裂は体表あるいは口腔内の解剖学的異常であるため，出生後に視診によって比較的容易に診断可能である．

重症度判定・ステージ・臨床分類など

口唇口蓋裂は，裂が口唇だけにみられるもの（不完全唇裂）から口唇から歯茎に及ぶもの（完全あるいは不完全唇顎裂），口唇・歯茎から口蓋に及ぶもの（完全唇顎口蓋裂），あるいは口蓋のみにみられるもの（単独口蓋裂）までさまざまな病態をとりうる．

C　治　療

主な治療法

口唇口蓋裂の治療は段階的に行われることが多い．施設による違いもあるが，唇顎口蓋裂の症例に対してはまず生後2〜3ヵ月ごろに口唇の形成術を，次に1〜1歳半を目安に口蓋形成術を行い，最後に7〜10歳ごろに顎裂（歯茎の裂）への骨移植を行う，といった治療方針がある．

合併症とその治療法

上記3種類の手術に加えて，小学校入学前や顔面骨格成長後に整容的改善を目的とした修正手術が行われることがある．また，会話時に口腔から鼻腔に空気が多く漏れてしまうような場合に漏れを減らすための手術（咽頭弁形成術）を行ったり，上顎の成長がわるく反対咬合（下顎が上顎より前に出ている状態）となっている場合に顎の骨を切って咬合状態を改善させる手術を行ったりすることがある．

治療経過・予後

とくに口蓋裂を有する場合，哺乳障害を認めることがある．そのようなときは口唇口蓋裂用の哺乳瓶や乳首を用いたり，口腔内に装着するプレート（口蓋床）を作成したりすることで改善することも多いが，どうしても困難な場合には経管栄養を併用する場合もある．手術に関しては，適切に治療がなされれば健康に影響があるような治療経過をたどることはないといってよい．ただし，もともとの症状の程度や治療経過によっては傷跡や見た目の問題が患者の心理社会面に影響を及ぼしたり，構音障害のためにコミュニケーションが困難になったりすることでQOLに影響を及ぼす場合がある．

第Ⅲ章　小児疾患　各論

2 ｜ 腹膜・腹壁疾患

omphalocele

2-1 ｜ 臍帯ヘルニア

臍帯ヘルニアとは

疫　学

症　状

A 病　態

臍帯周囲の腹壁形成不全のため，胃や腸，肝臓などが膜（羊膜＋腹膜）に包まれて腹腔外に突出している状態をいう．

5,000 出生に対し 1～2.5 人にみられる．

臍帯の内側に腹腔内臓器が脱出している場合と，臍帯の周囲に膜で覆われた腹腔内臓器が突出している場合とがある．染色体異常や合併奇形の有無が予後を左右する．

診断の進め方

B 診　断

超音波検査や MRI 検査などにより胎児診断*されることが多くなってきている．臍帯との位置関係によって大きく以下の 3 つに分類される．①臍部型：最も多い．②臍上部型：胸骨形成異常，横隔膜腹側形成異常，心膜欠損，心臓脱，心内奇形などを合併し，出生後の治療に難渋することが多い．③臍下部型：総排泄腔外反，膀胱外反や膀胱腸裂，恥骨離解，鎖肛などを認めることがある．

主な治療法

C 治　療

ヘルニア嚢の瘢痕収縮と上皮化を促すために色素を塗布する保存的治療と，腹壁

コラム

もう 1 つの先天性腹壁異常の代表疾患

正常臍帯の右脇に位置する腹壁欠損孔から腸管などが脱出している腹壁形成不全疾患を腹壁破裂という．発生頻度は 5,000～10,000 出生に 1 人といわれ，臍帯ヘルニアと異なりヘルニア嚢がなく，また重篤な合併奇形は少ない．脱出臓器を腹腔内に戻した後，腹壁を閉鎖修復する手術を行う．

臨床で役立つ知識

名前は似て非なる病気，臍ヘルニア

臍ヘルニアは，いわゆる "でべそ" のことである．新生児の 20～25% にみられ，乳幼児健診時には 5～10% に散見される．出生後には尿膜管，臍動脈，臍静脈などの閉鎖吸収が進み，臍輪は臍帯脱落後に横筋筋膜で閉鎖され瘢痕収縮していくが，これが不完全な場合に臍基部にヘルニアを生じ，主に腸管が脱出して大きな臍にみえる．腹筋の発達とともに，1 歳までに約 80%，2 歳までに約 90% が自然治癒する．治癒しない場合は，手術でヘルニア門の閉鎖と臍部の形成がなされる．

＊胎生 12～13 週ごろから診断可能．

を閉鎖修復する外科的治療がある．大きなヘルニアに対しては，サイロ（脱出臓器を包み込む筒状の構造物）を装着し少しずつ脱出臓器を腹腔内へ戻したうえで，欠損孔を閉鎖する手術を行う．

external inguinal hernia

2-2 外鼠径ヘルニア

A 病態

外鼠径ヘルニアとは

退縮するはずの**腹膜鞘状突起**（ふくまくしょうじょうとっき）（男児は精巣下降路，女児は子宮円索伸展路に沿って会陰部（えいんぶ）方向へ延びた鞘状の腹膜＝**ヘルニア嚢**）が出生後も残ったままであるために，そこに腹腔内臓器（小腸，大腸，大網，卵巣，卵管など）が入り込み鼠径部（そけい）に膨隆を生じる疾患である．本症は，小児の外科疾患として実習や臨床で遭遇する機会が最も多い．成人の鼠径ヘルニアとは成因が異なり，治療法も異なる．

疫学

小児の約 20〜30 人に 1 人は外鼠径ヘルニアを発症するといわれている．

症状

鼠径部に無痛性あるいは有痛性の母指頭大〜鶏卵大（けいらん）の膨隆がみられる．脱出臓器が腹腔内へ返納されると，膨隆は消失する．小腸が脱出していることが最も多い．

> **臨床で役立つ知識**
>
> ### ヘルニア嵌頓（かんとん）
>
> 脱出臓器（主に小腸）が自然に腹腔内へ戻らずに，血流障害を伴って鼠径部の膨隆が解消しない状態を嵌頓という．膨隆部が次第に硬くなってきている，同部の皮膚色が健側と比べて次第にわるくなってきている，機嫌がわるく激しく泣いていたが次第にぐったりしてきた，嘔吐しはじめた，顔色がわるくなってきたなどの症状がみられた場合には注意が必要である．これらの所見は，嵌頓した腸管が浮腫に陥りうっ血し，血行障害が進行しつつある状況（絞扼）（こうやく）を示唆している．早急に（的確な処置を遂行できる近くの）医療機関を受診しなければならない状態であることを覚えておきたい．

B 診断

診断の進め方

鼠径部に膨隆がみられるという事実が診断根拠となる．pumping test[1] や **silk sign**[2]（図Ⅲ-14-2）の確認などを行うが，はっきりしないこともある．診断がつけば通常，待機的に手術が行われる．

C 治療

主な治療法

膨隆が自然に解消しないときには（嵌頓絞扼して腸管が虚血壊死に陥った状況を除いて）**徒手整復**する（図Ⅲ-14-2）．手術を行う場合の基本は，脱出臓器を腹腔内へ返納し，ヘルニア嚢を内鼠径輪レベルで結紮（けっさつ）・閉鎖（高位結紮）することである．鼠径部皮膚小切開によるアプローチ（従来手術）と，腹腔鏡によるアプローチがある[3]．

[1] pumping test：腹圧をかけさせた状態で腹部を圧迫し，鼠径部の膨隆が再現されるかを診る試験．
[2] silk sign：指を滑らせるように動かして鼠径部を触診するとき，ヘルニア嚢同士のこすれがシルク布のすれるようなツルッとした感触で触知される徴候．
[3] 従来手術と腹腔鏡手術のメリット・デメリット：従来手術は開腹せずに根治が可能であるが，片側手術の場合は症状のない対側の正確な検索は難しい．一方，腹腔鏡手術は小開腹が必要であるが，対側の検索，嵌頓・滑脱（かつだつ）ヘルニアの治療，再発ヘルニアの治療では優位性が高いとされる．

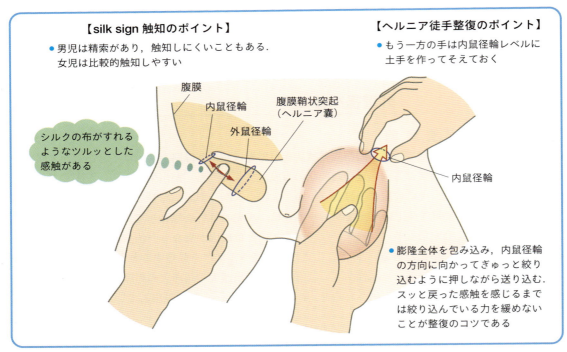

図Ⅲ-14-2 外鼠径ヘルニアの silk sign と徒手整復

いずれの手術も小さな傷で行うことができ，整容性に差はない．術後の留意事項としては，ヘルニア再発，精巣挙上，精巣・卵巣の血流障害による萎縮などが挙げられる．手術当日に来院し，手術を受けた当日に帰宅可能な「日帰り手術」を行っている施設もある．

術後の支援・患者教育

創部に血が少しにじんでみえたり，少し腫れてみえたりすることがあるが，これらは通常の術後経過であることが多い．退院後はシャワーで清潔を保持して問題ないが，創部保護材（ドレッシング）は術後外来診察時まで剥がれないようにするよう指導する．また，（創部の安静を保つため）鼠径部の打撲にも注意するよう伝える．

3 横隔膜疾患

congenital diaphragmatic hernia

3-1 先天性横隔膜ヘルニア

先天性横隔膜ヘルニアとは

A 病態

胎生早期に生じた横隔膜形成不全により，横隔膜欠損孔から腹腔内臓器が胸腔内に脱出する疾患で，圧排による**肺の低形成**を伴うことがある．横隔膜欠損孔の大きさは裂隙程度の小さなものから広範なものまで幅広く，症状も多様である．
欠損孔の位置によって，①欠損孔が後方外側を中心に存在する**ボホダレク**

14 消化器疾患

（Bochdalek）ヘルニア（右／左胸腹膜裂孔ヘルニア），②胸骨背部の横隔膜胸骨部と肋骨部の境界付近に存在するモルガーニ（Morgani）ヘルニア（右側のとき）またはラリー（Larry）ヘルニア（左側のとき），③食道裂孔ヘルニアの3つに大きく分けられる．先天性横隔膜ヘルニアの約90%は左側のボホダレクヘルニアである．

疫 学

国内の発生頻度は，2,000〜5,000出生に1人といわれる．約15%は複雑心奇形や18トリソミーなどの染色体異常を合併している．

1998年の調査では本症の死亡率は約40%であったが，今日，重篤な複雑心奇形や染色体異常を伴わない症例は8割以上が生存退院するまでに治療成績は向上している．生存例が増加したことで，本疾患にはさまざまな後遺症が存在することが明らかになってきた．

症 状

頻呼吸，陥没呼吸，呻吟（しんぎん）などの呼吸器症状，新生児遷延性肺高血圧症（PPHN）（p.157参照）などの循環障害，消化管通過障害などの消化器症状が主な症状である．

B 診 断

診断の進め方

胎児超音波検査により，胃泡の位置異常や心臓の偏位などからおよそ7割の症例が出生前診断されている．肺の大きさや肝臓の脱出状況などから重症度が評価される．乳児期以降に指摘される症例では，呼吸器症状の検査のために撮像された胸部X線写真から偶然発見されることがある．

重症度判定

出生直後に死亡する最重症例から，新生児時期を無症状で過ごし乳児期以降に偶然に発見される軽症例まで重症度は幅広い．

LHR（児の肺断面積を頭周囲長で除した値），LT比（健側肺断面積を胸郭断面積で除した値）などが重症度の評価指標として用いられている．正期産での計画分娩が望ましい．

C 治 療[1]

主な治療法

intensive care（高度な集中治療）が必要なため，本症の治療に精通する施設での加療が望ましい．NO（一酸化窒素）吸入療法やgentle ventilation[2]とよばれる特殊な呼吸サポートのもと，呼吸循環動態が安定してから（生後数時間〜数日まで幅がある），開腹手術，腹腔鏡手術，胸腔鏡手術などが行われる[3]．脱出臓器を胸腔から腹腔へ戻し，横隔膜の修復（直接縫合（ほうごう），人工布パッチ修復，筋膜グラフトパッチ修復など）を行う．術後も長期的に，呼吸器感染症，気管支喘息，胃食道逆流症，ヘルニアの再発，イレウス，聴力障害，骨格の成長障害（側彎）などに注意してフォローする必要がある．

退院支援・患者教育

術後合併症が多種多様なため，退院後に出現する可能性のある症状について入院中から十分に理解してもらうことが大切である．支援サービス体制を整えておくことで，家族は安心して生活できるようになる．

---

[1] 2021年に「新生児先天性横隔膜ヘルニア（CDH）診療ガイドライン第2版」が作成された．また，本症は2015年に小児慢性特定疾病や指定難病として認定されている．

[2] gentle ventilation：高二酸化炭素血症や低酸素血症をある程度容認する（人工呼吸器の設定を高くしすぎない）控えめな人工換気サポート．

[3] 重症例の胎児治療として，胎児鏡下に気管をバルーンで閉塞させ，肺内に肺胞液を貯留充満させることで肺容量の増大を促す治療もある（fetal endotracheal occlusion：FETOという）．

4 消化管感染症

infectious gastroenteritis

4-1 感染性胃腸炎

A 病 態

感染性胃腸炎とは

　感染性病原体により下痢，嘔吐，腹痛などの消化器症状が惹起された状態を感染性胃腸炎という．小児の消化器疾患の中で，最も多く遭遇する疾患である．主な病原体として，ウイルスではロタウイルス，ノロウイルス，腸管アデノウイルスなど，細菌ではカンピロバクター，サルモネラ，大腸菌，ブドウ球菌などが挙げられる．

流行時期

　ウイルスによるものが多く，3～5月ごろのロタウイルス胃腸炎，10～12月ごろのノロウイルス胃腸炎の流行が知られている．細菌性は夏をピークに春～秋に多い傾向がある（表Ⅲ-14-1）．

症 状

　主症状は嘔吐・下痢（いずれか，または両方），腹痛である．脱水，電解質異常，37～38℃の発熱がみられることもある．1歳以下の乳幼児は，症状の進行（増悪）が速いため注意が必要である．

表Ⅲ-14-1　感染性胃腸炎の主な病原体

		感染から発症まで（一般的な潜伏期間）	注意すべき時期	臨床上留意しておくべき点
ウイルス	ロタウイルス	1～3日	冬～春先	●小児ウイルス性胃腸炎で最も頻度が高い原因ウイルス．米のとぎ汁様の白色水様便が特徴 ●生後6ヵ月～2歳に好発し，重症化しやすく，中枢神経系合併症を起こすことがある ●病原体は，数週間～1ヵ月は便中に排出される
	ノロウイルス	12～48時間	秋口～春先	●強い脱水を起こすことがある．少量のウイルスで感染する ●病原体は症状消失後も3～7日ほどは便中に排出される．便・吐物の処理にはとくに注意する
	アデノウイルス	5～7日	通年（夏にやや多い）	●3歳未満の乳幼児に多い．呼吸器症状，眼症状など多彩な症状を起こす
細菌	カンピロバクター	1～7日	初夏～夏，秋口	●小児細菌性胃腸炎で最も頻度が高い原因菌 ●ギラン・バレー症候群（四肢麻痺，顔面神経麻痺，呼吸困難）の原因になることがある
	サルモネラ	5～48時間	夏	●多くは水溶性下痢便だが，膿粘血便になることもある．中枢神経症状にも注意する
	病原性大腸菌	2～8日	春～秋（とくに夏）	●腸管出血性大腸菌による溶血性尿毒素症候群や脳症の続発に注意する
	ブドウ球菌	1～3時間	梅雨の時期	●耐熱性エンテロトキシンによる毒素性胃腸炎．発熱と下痢はほとんどみられない

B 診断

診断の進め方・確定診断の方法

問診で周囲の流行状況や生活背景，経口摂取食物などを確認し，発症までの期間，便性などから感染病原体を推測する．主なウイルス性胃腸炎の確定診断は迅速診断キットにより，細菌性胃腸炎の確定診断は便培養により行われる．一般に，①血便，②強い腹痛，③しぶり腹（便意を催すが，少量の排便があるのみで，すぐにまた便意を催す状態），④白血球増多，⑤CRP高値，⑥腹部超音波上の腸管壁肥厚などは，細菌性胃腸炎を示唆する所見として知られる．

C 治療

主な治療法

脱水に対する対症療法が基本である．嘔吐や下痢などで失われた水分と電解質を輸液によって補充する．嘔吐が落ち着いていれば，輸液の代わりに経口補水液を用いてもよい．細菌性胃腸炎を疑った場合，とくに①生後間もない早期産児，低出生体重児，②免疫不全状態の児，③全身状態が不良な状態の児に対しては確定診断を待たずに抗菌薬の投与を開始するempiric therapyを行う．原因菌が特定されたら，感受性のある抗菌薬に切り替えて治療を行う．感染性胃腸炎のケアでは，経時的な症状の変化を注意深く観察することが最も大切である＊．感染予防（重症化の防止）としては，ロタウイルスについては乳児期の定期接種が行われている．

退院支援・患者教育

経口補水液は，冷蔵庫で冷やし過ぎたものではなく室温程度のものがよい．おなかの調子が整うまでは，乳製品，生もの，脂っぽいものなどは避け，熱の通った消化のよいものから摂取を試みるとよい．家族内での伝播を防ぐための予防対策（手指衛生，吐物の処理方法など）について指導しておく必要がある．

5 上部消化管疾患

congenital
esophageal atresia

5-1 先天性食道閉鎖（症）

A 病態

先天性食道閉鎖（症）とは

食道閉鎖とは，胎生4～7週ごろに起こる気管原基と食道原基の分離が障害されることによって生じる，食道の先天奇形である．食道が途中で上下に途切れており，哺乳ができないため，新生児期に手術が必要となる．

疫学

国内では3,000～5,000出生に1人の割合でみられる．18トリソミー児は，高率に食道閉鎖を合併することが知られている．

症状

泡沫状の流涎，唾液嘔吐が特徴である．唾液の誤嚥や，**気管食道瘻**を経由した胃液が気道に流れ込むことで肺炎を起こす場合もある．合併心奇形の重症度が予後を左右する．

＊感染性胃腸炎の症状は，急性虫垂炎などの手術が必要な疾患の初期症状ときわめて類似することがある．

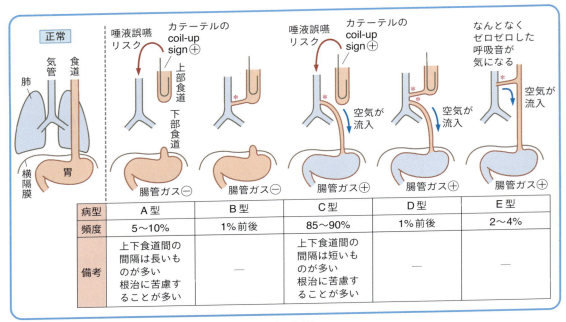

図Ⅲ-14-3　先天性食道閉鎖症のグロス（Gross）分類
＊は気管食道瘻の位置を示す．A〜E型の図では肺は省略．⊕は陽性，−は陰性を示す．

B　診断

診断の進め方

出生前の超音波検査で羊水過多がみられ，胃泡が確認できない場合には本疾患が疑われる．一般に，出生後の胸部X線で経鼻もしくは経口挿入したカテーテル＊が食道盲端で口側へ反転していれば（**coil-up sign** 陽性），本症と診断する．

臨床分類

消化管ガスパターンから気管食道瘻の有無・位置を推察し病型が判断されるが（図Ⅲ-14-3），病型によって手術の時期や内容が異なる．

> **もう少しくわしく　VACTERL連合**
>
> 食道閉鎖では，ほかの部位の発生異常（合併奇形）にも注意が必要である．頻度の高いものは椎体異常（<u>V</u>ertebral defects），直腸肛門奇形（<u>A</u>nal atresia），心奇形（<u>C</u>ardiac defects），食道気管瘻（<u>T</u>racheo-<u>E</u>sophageal fistula），腎奇形・橈骨奇形（<u>R</u>enal anomalies, <u>R</u>adial malformation），四肢奇形（<u>L</u>imb abnormalities）で，おのおのの頭文字をとってVACTERL連合とよばれる．多系統にわたる先天異常の発生機序は不明である．

C　治療

主な治療法

上下食道間の距離が短い場合は，一期的根治手術（気管食道瘻閉鎖・食道端々吻

＊細いカテーテルよりも，太めのカテーテルを挿入してX線写真を撮ったほうが盲端の位置がわかりやすい．

合）が可能である．一方，上下食道間の距離が長い場合（とくにA型）は治療に苦慮することが多い．上下食道間の距離を縮める操作を多段階的に加え，時間をかけて食道再建を試みなければならない．術後に注意すべきこととしては，縫合不全（術後3～5日に起こりやすい），吻合部狭窄，肺炎や無気肺などの肺合併症，気管食道瘻の再開通，胃食道逆流などが挙げられる．術後に哺乳を開始したときには，"むせこみ"に注意したい．本症には，食道運動機能障害による嚥下障害が併存することがある．

退院支援・患者教育

吻合部の狭窄症状は，母乳やミルクなどの液体から固形の離乳食へ移行しはじめる時期にはっきりしてくることがある．離乳食がはじまるころには，今後，給食時のつかえ感や嘔吐などに注意して観察するよう育児指導するとよい．

congenital
esophageal
stenosis

5-2 先天性食道狭窄（症）

A 病態

先天性食道狭窄（症）とは

胎児期の食道形成過程において，主に筋線維の肥厚や気管原基の迷入により食道狭窄をきたす疾患である．また，膜様の構造物により狭窄を生じることもある．

疫学

国内では2万5,000～5万出生に1人の割合でみられ，実際の臨床で遭遇することはまれである．気管原基迷入が原因として最も多いとされてきた．

九州・沖縄・山口エリアの疫学調査（2016年）の集計では，過去10年間に40例のみと，およそ3万出生に1人の割合で発生していた．筋線維性狭窄が67.5%，気管原基迷入狭窄が25%で，数%に膜様狭窄がみられた．食道閉鎖症との合併は20%に認めた．

症状

通常，半固形～固形の離乳食開始時期にはじめて通過障害に気づくことが多い．6ヵ月前後の乳児期の通過障害では念頭におくべき疾患である．

B 診断

診断の進め方・確定診断の方法

食道造影検査，内視鏡検査，超音波内視鏡検査などにより狭窄の状態を評価し診断される．厳密には，手術による狭窄部切除標本の病理組織学的評価によって確定診断となる．

C 治療

主な治療法

一般に，狭窄部のバルーン拡張による保存的治療が試みられる．改善のない場合に，狭窄部切除手術が選択される．バルーン拡張抵抗性のほとんどが気管原基迷入型狭窄であるといわれている．

gastroesophageal
reflux disease
（GERD）

5-3 胃食道逆流症（GERD）

A 病態

胃食道逆流症とは

胃内容が食道内へ逆流することを胃食道逆流（GER）という．本来，GERが起こらないように逆流防止機構（下部食道括約筋による通過制御＋適度に締まった食

道裂孔脚＋胃底部に貯留した食塊による腹部食道の圧迫）が備わっている．しかし，これが未熟であったり，機能しなかったり，解剖学的破綻があったりする場合 GER が起こり，呼吸症状や嘔吐，食道炎，成長障害などの症状がみられるようになる．この状態を胃食道逆流症（gastroesophageal reflux disease：GERD）という．

> **臨床で役立つ知識**
>
> ### 溢乳（いつにゅう）
>
> およそ 2～4 割の健常新生児・乳児にみられる溢乳は，生理的 GER である．ピークは 1～3ヵ月齢ごろで，12～24ヵ月齢には大半が自然軽快する．哺乳後のげっぷの補助を十分な時間をかけてしっかりと行うよう育児指導するとよい．

症 状

　嘔吐，逆流性食道炎による吐下血，食道のつかえ感，胸やけなどが挙げられる．逆流に伴い分泌量が増えた唾液の誤嚥による反復性肺炎や気管支炎，迷走神経反射を介した喘息様発作，無呼吸発作などの呼吸器症状も惹起されることがある．

B　診 断

診断の進め方

　症状と，いくつかの検査結果を加味して診断される．上部消化管造影検査では，逆流程度の観察と胃食道接合部の逆流防止機構形態の評価が行われる．24 時間 pH モニタリング検査では，（pH4 以下の時間率 4% をカットオフとして）胃酸逆流の程度が評価される*．そのほか，食道内視鏡検査，食道内圧測定検査，食道インピーダンス pH モニタリング検査，食道シンチグラフィなどの特殊検査がある．

C　治 療

主な治療法

　保存的治療として，体位の工夫，少量・頻回授乳，増粘経腸栄養剤の適用，制酸薬や上部消化管活動促進薬などの投薬が行われる．外科的治療では，腹部食道の周りに胃の一部を巻きつけて逆流防止機構の形成（噴門形成）を行う．唾液や経口食塊などの胃内への生理的な通過は保持され，かつ，おくび（げっぷ）により胃内の空気は逃がすことができる．ちょうどよい締め具合がポイントとなる．術式にはニッセン（Nissen）法，トゥーペ（Toupet）法，タール（Thal）法などがあり施設によって異なるが，腹腔鏡下ニッセン噴門形成術を標準術式としている施設が多い．

退院支援・患者教育

　胃瘻造設を併せて行った場合は，とくに在宅での管理方法，胃瘻ボタン破損時の対応などを保護者にしっかりと指導しておく．継続的なリハビリテーションや社会支援を受けるためのアドバイスも重要である．

hypertrophic pyloric stenosis

5-4　肥厚性幽門狭窄（症）

A　病 態

肥厚性幽門狭窄（症）とは

　幽門輪状筋が肥厚して幽門管の狭窄を生じ，胃から十二指腸への通過障害をきた

＊食道内 pH が 4 以下の時間が 1 日 24 時間のうち 4% を占める場合に胃酸逆流陽性と評価する．

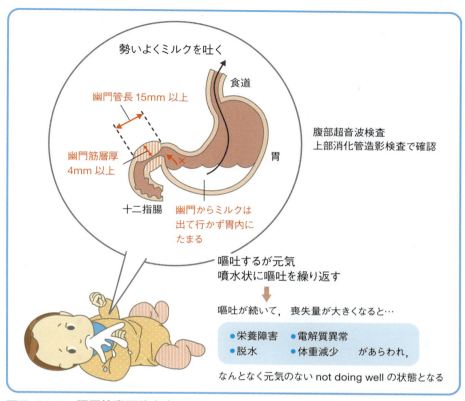

図Ⅲ-14-4　肥厚性幽門狭窄症

す疾患である．幽門筋の過剰な攣縮や弛緩不全，神経支配異常などが関与しているといわれている．

疫　学
　国内の1,000出生あたり1～2人にみられる．男女比は4～5：1で男児に多くみられ，第一子に多い．なお，国内出生100万人に1人というきわめてまれな疾患であるが，先天的に胃の出口が閉鎖する幽門閉鎖症という疾患もある．

症　状
　生後2～3週ごろから嘔吐を認め，次第に噴水状に嘔吐するようになるが，患児は元気で全身状態がよい場合が多い（図Ⅲ-14-4）．頻回の嘔吐により，脱水と電解質異常（低クロール性低カリウム性代謝性アルカローシス）が進むと not doing well（なんとなく元気がない）の状態になることがある．

B　診　断

診断の進め方
　噴水状嘔吐の病歴があること，上腹部視診で亢進した胃蠕動（胃の動きが波を打つように見える）が確認されること，右上腹部にオリーブの実程度の大きさのコリッとした肥厚幽門筋を触れること（患児が覚醒しているときには触知しにくい場合もある）が大切な所見である．典型的な腹部単純X線写真では，胃泡の拡張，下部消化管ガスがほとんどみられない像（single bubble sign）がみられる．腹部超音波検査で4mm以上の幽門筋肥厚，15mm以上の幽門管長延長を確認して診断す

る．診断困難な場合は上部消化管造影検査を追加し，狭窄した幽門部を反映した string sign や umbrella sign をもって診断根拠とすることもある．

C 治療

主な治療法

十分な補液を行い脱水と電解質補正（低クロール性低カリウム性代謝性アルカローシスの是正）を行う．アトロピン投与による保存的治療と，肥厚幽門筋を切開する外科的治療（粘膜外幽門筋層切開術＝ラムステッド［Ramstedt］手術）がある．

gastric volvulus

5-5 胃軸捻転

A 病態

胃軸捻転とは

胃が180度以上偏移捻転し，通過障害をきたした状態をいう．胃を固定する靱帯（肝胃間膜，胃結腸間膜，胃脾間膜，胃横隔膜間膜）の形成不全や十二指腸の後腹膜固定不全などの背景に，呑気・鼓腸，嘔吐，咳嗽などによる腹圧上昇が加わると胃の偏移が生じることがある．また，過食，便秘症，外傷などによる腹圧上昇も誘因となりうる．胃の長軸に沿って捻転する場合，短軸に沿って捻転する場合，あるいはその混合形態を示す場合がある．

疫学

あらゆる年齢層で起こりうるが，年齢とともに発症率は低下する．1歳未満では12.7%，小児は3.4%，成人では0.17%の発症率という国内報告もある．

症状

新生児期・乳児期に多くみられるのは長軸捻転（図Ⅲ-14-5）で，反復する嘔吐と腹部膨満が主症状であるが，自然に解消することが多く，体重増加は良好である．年長児以降に生じる胃軸捻転（短軸捻転のことが多い）では，強い上腹部痛とともに急激な胃拡張や血流障害による絞扼・胃穿孔を発症したり，呼吸障害やショックを起こしたりする場合もあるため注意が必要である．

B 診断

診断の進め方

X線所見より診断される．上部消化管造影検査では，大彎側が小彎側よりも高い位置にみられれば（upside down stomach と表現される）長軸捻転，胃底部よりも幽門部が頭側に持ち上がってひっくり返った像（逆α型）が描出されれば短軸捻転と判断される．

C 治療

主な治療法

軽症例は，胃管を挿入し胃内容の吸引・減圧を図り，制酸薬投与，腹臥位～右側臥位保持，補液などの保存的治療で対処が可能である．重症例は，捻転を整復し胃壁と腹壁を固定する手術が選択される．

退院支援・患者教育

乳児の胃軸捻では，ミルクがちょうど幽門を流れやすくなる体位があるので哺乳後の体位保持を中心に育児指導していくとよい．

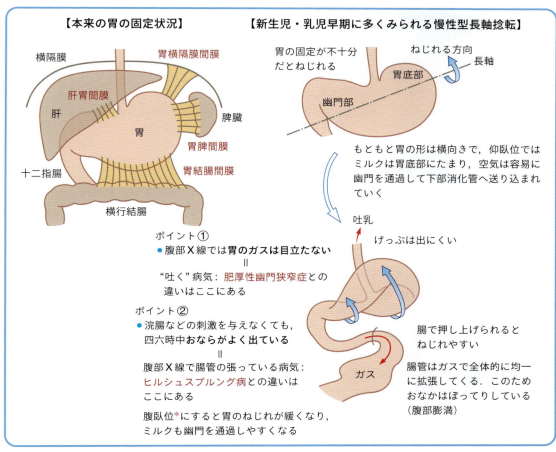

図Ⅲ-14-5 胃軸捻転
＊腹臥位での管理は乳幼児突然死症候群に注意が必要である．

congenital duodenal atresia/stenosis

5-6 先天性十二指腸閉鎖（症）・狭窄（症）

A 病態

先天性十二指腸閉鎖（症）・狭窄（症）とは

十二指腸は，胎児期にいったん管腔内腔が閉鎖し，再び開通して完成する．なんらかの理由によりその再開通過程が阻害されると，十二指腸の閉鎖（およそ7割）や狭窄（およそ3割）を伴って出生する．本症の6割以上に**合併奇形**（心奇形，輪状膵，直腸肛門奇形，食道閉鎖など）が存在し，とくに **21トリソミー**（ダウン症候群）を合併する頻度は約3分の1（11〜41％）と高い．

疫学

国内では6,000〜1万出生に1人といわれている．低出生体重児にみられることが多い．

症状

出生後の嘔吐（通過障害部位がファーター［Vater］乳頭よりも口側であれば胃液の嘔吐を呈し，ファーター乳頭よりも肛門側であれば胆汁性の嘔吐を呈する）と

> **臨床で役立つ知識**
>
> **胆汁性嘔吐をみたらドキッとする感覚が重要！**
>
> 小児で胆汁性嘔吐を認めるときには，広範囲の腸管が虚血壊死に陥る絞扼性イレウス（＝中腸軸捻転，p.353「腸回転異常症」参照）の可能性があるため早急に鑑別しなければならないことを覚えておきたい．

上腹部膨満を認める．

B 診断

診断の進め方

出生前診断で発見される症例が多く，上腹部の胃泡と閉鎖部近傍の拡張腸管像が特徴的な胎児超音波所見である．羊水過多を認めることが多い．出生直後から嘔吐がみられ，典型例では腹部単純 X 線で double bubble sign（胃泡＋閉塞部位より口側の拡張した十二指腸に貯留したガス）を認め，閉塞部以下の小腸や結腸ガスは（ほとんど）みられない．

C 治療

主な治療法

胃管を挿入し胃内の減圧を試みながら十分な全身状態の安定を図り，手術を行う．術式はダイヤモンド（diamond）吻合*が標準術式となっている．本症に多い，合併奇形による死亡例も散見される．

退院支援・患者教育

合併奇形に対するリスク，サポートプランの提示を行い，退院後も継続的な支援体制を整えておく必要がある．

congenital intestinal atresia/stenosis

5-7 小腸閉鎖（症）・狭窄（症）

A 病態

小腸閉鎖（症）・狭窄（症）とは

胎生期に一度完成した小腸が出生前に腸捻転，腸重積などにより血流障害を受け，瘢痕化狭窄や壊死消失に陥ることで生じると考えられている．

疫学

国内の発生頻度は 5,000〜1 万出生に 1 人といわれる．9 割以上は閉鎖症である．

症状

腹部膨満（回腸の閉塞でより顕著），腸閉塞に伴う胆汁性嘔吐（上部［空腸］に閉塞点が存在する症例ほど，より早期に胆汁性嘔吐が出現する），胎便排泄遅延が主な症状である．通常の胎便初回排泄は，出生後 48 時間以内にみられる．

B 診断

診断の進め方

腹部単純 X 線で，multiple bubble sign（複数の拡張ガス像）を認める．ガス泡の分布からおよその通過障害部位は予想がつく（拡張ループの数が少ないほど，口側に近い部分に閉塞部位がある）が，術前に閉鎖か狭窄かを区別することは難しい．空腸では膜様閉鎖，回腸では離断型閉鎖が多くみられる．注腸造影検査で細い結腸（micro colon とよぶ．閉塞部位よりも肛門側の結腸は胎便通過が乏しいため結

---

*ダイヤモンド吻合：拡張口側の十二指腸を腸管軸に垂直に横切開，肛門側の十二指腸を腸管軸に沿って縦切開し，切開線がちょうど菱形の対角線となるように互いを吻合する術式．

腸は細くなっている）が描出されることが補助診断となる．

C 治療

主な治療法　胃管を留置し胃内の減圧を行いつつ，点滴で脱水と電解質の補正を行い，状態がよくなった時点で手術を行う．可能であれば，口側・肛門側腸管の吻合を行って（口から肛門まで，腸を本来の一続きの管腔となるように）腸管を再建する．一期的腸管再建が難しい場合はいったん途中に腸瘻（ストーマ）を造設し，二期的に腸管再建を計画する．術後は，吻合部の通過障害（吻合部狭窄），縫合不全などに注意する．

6 下部消化器疾患

constipation
6-1 便秘

A 病態

便秘とは　なんらかの原因により，成人では排便回数や便量が減少した状態（便が滞った状態）または排便するのに努力や苦痛を伴う状態，小児では排便時の肛門の痛みで泣いたり，いきんでも排便できない状態（便が出にくい状態）のことである．慢性便秘では，便秘で貯留した太く硬い便を排泄すると排便痛や肛門裂傷をきたすため，子どもは排便を我慢するようになり，便の停滞時間がさらに長くなる．これが水分の再吸収を助長し，さらに硬い便が貯留するため悪循環が繰り返される（**図Ⅲ-14-6**）．

疫学　頻度に関する報告は少ないが，日常の外来では多くみられる疾患である．

発生機序　便秘を発症しやすい時期とイベントとして，①乳児における母乳から人工乳への移行あるいは離乳食の開始，②幼児におけるトイレットトレーニング，③学童における通学の開始や学校での排泄の回避がある．2〜4歳のトイレットトレーニングの

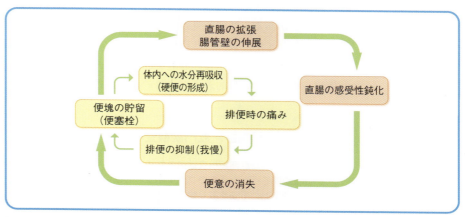

図Ⅲ-14-6　便秘の悪循環

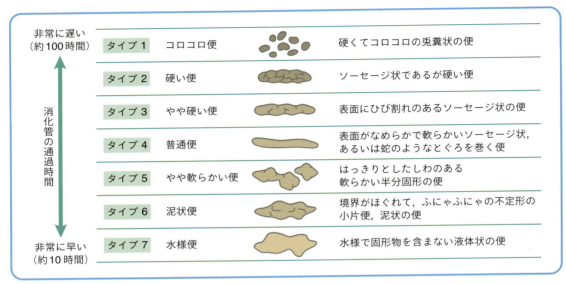

図Ⅲ-14-7 ブリストル便性状スケール

時期が最も多いとされる．排便時の痛みや不適切なトイレットトレーニングによる不快な排便経験のため，意識的または無意識的に排便を避けるようになる可能性がある．

症状

症状として便秘により生じる腹痛や腹部膨満，腹部不快感，不安，排便時の痛みや出血などがある．

B 診断

どのような症状から疑われるか

腹痛や腹部膨満，腹部不快感などから疑われるが，乳幼児では訴えが困難であるため注意が必要である．また排便時の痛みや出血などがみられることがある．

診断の進め方・確定診断の方法

便の回数，硬さ（ブリストル［Bristol］便性状スケールなどにより評価される．図Ⅲ-14-7），大きさについて問診する．身体所見で全身の外観，腹部膨満の有無，肛門所見を確認する．腹部所見では著明な便貯留により便塊が巨大腫瘤として触知されることがある．肛門所見として，視診および肛門鏡検査で肛門の位置異常，直腸脱，見張りイボ，裂肛，肛門部の皮疹の有無を観察する．直腸指診にて肛門および直腸の狭窄，直腸便塞栓の有無をみる．

便秘症をきたす外科的および内科的基礎疾患にはさまざまなものがあり，基礎疾

> **臨床で役立つ知識**
>
> **直腸指診，肛門鏡検査の際のポイント**
>
> 直腸指診および肛門鏡検査は患者に苦痛と不安を伴う診察手技であり，患児・家族に十分な説明を行ったうえでプライバシーの確保に配慮して実施する必要がある．声かけなどで患児の不安を取り除くとともに，子どもが動くと危険を伴う可能性があるためしっかり固定を行うことが大事である．

表Ⅲ-14-2　使用される頻度の高い便秘薬	
浸透圧性下剤	ラクツロース，酸化マグネシウム，水酸化マグネシウム，マルツエキス，ポリエチレングリコール
刺激性下剤	ピコスルファートナトリウム，グリセリン，センノシド，ビサコジル
そのほか	大建中湯，モサプリドクエン酸塩，ポリカルボフィルカルシウム

●浸透圧性下剤：下行結腸，S状結腸，直腸に作用し，腸管内で水分を吸収し腸内容物の体積を増加させて便排泄を促進する．主な効用は便性を軟らかくして排便時の痛みを軽減することである．
●刺激性下剤：腸管の刺激と水分吸収抑制などの作用をもつ．

患を示唆する徴候が認められる場合には精査が必要となる．

C　治　療

主な治療法

便秘薬には多くの種類があり，患児の状態に応じて使い分ける（**表Ⅲ-14-2**）．まずは浸透圧性下剤から開始することが原則であり，無効な症例に対して刺激性下剤，消化管運動賦活薬，漢方薬などを考慮する．

合併症と治療法

硬便の排泄に伴い外痔核や裂肛を生じることがあり，局所療法として痔疾患用軟膏を塗布する．

治療経過・予後

「便秘でない状態」，つまり苦痛を伴わない排便が週3回以上あり，遺糞などの便秘症に伴う症状が認められず，患児・養育者のQOLが損なわれていない状態が続くことを目標とする．

患者教育・支援

患児・養育者に便秘の病態や治療の必要性を繰り返し説明することは重要であり，生活状況や患児・養育者の負担を考慮した適切な治療法を提示する必要がある．長期間の下剤使用による耐性や習慣性を危惧されることがあるがエビデンスはなく，確実な治療により，よい排便習慣を身につけることが重要であることを説明する．再発防止のために十分な維持治療を長期にわたって続ける必要があることを説明する．

便秘の背景に，不適切なトイレットトレーニング，学校トイレの回避，親の過干渉，家庭環境の変化，いじめといった育児・生活環境の問題が潜んでいることがある．これらは便秘症の増悪因子となるため，患児のおかれた社会的背景にも目を向けることが重要である．

便秘治療の工夫としては，排便日誌がある．排便日誌は正確な排便・服薬状況の把握に有用であり，シールを貼らせるなど患児にも一緒に参加させると本人の自覚や治療意欲も高まり，治療効果を得やすい．

inflammatory
bowel disease
（IBD）

6-2　炎症性腸疾患（潰瘍性大腸炎，クローン病）

A　病　態

炎症性腸疾患とは

炎症性腸疾患には潰瘍性大腸炎（ulcerative colitis：UC）とクローン（Crohn）病があり，遺伝素因や局所免疫機構，環境因子などの関与が疑われるがいずれも原因

表Ⅲ-14-3　潰瘍性大腸炎とクローン病の臨床上の相違点

	潰瘍性大腸炎	クローン病
病変部位	大腸	消化管すべて
炎症の部位	表層	全層
分布	連続性	非連続性
下血・血便	80～95%	30～40%
腹痛	40%	65～70%

は不明である．**慢性，持続性の経過**をとる腸管の**炎症性疾患**で，寛解と再燃，増悪を繰り返す**難治性疾患**である．

疫　学

1）潰瘍性大腸炎

　一般的には 30 歳以下の成人に多いが，小児では 10 歳代～思春期に好発する．

2）クローン病

　小児例はクローン病全体の 6% 程度であり，小児例の 8 割は 10 歳以上である．

発生機序

1）潰瘍性大腸炎

　主に大腸の粘膜と粘膜下層が侵され，びらんや潰瘍を形成する．

2）クローン病

　口腔～肛門にいたる全消化管に炎症性病変が起こり，病変は進行性で全身の合併症も多くみられる（**表Ⅲ-14-3**）．

症　状

　両者とも全身症状（発熱，貧血，体重減少，成長障害），腸管症状（腹痛，下痢，粘血便，肛門病変），腸管外症状（口内炎，関節症状，眼症状，皮膚症状）といった多彩な症状を呈する．

B　診　断

どのような症状から疑われるか

1）潰瘍性大腸炎

　慢性の粘血便や血便が持続する場合には本症が疑われる．病変の広がりや重症度により下痢や腹痛を認めることもある．

2）クローン病

　腹痛や**慢性の消化管症状，体重減少**が数週間にわたり遷延する際には本症を疑う．肛門周囲膿瘍や難治性痔瘻など，肛門病変が潰瘍性大腸炎と比べて多い．

診断の進め方・確定診断の方法

　臨床症状から本症を疑った場合には**血液検査**（白血球数，ヘモグロビン，ヘマトクリット，総タンパク，アルブミン，CRP，赤沈など）を行い，炎症や貧血，栄養状態を確認する．注腸造影で結腸の形態や粘膜の性状を評価し，**上部および下部内視鏡検査**にて生検し病理組織診断を行う（**図Ⅲ-14-8**）．

1）潰瘍性大腸炎

　①持続性，反復性の粘血・血便，②内視鏡検査（びまん性の粘膜炎症，血管透見像消失，易出血性，多発性びらん，潰瘍，偽ポリポーシス）または注腸造影（粘膜表面の粗造または細顆粒状変化，多発性びらん・潰瘍，偽ポリポーシス，ハウスト

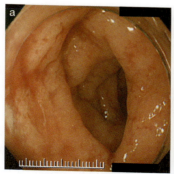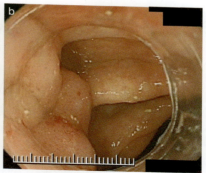

図Ⅲ-14-8　潰瘍性大腸炎とクローン病の内視鏡写真
a：潰瘍性大腸炎．びらん，粘膜浮腫，出血を認める．
b：クローン病．敷石像および潰瘍を認める．

ラの消失［鉛管像］，腸管狭窄），③生検組織学的検査（粘膜全層のびまん性炎症細胞浸潤，陰窩膿瘍，杯細胞の減少）にて診断する（厚生労働省「潰瘍性大腸炎・クローン病診断基準・治療指針」）．

2）クローン病

内視鏡所見と生検所見を総合し，主要所見（縦走潰瘍，敷石像，非乾酪性類上皮細胞肉芽腫），副所見（消化管の広範囲にわたる不整形潰瘍・アフタ，特徴的な肛門および胃・十二指腸病変）にて診断する（厚生労働省「潰瘍性大腸炎・クローン病診断基準・治療指針」）．

重症度判定や臨床分類など

1）潰瘍性大腸炎

病型は全大腸炎型，左側結腸炎型，直腸炎型，右側あるいは区域性大腸炎型に大別される．病期は活動期と寛解期に分かれ，重症度は排便回数，顕血便，発熱，頻脈，貧血の有無，赤沈値によって軽症，中等症，重症に分けられる．

2）クローン病

病型は小腸型，小腸大腸型，大腸型，直腸型，胃十二指腸型に分けられる．①活動性を評価する PCDAI（pediatric Crohn's disease activity）スコア*，②合併症，③ CRP 値，④治療反応性の 4 項目により軽症，中等症，重症に分けられる．

C 治療

主な治療法

1）潰瘍性大腸炎

食事制限（低脂肪・低残渣食）に加え，5-アミノサリチル酸製剤（5-ASA 製剤）やステロイドの注腸剤・内服薬が用いられる．無効例や重症例にはステロイド静注療法やステロイドパルス療法，免疫抑制薬や免疫調整薬，生物学的製剤の抗ヒトTNF-α モノクローナル抗体製剤などが使用される．血球成分除去療法（顆粒球／白血球除去療法）も行われる．大量出血，穿孔，中毒性巨大結腸症，高度異形成や大腸がん症例では手術の適応となる．

---

* **PCDAI スコア**：腹痛，全身状態（行動制限），便性状，ヘマトクリット値，赤沈値，アルブミン値，体重変化，身長変化，腹部所見，肛門所見，腸管外合併症から評価する．

2）クローン病

栄養療法と薬物療法が主体である．成分栄養剤や消化態栄養剤*による栄養療法に加えて5-ASA製剤を使用する．無効例ではステロイドや免疫調整薬，抗ヒトTNF-αモノクローナル抗体製剤を併用する．重症例では経口摂取の禁止と完全静脈栄養が必要となることがある．肛門病変には抗菌薬が有効である．腸管穿孔，狭窄，瘻孔形成（腸管-腸管，腟や膀胱との内瘻），膿瘍では手術の適応となる．

合併症と治療法

腸管外合併症には皮膚粘膜病変（口内炎，結節性紅斑），関節炎，眼病変（ぶどう膜炎，虹彩炎），肝病変（硬化性胆管炎，自己免疫性肝炎），膵炎などがある．

クローン病の腸管合併症には狭窄や瘻孔，膿瘍，穿孔などがある．

治療経過・予後

1）潰瘍性大腸炎

若年で発症し長期経過をたどる全大腸炎型では，**大腸がん**の発生リスクが高くなる．全大腸炎型では治療に反応しにくい場合もあり，予後は不良となる．持続性の活動性病変やステロイド長期投与例では**成長障害**を認めることも多い．

2）クローン病

早期発見や新規治療により治療成績は向上しているが，長期の成分栄養剤使用や完全静脈栄養下では必須脂肪酸欠乏や微量元素欠乏を呈することがある．定期的な確認と補充療法が必要となる．

退院支援・患者教育

思春期に好発するため，精神的不安定さや，ステロイドによる満月様顔貌，多毛といった容姿変化，成長障害などを含めた問題を生じることがあり，**心理・社会的なサポート**が必要となる．寛解の長期維持によりQOL改善を目指し，成長障害を防ぐとともに，精神・社会的発達にも配慮が必要である．

Meckel diverticulum

6-3 メッケル（Meckel）憩室

A 病態

メッケル憩室とは

胎生期に卵黄嚢とつながる臍腸管が，腸側に遺残した真性憩室である．通常，**回腸末端より40〜60 cm口側の腸間膜対側**に存在する．**異所性胃粘膜**の迷入を認めることが多い．

疫学

国内発症率は2〜3%とされ，うち症状を呈するものは60%程度とされる．

発生機序

異所性胃粘膜による潰瘍形成のため**下血**が起こる．憩室とそれに続く索状物を原因とした腸閉塞や，憩室を先進部とした**腸重積**が起こる．また憩室の炎症による**憩室炎**，憩室穿孔も起こりうる．

症状

消化管出血は約50%にみられ，比較的多量に肉眼的血便を認め，ショック状態となることもあり注意が必要である．腸閉塞は約30%にみられるとされ，手術既往のない腸閉塞の原因として考える必要がある．

---

* **成分栄養剤と消化態栄養剤**：成分栄養剤とは，アミノ酸のみを窒素源とし消化を必要としない栄養剤で，脂質はきわめて少ない．消化態栄養剤とは，アミノ酸とペプチドを窒素源とし消化の過程を必要とせずに吸収され，脂質は25%程度である．

B 診断

どのような症状から疑われるか

下血や腸閉塞症状である嘔吐・腹痛，憩室炎による腹痛・発熱から本疾患が疑われる．憩室炎は虫垂炎と類似した症状を呈し，術前の鑑別診断は困難なことが多い．

診断の進め方・確定診断の方法

腸閉塞症状の確認には腹部単純X線やCTを行うが，消化管造影検査やCTで憩室を描出することは困難である．異所性胃粘膜を有する場合にはメッケルシンチグラフィ（^{99m}Tc-pertechnetate シンチグラフィ）で異常集積がみられる．異所性胃粘膜を有さない場合はシンチグラフィ陰性となり，確定診断には腹腔鏡検査が有用である．

C 治療

主な治療法

憩室基部の回腸壁を含めて楔状に切除する手術が原則である．最近は腹腔鏡手術も増えてきている．手術を行えば予後は良好である．

malrotation

6-4 腸回転異常症

A 病態

腸回転異常症とは

十二指腸と横行結腸が近接して平行に走り，結腸と後腹膜との間に**ラッド（Ladd）靱帯**が形成される．十二指腸と結腸が狭い基部で固定されるため，**捻転（中腸軸捻転）**を起こすことがある．

捻転を起こした場合には全身状態が不良となることがあり，注意が必要である．

疫学

国内での発症頻度は約5,000～7,000人に1人程度といわれている．

発生機序

上腸間膜動脈（SMA）に栄養される中腸は，胎生8週ごろに生理的臍帯ヘルニアとなり腹腔外で発育し，上腸間膜動脈を軸として回転しながら10週ごろに腹腔内に戻り後腹膜に固定される．本症はこの過程の異常により起こる先天性疾患である*．

症状

新生児期に胆汁性嘔吐で発症する例が70%程度を占める．血便や腹部膨満，ショック状態に陥る場合には中腸軸捻転による**絞扼性イレウス**の合併が疑われる．年長児では，間欠的嘔吐や腹痛，下痢，栄養障害などの慢性症状を示し，特徴的な所見に乏しく診断が難しい．

B 診断

どのような症状から疑われるか

新生児期の胆汁性嘔吐を認めた場合には本疾患を疑う必要がある．そのほか，血便や腹部膨満などがみられた場合には症状が進行しており，全身状態がわるいことがあるので注意が必要である．

診断の進め方・確定診断の方法

腹部単純X線では，拡張した胃と十二指腸による double bubble sign（p.346参照）がみられ，小腸ガスが右腹部に分布し**小腸ガスが少ない（gasless）**のが特徴的である．

上部消化管造影検査では十二指腸がループを形成せず（椎体を越えず）右下に向かう様子がみられ，**トライツ（Treitz）靱帯の形成はみられない**．注腸造影検査で

＊腸回転異常症を合併しやすい疾患に臍帯ヘルニア，横隔膜ヘルニア，十二指腸閉鎖がある．

は，盲腸が右上腹部〜腹部正中に位置している．

超音波検査や腹部 CT では，通常と反対に SMA が右側，上腸間膜静脈（SMV）が左側に位置している．軸捻転の際には SMA を中心に SMV，腸間膜，腸管が渦巻き状になる whirlpool sign がみられる．

C 治療

主な治療法

本症と診断された際には手術が必要となる．嘔吐に伴う脱水があれば術前に十分な輸液により利尿を確保する．手術では，捻転があれば解除しラッド手術を行う．ラッド手術では，ラッド靱帯を切離し十二指腸と結腸の癒着を剝離して，十二指腸および小腸が右側，結腸が左側となるよう腸間膜根部を十分に広げノン・ローテーションの状態にする．

合併症と治療法

捻転解除後も腸管の色調がわるい場合には壊死腸管の切除を行うことがあるが，広範囲の腸管切除により短腸症候群に陥ると管理に難渋することも多い．

> **もう少し くわしく**　**短腸症候群**
>
> 小児の短腸症候群は残存小腸が 75 cm 以下と定義され，原因疾患としては腹壁破裂，壊死性腸炎，腸回転異常・中腸軸捻転，広範囲ヒルシュスプルング病などが挙げられる．小腸大量切除による栄養不良や発育障害，中心静脈栄養への依存によるカテーテル関連感染症や肝障害を発症し，これらのために致死的となることも少なくない．

治療経過・予後

死亡率は 20% 程度で月齢が低い児ほど高く，新生児期に胆汁性嘔吐がみられた際には本症を疑い，早期に確実な診断を行うことが重要である．また，軸捻転の再発率は 5% 以下といわれているが，術後のイレウス症状などには注意が必要である．

Hirschsprung disease

6-5　ヒルシュスプルング（Hirschsprung）病

A 病態

ヒルシュスプルング病とは

腸管壁の神経節細胞を欠く無神経節腸管のため，腸閉塞症状を呈する先天性疾患である．

疫学

国内の発生頻度は 5,000 出生に対し 1 人で，男女比は 3：1 とされ成熟児に多い．合併奇形は 10% 程度にみられ，ダウン症候群や心奇形が多くみられる．3% 程度に家族内発生がみられる．

発生機序

胎生期に食道から直腸に向かって神経節細胞が移動するが，この移動が途中でストップするとその部位より肛門側が無神経節腸管となり本症を発症する．無神経節腸管は肛門から連続性に広がる．

症状

出生後 24 時間以内に胎便排泄がない胎便排泄遅延が 90% 以上に認められる．腸閉塞症状としての腹部膨満や嘔吐がみられる．新生児期には胆汁性嘔吐がみられることが多い．幼児期以降では，頑固な便秘や排便障害を主訴とする．

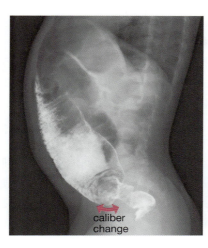

図Ⅲ-14-9 ヒルシュスプルング病の注腸造影写真
肛門側の無神経節腸管が狭小腸管として造影され，その口側は拡張して巨大結腸を示し，腸管口径の変化（caliber change）がみられる．

B 診断

どのような症状から疑われるか

内服治療に反応が乏しい頑固な便秘から疑われることが多い．新生児期の嘔吐や腹部膨満から本症と診断されることもある．

診断の進め方・確定診断の方法

腹部膨満を認め，腸輪郭が透見されることもある．直腸指診で**多量のガスや水様便の噴出**を認める．

腹部単純X線では結腸の拡張ガス像を認め，骨盤腔内の消化管ガス像は欠如する．注腸では，肛門側の無神経節腸管は狭小腸管として造影され，その口側は拡張して巨大結腸を示す．この腸管口径の変化（caliber change）が特徴的であり（**図Ⅲ-14-9**），狭小腸管の長さから病型分類を行う．通常ではみられる直腸肛門反射が欠如しており，直腸肛門内圧検査は陰性を示す．直腸粘膜生検により，粘膜下層の神経節細胞の欠如と粘膜層の外来神経線維の増生により確定診断される．

> **コラム　直腸肛門反射**
>
> 糞便の移動により直腸が広げられると，直腸壁内の神経節細胞が興奮し内肛門括約筋が弛緩する直腸肛門反射が起きる．ヒルシュスプルング病では直腸壁内の神経節細胞が欠如しているため，直腸内に糞便やガスが貯留しても便意の自覚や内肛門括約筋の弛緩が生じず，排便・排ガスができない．

重症度判定や臨床分類など

無神経節腸管の範囲により，short segment typeとlong segment typeに分類される．S状結腸までに病変がとどまる症例が約80％を占めるが，小腸全域まで病変が及ぶものもある．long segment typeでは家族内発生，合併奇形率，女児の割合が高くなる．

C 治療

主な治療法

ヒルシュスプルング病と診断されれば手術が必要で，無神経節腸管の切除および正常腸管と肛門の吻合を行うが，病型により術式が異なる．short segment typeで

は，手術までの待機期間中に浣腸やチューブによる腸管の減圧を行い，一期的に根治術を行う．保存療法が無効の場合や long segment type では，正常腸管に人工肛門を造設して根治術まで待機する．開腹せずに肛門操作のみ行う術式や腹腔鏡補助下手術も普及してきている．以前は体重5〜6 kg を超えてから根治術を行っていたが，近年は早期に行う傾向にある．

合併症と治療法

術後の合併症には腸炎，下痢，便秘などがあり，肛門アカラシア予防のため術後に肛門ブジー（p.357 参照）を行う．

治療経過・予後

short segment type では手術成績は良好なことが多い．術後排便機能については長期的にフォローアップする必要がある．術後に便秘，腸炎や便失禁などが残ることがあり，排便訓練や浣腸，内服薬によるコントロールが必要となる．便失禁などがある場合には，社会的・精神的なケアも必要である．

コラム　腸閉塞とイレウス

腸閉塞とイレウスは混同されやすいが，現在は概念が新しくなっており注意が必要である．「腸閉塞」とは物理的（機械的）に消化管の内腔が閉塞する状態のことであり，「イレウス」とは消化管の協調運動の欠如によって起こる機械的閉塞を伴わない腸蠕動不全である．両者の症状は腹部膨満，悪心・嘔吐，腹痛であり，よく似ている．
腸閉塞の原因には，内因性の先天性消化管閉鎖症や血管，臓器，囊胞が腸管を圧迫することによる外因性の先天性腸閉塞がある．また，開腹術後の癒着は後天性腸閉塞の原因として最も多い．開腹歴がない場合でも，ヘルニア嵌頓や腸重積症，腸捻転も後天的腸閉塞の原因となる．血行障害の観点から分類すると，血行障害を伴わない単純性（非絞扼性）腸閉塞と血行障害を伴う複雑性（絞扼性）腸閉塞に分けられる．絞扼性腸閉塞では腸管の血行障害が短時間に進行するため緊急手術を要することも多く，迅速な診断が必要である．
イレウスは腹部の手術や感染症が原因となることが多い．手術侵襲や炎症により腸管蠕動が低下し，腸音は微弱化または消失する．尿毒症，低カリウム血症，高カルシウム血症，アシドーシスなどの代謝異常の際にも起こり，アヘン製剤やビンクリスチンなどの薬剤によっても生じることがある．

---

imperforate anus

6-6 ｜ 鎖 肛

A 病 態

鎖肛とは

鎖肛（直腸肛門奇形）は肛門の形態異常で認識されるが，直腸肛門が盲端に終わるものと，膀胱，尿道，腟，会陰部皮膚と交通瘻をもつものがある．

疫 学

国内では5,000出生に1人の割合で発生し，男女比は3：2[1]，多くは出生直後に発見される．合併奇形は高位型（図Ⅲ-14-10）に多く，とくに泌尿器系，脊椎奇形，心奇形，消化器奇形が目立つ．

発症機序

胎生4〜9週に後腸，尿膜管，総排泄腔の分離異常によって起こる．

症 状

外観上あるべき位置に肛門がないことによって気づかれるが，生直後に気づかれない場合，腹満・嘔吐などの腸閉塞症状や便秘によって発見されることもある．

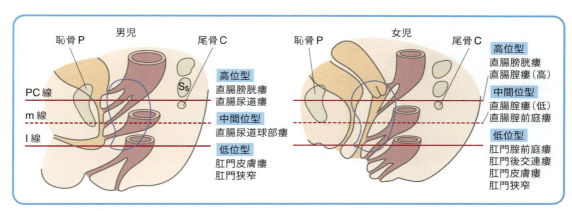

図Ⅲ-14-10　鎖肛病型
[標準小児外科学，第7版（髙松英夫，福澤正洋監），医学書院，2017より引用]

B 診断

どのような症状から疑われるか

外観上，ほとんどの症例で肛門の閉鎖・狭窄または位置異常で診断できるが，直腸閉鎖や狭窄などは診断困難なこともある．

診断の進め方

会陰部皮膚に外瘻孔のあるものは，**外瘻孔造影**を行うことで直腸肛門盲端の高さを知ることができる．外瘻孔のないものは，生後12時間以降に**倒立位X線撮影**によって直腸肛門盲端の高さを知ることができる．

重症度判定や臨床分類など

直腸肛門盲端の高さは恥骨（P）と尾骨（C）を結んだPC線，PC線に平行で座骨下端を通るI線，PC線とI線の中間に引いたm線によって低位（I線より低い）型，中間位（I線とm線の間）型，高位（m線より高位）型に分類される（図Ⅲ-14-10）が，サブタイプは直腸肛門盲端と内・外瘻孔の交通具合により多岐にわたる．

C 治療

主な治療法

低位型は新生児期〜乳児期に会陰式肛門形成術がなされるが，待機的に手術を行う場合は外瘻孔からの**肛門ブジー**[*1]や浣腸にて対応する．中間位型，高位型は人工肛門造設の後，体重6〜8 kgになるのを待って仙骨会陰式，腹（仙骨）会陰式，またはposterior sagittal anorectoplasty（PSARP）で肛門形成術を行う[*2]．術後は縫合不全，肛門狭窄，創部離解や感染に留意する．

合併症と治療法
治療経過・予後
退院支援・患者教育

手術後は肛門狭窄予防や排便訓練のために浣腸と肛門ブジーを行う．

直腸肛門盲端が高位にあるほど合併奇形が多く，排便機能もよくない．

便失禁・汚染は社会的・衛生的に問題となることがあり，本人や家族への理解と支援が重要である．また，排尿障害を伴う例では自己導尿などの訓練も必要である．

[*1] **肛門ブジー**：指または棒状の器具を用いて肛門を拡張する手技．
[*2] 本症の根治術の目的は，肛門機能を最大限に発揮させるために直腸・肛門を肛門括約筋および挙肛筋の中心に通すことにある．

intussusception

6-7 | 腸重積症

A 病態

腸重積症とは
　上部腸管が下部腸管に陥入し，腸閉塞や腸管血流うっ滞により絞扼性イレウスを呈する病態をいう．

疫学
　国内の発生頻度は1歳未満で1万出生に5人程度，男女比は2：1で主に乳児期〜幼児期に発症しやすく，3ヵ月未満6歳以上では少ない[2]．

発症機序
　腸重積の結果腸閉塞状態となるが，腸管血流のうっ滞と虚血により下血が起こる．

症状
　症状は腹痛，嘔吐，血便であるが，初診時に3つともそろう場合は少ない．患児は間欠的に腹痛あるいは不機嫌を呈し，泣き叫び，顔面蒼白になる場合もある．発症年齢が低いため，初期の症状はなんとなく元気がない（not doing well）などの曖昧な症状のことがある．また，早期例では下血がないこともあり注意が必要である．

B 診断

診断の進め方・確定診断の方法
　触診にて腹部（多くは右側腹部〜上腹部）に重積腸管を触れるか，腹部超音波にて重積腸管を描出するが，最も確実な診断方法は注腸造影にて重積腸管先進部を確認することである．

臨床分類
　陥入する腸管によって回腸-回腸型，回腸-結腸型，回腸-回腸-結腸型などがあるが，回腸-結腸型が最も多い[1]．

C 治療

主な治療法
　回腸-回腸型以外は空気または水溶性造影剤を用いた高圧浣腸による非観血的整復術が選択されることが多い．高圧浣腸にて整復されない場合や本法の非適応例では開腹術による観血的整復術*を行うが，腸管の血行改善が認められない場合は腸管切除が行われる．

合併症と治療法
　非観血的整復術施行時に消化管穿孔をきたす場合があるため，むやみに圧をかけすぎてはならない．また，5歳以上では**器質的病変による腸重積症**（メッケル憩室，腸管重複症，悪性リンパ腫など）が約60％と多くなる[2]．

治療経過・予後
　非観血的整復術後の再発率は10％前後といわれている．

appendicitis

6-8 | 虫垂炎

A 病態

虫垂炎とは
疫学
　虫垂単独あるいはその周囲も含めた炎症性疾患で，急性腹症の1つである．
　小児の急性腹症の中では最も多く，あらゆる年齢層に発症するが，とくに年長児（7〜15歳）に多く[1]，1歳以下ではまれである．

発症機序
　発症原因として腸内感染説，食餌性毒素説，アレルギー説，ウイルス説などがあるが[1]，いずれも虫垂根部の閉塞により炎症の波及が促進される．

＊高圧浣腸は本症治療の代名詞ともいえるものであるが，ショック状態，腸管穿孔または腹膜炎がある場合ははじめから観血的整復術を選択する．

14　消化器疾患

表Ⅲ-14-4　虫垂炎の鑑別疾患

●急性胃腸炎	●腸間膜リンパ節炎	●ヘノッホ-シェーンライン紫斑病
●便秘症	●クローン病	●イレウス
●腸重積症	●尿路感染症	●卵巣捻転（女児）
●メッケル憩室	●尿管結石	

症状

　腹痛，嘔吐，発熱が主な症状であるが，本症に先行して上気道や消化管の感染症がみられる症例もあり，初期症状から本症を鑑別するのは年少児ほど難しい．心窩部から右下腹部に移行する痛みは本症に典型的であるが，この症状がはっきりみられるのは思春期に近い年長児以降である．

B　診断

どのような症状から疑われるか

　年長児の症状は，心窩部または臍周囲からはじまり徐々に右下腹部に移動し増強する痛みで，歩行時に右前傾になる．年少児では元気がない，ぐずる，腹部全体の痛みなどの症状で発症することも多い．また，発熱は進行例にみられることが多く，年少児ほど早期にみられる．

診断の進め方・確定診断の方法

　病歴の聴取から本症を疑うことが多いが，患児の歩行の様子，腹部診察時の表情からも本症に特徴的な所見が得られる．マックバーニー（McBurney）圧痛点や限局性腹膜炎を示唆する反跳痛（ブルンベルグ［Blumberg］徴候），筋性防御は年長児では所見をとりやすいが，年少児では曖昧なことが多い．血液検査所見では末梢血白血球数が 12,000/μL 以上に増加し，核の左方移動も炎症進行の参考になる．腹部超音波による虫垂腫大または虫垂周囲の炎症性腫瘤の描出，ダグラス（Douglas）窩への腹水貯留は本症の診断に有用である．しかし，腹部超音波検査は患児の状態や検者の技量に負うところが大きく，鑑別診断（**表Ⅲ-14-4**）も含めて CT が有用である．

臨床分類

　炎症の程度によってカタル性，蜂窩織炎性，壊疽性，穿孔性などに分類される．

C　治療

主な治療法

　保存的治療は比較的症状が軽い症例に行われることが多い．絶食，輸液，抗菌薬投与により軽快する例も多いが，再発例もある．一方，中等度以上の症例に対しては，根治的で入院期間が短くてすむ点などから虫垂切除を行う．進行度によって虫垂切除の後，腹腔内洗浄やドレナージ術を追加する．手術には開腹法と腹腔鏡法があるが，後者のほうが疼痛緩和や入院期間短縮，術後合併症の軽減，他の疾患鑑別の点から有用である．また，腫瘤形成性虫垂炎に対しては合併症の軽減から待機的虫垂切除術を選択することもある．

合併症と治療法

　合併症として創部感染，腹腔内遺残膿瘍，癒着性イレウスなどがあり，術後の発熱，嘔吐，腹痛に留意する．

治療経過・予後

　発症後適切に対応すれば生命予後に影響することはないが，年少児で治療開始時期が遅れた場合は重症化することもある．

　虫垂切除を施行した症例では再発はまれであるが，保存的治療を行った症例の再

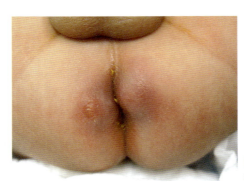

図Ⅲ-14-11 肛門周囲膿瘍
3時と9時方向に腫脹がみられる.

発率は 10〜30% 程度である.

periproctal abscess

6-9 肛門周囲膿瘍

A 病態

肛門周囲膿瘍とは

肛門陰窩に感染症による炎症をきたし，肛門周囲の皮下に膿瘍を形成する病態である．膿瘍が自壊し排膿すると痔瘻になる．時に異時性，異所性に発症するが，ほとんどが乳児期以降には自然軽快する．

疫学

生後 6ヵ月未満に発症することが多く，男児に多い[1]．

症状

排便時の啼泣と，肛門周囲の発赤および腫脹（3時，9時方向に多い）（図Ⅲ-14-11）がみられる．

B 診断

診断の進め方

外観的所見により診断は容易である．慢性肉芽腫症，クローン病に伴うものは難治性である．

C 治療

主な治療法

膿瘍は自壊することもあるが，切開排膿が症状改善には最も早い方法である．近年，漢方薬（排膿散及湯，十全大補湯）により切開排膿を行うことなく治癒する症例も報告されている．

合併症と治療法

2歳を過ぎても再燃，異所性再発を繰り返す症例では，瘻管開放術または瘻管摘出術を行う．

7 | 肝臓・胆道疾患

biliary atresia

7-1 | 胆道閉鎖（症）

A 病態

胆道閉鎖（症）
とは

肝内および肝外胆管がなんらかの原因で萎縮・消失する病態であるが，無治療のまま経過した場合，4ヵ月を過ぎると胆汁うっ滞による肝硬変症状が全面に現れ，1～2歳くらいで死にいたる．

疫学

国内の発症頻度は1万出生に1人程度，男女比は2：3で女児に多い[1]．ほかの先天性疾患の合併は約10%と少ない．

発症機序

肝内および肝外胆管が出生後萎縮・消失する．胆道の炎症性変化であり，その原因には諸説ある．

症状

主な症状として黄疸，肝腫大，便色異常がみられる．黄疸は新生児黄疸が長引くものと一時消退して再燃するものがある．肝腫大は月齢とともに進行し，便色も淡黄色～白色となる．また，黄疸の進行に伴って黄色味の強いビリルビン尿となる．閉塞性黄疸の影響で脂溶性ビタミンの吸収障害も起こる．ビタミンK欠乏による頭蓋内出血や消化管出血をきたすことがある．

B 診断

どのような症状
から疑われるか

黄疸の遷延や再燃，淡黄色または白色の便，褐色尿，肝腫大による腹部膨満では本症を強く疑う．現在は母子健康手帳の便色カードによるスクリーニングが行われているが，生後1～2ヵ月以内の早期発見が重要である．

診断の進め方・
確定診断の方法

肝機能検査での胆汁うっ滞パターン，超音波検査での胆嚢萎縮や肝門部の高輝度エコー所見，胆道シンチグラフィによる胆汁排泄遅延パターンも本症診断に有用だが，最終診断は開腹術での直接胆道造影によって行われる．鑑別疾患を表Ⅲ-14-5に示す．

臨床分類

閉塞部位によってⅠ型（総胆管閉塞型），Ⅱ型（肝管閉塞型），Ⅲ型（肝門部閉塞型）に分けられるが，Ⅲ型が大部分（85%）を占める[1]．

C 治療

主な治療法

肝管空腸吻合術は吻合可能型症例に対して行われるが，適応症例は多くない．本症の大部分を占める吻合不能型症例に肝門部腸吻合術（葛西手術）が行われる．再建には空腸を用いたルーワイ（Roux-en-Y）吻合術が多く行われている．早期手術例ほど予後がよい．

合併症と治療法

根治術後に胆汁の排泄が不良な場合には，再手術も考慮される．診断時にすでに肝硬変が進行している例，根治手術後も減黄が得られず肝硬変が進行する例，あるいは重症続発症合併例（門脈圧亢進症に伴うコントロール不良な食道静脈瘤，肝肺症候群）では肝移植が考慮される．また，門脈圧亢進症に伴う脾機能亢進症に対しては部分的脾塞栓術が行われることがある．

表Ⅲ-14-5 胆道閉鎖（症）と鑑別を要する主な疾患

主な疾患	詳細
ウイルスそのほかの感染症	A型，B型肝炎 サイトメガロウイルスなど
中毒	静脈栄養に伴う胆汁うっ滞 エンドトキシン血症に伴う敗血症
内分泌・代謝異常	シトリン欠損症，甲状腺機能低下症など
原因不明の肝内性疾患	新生児肝炎（特発性），アラジール症候群，非症候性肝内胆管減少症，進行性家族性肝内胆汁うっ滞症
肝外性疾患	硬化性胆管炎，先天性胆道拡張症

治療経過・予後

　根治術で減黄が得られない症例では，肝移植を行わなければ肝不全またはこれに伴う合併症で1〜2年のうちに死亡する．1年目における自己肝生存率は60〜70%，肝移植を含む生存率は94%となっている[1]．自己肝や肝移植での長期予後についてはまだ不明な点もあり，晩期合併症などの問題点も多い．

退院支援・患者教育

　退院後も肝機能の推移を見守りながら，門脈圧亢進症に伴う食道静脈瘤の観察・処置，胆管炎発症の予防・治療などを行っていく．肝移植が必要な時期になったら移植施設と連携しながら移植に備える．

コラム　胆道閉鎖（症）に対する肝移植の現状

小児疾患に対する肝移植には脳死肝移植と生体肝移植があるが，日本では生体肝移植が多い．その中でも小児では，本症に伴う適応が4分の3と最も多い．肝移植によって本症の予後は劇的に向上したが，生体肝移植では健常者であるドナーにも手術を行う点が，また肝移植全体では術後の拒絶反応防止のために免疫抑制薬を生涯服用しなければならない点が問題である．

---

congenital biliary dilatation

7-2 先天性胆道拡張症

A 病態

先天性胆道拡張症とは

　総胆管〜肝内胆管が限局性に拡張する病態をいい，拡張の部位や形態によってさまざまな分類方法があるが，多くは膵・胆管合流異常症を伴っていることがわかってきた．

疫学

　日本での発生頻度は1万出生に1人程度，男女比は1:3で女児に多い[1]．

発症機序

　胆管拡張の機序については，膵液逆流説や胆管組織の脆弱説などがある．

症状

　症状は頻度的には腹痛，悪心・嘔吐，黄疸，腹部腫瘤，発熱，白色便の順にみられるとされるが，このうち1〜3つを呈することが多い．

B 診断

診断の進め方・確定診断の方法

　血液生化学的検査では胆道系酵素の上昇，血中アミラーゼの上昇により本症を推

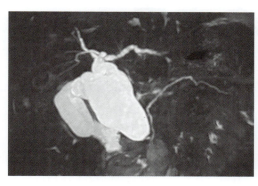

図Ⅲ-14-12　先天性胆道拡張症のMRCP所見
戸谷分類Ⅰa型の形態を示しているが，共通管の長さは測定不能である．

測できる．腹部超音波検査やCT，MRCPにて胆管の拡張を認める．膵・胆管合流異常の診断には直接胆道造影（ERCP，経皮経肝胆道造影，術中胆道造影）やEUS，MRCP（図Ⅲ-14-12）などを用いる[1]．

臨床分類

胆道の拡張部位や拡張形態によってさまざまな分類方法があるが，戸谷分類を用いることが多い．

C 治療

主な治療法

診断確定後はなるべく早期に手術を行う．無症状の新生児・乳児では3～6ヵ月時に待機的に行う．手術術式は，胆道がんの発生母地である胆囊を含む肝外胆管を切除して，胆汁と膵液の流出路を分離する**分流手術**が標準術式とされている．再建には肝管空腸吻合＋ルーワイ吻合術が多く行われている．

合併症と治療法

早期合併症として膵液漏，胆管炎が起こることがあるので腹部ドレーンの性状には注意が必要である．晩期合併症として**吻合部狭窄**，**肝内結石**などがある．分流術後の**胆道がんの発生率**は0.7～5.4％程度とされる[1]．

治療経過・予後

肝内結石や遺残胆管がんは術後数年～十数年を経て発症することが多いため，分流手術後も長期的な経過観察が必要である．

退院支援・患者教育

長期合併症の早期発見のために年1回程度の経過観察を行う．

● 引用文献

1) 上野　滋（監）：標準小児外科学，第8版，医学書院，2022
2) 日本小児救急医学会ガイドライン作成委員会（編）：エビデンスに基づいた腸重積症の診療ガイドライン，へるす出版，2012

15 | 血液疾患

血液疾患は，赤血球の異常，白血球の異常，血小板の異常，止血・血栓の異常，免疫の異常に大別される．さらに，造血器腫瘍として白血病と悪性リンパ腫は，小児がんの中で頻度が高く重要である．小児における代表的血液疾患を通して，血液疾患全般への理解を深めてほしい．

iron deficiency anemia

1 | 鉄欠乏性貧血

A 病態

鉄欠乏性貧血とは

体内を循環している赤血球またはヘモグロビン（Hb）が減少した状態である．Hb値の基準値は年齢，性別，人種によって異なり，日本人では新生児 13 g/dL 以下，乳幼児 11 g/dL 以下，学童 12 g/dL 以下が貧血の目安となる．貧血の診断は，貧血の存在の確認と基礎疾患の確定による．一般診療において最も多くみられる貧血が鉄欠乏性貧血であるが，それ以外にも多様な疾患がある（**表Ⅲ-15-1**）．貧血の分類と鑑別には平均赤血球容積（MCV）や平均赤血球 Hb 濃度（MCHC）が有用である（基準値は年齢によって若干異なる）．

疫学

小児期では乳児期後期と思春期に多い．乳児後期の貧血は生後 9 ヵ月ごろの離乳後期に多くみられる．思春期の貧血は女子で多く，月経の開始により鉄が体外漏出すること，この時期の女子の鉄摂取効率がわるいことに起因している．

発症機序

成長などで使われる鉄量が体内の貯蔵鉄量や摂取鉄量を上回ると起こる現象であり，小児期の成長と関係していることが多い．そのほかの原因として消化管出血など慢性的な出血がある．

表Ⅲ-15-1　貧血の分類

小球性低色素性貧血 MCV ≦ 80 fL MCHC ≦ 30 fL	正球性正色素性貧血 MCV = 81～100 fL MCHC = 31～35 fL	大球性正色素性貧血 MCV ≧ 101 fL MCHC = 30 fL
鉄欠乏性貧血	急性貧血	ビタミン B_{12} 欠乏
鉄芽球性貧血	溶血性貧血	葉酸欠乏
感染，炎症に伴う貧血	再生不良性貧血	DNA 合成異常
サラセミア	骨髄への腫瘍浸潤	ほかの巨赤芽球性貧血

症状

動悸，息切れ，易疲労性，めまいを自覚する．出血や溶血による急激な貧血は，ショックを引き起こす．一方，Hb産生障害による慢性的な貧血では自覚症状に乏しく，貧血の程度と臨床症状は必ずしも相関しない．Hb値が7〜8 g/dLとなるまで症状が出にくく，高度な貧血でも気づかれないことがある．

B 診断

診断の進め方・確定診断の方法

赤血球恒数のMCVおよび平均赤血球ヘモグロビン量（MCH）が低下し，血液像で中心部が薄い菲薄赤血球が認められる．血清鉄は減少し，総鉄結合能は増加する．不飽和鉄結合能は増加し，血清フェリチン値は低下する．

鉄欠乏性貧血はまず貯蔵鉄（フェリチン）が減少し，次いで血清鉄の減少と不飽和鉄結合能の増加がみられる．そして小球性低色素性貧血が出現し，さらに進行すると組織鉄の減少をきたして爪の変形や粘膜の萎縮などが出現する．

コラム　赤ちゃんの貧血は悩ましい

乳児期は身体の発育が盛んな時期である一方，離乳食への切替えが進まずに鉄摂取量が不足するため鉄欠乏が生じやすい．どの赤ちゃんが治療の必要な鉄欠乏性貧血なのかを診察で見分けるのは実際には難しいが，顔色や心雑音，栄養の様子などを参考に診断する．

C 治療

主な治療法

食事療法だけで治療することは困難であり，鉄剤投与が必要になる．1日量として3〜6 mg/kgの鉄を1〜3回に分けて投与する．投与開始後1〜2週間で網赤血球の増加を伴いHb値の上昇が始まるが，貯蔵鉄量の改善までには2〜3ヵ月必要である．

治療経過・予後

鉄欠乏の原因が特定され，これに対する治療がなされなければ，鉄剤による治療が奏効しても再発を繰り返す．鉄剤による治療後もフォローが必要である．

退院支援・患者教育

食事からの鉄摂取量が少ないことが主因である場合，食事療法の指導が必要である．鉄分は動物性食品では赤身肉やレバー，赤身の魚などに，植物性食品では大豆や緑黄色野菜などに多く含まれている．ビタミンCやアミノ酸が含まれる食品を鉄と一緒に摂取すると，鉄の吸収率は上昇する．

もう少しくわしく　貧血には多様な疾患が隠れている

貧血は末梢血中のHb濃度が基準値以下に低下した状態であり，診断名ではなく症候名である．多くは鉄欠乏性貧血であるが，造血細胞の障害により，白血球や血小板の減少も伴った再生不良性貧血，赤血球は産生されているが破壊が亢進されている溶血性貧血など，頻度は高くないが重要かつ多様な疾患がある．

neutropenia

2 好中球減少症

A 病態

「末梢血好中球の絶対数が 1,000〜2,000/μL 以下に減少した状態」と定義される. 臨床的に細菌を中心とした病原体への易感染性を呈するのは 500/μL 以下である.

小児期の代表的な好中球減少症の 1 つである**免疫性好中球減少症**は好中球抗原に対する自己抗体によるもので，末梢での好中球破壊の亢進により好中球減少をきたす. 自己抗体産生の機序は不明であるが，乳幼児期特有の免疫機構の未熟性が関与していると考えられる. もう 1 つの代表である**重症先天性好中球減少症**は遺伝性疾患で，10 種類以上の責任遺伝子が知られており，骨髄系細胞の増殖・分化障害による.

好中球減少に伴う易感染性を認め，咽頭炎，歯肉炎，口内炎，中耳炎などの細菌合併症を反復する. 好中球減少の程度と感染症の重症度は相関する.

B 診断

免疫性好中球減少症では，好中球抗原に対する血清中の抗好中球抗体，あるいは好中球付着抗体の検出が有用である. 骨髄検査では骨髄系前駆細胞は正常〜増加しているが，成熟好中球，主に分葉核好中球の減少が認められる. 重症先天性好中球減少症では，骨髄検査で前骨髄球と骨髄球の段階での成熟障害を認め，原因遺伝子を同定することで確定診断される.

好中球減少症の分類を**表Ⅲ-15-2**に示す.

C 治療

免疫性好中球減少症は乳幼児に好発し，年齢とともに自然軽快する. 重症感染症の合併は低く，感染症発症時は抗菌薬投与で十分である. 重症先天性好中球減少症では ST 合剤の予防内服や，G-CSF 製剤の投与が検討される. 根治治療は造血幹細胞移植である.

免疫性好中球減少症は 3 歳までに約 80%，6 歳までにほぼ全例で好中球が回復する. 重症先天性好中球減少症では重症感染のリスクのほかに，骨髄異形成症候群，急性骨髄性白血病へ移行するリスクがある.

重症先天性好中球減少症では，感染症の予防として ST 合剤の内服や口腔内などの清潔ケアが必要である. G-CSF 製剤の在宅自己注射を行う場合は，取り扱いについて教育する必要がある.

好中球減少症とは

発症機序

症状

診断の進め方・確定診断の方法

臨床分類

主な治療法

治療経過・予後

退院支援・患者教育

表Ⅲ-15-2　**好中球減少症の分類**

①外因性因子による好中球破壊亢進によるもの
　感染症，薬剤性，免疫性好中球減少症
②後天性の骨髄系細胞/造血幹細胞の障害による産生障害
　再生不良性貧血，白血病
③内因性因子による骨髄系細胞の増殖・分化障害
　重症先天性好中球減少症，周期性好中球減少症

> **もう少し くわしく　好中球数が変動する？**
>
> 先天性好中球減少症の一部に周期性好中球減少症とよばれるものがある．14〜35日周期（多くは21日周期）で好中球が減少し，その際，感染症に罹患する場合があるが3〜5日で回復する．

idiopathic thrombocytopenic purpura（ITP）

3　特発性血小板減少性紫斑病 （ITP）

A　病　態

特発性血小板減少性紫斑病とは

　免疫的なしくみにより血小板の破壊亢進が生じ，血小板減少と出血傾向をきたす疾患である．このため免疫性血小板減少性紫斑病（immune thrombocytopenic purpura）ともよばれる．6ヵ月以内に治癒する急性ITPと，6ヵ月以上遷延する慢性ITPに分けられる．急性ITPは小児に多い．

疫　学

　日本におけるITPの年間発症率は人口10万人に約2.16人と推計される．小児ITPでは約80％が幼児期に発症し，急性ITPが75〜80％を占める．

発症機序

　病因は不明であり，抗血小板抗体産生の免疫学的機序の詳細は明らかにされていない．小児ITPではウイルス感染や予防接種が先行する場合が多い．

症　状

　血小板減少により出血傾向を示す．具体的には皮下出血（点状出血または紫斑）が多いが，歯肉出血，鼻出血，下血，血尿，頭蓋内出血なども起こりうる．紫斑や鼻出血を30〜90％に，歯肉出血や下血，血尿を5〜20％に認め，頭蓋内出血などの重篤出血は0.5％以下とまれである．

B　診　断

診断の進め方・確定診断の方法

　末梢血で血小板減少（100,000/μL以下）を認めるが，赤血球および白血球の数と形態は正常である．骨髄検査は必須ではなく，鑑別診断で必要とされるとき，ステロイドの投与を考慮するときなどに実施する．骨髄検査の所見として，骨髄巨核球は正常または増加を認めるので，血小板減少をきたしうる免疫関連疾患，ならびにほかの原因疾患を除外できる．

重症度分類

　急性ITPと慢性ITPを初回発症時に区別することは困難であり，発症後6ヵ月経過した時点で分類することになる．粘膜出血（口腔内出血，鼻出血，下血，血尿など）を呈する場合は入院のうえ治療介入が必要である．一方，血小板数が30,000/μL以下であっても軽度の出血傾向しか呈さない場合もあり，この場合は外来での経過観察が可能である．

C　治　療

主な治療法

　出血症状が軽度で血小板数20,000/μL以上の場合は無治療観察が可能であるが，出血リスク（血小板数20,000/μL未満）を有する場合，治療にはステロイド（2 mg/kg），またはガンマグロブリン（1〜2 g/kg）が選択される．慢性ITPの軽症例では

血小板数 10,000/μL 未満でも無治療経過観察が許容される．難治性の慢性 ITP では脾摘（ひてき）が適応とされるが，有効例は 60〜70% である．

合併症と治療法

ITP の合併症として脳内出血，消化管出血など重篤な出血症状のある場合は血小板輸血を行う．

治療経過・予後

慢性難治例では出血リスクによる生活上の制限などの QOL 低下が問題となる．

退院支援・患者教育

血小板数が 20,000/μL 以下のときにはスポーツ全般を制限し，50,000/μL 以下のときには格闘技およびそれに準ずるコンタクトスポーツを制限する．皮下出血や点状出血などが悪化する場合は血小板数が減少している可能性があるため，来院するように指導する．

また，乳幼児が安静を保つことは難しい．初診時はより出血しやすい傾向があり，できるだけ母子分離を避け，ベッド柵での保護なども有用である．

hemophilia

4 血友病

A 病態

血友病とは

血液凝固第Ⅷ因子あるいは第Ⅸ因子の活性が先天的に欠乏し出血傾向をきたす疾患で，それぞれ血友病 A と血友病 B とされる．

疫学

国内の血友病の出生頻度は，男子出生 1 万人に 1〜2 人である．厚生労働省委託事業 2023（令和 5）年度血液凝固異常症全国調査によると，血友病 A は 5,342 人，血友病 B は 1,164 人であり，血友病 A：B = 4.5：1 の割合である．

発症機序

第Ⅷ因子，第Ⅸ因子遺伝子はともに X 染色体長腕の遠位端にあり，これらの遺伝子異常およびそれに基づくタンパク異常によって血友病が発症する．X 連鎖劣性遺伝形式を示し，患者は通常男性で，女性は保因者となる．

症状

反復する紫斑，皮下血腫に加え，血友病の出血症状の特徴は関節内出血，筋肉内出血などの深部出血である．

B 診断

診断の進め方・確定診断の方法

止血スクリーニング検査として，血小板数，外因系の凝固時間を反映するプロトロンビン時間（PT），内因系の凝固時間を反映する活性化部分トロンボプラスチン時間（APTT）を測定する．第Ⅷ因子，第Ⅸ因子は内因系の凝固時間を担うため，これらの欠乏により血小板数正常，PT 正常，APTT 延長となる．確定診断として第Ⅷ因子活性，第Ⅸ因子活性の定量を行う．さらにフォン・ウィルブランド（von Willebrand）病*との鑑別のための検査を行うことになる．

重症度分類

臨床的重症度は第Ⅷ因子または第Ⅸ因子活性値と相関し，＜ 1% は重症，1〜5% は中等症，5〜40% は軽症に分類される．

---

*フォン・ウィルブランド病：フォン・ウィルブランド因子（von Willebrand factor：VWF）の低下または異常により出血傾向を呈する．VWF は第Ⅷ因子の安定化の役割をもつため，フォン・ウィルブランド病でも第Ⅷ因子の活性が低下する．

C 治療

主な治療法

治療の目的は止血管理であり，関節出血の反復による肢体不自由を長期的に防ぐことにある．止血治療は，血友病Aでは第Ⅷ因子製剤，血友病Bでは第Ⅸ因子製剤による補充療法が基本である．家庭での自己注射療法が可能となっている．出血部位や程度に応じて目標因子活性レベルを設定し，投与間隔や期間を決定する．

合併症と治療法

反復する補充療法の結果，血友病Aでは20〜30%，血友病Bでは3〜5%に当該因子に対する同種抗体（インヒビター）が出現することがある．インヒビターがいったん出現すると，従来の凝固因子製剤のみでは止血管理が困難となることが多い．インヒビター患者の止血管理としては，代替経路の凝固因子製剤で止血効果を得るバイパス止血療法または大量の当該因子製剤を投与する中和療法が行われる．

治療経過・予後

本症の治療は日々進歩しており，患者の生命予後はもちろんのこと，血友病性関節症による日常生活動作（ADL）の低下も著しく改善してきているのが現状である．

退院支援・患者教育

はいはいや独歩など活動が活発になった乳幼児では，転びやすいものは床に置かない，突起物を片付けるなどの注意をする．暴れることなく注射できるようになれば，凝固因子製剤の在宅自己注射が可能となる．自己注射を行う保護者に注射手技の指導を行っていく．

vitamin K
deficiency
bleeding

5 ビタミンK欠乏性出血症

A 病態

ビタミンK欠乏性出血症とは

肝臓で産生される凝固因子であるプロトロンビン，第Ⅶ因子，第Ⅸ因子，第Ⅹ因子においては，γ-グルタミルカルボキシラーゼとその補助因子であるビタミンKの存在が重要である．肝障害によるγ-グルタミルカルボキシラーゼ活性の著しい低下やビタミンKの欠乏があると，ビタミンK依存性凝固因子が減少して出血傾向をきたす．

発症機序

新生児期および乳児期の発症は**ビタミンKの摂取不足**によるものである．ビタミンKは胆汁酸と膵液の存在下に小腸上部から吸収されるので，胆道閉鎖や総胆管嚢腫などに合併した吸収障害に起因するものもある．また，肝疾患に伴いビタミンK依存性凝固因子そのものが産生されなくなることが原因となる場合もある．

症状

新生児，幼児，学童のビタミンK欠乏性出血症では消化管出血が多く，吐血と下血が高頻度にみられる．一方，乳児ビタミンK欠乏性出血症では初発症状として不機嫌，嘔吐，けいれん，哺乳力低下などが出現する．

B 診断

診断の進め方・確定診断の方法

PT，APTT，ヘパプラスチンテスト，トロンボテストの値が大幅に延長する．これらはビタミンK製剤の静注後2〜4時間には著しく改善される．そのほかの検査項目では，ビタミンK欠乏時に産生されるプロトロンビンの前駆体タンパクであるPIVKA-Ⅱの血中濃度が著増する．

臨床分類

出生後7日までに発症する新生児ビタミンK欠乏性出血症，それ以降の乳児期に発症する乳児ビタミンK欠乏性出血症に分類される．新生児では生後2〜4日に吐血・下血（げけつ）として発症することが多く，乳児では生後3週から2ヵ月までに頭蓋内出血として発症することが多い．

C 治療

主な治療法

新生児ならびに乳児でビタミンK欠乏性出血症の疑いがあるものに対しては凝固検査を行い，緊急であれば結果を待つことなくビタミンK製剤0.5〜1 mgを緩徐に静注する．新生児・乳児以外のビタミンK欠乏性出血症では，体重に応じてビタミンK製剤を2〜10 mg静注する．

治療経過・予後

乳児ビタミンK欠乏性出血症は90%近くが頭蓋内出血を起こして発症し，予後不良で，全治が確認されるのは半数以下である．

予防・患者教育

ビタミンK製剤の投与により新生児，乳児のビタミンK欠乏性出血症の発症頻度を激減させることができる．日本では，ビタミンK製剤予防投与として哺乳確立時，生後1週または産科退院時のいずれか早い時期，その後は生後3ヵ月まで週1回，ビタミンK_2（シロップ）を投与することが提言されている．

leukemia

6 白血病

A 病態

白血病とは

骨髄内にある未熟な白血球が腫瘍化し，無制限に増殖するものである．このため正常な血液細胞の増殖は抑制される．小児ではほとんどが**急性白血病**として発症し，慢性白血病は5%にも満たない．リンパ系幹細胞より発生した場合が**急性リンパ性白血病**（acute lymphocytic leukemia：ALL），顆粒球系幹細胞より発生した場合が**急性骨髄性白血病**（acute myeloblastic leukemia：AML）となる．

疫学

小児がんのうち約35%が白血病である．さらに小児白血病の約95%は急性白血病で，そのうちリンパ性が約70%，骨髄性が約25%である．国内での発症頻度は小児人口10万人あたり3〜4人程度と推定されている．ALLは乳幼児に多く，発症のピークは2〜4歳である．AMLは乳幼児期に小さなピークがあるものの，その後の発症率はほぼ一定である．ダウン症候群や先天性免疫不全症では白血病を発症する頻度が高い．

発症機序

小児の白血病の多くは環境や体質などの要因とは関係なく，造血幹細胞になんらかの理由で染色体や遺伝子の異常が積み重なった結果発症する．

症状

正常な血液細胞の増殖が抑制され，貧血，好中球減少，血小板減少をきたす．このため顔色不良，息切れ，感染による発熱，紫斑などの出血傾向が現れる．また白血病細胞が体内の臓器に浸潤し，リンパ節腫脹，骨痛，脾腫などがみられる．

B 診断

診断の進め方・確定診断の方法

血液検査で，血液細胞（赤血球，白血球，血小板）の数や形態に異常がないかを

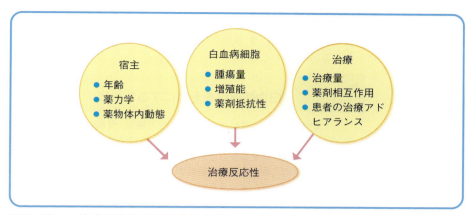

図Ⅲ-15-1　治療反応性を規定する因子

調べる．骨髄検査で白血病細胞の有無を調べ，抗原検査，染色体検査，遺伝子検査を用いて白血病の種類や性質をさらに調べる．

重症度判定

小児の急性白血病の治療では，すべての患者が同じ治療を受けるのではなく，過去の研究で明らかにされた治療成績に影響する予後因子(診断時の白血球数，年齢，白血病細胞の染色体異常，初期治療の反応性など) を考慮して (**図Ⅲ-15-1**)，最も適切と考えられる治療計画を選択する．

C　治　療

主な治療法

治療の大まかな流れとしては，診断後，寛解導入療法を開始する．4〜6週間後に完全寛解にいたれば，引き続き強化療法を約半年〜1年行う．ALLでは，さらに約1〜2年通院しながら維持療法を行う．白血病の種類や予後因子に応じて治療内容は異なるが，複数の抗がん薬を組み合わせた多剤併用化学療法が行われる．難治性の白血病の場合，造血幹細胞移植が行われることになる．近年，キメラ抗原受容体 (chimeric antigen receptor：CAR)-T細胞療法などの免疫療法の開発が進み，これまで治癒がほとんど望めなかった症例に対して治癒の可能性をもたらす画期的な治療法が導入されている．

合併症と治療法

抗がん薬治療に伴う副作用は，骨髄抑制，悪心，便秘，下痢，貧血，感染，脱毛，口内炎，手足のしびれなど多岐にわたる．副作用の起こる時期は予測できるので，制吐薬，抗菌薬，抗真菌薬，輸血，鎮痛薬などの支持療法を行い必要な対策をとりながら慎重に治療を進める．

治療経過・予後

多剤併用療法と支持療法の進歩により，格段に小児白血病の治療成績は向上した．一方で，研究が進み予後不良な一群を同定できるようになっており，白血病の特徴に合わせた分子標的治療薬などの新規薬剤の導入，細胞治療などが待たれる．造血幹細胞移植などの影響による晩期合併症は重要であり，QOLが保たれるような治療の改善も望まれる．

退院支援・患者教育

退院後しばらくは免疫回復が不十分な状態が持続する．水痘や麻疹などのウイル

ス感染症が重症化する可能性があるので注意が必要である．学校などの集団生活への復帰にあたり，学業面や体力面，整容面（毛髪の回復）などの相談が必要なこともある．

> **もう少し くわしく**
>
> ### 白血病細胞をゼロにするために
>
> - 寛解導入療法：強い薬物療法を行った結果，骨髄および血液中に白血病細胞がほとんど認められず，正常な造血が回復している完全寛解の状態を目指す．
> - 強化療法：完全寛解の後も体内に残っている白血病細胞をさらに減少させ，検査で測定できなくなるレベルを目指す．
> - 維持療法：弱い治療を長期間続け，白血病細胞を限りなくゼロに近づける．

lymphoma

7 悪性リンパ腫

A 病態

悪性リンパ腫とは

全身の正常リンパ組織の構成細胞に由来した悪性腫瘍であり，多くはリンパ節原発である．まれに縦隔や消化管，皮膚などのリンパ節以外の組織から発生することがある．ホジキン（Hodgkin）リンパ腫と非ホジキンリンパ腫に分かれ，日本の小児では後者が圧倒的に多い．

疫学

日本の小児がんにおいて，悪性リンパ腫は白血病，脳腫瘍，神経芽腫に次いで多い．日本小児血液・がん学会の疾患登録においても，年間 100 ～ 140 例の非ホジキンリンパ腫が登録されている．その発症年齢は白血病と異なり，乳幼児には少なく年長児に多い傾向がある．非ホジキンリンパ腫を大別するとバーキット（Burkitt）リンパ腫，びまん性大細胞 B 細胞型リンパ腫，リンパ芽球性リンパ腫，未分化型大細胞リンパ腫の 4 病型で，約 90 % を占める．

発症機序

単一の病因は明らかになっていない．時に EB ウイルスが関与している症例もある．

症状

症状は原発部位により異なり，頸部原発では無痛性のリンパ節腫脹を呈する．発熱・体重減少などの全身症状を呈することは多くない．縦隔の腫瘤として発症し気管を圧迫したり，上大静脈を圧迫して顔面・頸部・上肢などの浮腫を伴うこともある．腹部原発が多く，腹部膨満や腫瘤の触知，時に腸重積でみつかることもある．

B 診断

診断の進め方・確定診断の方法

生検により病理組織診断を行う．免疫組織染色や表面マーカー，染色体分析も併せて行う．

病期分類

病期分類にはマーフィ（Murphy）法を用いて，病期 I ～ IV までを決定する．一般臨床検査に加えて，骨髄穿刺，腰椎穿刺，胸部 X 線，腹部超音波，胸腹部 CT，FDG-PET スキャンなどを行う．

表Ⅲ-15-3　抗がん薬の分類

分類	一般名
代謝拮抗薬	メルカプトプリン，シタラビン，メトトレキサート
DNA に作用する薬剤	
アントラサイクリン系薬剤	ダウノルビシン，ドキソルビシン
アルキル化薬	シクロホスファミド，イホスファミド，メルファラン，ブスルファン
プラチナ化合物	シスプラチン，カルボプラチン
エピポドフィロトキシン	エトポシド，イリノテカン
そのほかの薬剤	
ビンカアルカロイド	ビンクリスチン，ビンブラスチン
タキサン系	パクリタキセル，ドセタキセル
酵素製剤	L-アスパラギナーゼ
分子標的治療薬	トレチノイン，イマチニブ，リツキシマブ

C　治　療

主な治療法

薬剤に抵抗性の白血病細胞の出現を防ぎ，副作用の軽減を図るため，数種類の抗がん薬を組み合わせて投与する多剤併用化学療法が有効である（**表Ⅲ-15-3**）．放射線治療は気管圧迫などで緊急避難的に使用する以外は適応になることは少ない．造血幹細胞移植は再発例や一部のまれな病型を除いて適応となるケースは少ない．

合併症と治療法

化学療法中は腫瘍崩壊症候群に注意し，尿のアルカリ化，尿量，電解質異常などに注意する．

治療経過・予後

化学療法の進歩により，限局性の症例では 90% 以上の治癒率が期待できる．一方，進行病期の症例においては 70〜80% の治癒率が期待されるが，難治の症例も時にみられ，これらの症例についても治療の改善が期待される．

退院支援・患者教育

退院後しばらく免疫の回復に時間がかかるため，水痘や麻疹などの流行には注意する．抗がん薬による晩期合併症は外来でフォローしていく．

16 腫瘍疾患

1 小児がん総論

A 病態

小児がんとは

　文字どおり20歳未満の小児に発生する悪性腫瘍のことであるが，成人に発生するがんとはさまざまな相違点がある（**表Ⅲ-16-1**）.

　小児から若年成人に生じる悪性腫瘍の大きな特徴として，筋肉や線維，骨，神経などの非上皮性細胞から発生した<u>肉腫</u>や，神経堤細胞（がん化すると神経芽腫）や胚性網膜神経細胞（がん化すると網膜芽細胞腫）など胎児性組織に由来する<u>芽腫</u>が大部分を占めることが挙げられる．これは皮膚や消化管粘膜など上皮性細胞から発生した悪性腫瘍である「がん」が大部分を占める成人と大きく異なる．「がん」は肺がんや乳がんなど発生部位を名前に冠するが，肉腫や芽腫はさまざまな部位から発生しうるため，病理組織を疾患名に冠することが多い（**図Ⅲ-16-1**）.

疫学

　日本において小児がんと新たに診断されるのは年間2,000〜2,500例であり，成人

表Ⅲ-16-1　小児がんと成人がんの比較

項目	小児がん	成人がん
頻度	少ない （2,000〜2,500例/年）	多い （約100万例/年）
主な悪性腫瘍の種類	肉腫（非上皮性細胞由来） 芽腫（胎児性組織由来）	がん（上皮性細胞由来）
悪性腫瘍の命名	病理組織を冠することが多い （例：横紋筋肉腫）	発生臓器を冠することが多い （例：肺がん）
有する遺伝子変異数	少ない	多い
増殖速度	速い	遅い
診断時における 転移例の頻度	多くは診断時に微小転移を有する	診断時に転移を有するのは約20%
治療の中心	化学療法	手術
予後	治るものが多い	治りにくいものが多い
予防	予防は困難	生活習慣改善などによる予防の可能性がある

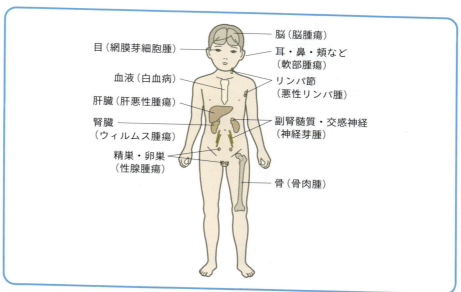

図Ⅲ-16-1　小児がんの発生部位

がんとは比較にならない希少疾患である．

　小児がんはさまざまな疾患の総称であり，内訳をみると白血病に代表される血液腫瘍が最多を占める．次いで脳腫瘍，リンパ腫，神経芽腫などの頻度が高い．

　小児がん全体の発症年齢としては，乳幼児期と学童期後半の**二峰性**のピークを呈する．疾患ごとにみると，急性リンパ性白血病（ALL）や神経芽腫は乳幼児期に多く，急性骨髄性白血病（AML）や横紋筋肉腫は乳幼児期と学童期後半の二峰性を呈し，骨肉腫やユーイング（Ewing）肉腫などは学童期後半から思春期・若年成人期に多いなど，好発年齢が異なっている．

発症機序

　成人がんと同様に，小児がんも遺伝子異常を原因として生じると考えられているが，全貌は明らかではない．遺伝子解析技術が進歩し，小児がんの一部ではリ・フラウメニ（Li-Fraumeni）症候群*や神経線維腫症などの発がんリスクが高い先天的・遺伝的要因を有していることが最近の研究から示唆されている．

　また，成人がんと異なり生活習慣やウイルス感染などによる発がんはきわめて少ないため，予防策を講じることは困難である．

症　状

　発熱や機嫌不良，食欲低下，体重減少など非特異的な症状を呈することが多い（図Ⅲ-16-2）．

　血液腫瘍では造血抑制による出血斑や顔色不良などのほか，リンパ節腫脹や肝脾腫を呈することが多い．骨髄中で白血病細胞が異常増殖するため骨痛・関節痛を訴え，リウマチ性疾患の鑑別の際に診断されることもある．

＊**リ・フラウメニ症候群**：がん抑制遺伝子である*TP53*の生殖細胞系列変異によって家族性にがんを多発する遺伝症候群．放射線などの発がん物質への曝露を避けるなど，さまざまな配慮を要する．

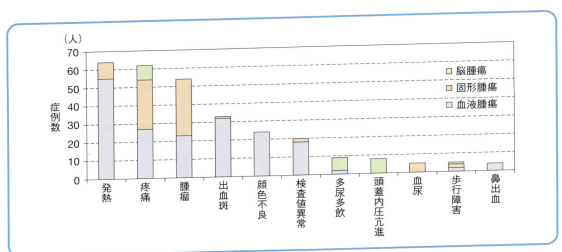

図Ⅲ-16-2 2006〜2016年の間に聖路加国際病院小児科にて診断された血液・腫瘍性疾患における受診のきっかけ（複数回答）

固形腫瘍では腫瘤や疼痛を，脳腫瘍では頭痛・嘔吐など頭蓋内圧亢進症状をきたすことがそれぞれ多い．

脳腫瘍は発生部位によって内分泌異常（思春期早発症や尿崩症など）や視力・眼球運動異常を呈することがある．

B 診断

無痛性リンパ節腫脹や肝脾腫，腫瘤などを認めた際は小児がんを鑑別に含める．

血液腫瘍の場合は血球減少や白血病細胞の増加を契機に疑われることが多く，骨髄穿刺・生検やリンパ節生検にて確定診断を得る（p.364，「血液疾患」参照）．

固形腫瘍や脳腫瘍の一部では腫瘍マーカーが診断に有用であるが，確定診断は生検で得られた病理組織所見にて行う．

ゲノム解析技術の進歩に伴い，臨床の場でゲノム検査を行う機会が増えている．小児がんにおいては，成人がんゲノム検査で重視される治療薬剤標的の探索のみならず，正確な病型診断や予後予測，さらにはがん素因など遺伝的背景の評価に有用である．

腫瘍のサイズや広がり，転移の有無，遺伝子変異や染色体異常の種類などの生物学的因子や治療反応性によってリスク分類される（詳細は本節の各疾患の項を参照）．

C 治療

小児がんは成人がんよりも**化学療法**の効果が高いことが多く，治療の中心となる．固形腫瘍に対しては化学療法に手術と放射線療法を組み合わせた**集学的治療**が行われることが多い．

最近では非自己を認識して排除する免疫の仕組みを治療に応用した**免疫療法**に注目が集まっている．小児がんの領域でも神経芽腫に対する抗GD2モノクローナル抗

16 | 腫瘍疾患 **377**

表Ⅲ-16-2 小児がんでみられる主な晩期合併症

分類	詳細
内分泌系	低身長，肥満，やせ，性腺機能障害，甲状腺機能障害など
神経・認知機能系	知能・認知機能障害，記憶力低下，注意欠如多動症，心的外傷後ストレス障害など
心血管系	心筋障害，不整脈，血圧異常など
筋骨格系	骨粗鬆症，無菌性骨壊死など
二次がん	治療関連性白血病，脳腫瘍など
その他	肺障害，腎障害，白内障，難聴，歯牙形成不全など

体や，ALL細胞を特異的に攻撃するCAR（キメラ抗原受容体）-T細胞療法の有効性が確認されている．これらの治療法は日本でも臨床現場で用いられるようになっており，既存のがん治療と異なる作用機序により治療成績の向上が期待される．難治性の血液腫瘍に対して行われる同種造血細胞移植も，移植された細胞による一種の免疫療法である．

合併症と治療法　強力な化学療法を行うため，制吐薬の投与，骨髄抑制に対する輸血，感染症への対策などが重要である．放射線療法は有効な治療法だが，成長段階の小児に与える影響は大きく，低身長や二次がんなど晩期合併症の原因となるため適応は慎重に検討する．

治療経過・予後　かつては不治の病と考えられていたが，1960～1990年代にかけて治療は著しく進歩し，多くの小児がん患者で治癒が得られるようになった．

しかし，小児における病死の原因としてはいまだに最多であることに加え，小児がんが治癒した後で治療に関連した**晩期合併症**（**表Ⅲ-16-2**）が生じるリスクがあることが問題である．たとえば放射線療法は低身長や知能・認知機能障害，二次がんなどの原因となるため，適応は慎重に検討すべきである．

退院支援・患者教育　治療が終了し退院した後も，再発の恐怖やさまざまな合併症に悩まされうるので，患児自身が正しい知識を身につけられるようにする．そのためには診断の際から正しい情報を提供するよう心がける．具体的には，小児がんと診断された子どもに説明する際には嘘をつかない，子どもがわかるように説明する，後から矛盾が生じないようにする，などの点に配慮する．

neuroblastoma

2 神経芽腫

A 病 態

神経芽腫とは　胎生期の神経堤細胞ががん化したもので，体幹の交感神経節や副腎髄質に生じる悪性腫瘍である．自然に退縮する予後のよいものから全身転移をきたす悪性度の高

いものまで，さまざまな悪性度を呈する．

疫　学

小児がんのうち，固形腫瘍では脳腫瘍に次ぐ頻度であり，日本では年間150～200例の新規症例が診断されている．発症年齢は0歳が最も多く，次いで3歳前後と二峰性分布を示す．

発症機序

発症機序は明らかではない．

症　状

症状もさまざまで，限局例は腹部腫瘤などを呈することが多いが，しばしば無症状であり健診などで偶然発見される．骨や骨髄などに転移をきたしている例では発熱，貧血，出血，全身倦怠感，骨痛，眼球突出などを呈する（図Ⅲ-16-3）．乳児では著明な肝腫大による呼吸障害をきたすこともある．

頸部や縦隔に原発するものはホルネル（Horner）症候群（患側の縮瞳，眼瞼下垂，顔面の発汗低下）や呼吸困難をきたすことがある．交感神経節に発生したものの中には脊椎内に浸潤して脊椎神経を圧迫し，両側下肢麻痺や膀胱直腸障害をきたすものもあるため，腫瘍緊急症としての対応を要する．

これらのほかに，まれながらカテコラミン産生により頻脈，高血圧，るいそう（極度のやせ）をきたすことや，消化管ホルモン産生による難治性下痢や電解質異常，さらには腫瘍に対する免疫反応に起因するオプソクローヌス・ミオクローヌス症候

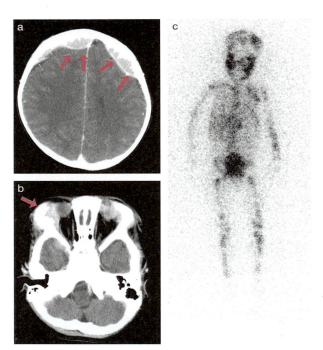

図Ⅲ-16-3　全身の骨に遠隔転移をきたした症例のCT（a，b）と^{123}I-MIBGシンチグラフィ（c）
aとbは頭蓋骨への浸潤を示す（➡部分）．bは眼窩骨への浸潤を認め，眼瞼出血や眼球突出の原因となる．cで^{123}I-MIBGの集積を呈する部分（黒い部分）はすべて神経芽腫の転移巣である．

群（眼球運動障害，小脳失調）を伴うこともある．

B 診断

診断の進め方・確定診断の方法

尿中カテコラミン代謝産物であるバニリルマンデル酸（VMA）とホモバニリン酸（HVA），さらに血液中の神経特異エノラーゼ（NSE）が腫瘍マーカーとして用いられる．

画像検査として超音波やX線，CT，MRIに加え，神経芽腫細胞に取り込まれる^{123}I-MIBGシンチグラフィの特異性が高く遠隔転移の評価にも有用である（図Ⅲ-16-3）．骨髄浸潤の評価には骨髄穿刺・骨髄生検を行う．

リスク分類

腫瘍の進展度（切除可能性と遠隔転移の有無），年齢，病理組織所見，がん遺伝子である *MYCN* 遺伝子増幅の有無，染色体異常の有無などを予後因子として用いたリスク分類が国際的に頻用されている．

C 治療

主な治療法

上記で述べたリスク分類に基づいた層別化治療が行われる．

低リスク群の大部分は手術のみで治癒が得られる．乳児に生じた限局例などでは無治療経過観察で自然退縮することが知られている．

中間リスク群に対しては化学療法と手術を行う．化学療法はシスプラチン，シクロホスファミド，ドキソルビシン，カルボプラチン，エトポシドなどから2～4種類の薬剤を併用し，12～24週間投与する．

高リスク群はシスプラチン，シクロホスファミド，ピラルビシン，ビンクリスチン，エトポシドなどによる強力な多剤併用化学療法，手術，放射線療法，自家造血幹細胞移植を併用した大量化学療法，レチノイン酸と抗GD2モノクローナル抗体を用いた維持療法を組み合わせた強力な集学的治療が必要である．

合併症と治療法

高リスク群には非常に強力な治療が行われるため，腎機能障害や骨髄抑制による感染症など合併症への対策が必要である．大量化学療法後に全身の血管内皮障害による肝中心静脈閉塞症や血栓性微小血管障害をきたし，多臓器不全から死の転帰をとることもある．

強力な集学的治療は難聴，成長障害，性腺機能障害，腎機能障害などの晩期合併症の原因にもなるため，長期フォローが必要である．

治療経過・予後

乳児期発症の限局例など低リスク群の5年生存率は，95%以上ときわめて良好である．中間リスク群でも，適切な治療を行えば5年生存率が80～90%と良好な成績が報告されている．一方，年長児の遠隔転移例などの高リスク群は，いまだに長期生存率が50%に到達せず予後不良である．

退院支援・患者教育

p.377「退院支援・患者教育」を参照．

Wilms tumor

3 ウィルムス（Wilms）腫瘍（腎芽腫）

A 病態

ウィルムス腫瘍（腎芽腫）とは

中胚葉の後腎芽組織に由来する，ゆくゆくは腎臓に分化していく予定だった胎児性組織から生じる悪性腫瘍である．片側腎にのみ生じることもあれば，両側腎に生じることもある．

疫学

ウィルムス腫瘍は，日本では全小児がんの約3%を占め，年間70〜100例の発症があるとされる．3歳前後に多く，10歳以上での発症は非常にまれである．小児に発生する腎腫瘍には，ウィルムス腫瘍，腎明細胞肉腫，悪性ラブドイド（Rhabdoid）腫瘍，腎細胞がんなどが含まれるが，その中でウィルムス腫瘍は最も頻度が高く，約9割を占める．

発症機序

ウィルムス腫瘍の発生には腎発生過程に生じた遺伝子異常が関与していると考えられているが，その詳細はまだ明らかになっていない．先天奇形症候群にウィルムス腫瘍が生じることがあり，ベックウィズ−ヴィーデマン（Beckwith-Wiedemann）症候群，WAGR症候群，デニス−ドラッシュ（Denys-Drash）症候群などに好発することが知られている．

症状

腎臓から発生した巨大な腫瘤による腹部膨満，膨隆で発症することが多い．腹痛，食欲不振，血尿，高血圧などを生じることもある．

B 診断

どのような症状から疑われるか

巨大な腹部腫瘤により疑われる．診察上は圧痛を伴わない平滑な側腹部腫瘤で，腹部正中を越えることは少ない．

診断の進め方・確定診断の方法

画像検査による鑑別診断を進める．腹部超音波検査，CT，MRIなどにより腎腫瘍を確認する．腫瘍塞栓が下大静脈から右房へいたる例もあり注意を要する．ウィルムス腫瘍に特異的な腫瘍マーカーはない．

重症度判定や臨床分類

腫瘍の進展度に応じてステージ分類がなされる．腫瘍が腎臓に限局していて完全摘除されたものがStage I，腫瘍が腎被膜を越えて進展しているが完全摘除されたものがStage II，腫瘍が腹部に残存してしまっているものがStage III，遠隔転移のあるものがStage IVである．通常の腫瘍であればStageはI〜IVなのだが，ウィルムス腫瘍に特徴的なのは，両側腎に発生した例をStage Vとしている点である．Stage Vも生命予後は70〜80%と悪くないが，多くの症例が片側腎摘を受けており，中には両側腎摘せざるをえず，腎不全に陥り透析や腎移植を要する例もある．

C 治療

主な治療法

画像検査でウィルムス腫瘍を疑った場合，摘除可能な腫瘍であれば，生検はせず腎被膜を破裂させないように完全摘除を試みる．そして腫瘍の進展度を評価し，Stageに応じた化学療法を選択する．抗がん薬はビンクリスチン，アクチノマイシンD，ドキソルビシンなどを用いる．摘除不能である場合や両側性だった場合などは術前の化学療法を行う．進展度により放射線治療を加えることもある．

合併症と治療法

合併症としては手術による感染，出血や，腎摘出による腎機能障害，化学療法による造血障害，悪心・嘔吐，下痢などの消化器症状などが生じうる．抗菌薬などによる感染症対策，輸血，制吐薬の投与などが重要である．長期的には腎機能障害，心機能障害，成長障害，二次がんが懸念される．

治療経過・予後

ウィルムス腫瘍の治療成績はここ40年で飛躍的に向上した．長期生存率は80～90%に達しており，たとえStage IV，Vでも70～80%の長期生存が期待できる．

退院支援・患者教育

p.377「退院支援・患者教育」を参照．

hepatoblastoma

4 肝芽腫

A 病態

肝芽腫とは

肝臓になるべき幼若な細胞ががん化したもので，小児の肝臓にできるがんでは最も頻度の高いものである．

疫学

小児の肝悪性腫瘍は，全小児がんの中で約2%のまれな疾患であるが，その8割が肝芽腫である．日本では年間30～50例が新規に発症する．3歳までに発症することが多く，男女比は2：1で男児に多い．

肝芽腫の発生リスクは，出生体重1,500g未満の極低出生体重児で上昇することが知られている．また，ベックウィズ-ヴィーデマン症候群，家族性腺腫性ポリポーシス，半身肥大症に合併することがある．

発症機序

発症機序はいまだ明らかではないが，Wnt/β-カテニン経路の異常がかかわっている可能性がある．

症状

肝腫瘍の増大による肝腫大や腹部膨満で発症することが多い．発熱，腹痛，嘔吐，食欲低下などの自覚症状を伴うこともある．

B 診断

腹部腫瘤，肝腫大，腹部膨満などの症状を呈することが多い．

診断の進め方・確定診断の方法

画像診断により鑑別診断を進める．腹部超音波検査では，腫瘍の占拠範囲と血管の位置関係が明らかになる．またCTにより肝内腫瘍の占拠範囲，血管浸潤の有無，肝外進展の有無，肺転移の有無を検索する．肝特異的造影剤を用いたMRIも，肝内腫瘍の占拠範囲の把握や，肝芽腫と肝細胞がんの鑑別に役立つ．

肝臓の幼若な細胞が産生する血中α-フェトプロテイン（AFP）が腫瘍マーカーとして有用で，肝芽腫では1,000,000ng/mL以上の高値を示すこともある．なお，AFPが上がらない（100ng/mL以下）肝芽腫は予後不良である．

確定診断には，腫瘍生検による病理学的検索を行う．

重症度判定や臨床分類

肝芽腫が切除可能かどうかを判定するために，PRETEXT分類が用いられる（図Ⅲ-16-4）．PRETEXT分類と肝外因子の有無（図Ⅲ-16-4），遠隔転移の有無によりリスク分類を行う．PRETEXT Ⅰ～Ⅲで肝外因子のないものを標準リスク群，PRETEXT Ⅰ～Ⅲで肝外因子のあるものとPRETEXT Ⅳを高リスク群，遠隔転移

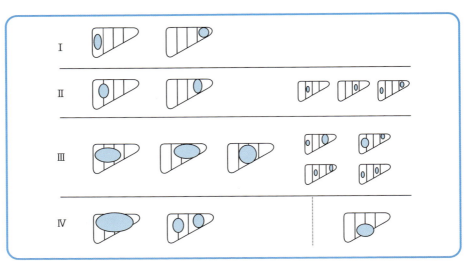

図Ⅲ-16-4　肝芽腫のPRETEXT分類
- PRETEXT Ⅰ：腫瘍は1つの肝区域に存在し，ほかの隣接する3区域に腫瘍の浸潤を認めない．
- PRETEXT Ⅱ：腫瘍は1〜2つの肝区域に存在し，ほかの隣接する2区域に腫瘍の浸潤を認めない．
- PRETEXT Ⅲ：腫瘍は2つ以上の隣接しない肝区域または3つの隣接する肝区域に存在し，ほかの1区域あるいは隣接しない2区域に腫瘍の浸潤を認めない．
- PRETEXT Ⅳ：腫瘍は4つの肝区域に存在する．

これらに肝外因子として，V（肝静脈浸潤），P（門脈浸潤），E（肝外進展），H（肝破裂），M（転移）を付記してリスク分類を行う．

を伴うものを超高リスク群とする．

C 治療

主な治療法

上記で述べたリスク分類に基づいた層別化治療が行われる．

肝芽腫治療の中心となる抗がん薬は，以下に述べるとおりシスプラチンである．

①標準リスク群：シスプラチン単剤治療後に肝切除を行い，術後に化学療法を加える．

②高リスク群：遠隔転移はないが肝切除術が困難な症例である．肝移植の適応を検討しながら，術前治療としてシスプラチンとアントラサイクリン系抗がん薬を組み合わせて投与することが多い．術前治療4コース後に肝切除あるいは肝移植を行う．

③超高リスク群：遠隔転移を有する．高用量シスプラチン療法などの術前化学療法を行い，転移巣がコントロールされれば，肝移植も含めた原発巣の治療を考える．

合併症と治療法

合併症として化学療法による造血障害，易感染性，シスプラチンによる**聴力障害**，**腎障害**，アントラサイクリン系抗がん薬による**心毒性**が生じうる．また手術による出血，肝移植後の生着不全，免疫抑制による易感染も問題である．

治療経過・予後

標準リスク群では，5年全生存率はほぼ90%を達成している．一方，高リスク群と超高リスク群の5年全生存率はそれぞれ約60%，約40%にとどまっている．

退院支援・患者教育

p.377「退院支援・患者教育」を参照．

germn cell tumors

5 胚細胞腫瘍

A 病態

胚細胞腫瘍とは

将来，精子や卵子になる原始生殖細胞（原始胚細胞）が腫瘍化したもので，性腺（精巣・卵巣）およびからだの正中に沿った部位（頭蓋内，頸部，縦隔，後腹膜，仙尾部）に生じる．さまざまな組織に分化可能な細胞に由来するため，腫瘍の構成成分も多彩となり，複数の種類の腫瘍の総称となっている．

組織学的には成熟奇形腫，未熟奇形腫，悪性胚細胞腫瘍に分類され，悪性胚細胞腫瘍はさらに未分化胚細胞腫・セミノーマ・胚細胞腫（これらは病理学的には同じであり，発生部位によって診断名が異なっている），卵黄嚢腫瘍，胎児性がん，絨毛がん，多胎芽腫に分けられる．これらの単一組織型を2種類以上含む複合組織型腫瘍を混合性胚細胞腫瘍と称する．

疫学

日本では年間100〜120例の新規症例が診断されている．

組織型は成熟奇形腫が約60%を占め最も多く，次いで未熟奇形腫，卵黄嚢腫瘍が続く．発生部位は卵巣が半数を占め，精巣と合わせ性腺が約60%を占める．性腺外では仙尾部（15〜20%）が多く，後腹膜，縦隔が続く．

部位ごとに好発年齢が異なっており，仙尾部や後腹膜は新生児期〜乳児期に診断されることが多い．精巣は3〜4歳ごろが多く，縦隔と卵巣は学童期以降に好発する．仙尾部と後腹膜は女児に，縦隔は男児に多い．

発症機序

発症機序は明らかではない．

症状

腹部腫瘤・膨隆，精巣腫大，仙尾部腫瘤などを呈することが多い．腫瘤による周囲臓器の圧排症状を呈することもあり，腹痛などのほか頸部や縦隔では気道圧迫，仙尾部では排尿・排便障害などをきたす．

卵巣腫瘍が**茎捻転***をきたして急性腹症として来院することがある．

B 診断

どのような症状から疑われるか

腫瘤触知や茎捻転による腹痛などが診断の契機となることが多いが，胸部X線にて縦隔腫瘍が偶然見つかることもある．また，仙尾部や後腹膜の胚細胞腫瘍は出生前診断されることもある．

診断の進め方・確定診断の方法

卵黄嚢腫瘍では**α-フェトプロテイン（AFP）**が，絨毛がんでは**β-hCG**が血中で上昇し，腫瘍マーカーとして有用である．

画像診断ではX線，超音波検査，CT，MRIなどが用いられる．成熟奇形腫は内胚葉，中胚葉，外胚葉の3胚葉成分を含むことが特徴で，画像でも脂肪成分や微小石灰化〜骨・歯牙成分などが腫瘤内に認められる．

胚細胞腫瘍は組織学的に多様な腫瘍を含み，1つの腫瘍の中に複数の組織型が混在している可能性もあるため，確定診断には病理診断が必須である．

***茎捻転**：腫瘍によって腫大した卵巣が回転し，卵巣と子宮をつなぐ靱帯がねじれてしまうこと．腹痛の原因となり，完全に捻転すると卵巣への血流が途絶え壊死する危険がある．

第Ⅲ章　小児疾患　各論

重症度判定や
臨床分類

　悪性胚細胞腫瘍は切除の程度，リンパ節転移の有無，腹水や胸水細胞診，遠隔転移の有無などにより病期分類される．

　卵巣腫瘍では腫瘍の進展度，腹水細胞診，リンパ節転移の有無，遠隔転移の有無などを用いた国際産科婦人科連合の分類が用いられている．

C　治療

主な治療法

　成熟および未熟奇形腫に対しては手術を行う．

　悪性胚細胞腫瘍には化学療法が有効であり，ブレオマイシン，エトポシド，シスプラチンまたはカルボプラチンなどが用いられることが多い．一期的手術が困難な場合は，化学療法により縮小した後に残存腫瘍の摘出を行う．

　放射線療法に対する感受性も高いが，化学療法の有効性と晩期合併症を考慮して標準的な治療には含まれない．

合併症と治療法

　手術に際して，性腺原発例では妊孕性の温存，仙尾部原発例では排尿・排便機能の温存に留意する．

治療経過・予後

　予後は総じて良好で，悪性胚細胞腫瘍でも限局例で腫瘍を全摘出できれば5年生存率は90%以上となる．縦隔原発例と遠隔転移例は予後不良で，5年生存率はそれぞれ約70%，約60%と報告されている．

退院支援・患者
教育

　p.377「退院支援・患者教育」を参照．

osteosarcoma

6　骨肉腫

A　病態

骨肉腫とは
疫学

　骨から発生する，腫瘍性の骨・軟骨形成を示す悪性腫瘍である．

　骨肉腫は骨に発生する悪性腫瘍の中では最多の疾患で，年間およそ200〜250人が新規発症していると推測される．10歳代に多く発生する悪性腫瘍で，5歳以下には滅多に生じない．発症ピークは女児で13歳，男児で15〜17歳である．

　主に大腿骨遠位，脛骨近位，上腕骨近位に発生することが多く，約半数が膝周囲に発生する．まれに骨盤や顎骨に発生することもある．

発症機序

　発症機序は明らかではないが，放射線照射後の二次がんとして骨肉腫が発生することが知られている．また，網膜芽細胞腫の既往のある者，家族性にがんが多発する遺伝症候群であるリ・フラウメニ症候群において，骨肉腫が多く発生する．

症状

　腫瘍発生部の痛み，腫脹が主たる症状である．活動性が高い思春期に多く発生するため，筋肉痛や成長痛と誤認し，痛みが悪化して医療機関を受診するまでに3〜4ヵ月かかることもよく経験される．病的骨折を契機に診断されることもある．

B　診断

どのような症状
から疑われるか

　まれな疾患ではあるが，10歳代の子どもが肘や膝の関節周囲の疼痛，腫脹を訴えたときに，見逃してはならない鑑別診断として骨肉腫を挙げることは重要である．

診断の進め方・
確定診断の方法

　身体診察により，腫瘍発生部位の自発痛や圧痛，腫脹，熱感の有無を診察する．

血液検査では，多くの症例でアルカリフォスファターゼ（ALP），乳酸脱水素酵素（LDH）の上昇が認められるが，診断上はあまり大きな意義はない．ただ，これらはその後の治療により低下することが多く，また再発時には再上昇するので，治療効果や再発の目安になる．

画像診断ではX線，CT，MRI，骨シンチグラフィ，FDG-PETなどが用いられる．骨肉腫は肺転移を起こしやすいことから，胸部CTは重要な検査となる．

身体所見，画像所見から骨肉腫が疑われた場合，確定診断のための腫瘍生検は必須である．針生検よりも切開生検が行われることが多く，切開方法はその後の腫瘍切除術の術式も想定しながら決定される．

病期分類

骨肉腫は，原発腫瘍の大きさ，リンパ節転移の有無，肺転移を含む遠隔転移の有無によって病期分類される．しかし，腫瘍が原発部位に限局していても遠隔転移していても現在用いられる化学療法は同一であり，化学療法への治療反応性によって，その後の治療の工夫がなされている．

C 治療

主な治療法

腫瘍生検により骨肉腫と確定診断がついたら，速やかに術前化学療法を開始する．2～3ヵ月ほどの化学療法の後，原発巣の局所根治手術を行う．その後さらに数ヵ月の術後化学療法を行う．治療期間は約1年である．用いる化学療法薬はメトトレキサート，ドキソルビシン，シスプラチン，イホスファミド，エトポシドなどである．

骨肉腫の手術では十分なマージンをとって病変を切除することが最も重要である．かつては原発部位から先を切り落とす患肢切断術を行うことが多かったが，現在は可能な限り切断を避け，患肢温存を選択することが多くなってきた．腫瘍切除後の再建には人工関節を用いる方法が一般的である．

また，遠隔転移がある場合は転移部位の完全切除が必要となるため，多発肺転移巣に対して積極的に切除術が行われる．

合併症と治療法

手術による運動機能障害は必発であり，リハビリテーションによる機能獲得が必要となる．また肺転移巣切除に伴う胸水貯留，気胸，呼吸障害も起こりうる．

化学療法についても，シスプラチン，ドキソルビシンなどによる強力な治療が行われるため，腎機能障害や骨髄抑制による感染症など合併症への対策が必要である．また，難聴，成長障害，性腺機能障害，腎機能障害などの晩期合併症の原因にもなるため，長期フォローが必要である．

治療経過・予後

骨肉腫の治療成績は，強力な化学療法の導入により劇的に改善した．治療反応良好な例では3年無イベント生存率が70%を超えるのに対し，転移なし治療反応不良例では50%程度，転移あり治療反応不良例ではさらにわるく20%程度まで落ち込む．

rhabdomyosarco-
ma

7 横紋筋肉腫

A 病態

横紋筋肉腫とは

横紋筋肉腫とは，その名のとおり横紋筋，すなわち骨格筋の要素をもった悪性腫瘍である．おそらく骨格筋になるはずだった組織，あるいは悪性化後に骨格筋分化能をもち合わせた組織に由来すると考えられる．横紋筋肉腫は全身のいたるところに生じうる悪性腫瘍である．

疫学

横紋筋肉腫は，日本では年間約 90 人程度が発症する比較的まれな悪性腫瘍である．その約 60% は 10 歳以下で診断されるが，実は小児期に限らず，年長児から成人期まで幅広い年齢層で発症する．

好発部位は膀胱，腟などの泌尿・生殖器，頭頸部，四肢などだが，そのほかさまざまなところから発生する．

発症機序

発症機序は明らかではない．

症状

症状としては局所の腫脹，痛み，腫瘍による圧迫症状を呈する．どこに横紋筋肉腫が発生するかによって，症状はさまざまである．

B 診断

診断の進め方・
確定診断の方法

横紋筋肉腫が疑われた場合，一般的な血液検査，尿検査を行うとともに画像診断も進める．画像診断には超音波検査，CT，MRI，骨シンチグラフィ，PET-CT などを用いて，原発部位，リンパ節転移，遠隔転移の精査を行う．骨髄転移や髄液検査を行うこともある．横紋筋肉腫に特異的なマーカーはない．

確定診断には病理組織診断が必要である．病理組織学的検査において，腫瘍細胞は小円形細胞であり，組織の様子から胎児型と胞巣型に分類される．胞巣型では *PAX3::FKHR* または *PAX7::FKHR* キメラ遺伝子発現も診断根拠となる．一般的に胞巣型のほうが予後不良である．

リスク分類

病理組織学的分類（胎児型あるいは胞巣型），手術前 Stage 分類（原発部位，腫瘍の大きさや周囲への進展具合，リンパ節転移や遠隔転移の有無による分類）と手術後グループ分類（腫瘍を全摘除できたか否かによる分類）により，細かくリスク分類される．

C 治療

主な治療法

上記のリスク分類による層別化治療が行われる．手術，放射線療法，化学療法を組み合わせた集学的治療を要する．

手術に関して，機能や整容が著しく損なわれる手術は初発時には推奨されない．また，化学療法，放射線治療の効果が期待できる部位もあれば（眼窩，腟・外陰部，肝胆道など），逆に手術による切除がかなり重要な部位（四肢，体幹，頸部，傍精巣）もある．

化学療法はすべての横紋筋肉腫患者に必要である．ビンクリスチン，アクチノマイシン D，シクロホスファミドの 3 剤による VAC 療法が標準療法であり，そのほ

かイリノテカン，ドキソルビシン，イホスファミド，エトポシドなどが用いられる．

放射線感受性の高い腫瘍なので，放射線治療が併用されることが多い．

合併症と治療法　横紋筋肉腫の発生部位により，術後合併症と放射線治療の合併症は大きく異なる．手術による機能障害，放射線照射部位の成長障害，二次がんなどが懸念される．

化学療法の合併症として特徴的なのは VAC 療法による肝中心静脈閉塞症（VOD）で，肝腫大，腹水貯留，ビリルビン上昇が生じる．また，シクロホスファミドによる出血性膀胱炎，ビンクリスチンによる便秘，末梢神経障害にも注意が必要である．長期的には，シクロホスファミドによる性腺機能障害が問題になる．

治療経過・予後　欧米や日本の横紋筋肉腫治療研究グループの成績では，3 年無イベント生存率が低リスク群で 80～100%，中間リスク群で 50～80%，高リスク群で 30～50% となっており，高リスク群は今なお予後不良である．

Ewing sarcoma

8 ユーイング（Ewing）肉腫

A 病態

ユーイング肉腫とは　もともとは 1921 年に米国の病理学者ジェームズ・ユーイング（James Ewing）によって報告された骨原発腫瘍で，病理組織学的には骨肉腫とは異なる小円形細胞腫瘍である．その後，ユーイング肉腫と末梢性原始神経外胚葉性腫瘍（peripheral primitive neuroectodermal tumor：PNET），胸壁アスキン（Askin）腫瘍が分子生物学的に同一の *EWS* キメラ遺伝子をもつ疾患であることが判明し，**ユーイング肉腫ファミリー腫瘍**（Ewing sarcoma family of tumors：ESFT）としてまとめられるようになった．今では骨からの ESFT も骨以外からの ESFT も同様に扱われ，現在の「ユーイング肉腫」という名称は ESFT すべてを含んでいる．

疫学　発症年齢は 20 歳以下が多く，5～30 歳までで 90% を占める．日本では年間 30～40 例の登録がある．発症部位は，骨原発の場合は骨盤（25%），大腿（16%），脛骨／腓骨（14%），胸壁（12%），上肢（8%），脊椎（8%）など，骨外性の場合は筋肉などの軟部組織であり，頻度は 5% 以下である．限局例は 75～80%，転移例は 20～25% を占め，転移部位は肺，骨，骨髄が多く，リンパ節，肝臓，中枢神経への転移は非常にまれである．

発症機序　発症機序は明らかではない．しかし，ユーイング肉腫特有の *EWS* キメラ遺伝子は転写因子活性を有しており，腫瘍の発生，浸潤や転移に関与している可能性がある．

症状　症状は主として痛みと腫脹である．症状が痛みだけで腫れを伴わない場合，成長痛や外傷と誤認しなかなか受診にいたらない，あるいは受診しても診断がつかないことがある．病状の進行により発熱，体重減少などを伴う．

B 診断

診断の進め方・確定診断の方法

ユーイング肉腫には特異的腫瘍マーカーが存在しないため，画像検査から鑑別診断を進めていくことになる．画像診断では X 線，CT，MRI，骨シンチグラフィ，FDG-PET などを用いて原発巣の進展度や転移の有無を検索する．

身体所見，画像所見からユーイング肉腫が疑われた場合，確定診断のために腫瘍生検を行う．通常の病理組織学的検索に加えて，*EWS キメラ遺伝子*を検出することで診断がより確実となる．

臨床分類

ユーイング肉腫は，大きく限局例と転移例に分類される．

C 治療

主な治療法

腫瘍生検によりユーイング肉腫と診断がついたら，速やかに化学療法を開始する．用いられる抗がん薬はビンクリスチン，ドキソルビシン，シクロホスファミド，イホスファミド，アクチノマイシン D などである．

3～4ヵ月ほどの化学療法の後，局所治療として手術療法，放射線治療を行うことが一般的である．広範切除（手術により腫瘍を十分に取りきれていること）で，術前化学療法の効果も良好であれば放射線治療は不要となる．しかし，広範切除でも術前治療の効果が不十分な場合，腫瘍を切除しきれていない場合，あるいは手術不能の場合には放射線治療が必要となる．

術後，さらに数ヵ月の化学療法を行う．化学療法と放射線治療は同時に行われることになるが，ドキソルビシン，アクチノマイシン D には放射線増感作用があるため，放射線との併用は避ける．

治療反応不良例，転移例に対して，大量化学療法および自家末梢血幹細胞移植，減弱した前処置を用いた同種造血幹細胞移植が試みられてきたが，いまのところ治療成績の向上は得られていない．

合併症と治療法

手術療法後には感染や自家骨の生着不全などが生じる可能性があり，再手術や患肢切断が必要となることもある．

化学療法，手術，放射線治療による**集学的治療**を行うため，さまざまな合併症，晩期合併症が生じる．**心毒性**，**性腺機能障害**，**不妊**，**成長障害**，**二次がん**などが生じるため，長期フォローアップは重要である．また，ユーイング肉腫の治療前に，不妊や性腺機能障害のリスクを考えて精子保存や卵子保存，卵巣保存などの手段を検討することも大切なことである．

治療経過・予後

限局例の 5 年無イベント生存率は 70% 前後である．一方，転移例の全生存率はいまだ 25% 前後にとどまる．

9 | 脈管性腫瘍・脈管奇形

日本ではこれまで，脈管性腫瘍と脈管奇形を慣用的にまとめて「血管腫」と総称することが多かったが，現在では両者は別の疾患として扱われる．

脈管性腫瘍は内皮細胞の腫瘍性増殖によって生じる軟部腫瘍である．一方，脈管奇形は細胞増殖の乏しい内皮をもち，局所的な形態形成異常が疾患の本態である．両者は臨床的な経過や治療方法，予後が異なるだけでなく，放射線学的，病理学的さらには生物学的にも異なる．

vascular tumor

9-1 脈管性腫瘍

A 病 態

脈管性腫瘍とは

代表的な脈管性腫瘍として**乳児血管腫**がある．これは血管内皮細胞の腫瘍性増殖によるもので，その外観的特徴からかつては「**苺状血管腫**」とよばれていた（p.397，図Ⅲ-17-1 参照）．そのほかに，より浸潤傾向の強い腫瘍であるカポジ（Kaposi）肉腫様血管内皮細胞腫などがある．

疫 学

乳児血管腫が最多で，日本の 1 歳児の 0.8～1.7% に認めると報告されている．女児に多い．

発生機序

発生機序は明らかではない．

症 状

1）乳児血管腫

出生直後には目立たず，生後数週～数ヵ月から鮮紅色の境界明瞭な腫瘤が目立つようになり1歳半までに急速増大した後，ほとんどは5～7歳までに徐々に自然消退する．時に潰瘍を形成したり出血したりする．眼窩，鼻部，頸部，咽頭，口唇，陰部などに生じるとそれぞれ遮断性弱視，呼吸困難，哺乳困難，排尿困難など機能障害の原因となりうる．

2）カポジ肉腫様血管内皮細胞腫 （図Ⅲ-16-5）

高心拍出量性心不全や**カサバッハ-メリット（Kasabach-Merritt）現象***を合併する．

B 診 断

どのような症状から疑われるか

乳児血管腫は乳児期早期に赤～赤褐色の腫瘤を呈し，生後数週～数ヵ月に増大することが特徴である．

診断の進め方・確定診断の方法

乳児血管腫の多くは腫瘤の局所所見と特徴的な経過にて診断可能であるが，深部病変では超音波，MRI などの画像所見が有用である．カサバッハ-メリット現象を伴うカポジ肉腫様血管内皮細胞腫との鑑別に生検を要することもある．

臨床分類

国際血管腫・脈管奇形学会が提唱した ISSVA 分類が用いられる．この分類に基づいたガイドラインがホームページ上に公開されている（血管腫・脈管奇形・血管奇形・リンパ管奇形・リンパ管腫症診療ガイドライン 2022 ［第 3 版］）．

C 治 療

主な治療法

乳児血管腫は自然退縮するため，経過観察されることが多い．巨大病変や機能障害の原因になりうる病変に対してはレーザー治療やステロイド，インターフェロン

***カサバッハ-メリット現象**：腫瘤内部での血管内凝固亢進により血小板や凝固因子が消費され，播種性血管内凝固症候群（DIC）を呈する病態．

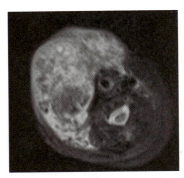

図Ⅲ-16-5　カポジ肉腫様血管内皮細胞腫の MRI 画像
MRI（脂肪抑制 T2 強調像）にて頸部に不均一な信号強度を呈する境界不明瞭な軟部腫瘤がみられ，カポジ肉腫様血管内皮細胞腫と診断できる．
［「難治性血管腫・脈管奇形・血管奇形・リンパ管腫・リンパ管腫症および関連疾患についての調査研究」班：血管腫・脈管奇形・血管奇形・リンパ管奇形・リンパ管腫症診療ガイドライン 2022（第 3 版），p.82，2022 より許諾を得て転載］〔https://issvaa.jp/wp/wp-content/uploads/2024/08/745314b76674dc71de8cdef46d551db0.pdf〕（最終確認：2024 年 10 月 15 日）

アルファなどが用いられてきたが，近年は診療ガイドラインにおいても β 遮断薬の**プロプラノロール**内服療法が第一選択薬となっている．

合併症と治療法
カサバッハ－メリット現象を起こすカポジ肉腫様血管内皮細胞腫に対しては，ステロイド，インターフェロンアルファなどに加えビンクリスチンやシクロホスファミドなどの抗がん薬が試みられてきたが，標準的治療法はない．

治療経過・予後
乳児血管腫のほとんどが消退するが，巨大病変では消退後も整容的問題が残ることがある．

退院支援・患者教育
p.377 の「退院支援・患者教育」を参照．

vascular malformation

9-2　脈管奇形

A　病態

脈管奇形とは
脈管奇形は胎生 4〜10 週の脈管形成過程の異常によるもので，その構成成分によって静脈奇形，リンパ管奇形，動静脈奇形，毛細血管奇形，これらの混合型に分類される．成長期などにゆっくり増大し，多くが消退しない．ほかに外傷や妊娠などが増大のきっかけになることがある．スタージ－ウェーバー（Sturge-Weber）症候群やクリッペル－トレノネー（Klippel-Trenaunay）症候群など，全身性症候群の一部として生じる脈管奇形も知られる．

疫学
まとまった報告が少なく，正確な頻度は不明である．性差は認めないという報告が多い．

発生機序
発生機序は明らかではない．

症状
1）静脈奇形
拡張した静脈腔に血液が貯留するため，青みがかった腫瘤を呈する．血流増加時

や病変内の血栓性静脈炎，血栓の石灰化（静脈石）をきたすと疼痛を伴う．奇形血管内で凝固因子の消費が促進されると血液検査にて血小板減少やD-ダイマーの上昇などを認めるが，播種性血管内凝固症候群（DIC）をきたさないためカサバッハ-メリット現象とは区別される．

2）リンパ管奇形

頭頸部，腋窩，四肢など表在部のほか縦隔や腹部にも生じる．感染や出血により急激に増大することがある．

3）動静脈奇形

毛細血管を介さない動静脈の吻合であり，腫瘤の増大により拍動の触知，血管雑音の聴取などを認める．吻合した動静脈に流入する血液量が増大すると高心拍出量性心不全をきたす．

4）毛細血管奇形

皮膚や粘膜の毛細血管の拡張病変で，比較的境界明瞭な赤〜暗赤色の外観を呈する．ポートワイン母斑，ウンナ（Unna）母斑，サーモンパッチなどを含む．眼瞼のサーモンパッチでは自然消退する傾向が強い．

B 診断

どのような症状から疑われるか

静脈奇形やリンパ管奇形の患者は，腫瘤を契機に来院することが多い．

診断の進め方・確定診断の方法

鑑別に際しては超音波検査とMRIの所見にて局在と血流の流速を評価し，病型診断を行う．

臨床分類

国際血管腫・脈管奇形学会が提唱したISSVA分類が用いられる．この分類に基づいたガイドラインがホームページ上に公開されている（血管腫・脈管奇形・血管奇形・リンパ管奇形・リンパ管腫症診療ガイドライン2022［第3版］）．

C 治療

主な治療法

弾性ストッキングを用いた圧迫療法などの保存的治療のほかに，侵襲的治療として硬化療法，塞栓療法，外科的切除が試みられる．毛細血管奇形に対してはレーザー治療も行われる．

合併症と治療法

凝固異常を呈する脈管奇形に対しては，圧迫療法や低分子ヘパリンなどの有効性

臨床で役立つ知識

乳児血管腫とプロプラノロール

β遮断薬であるプロプラノロールにより高率に乳児血管腫の消失が得られることは，機能障害をきたしうる病変や巨大病変を有する患児にとって大きな福音となった．この効果は，乳児血管腫を合併する肥大型閉塞性心筋症患者にプロプラノロールを使用したところ，偶然にも血管腫の消失が得られたことから発見された．その後，無作為化比較試験でも有効性が証明され，日本でも2016年にヘマンジオル®シロップが承認された．多くの研究で有害事象はほとんどが軽症とされるが，少数例に看過できない低血糖，低血圧，徐脈，気管支けいれんなどの発生報告があり，中でも低血糖に関しては十分な注意が求められる．

が報告されている.

脈管奇形は基本的には消退せず生涯存続する.

脈管奇形は侵襲的治療を行っても完治にいたることは少なく,整容的問題に加えて疼痛や感染症,下肢長の左右差などに悩まされるため,圧迫療法や装具などによる継続的管理を必要とすることが多い.

治療経過・予後
退院支援・患者教育

brain tumor

10 | 脳腫瘍

A 病態

脳腫瘍とは

頭蓋骨の中に発生する腫瘍の総称.良性腫瘍から悪性腫瘍までさまざまな種類があるが,小児脳腫瘍は多くが悪性である.

疫学

国内では10万人あたり2～3人の発生といわれており,小児に発生する悪性腫瘍では血液がん(白血病など)に次いで2番目に多く,固形腫瘍では最も頻度が高い.しかしながら脳腫瘍は種類が非常に多く,治療方針も腫瘍別に異なるため,各脳腫瘍単位で考えるときわめて発生頻度が低いまれな疾患である.

発生機序

多くの脳腫瘍の原因は不明であるが,遺伝的な要素が関与している腫瘍もある(神経線維腫症など).

症状

腫瘍が発生する部位によりさまざまな症状が出現する.小児に多いのは脳脊髄液の流れが腫瘍によって堰き止められることで発生する水頭症であり,頭痛や悪心・嘔吐からはじまり,意識障害に進行する.水頭症は生命の危険性を伴う.そのほかにてんかん発作(けいれん発作),尿がたくさん出る(尿崩症),身長が伸びない(低身長),目が見えない,などで発覚する脳腫瘍もある.

B 診断

どのような症状から本疾患が疑われるか

乳幼児は頭痛などの症状の確認が難しく,不機嫌が最初の症状であることが多い.悪心・嘔吐は風邪や腸炎などの症状と紛らわしいが,発熱のない繰り返す嘔吐をみたら脳疾患の可能性を思い浮かべることも重要である.てんかん発作で発症する脳腫瘍もあるため,てんかんを有する児は頭部画像検査を一度は行うべきである.

診断の進め方・確定診断の方法

脳腫瘍が疑われる場合,画像検査が最も重要な検査となる.脳MRIやCTを行う.MRIは撮像に時間がかかるため,幼児以下では鎮静が必要になることが多い.

臨床分類

代表的な小児脳腫瘍を以下に示す.

①神経膠腫:最も頻度が高い.脳のあらゆる部位に発生し,発生部位と悪性度により治癒が望める疾患から予後不良な疾患までさまざまである.良性神経膠腫の代表は毛様細胞性星細胞腫であり,小脳に好発する(図Ⅲ-16-6a).一方,予後不良の神経膠腫の代表はびまん性中心性膠腫であり,脳幹(橋)に好発する(図Ⅲ-16-6b).

②髄芽腫:後頭蓋窩(とくに第4脳室)に発生し,発症時に水頭症となっていることが多い.代表的な小児の悪性脳腫瘍である(図Ⅲ-16-7).

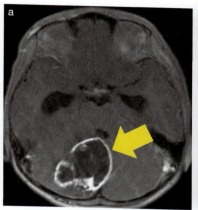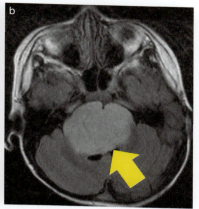

図Ⅲ-16-6　神経膠腫
a：毛様細胞性星細胞腫（矢印）．
b：びまん性中心性膠腫（矢印）．

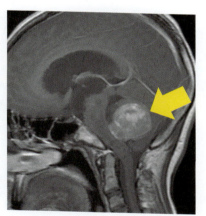

図Ⅲ-16-7　髄芽腫（矢印）

③胚細胞腫瘍：精巣や卵巣などにも発生するが，頭蓋内も好発部位の1つである．頭蓋内胚細胞腫瘍は日本を含めた東アジアに多い．鞍上部（図Ⅲ-16-8a）や松果体（図Ⅲ-16-8b）といった脳室周囲に発生することが多いため，この腫瘍も水頭症で発症することが多い．胚細胞腫瘍は悪性腫瘍であるが，その中には予後良好なジャーミノーマ（胚腫）から未熟奇形腫（予後は中間），予後不良の卵黄嚢腫瘍や絨毛がんなど多彩な組織型が存在し，これらが混在する混合性胚細胞腫瘍もある．

④頭蓋咽頭腫：小児では頻度の低い良性腫瘍である．鞍上部に発生し，視力・視野障害や水頭症で発症する（図Ⅲ-16-9）．

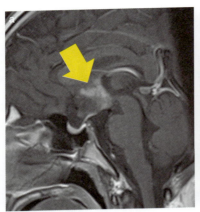
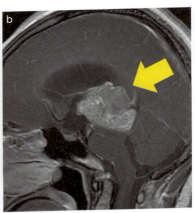

図Ⅲ-16-8　胚細胞腫瘍
a：鞍上部に発生した胚細胞腫瘍（矢印）．
b：松果体に発生した胚細胞腫瘍（矢印）．

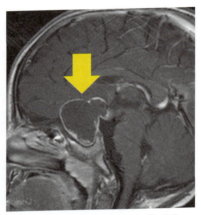

図Ⅲ-16-9　頭蓋咽頭腫（矢印）

C 治療

1）手術

　多くの腫瘍で摘出術が必要になる．腫瘍の部位に応じた開頭での摘出術が一般的であるが，下垂体や鞍上部に病変がある場合には，内視鏡を用いて経鼻的に摘出することもある（経鼻経蝶形骨洞手術［transsphenoidal surgery：TSS］）．水頭症を伴っている場合は緊急で対処する必要があり，腫瘍摘出術に先立って脳室ドレナージ術を行うこともある．一部の腫瘍（胚細胞腫瘍など）では，診断を確定させる目的のみの生検術を行うこともある．

2）化学療法

　ほぼすべての悪性脳腫瘍で施行される．腫瘍に応じた化学療法となる．シスプラチンやカルボプラチン，シクロホスファミド，ビンクリスチン，エトポシドなどが

使用される．これらの化学療法は比較的長期間になるため，長期留置型静脈カテーテル（PICC など）が必要となる．髄芽腫などの悪性度が高い腫瘍に対しては，末梢血幹細胞移植を併用した超大量化学療法を行うこともある．

3）放射線治療

髄芽腫や胚細胞腫瘍には必須の治療となる．局所照射（腫瘍が存在する部分のみに照射する），全脳照射，全脳全脊髄照射など，腫瘍の種類によって照射範囲や線量が異なる．

合併症とその治療法

合併症は多岐にわたる．腫瘍そのものにより内分泌障害，視力・視野障害，運動麻痺／障害などが生じ，後遺症として残ることも多い．また，治療により出現することもある．内分泌障害に対しては，**ホルモン補充療法**（ステロイドホルモンや甲状腺ホルモン，成長ホルモン，抗利尿ホルモンなど）を行う．また，髄芽腫などの悪性度の高い脳腫瘍に対しては必須の放射線治療であるが，これに伴う晩期合併症（認知機能障害など）も重要な問題であり，適切な生活支援や社会支援が必要となる．

治療経過・予後

腫瘍によりさまざまである．脳幹にできた神経膠腫など，現時点でも有効な治療法に乏しくほぼ全例が 2 年以内に死亡する疾患もある．一方で，髄芽腫のように治療の進歩により著しく予後が改善した腫瘍もある（5 年生存率で 80% 程度）．

退院支援・患者教育

脳腫瘍自体が寛解した後も，なんらかの神経症状を後遺症として抱える患児は少なくない．特別支援学級への橋渡しなどが必要になることも多い．また，悪性脳腫瘍でも長期的な予後が見込まれることも多いが，晩期合併症にも注意が必要で，長期的な外来フォローは必須である．

17 感覚器疾患

1 皮膚

nevus

1-1 母斑

A 病態

母斑とは

母斑とは，出生時もしくはその直後から生じる良性腫瘍の総称であり，いわゆる "あざ" である．赤あざ（毛細血管奇形［単純性血管腫］，乳児血管腫［苺状血管腫］（p.389 参照），青あざ（太田母斑，蒙古斑，異所性蒙古斑），茶あざ（扁平母斑，ベッカー［Becker］母斑），黒あざ（母斑細胞母斑，巨大色素性母斑），黄あざ（脂腺母斑）などが代表的である．

疫学

疾患によって異なるが，国内の有症率は乳児血管腫が 0.8〜1.7%，太田母斑が 0.1〜0.2%，脂腺母斑が 0.1〜0.3% と推測されている．

病態

①乳児血管腫：胎盤絨毛膜の微小血管を構成する細胞と類似した glucose transporter-1（GLUT-1）陽性の毛細血管内皮細胞が増殖する．

②太田母斑：三叉神経第 1 枝，2 枝（顔面前額，頬部）領域の真皮にメラノサイトが増生する．

③色素性母斑：いわゆる「ほくろ」である．メラノサイトに類似した細胞が増殖する色素斑であり，誰にでも 5〜10 個はみられる．

④脂腺母斑：色素性母斑に次いで多い疾患で，思春期以降に同部から基底細胞がんなどが二次的に出現する可能性がある．

症状

①乳児血管腫（図Ⅲ-17-1）：生後 2 週ごろから赤いあざとして出現し，その後は盛り上がって赤紫色の結節になる．生後 1 年ごろからはゆっくりと平坦化する．大型のものでは退縮後に皮膚のたるみを残すことが多い．

②太田母斑：乳児期に左右いずれかの前額部，頬部（三叉神経第 1, 2 枝）にくすんだ青色の平らな色素斑として生じる．自然消退はしない．

③色素性母斑：大きさはさまざまで，褐色．平らな数ミリ大の色素斑から体の大半を覆うものまである．先天性巨大色素性母斑（頭部 6 cm 以上，体幹 20 cm 以上）では悪性黒色腫が発生する可能性がある．

④脂腺母斑（図Ⅲ-17-2）：被髪頭部に多い橙黄色の脱色素斑であり，同部の脱毛を伴う．加齢とともに表面はイボ状に盛り上がり，角化を伴うことが多い．

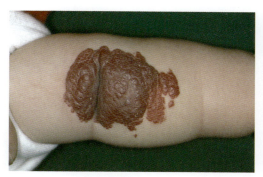

図Ⅲ-17-1　乳児血管腫

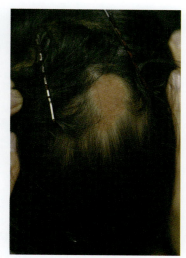

図Ⅲ-17-2　脂腺母斑

B　診断

いずれの疾患も臨床所見から診断する．

C　治療

①乳児血管腫：小型のものは経過観察でよい．眼，鼻，口の周囲など視力，呼吸，哺乳に影響を与える場合，および出血や潰瘍化のリスクが高い場合はプロプラノロール（ヘマンジオル®シロップ）内服，Vビームなどのレーザー治療を行う．
②太田母斑：早い時期にQスイッチレーザー治療を行う[1]．
③色素性母斑：大部分は経過観察でよい．巨大型では悪性黒色腫発生に注意しながら外科的切除を予定する．
④脂腺母斑：中学生以降になったら切除を行う．

urticaria

1-2　蕁麻疹

A　病態

蕁麻疹とは

蕁麻疹はアレルギー性，もしくは非アレルギー性の限局性の浮腫であり，通常はかゆみを伴う．

疫学

小児の蕁麻疹の有症率は0.5〜1.5％と推測[2]されている．

発症機序

皮膚の肥満細胞がなんらかの機序により脱顆粒を起こし，組織中にヒスタミンなどの化学伝達物質を放出する．これらの物質が皮膚微小血管と神経に作用して血管の拡張，血漿成分の漏出，およびかゆみを生じると考えられている[3]．

症状

チリチリしたようなかゆみを伴う赤い発疹ではじまり，中央に蚊に刺されたような丸い膨らみ（膨疹(ぼうしん)）を生じる（**図Ⅲ-17-3**）．同様の発疹が体のあちこちに多発することが多いが，数十分〜数時間以内に消退する．ひどくなると全身に発疹が多発

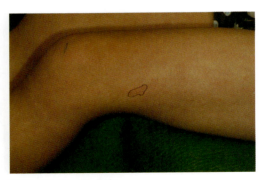

図Ⅲ-17-3　蕁麻疹

して地図状に盛り上がり，居ても立ってもいられないような強いかゆみを生じる．息苦しさや呼吸困難，下痢などの症状を伴い血圧が低下するアナフィラキシー症状を呈することもある．また，小児では原因食物を摂取しただけでは症状は出現せず，それに運動が加わることによってはじめて蕁麻疹や腹痛などの症状が出現する**食物依存性運動誘発アナフィラキシー**（food-dependent exercise-induced anaphylaxis：FDEIA）が多い．

B　診　断

診断の進め方・確定診断の方法

　原因はさまざまであるが，昆虫，食物，薬剤などのアレルギー性，非アレルギー性，FDEIA，アスピリン蕁麻疹，コリン性，物理的蕁麻疹などが代表的である．診断方法には採血アレルギー検査（RAST試験，ヒスタミン遊離試験），皮膚テスト（プリックテスト，スクラッチテスト，皮内試験）などがある．皮膚テストはいずれも即時型アレルギーの有無を確認する検査であり，抗原の入る量が少ないプリックテスト➡スクラッチテスト➡皮内試験の順番に検査を行う．また，最近では原因食物に含まれる抗原のうちどれが原因になるのかも解明されており，アレルゲンコンポーネントとよばれる．代表的なアレルゲンコンポーネントには，卵白のオボムコイド，小麦のω-5 グリアジン（FDEIAの診断に重要），ピーナッツのAra h2，大豆のGly m4（豆乳などの大豆加工食品）などがあり，保険診療で検査可能である．

C　治　療

主な治療法

　治療には抗ヒスタミン薬内服が重要であるが，すぐにできる対処法としては寒冷蕁麻疹以外は患部を冷やす．そして，なによりも搔かないことである．腹痛や呼吸困難などではアナフィラキシーが疑われるため，エピペン®注0.15 mg（体重15 kg以上30 kg以下，アドレナリン製剤）を用いる．

　抗ヒスタミン薬は鎮静作用の弱い第2世代の非鎮静性抗ヒスタミン薬を選択する．代表的な製剤に，レボセチリジンドライシロップ（生後6ヵ月から適用），オロパタジン顆粒，セチリジンシロップ（2歳から保険適用），ロラタジンドライシロップ（3歳から保険適用）がある．

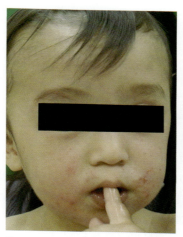
図Ⅲ-17-4　乳児アトピー性皮膚炎

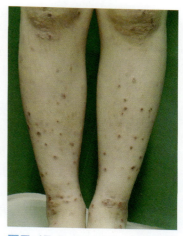
図Ⅲ-17-5　アトピー性皮膚炎（重症型）

atopic dermatitis（AD）

1-3　アトピー性皮膚炎

A　病態

アトピー性皮膚炎とは

アトピーとは「奇妙な」「とらえどころのない」という意味のギリシャ語「ATOPOS」に由来しており，かゆみを伴う湿疹を慢性的に繰り返す状態がアトピー性皮膚炎（AD）である．

疫学

小児〜20歳代までに多く，日本での有症率は10〜13％である[4]．30歳代以降になると，年齢とともに減少する．

発症機序

発症機序としては，①皮膚のバリア機能異常（角層を構成する脂質であるフィラグリンの低下による），②**アレルギー性炎症**（バリア機能低下に伴いハウスダストなどのタンパク抗原が体内に入りやすくなり，Ⅱ型免疫アレルギー反応の増強を生じる），そして③かゆみ（瘙痒），の3つが相互作用することによって生じる[5]と考えられている．

また近年，口囲の湿疹からアレルギー物質が吸収されて食物アレルギーを発症する，経皮感作の重要性が指摘されている．

症状

小児のADは乳児期，幼小児期で臨床型が異なる．乳児期は頬部の湿潤した紅斑（図Ⅲ-17-4）が特徴であり，幼小児期ADでは乾燥が強く，毛穴の目立つザラザラした皮膚を呈する．また，重症型では下腿に強いかゆみを伴うしこりが多発し（図Ⅲ-17-5），掻き壊してしまうことが多い．

B　診断

診断の進め方

ADの診断基準は①かゆみを伴う，②湿疹病変が左右対称性に生じている，③慢性・反復性に生じる（乳児では2ヵ月以上，乳児以外では6ヵ月以上持続）の3項目を満たすことである．診断の補助として血清IgE，病勢の指標としてバイオマー

カーである TARC，SCCA2 などの血液検査を行う．

C 治 療

主な治療法

　治療は外用療法が基本である．外用療法の種類としては，代表的なステロイド外用薬に加え，3ヵ月から保険適用のあるジファミラスト軟膏（0.3%，1%），6ヵ月から保険適用のあるデルゴシチニブ軟膏（通常 0.25%），2 歳以上に保険適用のある 0.03% タクロリムス軟膏がある．ステロイド外用薬はその即効性が利点だが，長期に使用すると皮膚の萎縮などの副作用が起こりうるため，初期にはステロイド外用薬を使用し，その後は他の製剤に切り替える，もしくは炎症が強くなければ，はじめからステロイド以外の外用薬で加療する．外用薬の使用量の目安には 1 finger-tip unit がある．これは人差し指の先端から第 1 関節までチューブから絞り出した量で，大人の手のひら 2 枚分に相当する外用量である．また，皮疹改善後も 1 日おきなど，回数を減らしながら定期的に外用するように指導する（プロアクティブ療法）．保湿剤併用はステロイド使用量の減量につながるため使用するように指導する．ヘパリン類似物質含有軟膏，尿素軟膏などが代表であるが，いずれも優しく皮膚をさするように塗り込むこと，皮膚割線に沿って外用することがポイントである．

●文献
1) 皮膚疾患診療実践ガイド，第 3 版，宮地良樹（監），p.705-714，文光堂，2022
2) Chang J, Cattelan L, Ben-Shoshan M, et al：Management of Pediatric Chronic Spontaneous Urticaria：A Review of Current Evidence and Guidelines. Journal of Asthma and Allergy 14：187-199, 2021
3) 秀　道弘，森桶　聡，福永　淳ほか：蕁麻疹診療ガイドライン 2018．日本皮膚科学会雑誌 128（12）：2503-2624, 2018
4) 佐伯秀久，大矢幸弘，古田淳一ほか：アトピー性皮膚炎診療ガイドライン 2021．日本皮膚科学会雑誌 131（13）：2691-2777, 2021
5) Kabashima K：New concept of the pathogenesis of atopic dermatitis：interplay among the barrier, allergy, and pruritus as a trinity. Journal of Dermatological Science 70（1）：3-11, 2013

2 眼

strabismus

2-1 斜 視

A 病 態

斜視とは

　斜視とは，両眼の視線が一致せず，外見的に片方の眼の向きが反対眼と違う方向を向いている状態を指し，外斜視，内斜視，上下斜視などの種類がある（図Ⅲ-17-6）．原因として眼球を動かす筋肉のアンバランスさ，脳神経の異常，強い遠視や，器質的疾患が挙げられる．

　幼少期から斜視がある場合は，正常な視力の発達が妨げられ弱視（眼鏡をかけても視力が出ない状態）を認める場合がある．また，視力が正常であっても両眼で立体的に見る力（両眼視機能）の発達が阻害されることが多く，早期発見・早期治療が重要である．発症する時期によってはものが二重に見えること（複視）を自覚す

内斜視	外斜視	上下斜視
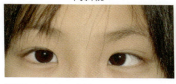	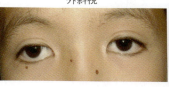	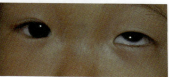

図Ⅲ-17-6 斜視
[写真提供：埼玉県立小児医療センター　神部友香先生]

る場合もある．
　外斜視の場合は，常に斜視になっている恒常性外斜視と，ときどき斜視になる間欠性外斜視が存在する．
　上下斜視の原因として最も多い先天性上斜筋麻痺においては，複視を避けるために首を傾けた状態（代償性頭位異常）をとることがある．

B　診　断

診断の進め方

　強い一般的に行われる屈折検査（遠視や近視の度数を調べる検査）や視力検査に加え，眼位検査，眼球運動検査，両眼視機能検査などが必要となる．

C　治　療

主な治療法

　屈折異常が原因の斜視については，眼鏡装用による治療を行う．その他の斜視の場合は，程度によっては手術による眼位矯正が適応となる場合がある．

congenital color vision defect

2-2 先天色覚異常

A　病　態

先天色覚異常とは

　先天色覚異常とは，色を正常に認識することができない視覚の異常である．一生を通じて色覚は変化せず，進行もしない．なお，視力は正常で，視野の欠損もみられないことが多い．
　主に遺伝によって引き起こされ，X染色体上の特定の遺伝子の変異が関与していることが知られている．男性はＸＹ染色体，女性はＸＸ染色体をもち，男性の場合はX染色体上の変異がより顕著に現れるためリスクが高いとされる．日本人では男性は20人に1人，女性は500人に1人（保因者は10人に1人）が先天色覚異常をもっている．

症　状

　健常な視機能をもつ場合，赤，緑，青の3色を認識し，それぞれの刺激の強さによってさまざまな色の判別をすることができる．先天色覚異常の人々は，これらの色を正確に区別できず混同して認識する．
　先天色覚異常の種類には，赤緑色覚異常，青色色覚異常，完全色盲などがある．最も一般的なのは赤緑色覚異常で，赤と緑の色の区別がしにくい，または混同する傾向になる．
　先天色覚異常の程度は個人によって異なる．多くの場合は日常生活で重大な問題を引き起こすことはなく，一部の色が区別できないだけなので，個性と考えられる

ようになってきている．ただし，まれではあるが視力障害を起こす重度の色覚異常も存在する．

区別しにくい色の組み合わせを混同色とよび，その配色の傾向にはいくつかのパターンがある．

● 赤と緑，緑と茶，橙色と黄緑，青と紫の混同

例：黒板に書かれた赤チョークの文字などが読みづらい．緑色の葉の間に咲いた赤い花が探せない．焼肉で焼けている肉と焼けていない肉の区別が難しい．

● ピンクと白・灰色，緑と灰色・黒

例：桜は白い花だと思っている．塗り絵で道路を緑色に塗る．

色の誤認が起きやすい条件には以下が挙げられる．

● 暗い場所，対象が小さい（色の面積が狭い），彩度の低い中間色，色の判別を短時間でする必要がある（運転中の信号機や標識など），疲れなどで注意力が低下しているとき．

B 診 断

診断の進め方

診断には色覚検査を行う．仮性同色表（石原式など）や色相配列検査（パネルD-15など），病型の確定診断が必要な場合にはアノマロスコープという検査を行う．

C 治 療

主な治療法

本疾患に対する治療法は存在しない．一般的に日常生活においては支障がないものの，職業選択に際しては制限がある場合があり（鉄道の運転士や航空関係，船舶関係）注意を要する．また，社会的に重要な表記には，色覚異常をもつ人にも視認しやすい色づかい（ユニバーサルデザインによる色覚バリアフリー）が意識されるようになりつつある．

congenital
nasolacrimal duct
obstruction

2-3 先天性鼻涙管閉塞

A 病 態

先天性鼻涙管
閉塞とは

先天性鼻涙管閉塞は，涙が鼻腔へ排出される経路のうち，鼻涙管の一部または全部が生まれつき閉塞している状態である．

疫 学

本症は国内の新生児の6～20%に認められる．

発症機序

涙液は涙腺から分泌され眼表面を潤した後，目頭側に開いた涙点から涙道を通って鼻腔へ排出される．「涙道」とは涙の通り道の総称である．この中で鼻腔と接している部分を鼻涙管とよぶ．鼻涙管には生後間もない時期に開く弁（ハスナー[Hasner] 弁）があるが，そこが開通せずに残っていることで発症する（図Ⅲ-17-7）．症状として，生後間もなく～1ヵ月以内に流涙や眼脂がみられる．

症 状

B 診 断

診断の進め方

蛍光色素消失試験，涙管通水試験などを行い涙道の閉塞を認めれば本疾患と診断される．

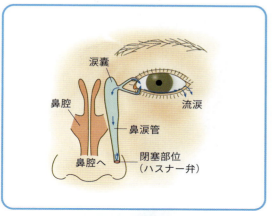

図Ⅲ-17-7 先天性鼻涙管閉塞
生後にハスナー弁が開孔せず涙が鼻の奥に流れていかないために，涙が目から溢れる状態．

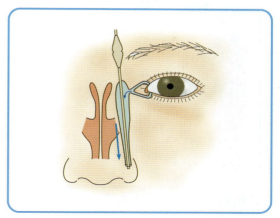

図Ⅲ-17-8 金属プロービング（ブジー）
閉塞部位に対して針金状の金属プローブを用いて開通させる方法．

C 治療

主な治療法

　生後12ヵ月までに約96％が自然治癒するとされ，一定期間は経過観察を行うことも多い．経過観察の場合，眼脂を優しくふき取ることが基本となる．目頭のマッサージを行うこともある．眼脂が多い場合には，対症療法として抗菌薬の点眼をすることもあるが，耐性菌のリスクを考慮して長期使用は避けるのが望ましい．

　症状が長期間続く場合や重度の場合には，医師の指導のもとで治療が必要になることがあり，鼻涙管のプロービング（細い金属棒を使用して閉塞を解除する処置）（図Ⅲ-17-8）を行う場合もある．

3 耳鼻疾患

otitis media

3-1 中耳炎

A 病態

中耳炎とは

　小児中耳炎の種類として，①**急性中耳炎**，②**滲出性中耳炎**，③**真珠腫性中耳炎**の3つが挙げられる（図Ⅲ-17-9）．真珠腫性中耳炎には先天性と後天性があるが，小児では先天性真珠腫が多い．

疫学

　急性中耳炎，滲出性中耳炎は日常的にみられる中耳炎で，就学前に約90％の小児が一度は罹患するといわれている．真珠腫性中耳炎はまれな疾患で，正確な統計はとられていないが先天性真珠腫は新生児10万人出生あたり28例程度の発生率であるとの報告がある．

発症機序

　急性中耳炎は急性上気道炎に伴い中耳に炎症が波及して起こる急性炎症であり，耳管経由で起こることが多い．急性中耳炎のリスク因子として，2歳以下での中耳

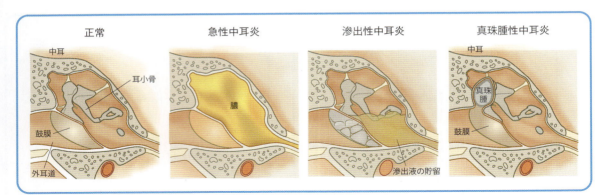

図Ⅲ-17-9　各中耳炎の所見

炎，両側性，集団保育，副鼻腔炎の合併が挙げられる．

　滲出性中耳炎は鼓膜穿孔がなく，小児期の耳管機能の低下によって中耳腔に滲出液が貯留する中耳炎である．副鼻腔炎やアレルギー性鼻炎など，上気道の慢性疾患を伴っていることが多い．

　真珠腫性中耳炎は鼓膜上皮が中耳腔に侵入することで起こる中耳炎である．先天性真珠腫は胎生期に上皮起源の外胚葉組織が中耳に迷入することによって起こる．後天性真珠腫は鼓膜上皮が中耳腔に陥入することで起こる．

B 診断

どのような症状から疑われるか

①急性中耳炎：耳痛・発熱・耳漏．

②滲出性中耳炎：難聴．耳痛はなく，気づくのが遅くなることがある．時に言語発達遅延で診断がつくこともある．

③真珠腫性中耳炎：先天性は視診による鼓室内の白色病変，難聴．後天性は無症状から耳漏，耳痛，難聴などまで多彩な症状を呈する．CT撮影を行い，真珠腫の進展範囲を確認する．

診断の進め方・確定診断の方法

どの中耳炎も，鼓膜診察による視診で診断することが可能である．診断の補助として聴力検査，ティンパノメトリー，CTなどの画像検査が行われる．

C 治療

主な治療方法

①急性中耳炎：急性炎症に対する治療として，抗菌薬や鎮痛薬の投与，原因となる上気道感染症に対しての治療を行う．鼓膜の腫脹が強い場合は，鼓膜切開による排膿を行う．反復性中耳炎には鼓膜チューブ挿入が必要になることがある．

②滲出性中耳炎：貯留している滲出液を排出させるため，原因となっている慢性上気道感染症の加療を行う．保存的治療としては去痰薬，抗アレルギー薬を使用する．遷延する滲出性中耳炎では鼓膜切開や鼓膜チューブ挿入が必要になる．聴力の確保が治療の一番の目的になる．

③真珠腫性中耳炎：手術による真珠腫の摘出が必要である．保存的治療，内服加療などは行わない．

合併症とその治療法

急性中耳炎が重篤化すると，乳様突起炎や内耳炎を起こすことがある．合併症が

17 | 感覚器疾患

疑われたときは鼓膜切開，乳突洞削開が必要になる．

真珠腫性中耳炎は放置していると進行し，顔面神経麻痺や側頭骨破壊による頭蓋への波及にいたることがある．

治療経過・予後

急性中耳炎と滲出性中耳炎は，就学期には多くの症例が軽快する．

滲出性中耳炎で挿入する鼓膜チューブの留置期間は，年齢，急性感染症の罹患状況，耳漏の有無などから個々で異なるが数ヵ月～2年ほどとなることが多い．

真珠腫性中耳炎は再発の多い中耳炎で，数回の手術が必要なことが多く，手術後もCTなどで経過観察が必要となる．

hearing loss

3-2 | 難 聴

A 病 態

小児の難聴

乳児期，幼小児期は言語の習得に重要な時期であり，難聴は社会面，情緒面での発達の妨げになるため早期に発見して対応することが必要である．小児の難聴としては先天性難聴，先天奇形などによる難聴が挙げられる．なお，中耳炎による難聴は除外した．

疫 学

先天性難聴は新生児1,000人の1～2人に発症する．

先天性難聴のうち約50%が遺伝性，5～20%が先天性サイトメガロウイルス感染症によるもの，約30%が先天奇形（内耳・中耳・外耳）によるものである．

B 診 断

どのような症状から疑われるか

出生2～3日目に行われる新生児聴覚スクリーニング（newborn hearing screening：NHS）が有用である．NHSの普及率は令和3（2021）年時点で95.2%である（こども家庭庁，2024年3月発表）．全例実施にいたっていない理由として，公費負担ではない自治体が多いこと，出産が自宅や助産院などの場合NHSの体制が不十分であることが挙げられる．

診断の進め方・確定診断の方法

生後1ヵ月以内にNHSを受け，生後3ヵ月以内に精密聴力検査機関を受診し，6ヵ月ごろまでに療育を開始する「1-3-6ルール」が周知されてきている[1]．難聴の診断，難聴に対する療育を早期から行うことが重要とされている．最近では1-2-3ルールも提案されている．

生後3ヵ月以内に受診する精密聴力検査機関で行う検査として聴性脳幹反応（auditory brainstem response：ABR），聴性定常反応（auditory steady-state evoked responses：ASSR）などの他覚的検査，聴性行動反応聴力検査（behavioral observation audiometry：BOA）や条件詮索反応聴力検査（conditioned orientation response audiometry：COR）などの自覚的検査があり，これらの結果により難聴の確定診断を行う．

重症度分類

精密検査で難聴の診断にいたっても，難聴のレベルを正確に判定することは難しい．難聴に対する療育を受けながら成長するにつれ，難聴のレベルの判定が変わることがある．

C 治療

主な治療方法

まずは補聴器の装用である．高度難聴の診断が確定すれば人工内耳の適応があり，2014 年には適応範囲が原則 1 歳以降（体重 8 kg 以上），両側 90 dB 以上からに広がった[2]．

治療経過・予後

幼児期の難聴には早期の診断と療養が必要であり，音への気づきを促すため聴覚刺激を送ることが重要である．補聴器の調整は，成長に伴い頻回に必要となる．補聴器を装用した状態での聴性行動，発語の変化，聴力検査結果を踏まえ，目的レベルへ導くように微調整が必要である．その過程において難聴レベルが明らかになっていき，補聴器が不要になる事例も存在する．

退院支援・教育支援

難聴者に対する助成は，身体障害者福祉法の聴覚障害が主である．軽度，中程度難聴児への助成や療育は，各自治体により運用されている．

tonsillar hypertrophy

3-3 扁桃肥大

A 病態

扁桃肥大とは

扁桃肥大には口蓋扁桃の肥大と咽頭扁桃の肥大がある．

口蓋扁桃は，中咽頭の両側壁にある被膜に包まれたリンパ組織である．咽頭扁桃は上咽頭にあり，アデノイドとよばれる．

疫学

口蓋扁桃はリンパ組織であり，咽頭にある舌扁桃，耳管扁桃，咽頭扁桃（アデノイド）とともにワルダイエル（Waldeyer）咽頭輪とよばれるリンパ組織の咽頭輪を形成している（図Ⅲ-17-10）．これらの扁桃は，口腔や鼻からの感染防御の最初の砦とされている．口蓋扁桃は生下時は小さく，3 歳ごろから大きくなり 5, 6 歳で最大となる．その後は扁桃自体の大きさはあまり変化しないが，成長に伴い咽頭腔が

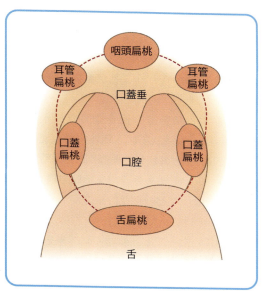

図Ⅲ-17-10　ワルダイエル咽頭輪

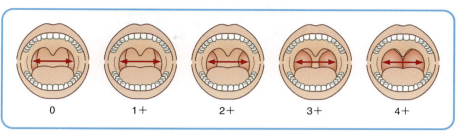

図Ⅲ-17-11　ブロドスキー分類
0：扁桃は完全に扁桃窩内におさまっている
1+：扁桃が⇔に占める割合が <25%
2+：扁桃が⇔に占める割合が 25%≦，<50%
3+：扁桃が⇔に占める割合が 50%≦，<75%
4+：扁桃が⇔に占める割合が 75%≦

大きくなり相対的に小さくなっていく．

発症機序

扁桃腺が肥大する原因には，生理的なもの（生理的肥大）とウイルスや細菌感染によるもの（病的肥大）がある．

B 診断

どのような症状から疑われるか

口蓋扁桃肥大による症状・疾患としては，頻回の発熱の原因としての慢性扁桃炎，扁桃肥大によるいびき，睡眠障害，睡眠障害による夜尿症，摂食障害などが挙げられる．

アデノイド肥大によって引き起こされる症状には，病的な口呼吸，いびきがある．

診断の進め方・確定診断の方法

扁桃肥大・アデノイド肥大が疑われる症状があるときは，主に視診で診断する．睡眠障害が疑われる場合は，自宅で行う簡易アプノモニターが参考になる．

重症度分類・ステージ・臨床分類

扁桃肥大の評価はブロドスキー（Brodsky）分類で行う（**図Ⅲ-17-11**）．

C 治療

主な治療方法

手術による口蓋扁桃摘出術やアデノイド切除術である．扁桃炎を年に3回程度繰り返す慢性扁桃炎，睡眠障害がみられる扁桃肥大に対しては口蓋扁桃摘出術を行う．ブロドスキー分類で3や4の扁桃肥大が手術の適応となる．

合併症とその治療法

手術治療の合併症は後出血である．口蓋扁桃摘出後の創部は口腔内に露出しており，術後約2週間は出血の可能性がある．

治療経過・予後

術後，多くの場合は症状の改善が望める．

● 引用文献
1) Joint Committee on Infant Hearing：Year 2000 position statement principles and guidelines for early hearing detection and intervention programs. Pediatrics **106**（4）：798-817, 2000
2) 日本耳鼻科学会：小児人工内耳適応基準（2022）．〔https://www.otology.gr.jp/common/pdf/pcic2022.pdf〕（最終確認：2024年10月15日）

18 事故・外傷

1 事故・外傷

　年齢別死亡原因別統計をみると，小児の不慮の事故による死亡数，人口10万人あたりの死亡率は，ここ30年間で確実に減少傾向にある．しかし，だからといって事故がなくなったわけではなく，その対応を怠ればよい結果は生まれない．ここでは事故の病態，診断，そして初期対応について述べる．

A 病態

　事故の種類として，**転倒・転落，誤飲，誤嚥，気道異物，熱傷，溺水**などが挙げられる．具体的には，つかまり立ちをしはじめた乳児が転倒し，机の角に頭をぶつけた，はいはいをはじめた乳児が机の下に落ちていたおもちゃのブロックを飲み込んだ，食事の最中に母親の味噌汁をこぼしてやけどをした，浴室で遊んでいるときに浴槽に頭から落ちて溺れたなどで，多種多様である．

　一方，これらの事故の誘因や原因も多彩であり（**図Ⅲ-18-1**），すぐに究明できるものではない．

　子どもの成長・発達段階においてのやむをえない転倒・転落などをすべて予防することは不可能である（**図Ⅲ-18-1a**）．また，たとえば仮に子どもが転倒しても，単に床に倒れただけならば多くは大事にいたらない．すなわち「事故」とはいえない場合がほとんどである．しかしこの状況に，子どもが倒れたところに箱が置いてあった，床が硬い大理石だった，近くにあった階段から転がり落ちた（**図Ⅲ-18-1b**），ふだんの保護者なら倒れそうになったときにすぐに反応できたはずが，このときは体調がわるく，手を差し出すのが一瞬遅れてしまった（**図Ⅲ-18-1c**），子どもが眠くて不機嫌な状態だった（**図Ⅲ-18-1d**），などの誘因が加わったときに，単なる転倒が「事故」となるのである．

B 診断

　事故の診断には，発生時の状況を詳しく解析することが重要となる．これは，いわゆる「事故」といわれているものの中に「虐待」がしばしば含まれているからである．子どもの状況により治療を優先することは当然であるが，事故の発生状況の追究は，たとえ単なる転倒であっても怠ってはいけない．10ヵ月の乳児が転倒して頭部打撲を主訴に来院した場合，その転倒の状況に対し，問題のある環境での転倒ではなかったか（**図Ⅲ-18-1b**），保護者の育児能力に問題はなかったか（**図Ⅲ-18-**

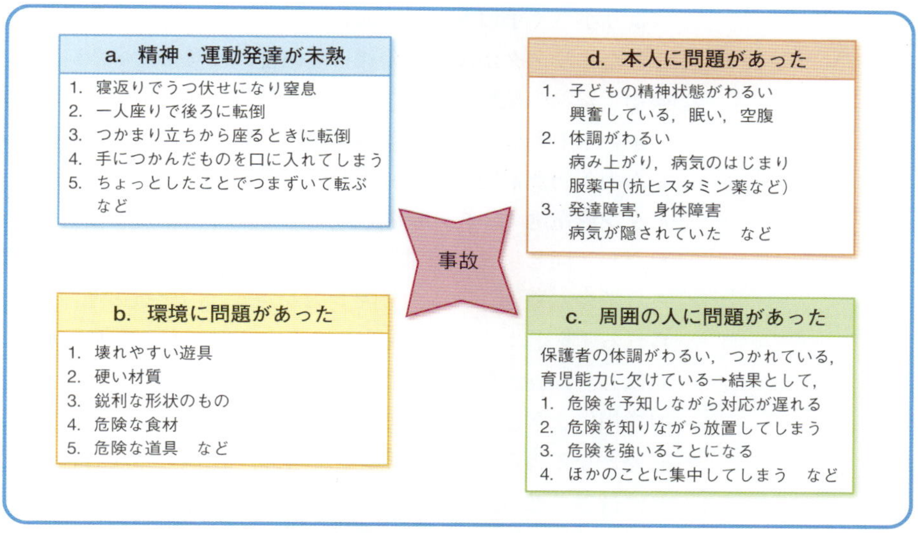

a. 精神・運動発達が未熟	d. 本人に問題があった
1. 寝返りでうつ伏せになり窒息 2. 一人座りで後ろに転倒 3. つかまり立ちから座るときに転倒 4. 手につかんだものを口に入れてしまう 5. ちょっとしたことでつまずいて転ぶ 　　　　　など	1. 子どもの精神状態がわるい 　　興奮している，眠い，空腹 2. 体調がわるい 　　病み上がり，病気のはじまり 　　服薬中(抗ヒスタミン薬など) 3. 発達障害，身体障害 　　病気が隠されていた　など
b. 環境に問題があった	c. 周囲の人に問題があった
1. 壊れやすい遊具 2. 硬い材質 3. 鋭利な形状のもの 4. 危険な食材 5. 危険な道具　など	保護者の体調がわるい，つかれている， 育児能力に欠けている→結果として， 1. 危険を予知しながら対応が遅れる 2. 危険を知りながら放置してしまう 3. 危険を強いることになる 4. ほかのことに集中してしまう　など

図Ⅲ-18-1　事故を引き起こす誘因

1c)，子どもになんらかの疾患が隠されていなかったか（**図Ⅲ-18-1d**），などの検証が必要となるのである．また，こういった事故による傷害を主訴に来院した場合には，過去に同様の事故での受診歴がないか，あるいは受診歴はなくとも同様の出来事はなかったのか，などの既往も重要な情報である．

C 治療までの対応

　前述したように事故の診断は難しいが，原因がどうであれ，子どもに対する治療が優先されることはいうまでもない．以下に小児の事故としてとくに頻度の高いものを挙げ，その具体的内容と対応を述べる．

1）誤飲

　なんらかの誤飲を主訴に来院した場合，まずは誤飲そのものが確実かどうかを確認する．誤飲したかもしれないという場合は，X線にて検索可能な場合はX線検査を，検索が不可能な場合は誤飲したことを前提で治療を進めることになる．①なにを誤飲したのか，②いつ誤飲したのか，③その後になんらかの症状はあるのか，を確認し対応する．

①タバコ：タバコ誤飲は喫煙者のいない家庭には関係のないことではあるが，残念ながら誤飲統計で常に1位を争っている．タバコ誤飲による一番の問題はニコチン中毒であるが，ニコチン自体に催吐作用があることから，嘔吐することにより中毒にいたらない場合も多い．中毒になりやすいのは，タバコの吸い殻を水の入った空き缶に入れた状態で放置しておいたニコチン水溶液の誤飲の場合である．タバコ誤飲の対処としては，基本的には誤飲量の確認ができれば経過観察となる場合が多いが，ニコチン水溶液を誤飲した場合，誤飲量が多い場合には胃洗浄を行うことになる．なお，近年広く普及してきた加熱式タバコは，従来のタバ

コより小さく子どもが口に入れやすいため，誤飲数も多くなる結果ニコチン中毒をきたすリスクが高いとの報告もあり，注意を要する．

②**薬物**：**薬物**の種類によって，ただちに胃洗浄を要するものと，そのまま経過をみてよいものとに分けられる．誤飲した薬物に応じた迅速な対応が望まれる．また，なんの薬物か不明の場合はタバコ同様胃洗浄を行うことになる．

③**ボタン形電池（コイン形電池）**：最も早急な対応が望まれる誤飲物の1つである．ただし，同じ**ボタン形電池（コイン形電池）**といっても，実際はその内部構造から**リチウム電池，アルカリマンガン電池，酸化銀電池，空気亜鉛電池**などに分けられる（多くはリチウム電池とアルカリマンガン電池）．いずれにしろ，これらを誤飲し，口腔，気道，消化管などに電池が停滞した場合には，わずかな時間でも組織損傷をきたすことが知られており，緊急的な対応，すなわち内視鏡的除去が必要となる場合が多い．ボタン形電池を誤飲した場合には，手元に同じものがあれば持参させる，あるいは使用機器からどの種類の電池であるのを確認するなどして，詳細を知ることが重要である．表Ⅲ-18-1にボタン形電池の種類，記号などを示す．

表Ⅲ-18-1　ボタン形電池の記号と表示

記号	名称	公称電圧（ボルト [V]）
B	フッ化黒鉛リチウム電池	3.0
C	二酸化マンガンリチウム電池	3.0
G	酸化銅リチウム電池	1.5
L	アルカリ電池	1.5
M	水銀電池	1.35
P	空気亜鉛電池	1.4
S	酸化銀電池	1.55

記号	直径(mm)	厚み(mm)
R41	7.9	3.6
R43	11.6	4.2
R44	11.6	5.4
R48	7.9	5.4
R54	11.6	3.05
R55	11.6	2.05
R70	5.8	3.6

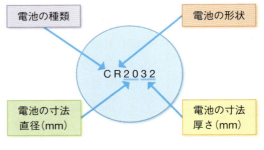

記号は，左から電池の種類，形状，寸法（直径・厚さ）を示している．Rは円形

〔電池工業会：電池の規格について〔http://www.baj.or.jp/knowledge/spec.html〕（最終確認：2024年10月15日）を参考に作成〕

2）気道異物

　気道に入り込んだ異物を気道異物というが，来院時の呼吸状態により対応はまったく変わってくる．外来受診時に呼吸に問題がなければ，問診ならびに X 線検査により小さな異物がないかどうかの確認，あるいは，今後に異物による炎症が波及する可能性の予測などを行う．一方，呼吸状態がわるく，すでに心肺停止に近い状況であれば心肺蘇生を，呼吸状態はわるいがまだ心肺に動きはあるなら緊急気管支鏡検査ならびに異物摘除を試みる．ただし，時間に余裕があれば胸部 CT 検査などでしっかりとオリエンテーションをつけてから確実な摘除をすべきである．

3）転倒，転落などによる外傷（打撲，切創）

①頭部打撲：小児外傷の中でも頭部外傷は，小児の死亡や神経学的後遺症の要因として最多である．外力による脳の直接損傷（一次性損傷）から低酸素，脳血流量低下，頭蓋内圧亢進による二次性損傷への進行を予測した，適切な対応が必要となる．画像検査で**硬膜下血腫**や**外傷性くも膜下出血**を認め，かつ眼底出血を伴う場合には**虐待による頭部外傷**（abusive head trauma：AHT）を疑う．また，外傷自体は低エネルギー外傷（1 m 以内の高さからの転落による打撲）だったとしても受傷機転がはっきりしない場合や，繰り返す外傷の場合には，虐待を意識し対応することが重要である．小児の頭部外傷の診療では，臨床的評価が困難であることに加え，受傷直後の神経学的状態に関する詳細な情報が乏しいので，意識レベルや受傷機転の注意深い聴取と経時的な観察が重要となる．観察の要点としては，意識状態（子どもの反応性），悪心・嘔吐の有無，血腫・出血の有無などが挙げられる．

②腹部打撲：小児の腹部外傷の 9 割以上は，自動車事故，衝突，転落，転倒などが原因で起こる鈍的外傷である．小児では横隔膜が水平であるため，肋骨に守られない肝臓や脾臓が外力を受けやすい．学童になると，自転車のハンドルによる腹部の打撲である「ハンドル外傷」が多く，外力が狭い範囲に集中するため膵臓や十二指腸を損傷している場合が多い．腹部外傷は外観上はわからない場合が多いので，子どもの動きが鈍くなる，なんとなく痛がる，顔色がわるいなどの症状がないかどうか注意深く観察する．

③切創：いわゆる「切り傷」である．出血に対しては止血を行うが，基本は出血部位を直接圧迫して止血する．指先などの動脈性出血の場合には，出血部位より中枢側を圧迫する（間接圧迫）ことで出血をコントロールしながら止血する．乳幼児の場合は，転倒による口唇，口腔内（上唇小帯など）からの出血が多く鮮血が目立つが，あわてずに直接圧迫することでほとんどが止血可能である．

④骨折：p.227，「小児の骨折」参照

4）熱傷

　熱傷は生活環境の変化から，暖房器具やアイロンなどの電化製品によるものは減少し，飲食に関係するものが多くを占めるようになってきている．熱傷は一生の傷を残す場合もあり，とにかく予防が第一である．すなわち，熱いものを子どもから

> **コラム　子どもの発達と事故**
>
> 子どもは成長・発達するにつれ動きの速さや細かさを獲得し，行動範囲も広げていく．この間には，思いどおりに動けずに転倒したり，好奇心が強くなりすぎて無謀な動きをしてしまったりと事故につながる行動も増えるが，一方で子どもたちの周りでは事故予防も行われている．
> たとえば伝い歩きがはじまったころの子どもはしばしば転倒するが，それを見越して床に薄いマットが敷いてあれば子どもの頭は守られるといった具合である．では，重大事故は必ず予防できるのだろうか？　この例でいえば，No である．転倒する前，この子どもは積み木で遊んでいた．そして，転倒した場所にちょうどこの積み木があり，運わるく子どもは積み木の角に目をぶつけてしまった．眼球損傷である．このように，事故は偶然の出来事が重なって重大事故となるのである．
> 発達の過程で，子どもは色々なことに挑戦する．それらをすべて禁じてしまえば，事故は防げるが，子どもの発達を邪魔することになる．それでは，どこまで子どもの挑戦を許すのか？　事故予防は，このジレンマに常に悩まされる．我々大人にできるのは，子どもが成長・発達過程で次に何をするようになり，何に興味をもち，そして何が起こりうるのか，イメージをしっかりともって子どもたちを見守ることである．

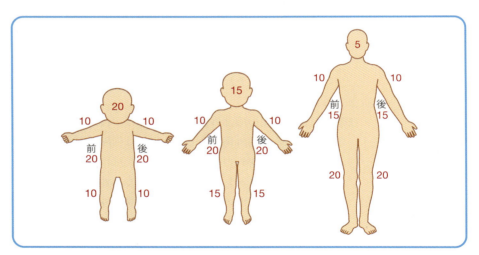

図Ⅲ-18-2　5 の法則

遠ざけることである．残念ながら熱傷をしてしまった場合は，原因がなんであれ，まずは熱傷そのものの評価を行ってから治療に進む．

①**熱傷面積の算定**：頭部が大きく四肢が短い小児に対しては，5 の法則（**図Ⅲ-18-2**）が推奨されている．これは，頭部・上肢・下肢・体幹（前面・後面）の熱傷面積を 5 の倍数で算出する評価法である．頭部の面積を占める割合が高い乳幼児に使用されることが多く，乳幼児の頭部は 20% とするのに対して，小児では 15%，成人では 5% と体型によって算出方法が異なるのが特徴である．しかし，受傷範囲は受傷早期でははっきりしない場合も多く，経時的な再評価も重要である．

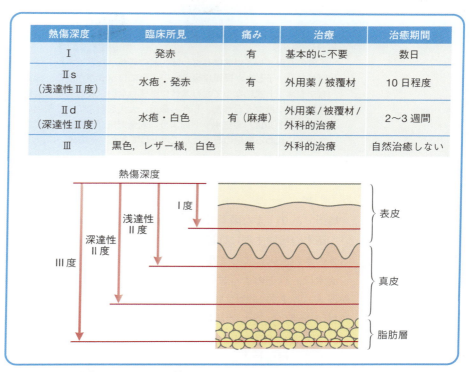

図Ⅲ-18-3　熱傷創部の深度別特徴

②**熱傷深度の評価（図Ⅲ-18-3）**：熱傷創の深度はⅠ～Ⅲ度に分類される．Ⅱ度はさらに浅達性（s）と深達性（d）に分けられ，一般的には水疱形成の有無などによって評価される．乳幼児は皮膚が薄いため，同じ熱エネルギーが加わっても成人に比べてより強い傷害を受けやすく，結果として受傷後も熱傷深度が進行しやすい．このため，初診時に軽傷にみえても経過中に熱傷深度が進行し，部位によっては瘢痕拘縮をきたすこともあるため慎重な経過観察が必要である．

③**対応**：全身状態が安定していて，熱傷面積が10～15％未満の場合は，局所治療にて外来経過観察となる．熱傷局所療法の重要なポイントは，適切な湿潤環境を保つこと，感染防止に努めることである．範囲が広く全身管理が必要な場合には専門施設への転院を考慮する．

④**虐待の可能性も考える**：熱傷においても虐待の可能性を精査する必要があり，以下のものは虐待による熱傷の特徴とされている．①受傷時期の異なる複数の熱傷創が存在する，②熱傷深度が一様であり逃避行動がみられない，③手足を熱湯に浸漬された際にみられるグローブ状やソックス状の一様な熱傷創である，④殿部などの下半身や背部，口腔内の熱傷．

⑤**治療**：軟膏療法，湿潤療法など熱傷評価により適切な治療を選択することが重要であり，重症であるほどより専門的な知識と経験が必要となる．

> **コラム** **電気ケトルによる熱傷の危険性**
>
> 熱傷の原因として以前はしばしば名前の挙がった電気ポットは，転倒してもお湯がこぼれない，子どもが簡単に扱えないようにロックがかかる，電気コードを引っ張ってもマグネット式になっており本体に影響しない，などの安全対策が講じられ，熱傷の原因とはならなくなった．しかし最近，大人を対象に広く使用されるようになった小型電気ケトルは，電気ポットのような安全対策がまだなされていないことから，電気ポットに代わる熱傷の原因として浮上してきた．その扱いには注意が必要である．

5）溺水

　島国であり，また湯船での入浴習慣のある日本では国際的に見ても溺水事故が多い．溺水の病態生理にははっきりとはわかっていない部分もあるが，その主体は肺内への水の浸入によって生じる肺損傷と低酸素血症である．

　溺水は，以下のように進むと考えられる．溺れるとパニックに陥り，口の中へ水が浸入し，その刺激によって一時的な息こらえが誘発される．しかし，息こらえは持続できずに気道内に水が浸入し，咳反射が誘発され，嘔吐や誤嚥が生じる．そして，その後に低酸素状態に陥り，意識レベルの低下やけいれんをきたし，数分程度で心停止・呼吸停止にいたる．

- **対応**：溺水により全身状態がわるい場合には，呼吸管理，循環管理，体温管理，神経管理，感染管理などの全身管理をただちに開始する．しかし実際の外来では，溺れたかもしれない，あるいは溺れたがすぐに回復した（泣き出した，呼吸を再開した）と訴えて受診する場合も多い．来院時は比較的元気でも，時間が経って

> **コラム** **事故予防に思うこと**
>
> 子どもの年齢別死因統計において，2005年ごろまでは全年齢で「不慮の事故」が1位を占めていたが，その後は徐々にその順位を下げ，2014年にははじめてすべての小児年齢において2位以下になっている．またその数も，たとえば1～4歳児の場合，2000年には309人（人口10万人あたり6.6%）であったものが，2014年では112人（同2.7%）となり，2022年には58人（同1.7%）となり約1/4に減少している．これは，事故予防という概念が世の中に広まり社会全体で予防が進んだこと，また医療の進歩により，事故が起きたとしても死亡にまでいたらないように対応できるようになったことが大きな要因と考えられ，これらの大きな成果が前述した数字に表れたといえる．
> しかし一方で，事故自体はゼロにはなっていないこと，時代によってその内容が変わっていることを決して忘れてはならない．子どもの成長・発達そのものが変わるわけではないが，子どもたちを取り巻く環境は常に変化していることから，事故内容も変わり，当然その予防方法も変わらなければならないのである．時代に合った事故予防のためには，その時代の子どもたちの生活をよく知ることが不可欠であり，それこそが事故予防の原点である．

から呼吸状態がわるくなる場合もあり，溺水後には常に慎重な経過観察を要する．

　小児の事故は，多くの要素が複雑に重なり合って発生する．単なる事故と単純に考えずに，治療は迅速に，しかし原因追究は慎重かつ詳細に行い，再発の予防と虐待の可能性を常に念頭に対応しなければならない．家族からの聴取を通じ，子どもを取り巻く生活環境を洗い出し，必要ならば事故現場画像などの資料も収集することが，患児を救い，事故の再発も防ぐのである．

索引

和文索引

あ

アイゼンメンジャー症候群　292, 293
愛着（アタッチメント）行動　8
アイデンティティ　12
赤ちゃん返り　8
悪性固形腫瘍　107
悪性リンパ腫　372
アシドーシス　147
アセトン血性嘔吐症　185
アセトン臭　185, 196
遊び　10
アテトーゼ　166
アデノイド　406
　　──腫大（肥大）　281, 407
アデノウイルス感染症（咽頭結膜熱）
　　267
アトピー性皮膚炎　399
アトピー素因　244
アナフィラキシー　246, 248, 398
　　──ショック　100
アプガースコア　148, 149
アミノ酸代謝異常症　172
アミロイド　259
アリス徴候　226
アルドステロン　33, 100
アレルギー　243
　　──疾患　28
　　──性炎症　399
　　──性鼻炎　246
　　食物──　99, 246, 247
　　即時型──　248
アンドロゲンシャワー　202
アンバウンドビリルビン　165

い

胃　46, 54
移行支援　131
いざり這い　17
胃軸捻転　344
異常呼吸音　84
胃食道逆流症（GERD）　48, 341
苺舌　275, 310
苺状血管腫　389

溢水　315, 327
溢乳　342
遺伝カウンセリング　144
遺伝学的検査　144
イヌ回虫　277
易疲労性　223
医療的ケア児　211
イレウス　356
　　絞扼性──　346, 353, 358
飲酒　6
インスリン　35, 196, 197
　　──療法　197
陰嚢水腫　63
インフォームド・アセント　121
インフルエンザ　203, 270
　　──脳炎　96

う

ウイルス性肝炎　268
　　──, A 型　268
　　──, B 型　268
　　──, C 型　270
ウイルソン病　182
ウィルムス腫瘍　380
植込み型除細動器（ICD）　312
ウエスト症候群　207, 208
ウォルフ・パーキンソン・ホワイト症
　　候群　311
運動神経　14

え

エアロゾル感染　271
衛生仮説　28
栄養管理　109
腋窩温　83
液性免疫　25
エコラリア　232
壊死性腸炎（NEC）　161
エストロゲン　30, 34
エドロホニウム　223
エドワーズ症候群　142
エピペン®　249
エプスタイン奇形　305
エリクソン（Erikson）　9
遠城寺式乳幼児分析的発達検査　14,
　　15

炎症性腸疾患（IBD）　349
エンテロウイルス感染症（手足口病，
　　ヘルパンギーナ）　267

お

横隔膜　46
黄疸　361
　　新生児──　165
　　遷延──　166
　　早発──　166
　　非生理的──　166
　　母乳性──　63, 166
オウム返し　232
横紋筋肉腫　386
オーキドメーター　34, 35
太田母斑　396
オルトラーニテスト　226

か

カークリン分類　291, 292
開胸術（法）　106, 114
外傷　108, 408
回虫症　277
改訂日本版デンバー式発達スクリーニ
　　ング検査　14, 16
開腹術（法）　105, 114
潰瘍性大腸炎（UC）　349
過換気　217
学童期　11, 82
獲得免疫（系）　23, 24, 254
カサバッハ-メリット現象　389
芽腫　374
かぜ（感冒）　279
画像検査　89
家族　131
家族性地中海熱　257
カテーテル治療　296
カポジ水痘様発疹　266
カポジ肉腫様血管内皮細胞腫　389
ガムエラスティックブジー　112
カルニチンパルミトイルトランスフェ
　　ラーゼⅡ（CPT2）欠損症　177
カルマン症候群　200
川崎病　309
感音性難聴　213
肝芽腫　381

眼瞼下垂　223
関節ビリルビン　165
感染管理　109
感染性胃腸炎　338
感染性心内膜炎（IE）　306
完全大血管転位（症）（TGA）　302
肝臓　49, 55
陥没呼吸　150, 153
緘黙　10

き

キース・エドワーズ分類　300
期外収縮　311, 312
気管支喘息　243
　　　──，重症度分類　245
　　　──発作　244
　　　　──　──，強度　245
気管食道瘻　53
気管チューブ　111
気胸　288
起坐呼吸　73
偽性副甲状腺機能低下症　193
喫煙　6
吃音　10
気道異物　411
気道過敏性　244
気道狭窄　281
気道抵抗　36, 37, 111
ギムザ分染法　139
虐待　12, 108, 229, 241, 411, 413
逆転移　238
急性咽頭・扁桃炎　280
急性咽頭蓋炎　282
急性気管支炎　284
急性骨髄性白血病（AML）　370, 375
急性細気管支炎　285
急性糸球体腎炎（AGN）　315
急性上気道炎　277
急性虫垂炎　49
急性脳症・急性脳炎　213
急性肺炎　286
急性リンパ性白血病（ALL）　370, 375
吸入ステロイド薬　246
吸入麻酔　113
胸郭コンプライアンス　39

胸腺　24, 27
きょうだい　130
蟯虫症　276
強直間代発作　203
胸壁聴診器　113
胸膜炎　287
起立性調節障害（OD）　313
筋ジストロフィー　219
金属代謝異常症　182
緊張性気胸　45

く

クスマウル呼吸　196
口呼吸　37, 38
苦痛緩和　125
クッシング症候群　195
くも膜下出血　158
クラインフェルター症候群　135, 144
グラスゴー・コーマ・スケール（GCS）
　76
クリーム　96
グリコーゲン分解　184
クループ症候群　282
グルコース吸収　184
グルココルチコイド　33
クレチン症　190
クローン病　349
グロス分類　340

け

経口エアウェイ（OPA）　111, 112
経口薬　94
　　　──，剤形　96
茎捻転　383
頸部リンパ節炎（PFAPA）症候群
　256, 258
けいれん　124
　　　──重積　204
　　　──　──型（二相性）急性脳症
　214
　　　熱性──　203
　　　憤怒──　206
血圧カフ（マンシェット）　84, 113
血液脳関門（BBB）　165, 166
血液分布異常性ショック　44
結核　276

血中α-フェトプロテイン（AFP）
　381, 383
結腸　49
血尿　317
血友病　368
ケトアシドーシス　197
ケトーシス　197
ケトン血性低血糖症　185
限局性学習症（LD）　231, 235
言語能力　10
原始反射　18
健診　61, 62
犬吠様咳嗽　282
原発性免疫不全症（PID）　254
原発性免疫不全症候群　27

こ

コアグラーゼ陰性ブドウ球菌　162
誤飲　409
高インスリン血性低血糖症　167
口蓋扁桃　406
　　　──肥大　407
抗がん薬　373
口腔アレルギー症候群　248, 249
高血圧　327
　　　──性脳症　316
抗血小板薬　218
抗コリンエステラーゼ薬　224
鉱質コルチコイド　100
甲状腺機能亢進症　191
甲状腺機能低下症　190
甲状腺ホルモン　29, 32, 190
後腎　57
　　　──間葉　57
口唇口蓋裂　332
抗ストレプトリジンO抗体（ASO）
　315
構造変化（リモデリング）　244
好中球　23, 27
　　　──減少症　366
抗てんかん薬　208
喉頭軟化症　281
高度タンパク尿　320
項部硬直　212
硬膜外カテーテル　114

硬膜下出血　158
硬膜下水腫　212
肛門周囲膿瘍　360
肛門ブジー　357
絞扼性イレウス　346, 353, 358
ゴーシェ病　179
呼吸管理　108, 111
呼吸器系　36
呼吸窮迫症候群（RDS）　149
呼吸障害　282
呼吸測定　83
心の発達　9
骨折　227
骨肉腫　375
コッホ現象　67, 276
言葉の遅れ　10
子ども療養支援士　122
ゴナドトロピン　34, 200
5の法則　412
コバラミン代謝異常症　175
コピー数バリアント　134
コプリック斑　260
コルチゾール　33, 195

さ

サーファクタント補充療法　152, 154
坐位　64
催奇形因子　134
採血　86
サイトカイン　24
　　――ストーム　213
サイトメガロウイルス　163
採尿　88
細胞性免疫　25
坐位保持　17
鎖肛　356
坐剤　96
嗄声　282
左右短絡　290
酸蝕歯　239
三尖弁閉鎖（症）（TA）　299
産瘤　159, 160

し

ジアゾキシド　167
視覚　20

色素性母斑（ほくろ）　396
糸球体　56
　　――濾過量（GFR）　59, 315, 326
死腔　36
シクロスポリン　321
事故　108, 408
自己炎症性疾患　27, 256
自己免疫疾患　28
自殺　241
思春期　34, 82
　　――早発症　198
　　――遅発症　200
自傷　241
脂腺母斑　396, 397
自然免疫（系）　23, 24, 254
持続皮下インスリン注入療法　198
失神　206
ジッター　224
歯肉口内炎　266
紫斑病性腎炎　318
自閉スペクトラム症　231, 232
脂肪　52
脂肪酸代謝異常症　176
視野　21
弱視　400
若年性特発性関節炎（JIA）　252
斜視　400
ジャパン・コーマ・スケール（JCS）
　77
周期性呼吸　38
重症筋無力症　222
重症心身障害児　210
修正月齢　63
十二指腸　48, 54
　　――閉鎖　54
手術　104
樹状細胞　24
手掌把握反射　20
術後鎮痛　114
循環　39
　　――管理　109, 113
　　――血液量減少性ショック　43
消化態栄養剤　352
上気道　38

上室頻拍　311, 312
小腸　48, 54
　　――閉鎖（症）・狭窄（症）　346
上腸間膜動脈　49, 53
焦点起始発作　205, 206
小頭症　163
小児がん　374
　　――，晩期合併症　377
小児看護専門看護師　122
小児プライマリケア認定看護師　125
小児薬用量　93
小脳出血　158
上部尿路細菌感染症　88
除去試験　247
食道　46, 53
食物アレルギー　99, 246, 247
食物依存性運動誘発アナフィラキシー
　（FDEIA）　248, 249, 398
食物経口負荷試験（OFC）　247, 249
女性ホルモン　34
触覚　21
ショック　39, 73
除脳硬直　73
除皮質硬直　73
自立支援　130
自律性　10
視力　20
　　――の発育曲線　21
耳瘻孔　63
腎盂腎炎　328
腎盂尿管移行部通過障害（UPJO）
　322
新型コロナウイルス感染症（COVID-
　19）　271
呻吟　73, 150, 152
心筋炎　308
神経芽腫　377
神経膠腫　392, 393
神経性過食症（過食症）　238
神経精神障害性SLE（NPSLE）　250
神経性やせ症（拒食症）　236
神経発達症　231
心原性ショック　44
心室中隔欠損（症）（VSD）　290

心室頻拍　312
腎小体　56
新生児 TSS 様発疹症（NTED）　164
新生児一過性多呼吸（TTN）　152
新生児仮死　147
新生児期　82
新生児集中ケア認定看護師　132
新生児集中治療室（NICU）　116
新生児循環　41
新生児心肺蘇生法（NCPR）　147
新生児遷延性肺高血圧症（PPHN）
　108, 157
新生児聴覚スクリーニング（NHS）
　405
新生児低血糖症　167
新生児敗血症　162
新生児ヘルペス　266
新生児マススクリーニング　173
新生児無呼吸発作　155
腎性尿崩症　190
腎臓　56
迅速検査　87
心タンポナーデ　45
身長スパート　34
浸透圧利尿　196
心不全　316
心房中隔欠損（症）（ASD）　293
シンボル　11
蕁麻疹　397

す

髄液検査　88
髄芽腫　392, 393
水腎症　322
膵臓　50, 55
錐体外路症状　183
水痘（みずぼうそう）　264
水痘・帯状疱疹ウイルス（VZV）　264
水頭症　163, 213, 215, 392
髄膜炎　211
頭蓋咽頭腫　393, 394
頭蓋内出血　158
頭血腫　159, 160
ステロイド（薬）　100, 321
　——パルス療法　319

——, 副作用　101, 102
——, 力価　102

せ

制限食　249
正常血圧　76
成長曲線　188
成長ホルモン（GH）　29, 31
　——分泌不全性低身長症　187
成長率低下　195
青年期　12, 82
成分栄養剤　352
性分化疾患　201
性ホルモン　29, 33
舌根囊胞　281
摂食障害　236
切創　411
セボフルラン　113
遷延性気管支炎　285
遷延性細菌性気管支炎　285
全静脈麻酔（TIVA）　113
染色体異常　134, 135
　——, 構造異常　135
　——, 数的異常　135
染色体検査　138
全身性エリテマトーデス（SLE）　250
前操作的思考期　9, 11
先天異常　134
先天視覚異常　401
先天性 QT 延長症候群　311
先天性横隔膜ヘルニア　336
先天性十二指腸閉鎖（症）・狭窄（症）
　345
先天性食道狭窄（症）　341
先天性食道閉鎖（症）　339
先天性心疾患　290
先天性腎尿路異常（CAKUT）　59,
　323, 326
先天性胆道拡張症　55, 362
先天性鼻涙管閉塞　402
先天性風疹症候群　262
先天性房室ブロック　312
先天代謝異常症　170
全般起始発作　205, 206
喘鳴　73, 243

吸気性——　281, 282
呼気性——　285
先天性——　281

そ

総動脈幹遺残（症）（TAC）　301
総肺静脈還流異常（症）（TAPVR）
　304
即時型アレルギー　248
側副換気路　38
側彎　65
粗大運動発達　14

た

ターナー症候群　135, 143, 187, 296
体液管理　109
体温測定　83
胎児循環　40, 41
胎児性アルコール症候群　6
胎児発育遅延　163
代謝　170
代償性ショック　40, 43
帯状疱疹　264
胎生期　6
大腸　49, 54
大腸菌　162
大動脈縮窄（症）（CoA）　296
大動脈弁逆流　292
胎便吸引症候群（MAS）　153
胎便排泄遅延　354
ダイヤモンド吻合　346
多飲　189
多因子遺伝　134
ダウン症候群（21 トリソミー）　135,
　140, 345
　モザイク型——　138
多呼吸　150, 152
脱水　43, 73
タナーによる段階評価　199
多尿　189
多囊胞性異形成腎（MCDK）　324
タバコ　409
多発性内分泌腫瘍症　193
単一遺伝子異常　134
単球　24
胆汁　52, 55

——性嘔吐 346, 353, 354
単純 X 線検査 89
単純ヘルペスウイルス 163
——感染症 265
単純ヘルペス脳炎 213
男性ホルモン 34
タンデムマス分析 172
胆道 55
——閉鎖(症) 104, 109, 361
タンパク質 52

ち

チアノーゼ 150, 295
チェックバルブ 153
チック 206
チャイルド・ライフ・スペシャリスト
　(CLS) 110, 122
注意欠如多動症(ADHD) 231, 234
中鎖アシル CoA 脱水素酵素欠損症
　(MCAD 欠損症) 176
中耳炎 403
注射薬 94
虫垂 54
虫垂炎 358
——, 鑑別疾患 359
中枢性尿崩症 189
超音波検査 89
腸回転異常(症) 48, 353
聴覚 19
腸管 46
——壁内ガス 161
長期療養 129
腸重積(症) 104, 107, 358
貼付剤 96
腸閉塞 356
聴力検査 19, 20
直接型高ビリルビン血症 166
直接ビリルビン 165
直腸温 83
直腸肛門反射 355
直腸剤 96
鎮静 90
鎮静・鎮痛薬 90

つ, て

ツベルクリン反応 276

低アルブミン血症 320
低カルシウム血症 192
定期接種 67
定頸(首のすわり) 17, 64
低形成・異形成腎 323
低血圧性ショック 40, 43
低血糖(症) 35, 184
低酸素血症 147
低酸素性虚血性脳症(HIE) 148, 149
低身長 200
ディストラクション 110, 127
停留精巣 330
テストステロン 30, 34
デスフルラン 113
鉄欠乏性貧血 364
てんかん 205, 213, 392
——性スパズム 208
転座 135
　相互—— 135, 137
　ロバートソン—— 135, 137
伝染性紅斑(リンゴ病) 264
伝染性単核症 266

と

トイレットトレーニング 10, 60, 347
糖 51
糖原病 1 型 178
糖質コルチコイド 100
糖新生 184
糖尿病 196
——性ケトアシドーシス(DKA)
　196
登攀性起立(ガワーズ徴候) 219
頭部打撲 124, 411
動脈管開存(症)(PDA) 294
投与禁忌・投与注意(の薬剤) 98
トキソプラズマ 163
特発性血小板減少性紫斑病(ITP)
　367
突然死 311
突発性発疹 263
トリアージ 72, 123
　オーバー—— 123
トリソミー 137
　13—— 135

18—— 135, 142
21——(ダウン症候群) 135, 140,
　345
貪食細胞 23

な

内分泌 29
——疾患 31
———，発症メカニズム 32
ナチュラルキラー(NK)細胞 24
ナトリウム排泄率(FENa) 59
生ワクチン 65
軟膏 96
難聴 405
　感音性—— 213

に

肉腫 374
ニコチン 6
二次がん 377
二次性全般化 207
二次性徴 34
二者関係 7
日内変動 223
日差変動 223
入院 128
——環境 128
乳児期 7, 82
乳児血管腫 389, 396, 397
乳幼児突然死症候群(SIDS) 308
乳幼児用 JCS 77
尿管 56
——芽 57
尿管膀胱移行部通過障害(UVJO)
　322
尿希釈力 60
尿失禁 60
尿道 56
——炎 328
——下裂 330
尿濃縮力 60
尿崩症 189
尿路 57
——感染症(UTI) 328
2-4-6 ルール 91
任意接種 67

ね

ネグレクト　229, 241
ネコ回虫　277
熱傷　411
　　——深度　413
熱性けいれん　203
ネフローゼ症候群　320
ネフロン　56
粘膜浮腫　111

の

膿胸　287
脳室周囲エコー高輝度(PVE)　159
脳室周囲白質軟化症(PVL)　159, 160
脳室内出血　158
脳腫瘍　392
脳性麻痺　209
脳脊髄液　215
脳内石灰化　163
ノロウイルス　338

は

肺高血圧　290, 292
　　——危急症(肺高血圧クリーゼ)
　　305
肺サーファクタント　149
胚細胞腫瘍　383, 393, 394
肺水　152
バイタルサイン　74
　　——, 基準値　83
肺動脈狭窄(症)(PS)　295
梅毒　163
排尿機能　60
肺膿瘍　287
肺胞　38, 109
ハイリスク新生児　117
吐きダコ　239
破傷風　274
ハスナー弁　402
バセドウ病　191
バソプレシン　189
発育性股関節形成不全(先天性股関節
　　脱臼)　225
白血病　370
発達性協調運動症(DCD)　18
発熱　123

バトル徴候　124
パピルの分類　158
パラシュート反射　64
パルボウイルスB19　264
晩期合併症　377
パンダの目徴候　124

ひ

ピアジェ(Piaget)　9
肥厚性幽門狭窄(症)　48, 342
鼻呼吸　37
微細運動発達　14, 18
脾臓　25, 50
ビタミンD欠乏性くる病　194
ビタミンK欠乏性出血症　369
ビデオ咽頭鏡　112
ヒトヘルペスウイルス6型(HHV-6)
　　263
人見知り　64
泌尿直腸隔膜　59
非ホジキンリンパ腫　372
肥満　195
百日咳　272
　　——顔貌　273
標準偏差(SD)　187
ビリルビン脳症　166, 167
ヒルシュスプルング病　55, 354

ふ

ファロー四徴症(TOF)　297
フィジカルアセスメント　83
風疹　163, 261
フェニルケトン尿症　172
フォン・ウィルブランド病　368
フォンタン型修復術　299
不活化ワクチン　65
不完全右脚ブロック　294
腹腔鏡下・胸腔鏡下手術　106
副甲状腺機能亢進症　193
副甲状腺機能低下症　192
副作用　100
複視　400
副耳　63
副腎アンドロゲン　33
副腎機能亢進症　195
副腎機能低下症　193

副腎白質ジストロフィー　181
副腎皮質ホルモン　30, 33
輻輳　21
腹部打撲　411
腹壁破裂　334
腹膜鞘状突起　335
服薬の工夫　97
浮腫　315, 320, 321
不整脈　311
　　徐脈性——　312
不登校　239, 313
ブドウ糖　35
ブラ　288
ブリストル便性状スケール　348
フリップ・フロップ現象　157
ブルガダ症候群　311
プレパレーション　92, 125, 126
ブレブ　288
フロイド(Freud)　9
ブロドスキー分類　407
プロプラノロール　391
プロポフォール　113
　　——注入症候群　114
憤怒けいれん　206
分娩損傷　159
噴門形成　48
分離不安　8, 110

へ

ペアレントトレーニング　234
閉塞性ショック　44
ペースメーカー　312
ヘモグロビン　197, 364
ペルオキシソーム病　181
ヘルニア　334
　　——嵌頓　335
　　——ヘルニア嚢　335
　　外鼠経(鼠経)——　107, 335
　　臍帯——　334
　　臍——　334
　　生理的臍帯——　54
　　先天性横隔膜——　336
　　ボホダレク——　336
ベルの重症度分類　161
ヘルペス脳炎　266

変形性股関節症　227
扁桃肥大　406
便秘　347, 354
　　——薬　349

ほ

膀胱　56
　　——炎　328
　　——尿管逆流（VUR）　322, 329
房室回帰性頻拍（AVRT）　311
房室ブロック　312
放射線被曝　89
帽状腱膜下血腫　159, 160
膨疹　397, 398
ポート　106
ボーマン嚢　56
ボーラス注射　198
母加齢効果　140
ホジキンリンパ腫　372
母子健康手帳　62
ホスピタル・プレイ・スペシャリスト
　　（HPS）　111, 122
補体系　24, 27
ポッター症候群　324
ホッピング反応　64
哺乳障害　281, 282
母斑　396
ボンゼル分類　151

ま

マイクロアレイ法　140
マイクロカフチューブ　112
マクロファージ　24, 27
麻疹（はしか）　260
麻酔　110
　　——，絶飲食　111
マッキューン・オルブライト症候群
　　199
慢性咳嗽　285
慢性糸球体腎炎（CGN）　317
慢性腎臓病（CKD）　326
　　——ステージ分類　325
　　——に伴う骨・ミネラル代謝異常
　　（CKD-MBD）　327
慢性肺疾患（CLD）　154
慢性閉塞性肺疾患（COPD）　39

み

ミオクローヌス　206
未熟児動脈管開存症　294
ミトコンドリア DNA 枯渇症候群
　　181
ミトコンドリア病　181
脈管奇形　388, 390
脈管性腫瘍　388, 389
脈拍測定　83

む

無菌的採尿　328
無呼吸　286
　　——発作　38
　　　　新生児——　155
　　一次性——　148
　　中枢性——　155
　　二次性——　148
　　閉塞性——　155
ムコ多糖症　180
無酸素発作　298, 299
無水カフェイン　157
ムンプスウイルス　262

め

メープルシロップ尿症　174
メチルマロン酸血症　175
メッケル憩室　54, 108, 352, 358
免疫　23
　　——グロブリン　25
メンケス病　183
メンタルヘルス　13

も

モノソミー　137, 143
もやもや病　217
モロー反射　18
問診　77

や

薬剤耐性化　287
薬物療法　93
夜尿症　60

ゆ

ユーイング肉腫　375, 387
有害事象　96
疣腫　306

よ

溶血性尿毒症症候群（HUS）　331
溶血性連鎖球菌感染後急性糸球体腎炎
　　（PSAGN）　315, 316
幼児期　9, 82
溶連菌感染症　274
　　——，A 群溶連菌　274
　　——，B 群溶連菌　275
ヨード　190
翼状肩甲　220, 221
予防接種　61, 65
　　——スケジュール　68

ら

ライソゾーム病　178
落陽現象　215
ラステリ手術　302, 303
ラッド靱帯　353

り

リ・フラウメニ症候群　375, 384
リーメンビューゲル装具　226
離乳食　51
流行性耳下腺炎（おたふく風邪）　262
両眼視（立体視）機能　21
リリーバー　246
リンパ節　25

る

ループス腎炎　250, 251
ルーベンスタイン分類　312

れ

レイノー現象　250, 251
レノックス - ガストー症候群　207,
　　208
レミフェンタニル　114
連続皮下ブドウ糖濃度測定　198

ろ，わ

ローション　96
ロタウイルス　338
ロボット支援手術　107
ワルダイエル咽頭輪　406

欧文索引

A

AA アミロイドーシス　258, 259
ABCDE　74, 75
acute glomerulonephritis (AGN)　315
acute lymphocytic leukemia (ALL)
　370, 375
acute myeloblastic leukemia (AML)
　370, 375
atrial septal defect (ASD)　293
attention deficit hyperactivity disorder
　(ADHD)　231, 234
Augsberger の式 - II　93, 94
AVPU スケール　124

B

BCG　276
blood brain barrier (BBB)　165, 166
B 群溶連菌　162, 275
B 細胞　25

C

cannot ventilate, cannot intubate
　(CVCI)　112
child and family centered care　117,
　120
children with special health needs　82
chronic glomerulonephritis (CGN)
　317
chronic kidney disease (CKD)　326
　――-MBD　327
chronic lung disease (CLD)　154
chronic obstructive pulmonary disease
　(COPD)　39
coarctation of aorta (CoA)　296
complete transposition of the great
　arteries (TGA)　302
congenital anomalies of the kidney and
　urinary tract (CAKUT)　59, 323,
　326
COVID-19　271
CT　89

D

developmental care　117
developmental coordination disorder

　(DCD)　18
diabetic ketoacidosis (DKA)　196
double bubble sign　346
ductal shock　296

E

EB ウイルス　266
eGFR　326
　――, 推算式　327

F, G

fractional excretion of Na (FENa)　59
gastroesophageal reflux disease
　(GERD)　48, 341
G-Band 法　139
gentle ventilation　337
glomerular filtration rate (GFR)　59,
　315, 326
growth hormone (GH)　31

H

HbA1c　197
hemolytic uremic syndrome (HUS)
　331
hypoxic ischemic encephalopathy (HIE)
　148, 149

I, J

idiopathic thrombocytopenic purpura
　(ITP)　367
IgA 血管炎　318
IgA 腎症　317
IgG　27
infective endocarditis (IE)　306
inflammatory bowel disease (IBD)
　349
I 度房室ブロック　294
juvenile idiopathic arthritis (JIA)　252

M

meconium aspiration syndrome (MAS)
　153
MGFA clinical classification　224
modified Rankin Scale　221
MRI　89
multicystic dysplastic kidney (MCDK)
　324
multiple bubble sign　346

N

necrotizing enterocolitis (NEC)　161
neonatal TSS-like exanthematous
　disease (NTED)　164
neuropsychiatric SLE (NPSLE)　250
newborn hearing screening (NHS)
　405
not doing well　162, 184, 212

O

oropharyngeal airway (OPA)　111, 112
oral food challenge (OFC)　247, 249
orthostatic dysregulation (OD)　313

P

PALS　74
parent presence during induction of
　anesthesia (PPIA)　110
patent ductus arteriosus (PDA)　294
PCDAI スコア　351
PCR 検査　272
pediatric assessment triangle (PAT)
　72, 73
periventricular leukomalacia (PVL)
　159, 160
persistent pulmonary hypertension of
　the newborn (PPHN)　109, 157
PICU　117
post-streptococcal acute
　glomerulonephritis (PSAGN)　315,
　316
PRETEXT 分類　381, 382
primary immunodeficiency (PID)　254
pulmonary stenosis (PS)　295
pumping test　335

R

Respiratory Distress Assessment
　Instrument (RDAI)　284, 285
respiratory distress syndrome (RDS)
　149
RNA ウイルス　267
RS ウイルス　285

S

SFD 児　59
SFU 分類　322, 323
silk sign　335

single bubble sign　343
specific learning disorder(LD)　231,
　235
stable microbubble test(SMT)　151
standard deviation(SD)　187
sudden infant death syndrome(SIDS)
　308
systemic lupus erythematosus(SLE)
　250

T

tetralogy of Fallot(TOF)　297
TICLS　74
TORCH 症候群　163
total anomalous pulmonary venous

return(TAPVR)　304
total intravenous anesthesia(TIVA)
　113
transient tachypnea of the newborn
　(TTN)　152
tricupid atresia(TA)　299
truncus arteriosus communis(TAC)
　301
TSST-1　164
T 細胞　25

U

ulcerative colitis(UC)　349
ureteropelvic junction obstruction
　(UPJO)　322

ureterovesical junction obstruction
　(UVJO)　322
urinary tract infection(UTI)　328

V

VACTERL 連合　340
varicella-zoster virus(VZV)　264
ventricular septal defect(VSD)　290
vesicoureteral reflux(VUR)　322, 329
von Harnack の換算表　93, 94

W

waning　223
whooping　273

看護学テキスト NiCE
病態・治療論[14]　小児疾患（改訂第2版）

2019年 4 月30日　第1版第1刷発行	編集者 真部　淳，松藤　凡，小澤美和，
2022年 2 月28日　第1版第2刷発行	小林京子
2024年11月25日　改訂第2版発行	発行者 小立健太

発行所 株式会社 南 江 堂
〒113-8410　東京都文京区本郷三丁目42番6号
☎(出版) 03-3811-7189　(営業) 03-3811-7239
ホームページ https://www.nankodo.co.jp/
印刷・製本 三美印刷

© Nankodo Co., Ltd., 2024

定価は表紙に表示してあります．
落丁・乱丁の場合はお取り替えいたします．
ご意見・お問い合わせはホームページまでお寄せください．

Printed and Bound in Japan
ISBN978-4-524-21024-4

本書の無断複製を禁じます．
JCOPY 〈出版者著作権管理機構　委託出版物〉
本書の無断複製は，著作権法上での例外を除き禁じられています．複製される場合は，そのつど事前に，
出版者著作権管理機構（TEL 03-5244-5088，FAX 03-5244-5089，e-mail: info@jcopy.or.jp）の許諾
を得てください．

本書の複製（複写，スキャン，デジタルデータ化等）を無許諾で行う行為は，著作権法上での限られた例
外（「私的使用のための複製」等）を除き禁じられています．大学，病院，企業等の内部において，業務
上使用する目的で上記の行為を行うことは私的使用には該当せず違法です．また私的使用であっても，代
行業者等の第三者に依頼して上記の行為を行うことは違法です．

看護学テキスト NiCE

- 看護学原論
- 基礎看護技術
- ヘルスアセスメント
- 看護倫理
- 看護理論
- 地域・在宅看護論 I 総論
- 地域・在宅看護論 II 支援論
- 成人看護学 成人看護学概論
- 成人看護学 急性期看護 I 概論・周手術期看護
- 成人看護学 急性期看護 II クリティカルケア
- 成人看護学 慢性期看護
- 成人看護学 成人看護技術
- リハビリテーション看護
- エンドオブライフケア
- がん看護
- 緩和ケア
- 老年看護学概論
- 老年看護学技術
- 小児看護学 I 小児看護学概論・小児看護技術
- 小児看護学 II 小児看護支援論
- 母性看護学 I 概論・ライフサイクル
- 母性看護学 II マタニティサイクル
- 精神看護学 I こころの健康と地域包括ケア
- 精神看護学 II 地域・臨床で活かすケア

病態・治療論 (シリーズ全14巻)

- 【1】病態・治療総論
- 【2】呼吸器疾患
- 【3】循環器疾患
- 【4】消化器疾患
- 【5】内分泌・代謝疾患
- 【6】血液・造血器疾患
- 【7】腎・泌尿器疾患
- 【8】脳・神経疾患
- 【9】運動器疾患
- 【10】感染症/アレルギー/膠原病
- 【11】皮膚/耳鼻咽喉/眼/歯・口腔疾患
- 【12】精神疾患
- 【13】産科婦人科疾患
- 【14】小児疾患

- 災害看護
- 国際看護
- 看護管理学
- 医療安全
- 感染看護学
- 家族看護学
- 看護教育学
- 看護関係法規
- 生化学
- 薬理学
- 微生物学・感染症学
- 看護と研究 根拠に基づいた実践

※最新の情報は南江堂 Web サイトをご確認ください.

南江堂 〒113-8410 東京都文京区本郷三丁目42-6 （営業）TEL 03-3811-7239 FAX 03-3811-7230 www.nankodo.co.jp